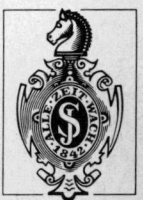

M. Michler J. Benedum

Einführung in die
Medizinische Fachsprache

Medizinische Terminologie für Mediziner und Zahnmediziner auf der Grundlage des Lateinischen und Griechischen

Unter Mitarbeit von Inge Michler und Michael Michler

Zweite, korrigierte Auflage

Springer-Verlag
Berlin Heidelberg New York 1981

Dr. med. Markwart Michler, emer. ord. Professor für Geschichte der Medizin an der Justus Liebig-Universität Gießen; Facharzt für Chirurgie und Orthopädie, Bad Brückenau

Dr. phil. Jost Benedum, Professor für Geschichte der Medizin an der Justus Liebig-Universität Gießen

Dr. med. Inge Michler, Fachärztin für Orthopädie und Badeärztin, Bad Brückenau

Dr. med. Michael Michler, Facharzt für Neurologie und Psychiatrie, Oberarzt der Neurologischen Abteilung am Allgemeinen Krankenhaus Hamburg-Barmbek

Mit 20 Abbildungen

ISBN 3-540-10667-7 Springer-Verlag Berlin Heidelberg New York
ISBN 0-387-10667-7 Springer-Verlag New York Heidelberg Berlin

ISBN 3-540-05898-2 1. Aufl. Springer-Verlag Berlin Heidelberg New York
ISBN 0-387-05898-2 1st edition Springer-Verlag New York Heidelberg Berlin

CIP-Kurztitelaufnahme der Deutschen Bibliothek
Michler, Markwart:
Einführung in die medizinische Fachsprache:
medizin. Terminologie für Mediziner u. Zahnmediziner auf d. Grundlage d. Lat. u. Griech./
M. Michler u. J. Benedum. Unter Mitarb. von Inge Michler u. Michael Michler. — 2., korrigierte Aufl. — Berlin; Heidelberg; New York: Springer, 1981.
ISBN 3-540-10667-7 (Berlin, Heidelberg, New York)
ISBN 0-387-10667-7 (New York, Heidelberg, Berlin)
NE: Benedum, Jost:

Das Werk ist urheberrechtlich geschützt. Die dadurch begründeten Rechte, insbesondere die der Übersetzung, des Nachdruckes, der Entnahme von Abbildungen, der Funksendung, der Wiedergabe auf photomechanischem oder ähnlichem Wege und der Speicherung in Datenverarbeitungsanlagen, bleiben, auch bei nur auszugsweiser Verwertung, vorbehalten. Die Vergütungsansprüche des § 54, Abs. 2 UrhG werden durch die „Verwertungsgesellschaft Wort", München, wahrgenommen.
© by Springer-Verlag Berlin Heidelberg 1972, 1981
Printed in Germany
Die Wiedergabe von Gebrauchsnamen, Handelsnamen, Warenbezeichnungen usw. in diesem Werk berechtigt auch ohne besondere Kennzeichnung nicht zu der Annahme, daß solche Namen im Sinne der Warenzeichen- und Markenschutz-Gesetzgebung als frei zu betrachten wären und daher von jedermann benutzt werden dürften.

Herstellung: Universitätsdruckerei H. Stürtz AG, Würzburg
2124/3140-543210

Johannes Steudel
gewidmet
in dankbarer Würdigung
seiner Verdienste um die medizinische
Terminologie und ihre Geschichte

Vorwort zur zweiten Auflage

Die Konzeption des Lehrbuches blieb unverändert. Die Neuauflage wurde vor allem genutzt, um Korrekturen und Verbesserungen vorzunehmen, die gleichzeitig der systematischen Anlage und dem Lernverständnis zugutekommen sollen. Behutsam und nur, wo es die Unterrichtspraxis als notwendig erwiesen hat, wurden Ergänzungen eingefügt. In der Wiedergabe der Wortbedeutungen versuchten wir, noch stärker die Belange der Klinik zu berücksichtigen, um die allzu knapp bemessene Zeit der praktischen Ausbildung während des heutigen Studienganges wenigstens für unser Teil zu entlasten. Diesen Bestrebungen war die Einbeziehung eines weiteren Mitarbeiters sicher förderlich, der selbst klinisch lehrend tätig und zugleich als Student einst noch durch die Schule von Johannes Steudel gegangen ist. In diesem Sinne sei hier nochmals zusammengefasst: Der gebotene Stoff reicht bewußt über die Grenzen eines Terminologiekurses hinaus. Das Buch soll dem Studenten zugleich ein Begleiter durch sein gesamtes Studium sein, um sich die Flut der Fachausdrücke, die von Semester zu Semester auf ihn eindringt, verstehend anzueignen und als unentbehrliche Bausteine in das Fundament seiner wachsenden pathologischen und klinischen Kenntnisse einzufügen.

In diesen Bemühungen sind wir vor allem durch Ratschläge und Hinweise von Frau Dr. med. Dorothea Hentschel, Lehrerin an der Schule für Beschäftigungstherapie am Ev. Waldkrankenhaus Berlin-Spandau, Herrn Prof. Dr. Erich Hintzsche (†), Bern, und abermals von Herrn Prof. Dr. Wolfgang Geinitz unterstützt worden, der dem Buch weit über die Belange des Verlages hinaus sein Interesse zugewandt hat. Ihnen allen sei dafür recht herzlich gedankt, ebenso der weiteren Betreuung durch den Springer-Verlag, die dankenswerterweise in den verständnisvollen Händen von Frau Marianne Kalow lag.

Bad Brückenau, Gießen, Hamburg, im Januar 1981   Die Verfasser

Vorwort zur ersten Auflage

Nomina si tollas,
nulla est cognitio rerum.

Wenn man die Namen beseitigt,
gibt es keine Erkenntnis der
Dinge mehr.

ISIDOR VON SEVILLA

Die neue ärztliche Approbationsordnung bestimmt, daß das kleine Latinum durch einen Pflichtkurs in medizinischer Terminologie ersetzt wird. Eine Angleichung der Studienordnung für Zahnärzte und Veterinäre ist bereits auf dem besten Wege und nur mehr eine Frage der Zeit. Über die Weisheit eines solchen Beschlusses zu diskutieren, dürfte hier ebensowenig der rechte Ort sein, wie über die Form, in der dem jungen Medizinstudenten in den letzten Jahrzehnten die lateinische Sprache nahegebracht wurde. Wie immer man über diese beiden Fragen denken mag, der Anfänger braucht einen Leitfaden für den neuen Unterricht, und das vorliegende Buch stellt den Versuch dar, ihm den Lehrstoff in geeigneter Weise zu vermitteln.
Es beschränkt sich bewußt auf die Elemente der lateinischen und griechischen Sprache; denn sie haben bei weitem den größten Anteil an der Bildung der medizinischen Terminologie und der allgemeinen Wissenschaftssprache überhaupt genommen. Die relativ geringe Zahl französischer Ausdrücke aus der großen Zeit der Pariser Medizin wird sich der Student unschwer selbständig aus seinen neusprachlichen Kenntnissen ableiten können. Desgleichen erschien es nicht ratsam, englische Termini aufzunehmen; denn gerade im Englischen ist es mit der bloßen Terminologie längst nicht mehr getan. Eher oder später wird hier ein spezieller Sprachkurs „Englisch für Mediziner" zum selbstverständlichen Lehrangebot jeder medizinischen Fakultät gehören; ja, es verwundert eher, daß dies nicht heute bereits der Fall ist.
Das Buch gliedert sich in die Teile A, B und C und ein anschließendes Wörterverzeichnis, das sämtliche Termini enthält, die abgehandelt sind. Teil A bringt die Bildungsprinzipien und die Entwicklungsgeschichte der medizinischen Fachsprache und wird dem Studenten zur eigenen Lektüre geboten. Wenn auch nicht daran gedacht werden kann, die zur Verfügung stehenden zwölf Doppelstunden im Unterricht dafür zu verwenden, so sollte andererseits dem Interessierten, der die Entwicklung der Terminologie wirklich verstehen will, ein kurzer Überblick nicht vorenthalten werden.
Teil B und C zeigen deutlich die Konzeption, die dem Buch zugrunde liegt: Grammatikalische Erklärung der Wortelemente, medizinisches Vokabularium und Übungsbeispiele sollen den Studenten am Ende des Kurses instandsetzen, auch komplizierte Wortgebilde der medizinischen Fachsprache ihrem Inhalt nach ohne weitere Hilfsmittel zu erkennen. Er soll am Ende nicht nur in der Lage sein, dem weiteren medizinischen Unterricht mit Verständnis zu folgen, sondern auch selbständig größere terminologische Lexika zu benutzen, wie sie am Schluß des Buches in der Literaturübersicht eigens aufgeführt sind. Will man dieses Ziel erreichen, dann kann der Teil B auf das Erlernen einer Auswahl grammatikalischer Regeln nicht verzichten. Diese leiten sich weitgehend vom Lateinischen her, da das Griechische in der Fachsprache ganz überwiegend in latinisiertem Gewand auftritt. (Zur Benutzung des Buches siehe auch Seite XIV.)

Vorwort zur ersten Auflage

Obwohl dem Buch das griechische Alphabet beigegeben ist (da fast sämtliche Buchstaben für Formeln etc. gebraucht werden), waren sich doch alle drei Verfasser darin einig, die griechischen Wörter ausschließlich in Transkription zu geben. Denn es erschien wenig zweckmäßig, die kurze zur Verfügung stehende Zeit eines Kurses mit dem Erlernen flüssigen griechischen Lesens zu belasten, das dem Medizinstudenten später keinerlei Vorteil bringt. Die Übungen in Teil C sind ausschließlich auf den Nutzen in der medizinischen Fachsprache abgestellt. Unter dem Schlagwort „Praktische Anwendung am anatomischen Bild etc." sind in den Übungsteil jeweils dann einzelne Zeichnungen eingeblendet worden, wenn in den vorangehenden Paragraphen das erforderliche Wortmaterial vollständig abgehandelt ist.

Der Zeitdruck, unter dem der terminologische Kurs steht, bedingt, daß das Buch nur eine Auswahl der wichtigsten Wortelemente und Regeln bietet. Dennoch konnten wir uns nicht entschließen, den gebotenen Lehrstoff straff auf 12 Doppelstunden zu beschränken. Dieser geht über das, was dem Nichtlateiner in dieser Zeitspanne beigebracht werden kann, bewußt hinaus. Denn das Buch setzt voraus, daß Studenten ohne und mit Lateinkenntnissen unterrichtet werden, und für den Studenten mit Lateinkenntnissen ein erheblicher Teil des Stoffes nach wie vor nur Wiederholung und Übertragung aufs medizinische Objekt darstellt. Dem entspricht der Umfang des Buches, und es muß jeweils dem Dozenten überlassen bleiben, die geeignete Auswahl zu treffen.

Wie stets, ist es auch uns eine angenehme Pflicht, all denen zu danken, die zur Entstehung des Buches beigetragen haben. Herrn Prof. Dr. med. et phil. JOHANNES STEUDEL danken wir für die Lektüre des Manuskripts und manchen guten Ratschlag. Herrn Prof. Dr. WOLFGANG GEINITZ vom Springer-Verlag sind wir für die Betreuung des Buches auch unter schwierigen Umständen dankbar verbunden. Unter unseren Mitarbeitern haben wir Frau INGRID O'NEILL für ihre Sorgfalt bei den schwierigen Schreibarbeiten eines solchen Lehrbuches recht herzlich zu danken, und Herrn cand. med. VOLKER ASCHOFF für seine Hilfe bei der Sammlung und Ordnung der Wortverzeichnisse aus den einzelnen medizinischen Fächern. Nicht zuletzt gilt unser Dank Herrn WALTER DIEGEL vom Fotolaboratorium der Gießener Universitätsbibliothek, der die nicht immer leichten fotografischen Vorarbeiten für die beigegebenen Skizzen des Teiles A leistete.

Gießen, im August 1972   Die Verfasser

Inhaltsverzeichnis

A. Geschichte und Bildungsprinzipien der medizinischen Fachsprache
    I. Die allgemeine Wissenschaftssprache 3
    II. Anatomische Nomenklatur und medizinische Terminologie 8

B. Laut- und Wortbildungslehre
    I. Die Lautlehre 29
    II. Die Wortbildungslehre 33
        §1. Die lateinischen Wortklassen 33
        §2. Die lateinischen Genera 33
        §3. Die lateinische Kasusbildung 33
        §4. Die erste oder a-Deklination 34
        §5. Griechische Fremdwörter der a-Deklination 34
        §6. Die zweite oder o-Deklination 35
        §7. Ausnahmen in den Genera der o-Deklination 37
        §8. Griechische Fremdwörter der o-Deklination 37
        §9. Die Adjektive der a- und o-Deklination auf -us, -a, -um und ihre Verbindung mit Substantiven 37
        §10. Die Adjektive der a- und o-Deklination auf -er, -(e)ra, -(e)rum . . . 39
        §11. Besonderheiten in der Verbindung von Substantiv und Adjektiv . . 39
        §12. Die dritte oder gemischte Deklination 40
            a) Die konsonantischen Stämme 41
            b) Die reine i-Deklination 44
            c) Die gemischten Wortgruppen 44
            d) Die Neutra auf -e, -al und -ar 45
        §13. Griechische Fremdwörter innerhalb der dritten Deklination 47
        §14. Arabische Fremdwörter innerhalb der dritten Deklination 50
        §15. Die Adjektive der dritten Deklination 50
            a) Adjektive mit 3 Endungen 51
            b) Adjektive mit 2 Endungen 52
            c) Adjektive mit einer Endung 52
        §16. Die Partizipien 53
        §17. Substantive mit männlichem und weiblichem Geschlecht in der a- und o- und in der dritten Deklination 54
        §18. Die vierte oder u-Deklination 55
        §19. Die fünfte oder e-Deklination 56
        §20. Die Komparation 56
            a) Der Komparativ 56
            b) Der Superlativ 57
            c) Ausnahmen und Besonderheiten 59

§21. Die Praepositionen 60
    a) Praepositionen, die den Akkusativ regieren 60
    b) Praepositionen, die den Ablativ regieren 62
    c) Praepositionen, die den Akkusativ und Ablativ regieren; aber mit verschiedener Bedeutung 63
    d) Praepositionen, die den Genitiv regieren 64
    e) Praepositionen aus dem Griechischen 64
§22. Die Steigerung der Praepositionen 64
    a) Gebrauch des Komparativs 65
    b) Quam vor dem Superlativ 65
§23. Die Adverbien 65
§24. Griechische Substantive der allgemeinen Wissenschaftssprache innerhalb der Medizin 66
§25. Griechische Adjektive der allgemeinen Wissenschaftssprache innerhalb der Medizin 73
§26. Griechische Nomina anatomica innerhalb der klinischen und pathologischen Terminologie 75
    a) Ausdrücke aus der allgemeinen Anatomie 75
    b) Ausdrücke des Wahrnehmens 76
    c) Die Nomina einzelner Teile a capite ad calces 76
    d) Körperflüssigkeiten und -ausscheidungen 79
§27. Die lateinischen und griechischen Numeralia 79
    a) Lateinische Zahlwörter 80
    b) Griechische Zahlwörter 82
§28. Die lateinischen und griechischen Farbbezeichnungen 84
    a) Lateinische Farbbezeichnungen 84
    b) Griechische Farbbezeichnungen 85
§29. Die lateinischen und griechischen Praefixe und Praepositionen als Vorsilben bei den Adjektiven und Substantiven 86
    a) Praepositionen als Praefixe 86
    b) Adverbien und unselbständige Verhältniswörter als Praefixe . . 90
    c) Praefixe mit besonderer Bedeutung 91
    d) Die Vorsilbe un- verkehrt im Deutschen die Bedeutung eines Wortes in sein Gegenteil: freundlich — unfreundlich 91
    e) Das Wort meros und seine Praefixbildungen in der chemischen Fachsprache 92
§30. Die lateinischen und griechischen Suffixe 94
    a) Diminutive 94
    b) Adjektivsuffixe 95
    c) Substantivsuffixe 98
    d) Suffixbildung nach der Internationalen Nomenklaturkommission . 99
§31. Fachausdrücke mit Prae- und Suffixen 99

C. Vocabularium, Übungsbeispiele und praktische Anwendung anhand von terminologischen Beispielen zur Wortbildungslehre

Zu §4 103
Zu §5 109

Zu §6 111
Zu §7 123
Zu §8 123
Zu §9 125
Zu §10 129
Zu §12 130
Zu §13 151
Zu §15 160
Zu §16 162
Zu §17 171
Zu §18 172
Zu §19 175
Zu §20 175
Zu §21 176
Zu §22 178
Zu §23 179
Zu §24 179
Zu §25 182
Zu §26 186
Zu §27 193
Zu §28 195
Zu §29 198
Zu §30 228
Zu §31 257

Literatur 272
Wortregister 275
Namenregister 358

Hinweise zur Benutzung des Buches

Im Vorwort ist die Gliederung des Buches ausführlich erörtert (S. IX). Aus ihr ergibt sich, daß die Teile B und C fortschreitend parallel zueinander benutzt werden sollen. Auch das Inhaltsverzeichnis weist aus, daß die jeweiligen Paragraphen von Teil B und C entsprechend angeordnet sind und gemeinsam gelernt werden müssen. Die Auflösung der Übungsbeispiele, die dem Studierenden selbst abverlangt werden, ergibt sich aus dem Wortregister am Ende des Buches.

Teil A ist zwar hauptsächlich als Einführung zur Selbstlektüre gedacht, doch dürfte es sich aus mnemotechnischen Gründen empfehlen, am Ende des Kurses wenigstens Teil A II noch einmal zu wiederholen, um das neu erworbene Wissen entwicklungsgeschichtlich einordnen zu können.

Folgende Abkürzungen werden verwendet:

Abl.	= Ablativ	lat.	= lateinisch
Akk.	= Akkusativ	Mask.	= maskulinum
Akt.	= Aktiv	oder m.	
(Act.	= Activum)	NE	= Nomina Embryologica
BNA	= Basler Nomina Anatomica	Neutr.	= neutrum
c.	= cum communibus generibus	oder n.	
	(ein Wort kommt gemeinsam	NH	= Nomina Histologica
	in mehreren Geschlechtern vor)	Nom.	= Nominativ
Dat.	= Dativ	Part.	= Partizip
Femin.	= femininum	Pass.	= Passiv
oder f.		Perf.	= Perfekt
Gen.	= Genitiv	Plur.	= Plural
Geschl.	= Geschlecht	PNA	= Pariser Nomina Anatomica
griech.	= griechisch		
oder (*gr.*)		Praes.	= Praesens
JNA	= Jenenser Nomina Anatomica	Sing.	= Singular

A. Geschichte und Bildungsprinzipien der medizinischen Fachsprache

I. Die allgemeine Wissenschaftssprache

Wissenschaft ist eine der wenigen Tätigkeiten und Ausdrucksformen menschlichen Geistes, die den Tod überwinden können. Indem sie tradierbar ist, wird sie von der armseligen Existenz des einzelnen losgelöst und kann von einer Generation zur folgenden weitergegeben werden. Sie ist daher neben allem Fortschritt, dem sie für die Entwicklung und das Wohlergehen der Menschheit verpflichtet bleibt, unabdingbar auf Tradition gegründet, so befremdlich ein solcher Satz auch immer in den Ohren studierender Jugend klingen mag. Diese Tradition — oft als kastenartige Geheimniskrämerei mißverstanden und in Zeiten der Gärung und des Umbruchs immer wieder zum Popanz gemacht oder für tot erklärt — diese wahrhafte und echte Tradition der Gelehrsamkeit findet seit den Zeiten der alten Literae ihren tiefsten Ausdruck in der allgemeinen Wissenschaftssprache, die sie sich im Lauf der Jahrhunderte Satz um Satz, Wort für Wort geschaffen hat. Sie erst gewährt Zutritt zu jenem stolzen Bau menschlichen Geistes, an dem unzählige große und kleine Arbeiter gewerkt und gemauert und dem die erlauchtesten Geister Licht und Glanz aufgesetzt haben.
Ein so steter Prozeß hat auch in der Sprache der Jahrtausende seine Spuren hinterlassen, einem Baum ähnlich, der in guten wie in schlechten Sommern seine Jahresringe ansetzt. Und so gibt die Geschichte der allgemeinen Wissenschaftssprache in ihrer Entwicklung zugleich ein getreues Abbild der Historie der Wissenschaften, das vom Wagnis des menschlichen Denkens, von seinen höchsten Triumphen und tiefsten Irrtümern immer wieder ein still beredtes Zeugnis ablegt. Wer heutige Wissenschaft wirklich verstehen will — äußerlich nicht nur, sondern auch in ihrem inneren Wesen —, der kann ihre Sprache nicht als technisches Verständigungsmittel handhaben, er muß sie zugleich als ein Vermächtnis annehmen, das ihm eindringlich zeigt, ein wie kleines Glied er selbst in einer langen Kette darstellt.
Diese Feststellung einer gebundenen Tradition enthebt jedoch keineswegs der nüchternen Frage nach dem grundsätzlichen Unterschied zwischen der speziellen Terminologie einer allgemeinen Sprache der Wissenschaften oder ihrer Einzeldisziplinen und der Sprache des menschlichen Umgangs, dem Wortschatz aus Poesie und Literatur oder jenem eigenen Laut und der stillen Rede, die Liebende einander finden und Mutter und Kind verbunden sein lassen. Gerade der letzte Hinweis zeigt wohl das wichtigste Charakteristikum einer Fachsprache auf: Will sie glaubwürdig erscheinen, so darf sie den Boden der sachlichen und informativen Darstellung unter keinen Umständen verlassen. Sehnsucht und Hoffnung, Freude und Frohmut, Zorn und Empörung mögen einem dichterischen Kunstwerk erst seinen inneren Wahrheitsgehalt verleihen, eine wissenschaftliche Arbeit aber machen sie unglaubwürdig. Emotionen und affektive Momente sind höchstens dort einmal verzeihlich, wo neue Erkenntnisse vergeblich gegen die starren Mauern einer falschen Schulweisheit anrennen.

Die allgemeine Wissenschaftssprache

Als weiteres wichtiges Charakteristikum darf die unverhältnismäßig hohe Anzahl an Termini technici gelten, die aus dem Lateinischen und Griechischen in fast alle neuen Sprachen übernommen worden ist. Doch der Gebrauch dieser lateinischen oder besser, griechisch-lateinischen Nomenklatur muß in einem größeren Zusammenhang gesehen werden: Er beruht auf der Tatsache, daß sich die Sprachen der Naturwissenschaften und der Medizin überhaupt vom Lateinischen und Griechischen herleiten. Denn beide wurden im klassischen Altertum als rational betriebene Fachwissenschaften begründet, und Griechisch war damals die Sprache der kultivierten Welt, Latein aber die des Römischen Reiches. Aus beiden Wurzeln stammt daher auch unsere wissenschaftliche Fachsprache, und weder Gelehrtendünkel noch Gelehrtenwillkür haben sich dereinst aus freien Stücken für sie entschieden.

Doch diese historischen Bedingungen, auf die im folgenden Abschnitt noch näher eingegangen wird, hätten auf die Dauer sicherlich zu einer solchen Konservierung nicht genügt, wenn beide Sprachen nicht für die wissenschaftliche Ausdrucksweise so unübertreffliche Vorteile böten, wie sie den Neusprachen samt und sonders abgehen. Nicht grundlos nannte man griechische Eloquenz über Jahrhunderte die nobelste Form menschlichen Sprechens, und das attische Griechisch der Denker von Athen zeigt in der Tat ein sprachliches Einfühlungsvermögen und eine Schönheit, das die philosophische Gedankenwelt und wissenschaftliche Ausdrucksweise aller anderen Sprachen weit hinter sich läßt. Vom Griechischen wurden daher die Grundformen wissenschaftlichen Denkens geprägt mit ihren Definitionen und ihrer gedanklichen Ordnung, die für die Wissenschaft auch heute noch schlechthin unersetzbar sind.

Doch auch im praktischen Sprachgebrauch besitzt das Griechische in der Fähigkeit, fast zahllos beliebige Wörter zu langen Composita zusammenzufügen, eine unersetzbare Eigenschaft. Die Kürze im Ausdruck bestimmter Sachverhalte, die sich so erreichen läßt, mußte gerade auf eine Wissenschaftssprache äußerst attraktiv wirken und ist daher von ihr auch weidlich genutzt und fortentwickelt worden. Wörter wie Enzephalozystozēle oder Pneumoperikard bedürften in jeder anderen Sprache eines zeilenlangen Absatzes, um den Sachverhalt klarzustellen.

Noch größere Vorteile aber bietet für den Wissenschaftler das Latein: Kürze, Präzision, Einfachheit und Ausdruckskraft setzen ihn instand, seine Aussagen so exakt zu formulieren, wie es ihm keine andere Sprache erlaubt. Wie ließe sich wohl im Deutschen das Wort «Divertįkel» anders wiedergeben als mit der langatmigen Erklärung: «blind endigende Ausstülpung umschriebener Wandteile eines Hohlorgans».

Doch nicht allein solche Qualitäten haben diese Sprache für die Wissenschaften so attraktiv gemacht: Latein ist noch lange nach dem Fall des Römischen Reiches in Westeuropa allgemein gesprochen worden, und mit ihren großen Epochen der goldenen und der silbernen, der späten und mittelalterlichen Latinität hat diese Sprache eine ungeheure Beweglichkeit erlangt. Durch diesen jahrhundertelangen Gebrauch ist sie auch heute noch das unentbehrliche Verständigungsmittel innerhalb der Wissenschaften aller Länder.

Latein hat aber, so paradox es in diesem Zusammenhang klingen mag, allen modernen Sprachen noch ein weiteres voraus: es ist unterdessen nämlich eine sogenannte tote Sprache geworden, in der sich der Sinn der einzelnen Wörter nicht mehr verändern kann. Gerade die Konstanz in der Bedeutung eines Wortes aber gibt dem Wissenschaftler erst die Garantie, daß seine Aussage unverfälscht verstanden und weitergegeben wird; denn dies läßt sich nur durch Wörter und Begriffe erreichen, die nicht

mehr dem Bedeutungswandel der Alltagssprache unterliegen. Um diesen Vorgang kurz an einem Beispiel im Deutschen zu erklären, ließe sich sagen, daß ein Mensch, der in der Lutherschen Bibelübersetzung als „einfältig" bezeichnet ist, damit durchaus positiv charakterisiert wird, was man von einem einfältigen Menschen heute nicht mehr behaupten kann. Eine tote Sprache bietet also den Vorteil, daß der Wissenschaft Begriffe und Wörter mit konstanter Bedeutung zur Verfügung stehen, soweit nicht neue Erkenntnisse in der Wissenschaft selbst einen Bedeutungswandel herbeiführen. Von diesem Bedeutungswandel innerhalb der Wissenschaft wird freilich später im Rahmen der klinischen Terminologie noch ausführlich zu sprechen sein (vgl. S. 23 f.).
So hat man bis zum heutigen Tage an der graeco-latinischen Terminologie festgehalten, und in diesem Zusammenhang mögen moderne linguistische Untersuchungen interessant sein, die eindeutig zeigen, wie wenig sich von ihrem Vocabularium auch heute noch auf den vielberufenen Kulturmüll werfen läßt. Anglistische Sprachforschungen weisen nämlich übereinstimmend aus, daß mit dem zunehmenden Gebrauch des Englischen als moderne Wissenschaftssprache ein ständig fortschreitender Ersatz der ursprünglichen angelsächsischen Wortstämme durch die ehemals lateinischen und griechischen stattfindet. Daß es sich hierbei um keine zufällige Sprachentwicklung handelt, darüber dürften sich alle Kenner dieser Frage einig sein: Denn nur der graeco-latinische Ausdruck bietet dem Wissenschaftler jene eindeutige Präzision eines fest umrissenen Begriffes, die das angelsächsische Synonym fast stets vermissen läßt.
Naturwissenschaft und Medizin bilden jedoch ein Wissen besonderer und begrenzter Art, das durch eine bestimmte, sehr charakteristische Methode erworben wurde. In dieser wissenschaftlichen Methode sind Beobachtungen und Messungen miteinander durch Hypothesen zu Experimenten und Theorien verbunden, die wiederum zu neuen Beobachtungen führen. Diese Straße zum vollständigen Realismus der Wissenschaften war selbst noch im 17. Jahrhundert schwer zu begehen. Auch die Terminologie jener Zeit weiß ein Lied davon zu singen und bewegt sich unsicher auf diesem neuen Feld, dessen steinige Pfade nur auf Umwegen aus den mittelalterlichen „Gewißheiten" von einst herausführten.
Auf diesem Wege bildete die Mathematik zunächst den einzigen zuverlässigen Richtungsweiser, die als messendes Element die Zahlen- und Größenverhältnisse feststellte und später mit ihren analytischen Methoden Modelle naturwissenschaftlicher Wirklichkeit entwarf. Der Medizin ist der Nachvollzug solcher mathematischen Operationen im Laufe ihrer Geschichte nicht immer leicht gefallen, selbst dort nicht, wo sie darum bemüht war. Dennoch wirkte die Mathematisierung der Natur schließlich über viele Fächer auch auf die medizinische Terminologie ein. Neben den graeco-latinischen Terminus technicus trat die Formel, die sich aus Zahlen und Buchstaben als Symbolen zusammensetzte. Schon die enge Verbindung zwischen den übrigen Naturwissenschaften und der Medizin sorgte für die Beschleunigung dieses Vorgangs. Sie vollzieht hier eine Entwicklung mit, die sich auch allenthalben in den biologischen Nachbarwissenschaften bemerkbar macht. Insbesondere die Chemie hat noch in diesem Jahrhundert auf weite Bereiche der Medizin eingewirkt und tritt hier mit ihrer Formelsprache neben die eigentliche medizinische Terminologie. Seit ROBERT BOYLE (1626—1691) im 17. Jahrhundert dem Wort „Element" auf experimentellem Wege seinen modernen Sinn gab, und die Elemente der Alten: Feuer, Wasser, Luft und Erde, endgültig entthronte, hat auch die Chemie ihre nomenklatorischen Kämpfe ausgefochten. Doch als JÖNS JAKOB BERZELIUS (1779—1848) zu Beginn des vorigen Jahrhunderts aus

den Anfangsbuchstaben der lateinischen Namen dieser neuen Elemente Zeichen bildete, die durch Hinzufügen von Zahlenexponenten zugleich die Atomverhältnisse im Molekül kennzeichneten, traten terminologische Auseinandersetzungen zurück. Von dieser Formelsprache gilt auch innerhalb der Medizin, was THEODOR HORACE SAVORY (geb. 1896) grundsätzlich von ihr gesagt hat: „In der Sprache der Chemie sind Formeln unersetzlich, denn mit ihren kurzen Symbolen geben sie ein Höchstmaß an sachlicher Information." Freilich stehen diese Symbole auch hier für wissenschaftliche Begriffe, die überwiegend dem Lateinischen und Griechischen entnommen sind; denn selbst die größere Zahl arabischer Ausdrücke, die der Chemie von ihrer alchemistischen Vorgängerin überkommen ist — wie Alkohol, Alkali oder Benzol und viele andere — tritt heute fast stets im latinisierten Gewand auf. Im Zeitalter der Computer ist es denkbar, daß auch andere Zweige der Naturwissenschaft eine ähnliche Formelsprache als feststehendes Verständigungsmittel entwickeln. Dennoch läßt sich bereits heute übersehen, daß man auch dabei ohne die gleichzeitige Bildung entsprechender Termini technici nicht auskommen wird. Der lateinische Fachausdruck wird daher auch in Zukunft die Grundlage der wissenschaftlichen Verständigung bleiben, und Zahlen- und Buchstabenformel werden zu ihm in eine neue Form der Integration und Ergänzung treten.

Wie Allgemeinsprachen, so hat auch diese moderne Terminologie mit ihren zahllosen Fachausdrücken im Laufe der Jahrhunderte einige Bildungsgesetze entwickelt, deren Kenntnis ihr Lernverständnis erheblich erleichtert: Zunächst einmal gebraucht der Wissenschaftler eine große Anzahl von Alltagsausdrücken in einer speziellen Bedeutung, die der Umgangssprache häufig fremd ist. Er begnügt sich auch nicht mit dem Vokabular, das ihm Latein und Griechisch zur Verfügung stellen, sondern mischt beide zu einer neuen, eigentümlichen Form von Composita, den sog. Hybridbildungen. Selbst ein so einfacher Ausdruck wie «Hämoglobin» besteht aus dem griechischen Wortbestandteil «haima = Blut» und dem lateinischen «globus = Kugel».

Zweifellos hat auch die Wissenschaftssprache Lehnwörter aus außereuropäischen Sprachen übernommen und zum Teil sogar an die Umgangssprache weitergegeben. Ausdrücke, wie Nadir und Zenit, sind aus dem Arabischen und ein Wort wie Tabu aus dem Polynesischen über die Wissenschaften in die europäischen Neusprachen hineingewachsen.

Schließlich spielt in der Terminologie die kaum überschaubare Anzahl an Praefix- und Suffixbildungen eine so wichtige Rolle wie in keiner unserer Alltagssprachen. Allein der Gebrauch von «endŏ-» und «ektŏ-» in Verbindung mit anderen Wörtern dürfte — Naturwissenschaft und Technik zusammengenommen — ganze Seiten füllen.

Auch ein bedeutendes wissenschaftliches Werk kann einmal eine Anzahl neuer Ausdrücke in die Terminologie hineintragen und durch Übersetzung sogar den Allgemeinsprachen einverleiben. Die „Chirurgia magna" des GUY DE CHAULIAC (1298(?)—1368) bietet ein gutes Beispiel für einen solchen Vorgang; denn sie hat in den zahlreichen Übersetzungen in die europäischen Landessprachen fast einer jeden gleich eine ganze Reihe neuer Ausdrücke zugetragen, und auch die deutschen Chirurgen HIERONYMUS BRUNSCHWIG (etwa 1450—1533) und HANS VON GERSDORFF (um 1517) sind von ihr kaum weniger stark sprachlich beeinflußt.

Am Ende sollten auch die Neubildungen, die erfundenen Wörter, nicht vergessen werden, und wenn ihrer auch nicht allzu viele sind, so haben einzelne von ihnen doch Bedeutung erlangt. So hat JOHANN BAPTIST VAN HELMONT (1577—1644) zum ersten Mal den Ausdruck «Gas» im heutigen Sinn benutzt. Vermutlich formte er ihn aus dem griechischen «Chaos», jenem Wort, mit dem PARACELSUS die Luft bezeichnete. Welchen Platz auch immer dieses kleine Wort in der esoterischen Lehre VAN HELMONTS einnahm, so bezeichnet es doch in unserer heutigen Naturwissenschaft einen der drei Aggregatzustände.

So bildet die allgemeine Wissenschaftsgeschichte den sprachlichen Mutterboden sämtlicher Einzeldisziplinen. Sie alle hatten sich im Laufe ihrer Entwicklung ihre eigene Terminologie zu schaffen, und doch blieben sie darin immer wieder abhängig von der allgemeinen Gelehrtensprache ihrer Zeit und der vergangenen Jahrhunderte, mochte auch ihr eigenes Alter noch so hoch hinaufreichen.

II. Anatomische Nomenklatur und medizinische Terminologie

Schon Platon berichtet uns, Hippokrates habe die Medizin von der Philosophie, und das hieß damals: von der allgemeinen Wissenschaft, abgetrennt. Die Heilkunde bildet also das erste Fachgebiet, das sich im Vollzug der geistigen Arbeitsteilung schon während der klassischen Blüte des griechischen Geistes vom allgemeinen Denken abgespalten hat. So blickt auch ihre spezielle Terminologie auf ein hohes Alter zurück, dessen Spuren bis heute nicht gänzlich verweht sind. In ihrer spezifischen Ausdrucksweise trägt auch sie jenes alte Wortgut weiter, das ihr um seiner Vorzüge willen, ähnlich wie der allgemeinen Wissenschaftssprache, unentbehrlich war.
Doch die Erfahrung lehrt, daß der Studienanfänger ratlos vor der verwirrenden Fülle medizinischer Namensgebung steht. Häufig verwendet er auf ihre Aneignung unnötig viel Mühe und geht Umwege, die er sich ersparen kann. Zum Lernverständnis der folgenden Abschnitte dürfte es daher nützlich sein, sich zunächst etwas näher mit der Geschichte der anatomischen Nomenklatur vertraut zu machen. Denn die Regelmäßigkeit in ihren Bildungsprinzipien macht es dem Studenten leicht, sich mit ihr als erstem und ursprünglichstem Teil der Fachsprache auseinanderzusetzen. Zudem ist gerade die anatomische Nomenklatur historisch wenigstens so weit aufgearbeitet, daß sich an ihr Entwicklung und sprachliche Bildung unserer medizinischen Ausdrucksweise am klarsten aufzeigen lassen. Vor allem aber führt sie mit vielen Begriffen bereits auf die klinische Terminologie hin.
Auch hier haben wichtige Schriften und Bücher maßgeblich auf den Grundbestand an Fachausdrücken eingewirkt: Zahlreiche medizinische Begriffe stammen bereits aus der Schriftensammlung der hippokratischen Ärzte, und die alexandrinische Epoche mit ihren bedeutsamen anatomischen Forschungen hat ihnen eine große Anzahl neuer Fachwörter hinzugefügt. Auch nach der Ausweitung des römischen Reiches bedient sich die Wissenschaft weiterhin der griechischen Sprache, und aus dem Anfang des 2. nachchristlichen Jahrhunderts ist uns von Ruphos von Ephesos (2. Jh. n. Chr.) in Griechisch die erste Spezialschrift über die anatomische Namensgebung erhalten. Am Ausgang des hellenistischen Zeitalters hat der große Galen von Pergamon (129—ca. 200 n. Chr.) noch einmal versucht, das medizinische Wissen seines Zeitalters zusammenzufassen. Sein gewaltiges Werk hat sowohl die medizinische Terminologie wie auch die anatomische Nomenklatur auf Jahrhunderte maßgeblich beeinflußt.
Unterdessen hatten aber die Römer auch im östlichen Mittelmeerraum längst die Herrschaft angetreten und sich mit der Kultur der Griechen auch deren Wissen angeeignet. Wie so häufig in der Geschichte, wenn Kultur und Wissenschaft von einem Machtbereich auf den anderen übergehen, kam es auch hier zunächst zu einer Periode reger Übersetzertätigkeit. Die großen römischen Enzyklopädien bilden dafür noch das markanteste Beispiel, und der römische Nicht-Arzt und Enzyklopädist Celsus (erste Hälfte des 1. nachchristl. Jahrh.) ist für die Medizin besonders wichtig, da sich aus seinem

Werk der Teil „Über die Heilkunde" vollständig erhalten hat. Schon er war darauf angewiesen, einen Teil der griechischen Fachausdrücke beizubehalten, andere aber hat er ins Lateinische übertragen. Ein Fachschriftsteller wie er war freilich stärker auf den Wortschatz der Alltagssprache angewiesen als Dichter und Philosophen, und so finden sich in seiner medizinischen Terminologie und anatomischen Nomenklatur Ausdrücke aus dem sog. „Vulgär-Latein", die ein feiner Mann nicht in den Mund nahm. Die griechischen Bezeichnungen aber, die er beibehielt, hat er schon damals überwiegend in eine latinisierte Form gegossen.

Zu jener Zeit war Latein noch eine lebendige Sprache, und CELSUS steht am Übergang von der goldenen Latinität der klassischen Ära zur silbernen, die das erste und zweite nachchristliche Jahrhundert umfaßte. In diesem Zeitraum hat die „Naturgeschichte" des älteren PLINIUS (23—79 n. Chr.) auf die Entwicklung der naturwissenschaftlichen und medizinischen Fachsprache den nachhaltigsten Einfluß ausgeübt. Von ihren 37 Büchern behandeln eines die Anthropologie und Physiologie des Menschen, acht Bücher die medizinische Botanik und fünf die medizinische Zoologie.

Für das Latein des 3. und der folgenden Jahrhunderte war vor allem die Christianisierung der Sprache kennzeichnend, mit der eine stärkere Beeinflussung durch Griechisch und Hebräisch einherging. Dieses Spätlatein setzte dem Vordringen der Vulgärsprache kaum noch Hindernisse entgegen. In ihm sind all jene Werke im westlichen Teil des Römischen Reiches geschrieben, die im Zusammenbruch der Völkerwanderung wenigstens Bruchstücke des antiken wissenschaftlichen Erbes zu retten suchten. Ihre Bemühungen mündeten ein in die „Etymologiae" des Bischofs ISIDOR VON SEVILLA (570—636 n. Chr.), ein Werk, das gerade für das westliche Mittelalter von großer Bedeutung war.

ISIDORS Werk bildet den Übergang zum mittelalterlichen Latein, das sich fast über ganz Europa verbreitete. Es stellte das allgemeine Verständigungsmittel im politischen wie im kirchlichen Leben dar, und damit auch in den Wissenschaften. Sämtliche naturwissenschaftlichen und medizinischen Werke des Mittelalters sind in diesem Mittellatein geschrieben, darunter auch die Schriften der Salernitanischen Schule und das anatomische Werk des MONDINO DE LUZZI (gest. 1326) zu Bologna.

Die mittelalterliche Medizin im Abendland war aber gleichzeitig in ihrem Wissen von den Arabern abhängig. Sie waren die unmittelbaren Erben der griechischen und byzantinischen Wissenschaft geworden, und so gelangte auch das alte anatomische Wissen zunächst im arabischen Gewand wieder nach Europa (Abb. 1). Die Schriften des

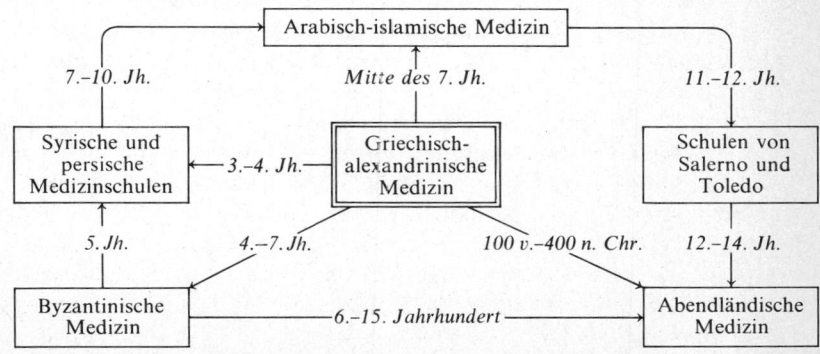

Abb. 1. Diagramm von den Überlieferungswegen der griechischen medizinischen Texte

ALI IBN ABBAS (10. Jh.), die anatomischen Abschnitte im Canon des AVICENNA (980—1037) und in den Werken des RHAZES (850—923) und die arabischen Kompendien der galenischen Anatomie brachten einer Zeit, in der es in Europa keine anatomische Forschung, keine Sektion an der Leiche gab, eine unendliche Wissensbereicherung. Mit der Übersetzung solcher Schriften durch CONSTANTINUS AFRICANUS in Salerno (gest. 1087) oder GERARD VON CREMONA (gest. 1187) und andere in Toledo, gelangten zahlreiche arabische und hebräische Ausdrücke in die anatomische Nomenklatur. Dies kam weder der Klarheit noch der Schönheit der Sprache zugute, und die Lektüre solcher alten anatomischen Texte ist heute nur noch schwer verständlich. Später, als man vergessen hatte, wie mühselig dieses Wissen erworben war, hat man ihre Verfasser abfällig als Latino-Barbari bezeichnet, und viele ihrer Ausdrücke sind wieder ausgemerzt worden. Dennoch hat auch das Arabische in latinisierter Form seine bleibenden Spuren in der anatomischen Fachsprache hinterlassen.

Im Zeitalter des Humanismus und der Renaissance erhält das Latein seinen alten Glanz zurück. Man bemüht sich, wie CICERO zu schreiben, und die Gelehrtensprache nähert sich wieder den klassischen Formen an. Nicht nur die alten griechischen Werke sind nun unmittelbar aus dem Original in diese Sprache übertragen worden, in ihr sind auch die epochemachenden Bücher eines VESAL (1514—1564) und HARVEY (1578—1657) geschrieben. Die anatomische Nomenklatur gewinnt dadurch an Klarheit, und zahlreiche Anatomen dürfen in der Folgezeit das Verdienst für sich in Anspruch nehmen, zur Reinigung und Übersichtlichkeit des anatomischen Wortschatzes beigetragen zu haben.

Dieses, von den Humanisten erneuerte Latein bleibt die Gelehrtensprache der folgenden Jahrhunderte, und erst mit der gewaltigen Ausdehnung der Wissenschaften in der Folge der Aufklärung ging man in Publikation und Unterricht zu den einzelnen Landessprachen über. Wie in den übrigen Wissenschaften, so hat man aber auch in Medizin und Anatomie an der alten lateinischen Terminologie und Nomenklatur festgehalten; denn auch hier war sie für die internationale Verständigung unentbehrlich.

Bis in die jüngste Zeit aber schleppte die anatomische Nomenklatur ein Gebrechen mit sich, das sie eigentlich bereits dem großen GALEN verdankt. Schon er war in der Bezeichnung der einzelnen anatomischen Gebilde nicht immer sorgfältig verfahren, ja, er hatte eine einheitliche und präzise Bezeichnungsweise sogar mit den Worten abgelehnt: „Um die Namen braucht man sich aber keine Sorge zu machen, wenn nur die Sache die nämliche ist." GALENS Verzicht auf eine klare Nomenklatur hat auch in der Folge Anatomen stets von neuem verleitet, einzelnen Teilen des menschlichen Körpers zusätzliche Bezeichnungen zu geben. Wenn auch Männer wie VESAL immer wieder einmal versuchten, zu einer einheitlichen und gereinigten Nomenklatur zu gelangen, so bildeten sich doch im Laufe der Zeit eine Unzahl von *Synonyma* (= verschieden lautende, aber Gleiches bezeichnende Ausdrücke) aus, die zahlreiche Irrtümer verursachten. Das Ansehen einzelner Forscher, die sich gegen eine solche Entwicklung wandten, genügte offensichtlich nicht, um hier einen grundsätzlichen Wandel herbeizuführen. Deshalb forderte JOSEF HYRTL (1811—1894), der auch um die Nomenklatur hochverdiente Wiener Anatom, 1880 die Reform der anatomischen Fachsprache auf breiter Grundlage. Und so kam es zur Bildung einer Nomenklatur-Kommission, deren Vorschläge 1895 auf dem Anatomenkongreß in Basel einstimmig angenommen wurden.

Diese Basler Nomina Anatomica — abgekürzt BNA, bereiteten der Willkür und

Anarchie in der Namensgebung innerhalb der makroskopischen Anatomie ein Ende und vereinheitlichten die Termini für solche anatomischen Gebilde, die bis dahin unter verschiedenen Namen bekannt waren. Vor allem aber eliminierten sie die *Eponyma* (= Bezeichnung mit Personennamen der Entdecker, Erstbeschreiber etc.), die als Eigennamen mit der viel umstrittenen Frage der Priorität verknüpft waren; so z.B. bei der «valvula iliocoecalis», die man wechselweise nach den Anatomen BAUHINUS, TULPIUS und FALLOPPIO benannt hatte. Auf diese Weise wurden etwa 10000 Bezeichnungen verworfen, weil sie entweder als Synonyma irreführend oder als *Homonyma* (= gleichlautende, aber Verschiedenes bezeichnende Ausdrücke) mit der Benennung anderer anatomischer Gebilde identisch waren. Bei der Auswahl der Termini technici waren Einfachheit und Kürze ausschlaggebend, was bisweilen einen Verzicht auf philologische Exaktheit mit sich brachte.

Die BNA haben sich in den folgenden Jahrzehnten grundsätzlich bewährt und sind daher auch von weiten Teilen der internationalen Wissenschaft angenommen worden. Störend und irreführend wirkten jedoch noch immer sprachliche Unklarheiten und die Tatsache, daß keine Übereinstimmung mit den Benennungen der vergleichenden Anatomie erreicht worden war. So begannen in den zwanziger Jahren dieses Jahrhunderts Vorbereitungen zu einer Verbesserung der BNA. Sie hatten einerseits eine weitere sprachliche Bereinigung zum Ziel, und zum zweiten eine Übereinstimmung mit den Benennungen der vergleichenden Anatomie. Auf dieser Grundlage legte HERMANN STIEVE (1886—1952) 1935 auf der Deutschen Anatomischen Tagung in Jena eine Neubearbeitung vor, die hier zunächst angenommen wurde. Sie enthielt jedoch sehr tiefgreifende Änderungen, die zwar den Vorteil hatten, sprachlich exakt zu sein, aber wie die Praxis zeigte, viel zu umständlich waren, um sich endgültig durchzusetzen. So wurde 1936 auf der internationalen Anatomentagung in Mailand auch lediglich eine Weiterarbeit auf dieser Grundlage vereinbart, um zu einer einheitlichen internationalen Nomenklatur zu gelangen.

Die Ereignisse der folgenden Jahrzehnte führten dazu, daß diese Jenenser Nomina Anatomica — abgekürzt JNA — einseitig in Deutschland eingeführt wurden. Doch die Basler Nomina Anatomica hatten sich in zahlreichen Teilen der Welt derart durchgesetzt, daß so tiefgreifende Veränderungen nicht mehr akzeptiert wurden. Man entschied sich vielmehr für eine laufende Verbesserung der BNA, und auf dem 5. internationalen Anatomenkongreß in Oxford wurde ein internationaler Nomenklatur-Ausschuß gebildet, dessen Vorschläge 1955 auf dem 6. internationalen Kongreß in Paris angenommen wurden.

Diese Pariser Nomina Anatomica — abgekürzt PNA — bilden die heute gültige Nomenklatur der makroskopischen Anatomie. Sie lehnen sich eng an die BNA an, haben jedoch eine Reihe bewährter Begriffe aus der Jenenser Nomenklatur übernommen. Während bei den JNA die etymologische Exaktheit der Hauptgesichtspunkt war, wird bei den PNA der Hauptwert auf Einfachheit, Kürze und leichte Memorierbarkeit der Begriffe gelegt. Sie wurden nach folgenden Grundsätzen aufgestellt:

1. Jedes Organ soll nur durch *einen* Ausdruck bezeichnet werden;
2. die Bezeichnungen sollen möglichst dem Lateinischen entnommen sein;
3. jeder Ausdruck soll kurz sein;
4. die Ausdrücke sollen einprägsam, belehrend und beschreibend sein;
5. Organe mit topographisch enger Beziehung sollen ähnliche Namen haben, z.B. Arteria femoralis und Vena femoralis;

6. unterscheidende Beiwörter sollen sich gegensätzlich verhalten, also z. B.: maior und minor, superior und inferior etc.;
7. sämtliche Autorennamen wurden aus der makroskopischen Anatomie endgültig gestrichen.

Die PNA wurden 1960 auf dem 7. internationalen anatomischen Kongreß in New York um einige Modifikationen bereichert, sie werden von der internationalen Nomenklatur-Kommission auch künftig ständig auf dem Laufenden gehalten.

Schon 1960 hatte man beschlossen, Unterkommissionen für die histologische und embryologische Nomenklatur zu bilden. Erste Entwürfe wurden auf dem 9. Internationalen Anatomenkongreß in Leningrad vorgelegt, und auf dem 10. Internationalen Anatomenkongreß 1975 in Tokio billigte man endgültig die bereinigten Listen der Nomina Histologica (NH) und der Nomina Embryologica (NE).

Doch auch diese nomenklatorischen Kommissionen fußten in ihrer Arbeit noch immer auf dem alten, historischen Vokabular, wenngleich Histologie und Embryologie weit stärker zu Neubildungen auf der Grundlage der alten griechischen Wortstämme gezwungen waren, da die antiken Ärzte und Naturforscher die Embryologie kaum und Histologie und Zytologie gar nicht kannten.

Die allgemeine Anatomie dagegen gründet noch immer auf dem antiken, geschichtlich vorgegebenen Wortbestand. Die anatomische Namensgebung ist daher auch heute noch eng mit den bedeutendsten Epochen der Anatomiegeschichte verknüpft. Nur Zeitalter, die sich intensiv mit Anatomie befaßten, sahen sich auch genötigt, Termini technici für die von ihnen registrierten Gebilde des menschlichen Körpers zu prägen. Eine jede Epoche aber tat das auf ihre eigene Weise, und so vermögen einzelne Wortbeispiele, die sich in ihrer Reihenfolge an den entwicklungsgeschichtlichen Verlauf der Anatomie halten, erheblich zum Lernverständnis der Nomenklatur beizutragen.

In den Anfängen einer rationalen Medizin blieben die frühen griechischen Ärzte auf den allgemeinen Sprachschatz angewiesen. Sie nahmen ihre Begriffe für die einfachen Teile des menschlichen Körpers, wie etwa Kopf, Arm oder Bein, aus der Alltagssprache. Soweit diese nicht bereits vorhandene Wörter zur Verfügung stellte, griffen sie zur Metapher, zum Bildvergleich. Dies läßt sich noch an den beiden Beispielen «carpus» und «tarsus» aus der Skeletanatomie deutlich machen: «carpus» bildet die latinisierte Form des griechischen Wortes «karpos=Frucht», das ursprünglich nur die Baumfrüchte bezeichnete. Die Frage aber, welcher Baumfrucht dieses Bild entlehnt sein könnte, führt uns zur Zypresse, und zwar zu «cupressus sempervirens», die damals in sämtlichen Randgebieten des östlichen Mittelmeerraumes wildwachsend weit verbreitet war. Ein Vergleich der offenen Zypressenfrucht mit einem eröffneten Handgelenk (Abb. 2), wie es den alten Ärzten häufig bei Ringkampf- und Kriegsverletzungen begegnet sein muß, zeigt deutlich, auf welche Weise die Bezeichnung «carpus» entstanden ist. Denn die bildliche Übertragung der geöffneten Koniferenfrucht auf die Handwurzel läßt sich auch heute noch nachvollziehen.

Etwas schwieriger liegen die Verhältnisse bei «tarsus», das aus dem griechischen «tarsos=Geflecht, Reusen- oder Korbgeflecht», entstanden ist. Die handwerkliche Tradition des Korbflechtens hat sich in den Mittelmeerländern in der alten Form bis zum heutigen Tage erhalten (Abb. 3 a). Charakteristisch für diese Körbe ist die parallele Längsanordnung der einzelnen Flechtstreben, die regelmäßig von Quergeflechten unterbrochen werden. Vergleicht man einen charakteristischen Ausschnitt eines solchen

Anatomische Nomenklatur und medizinische Terminologie

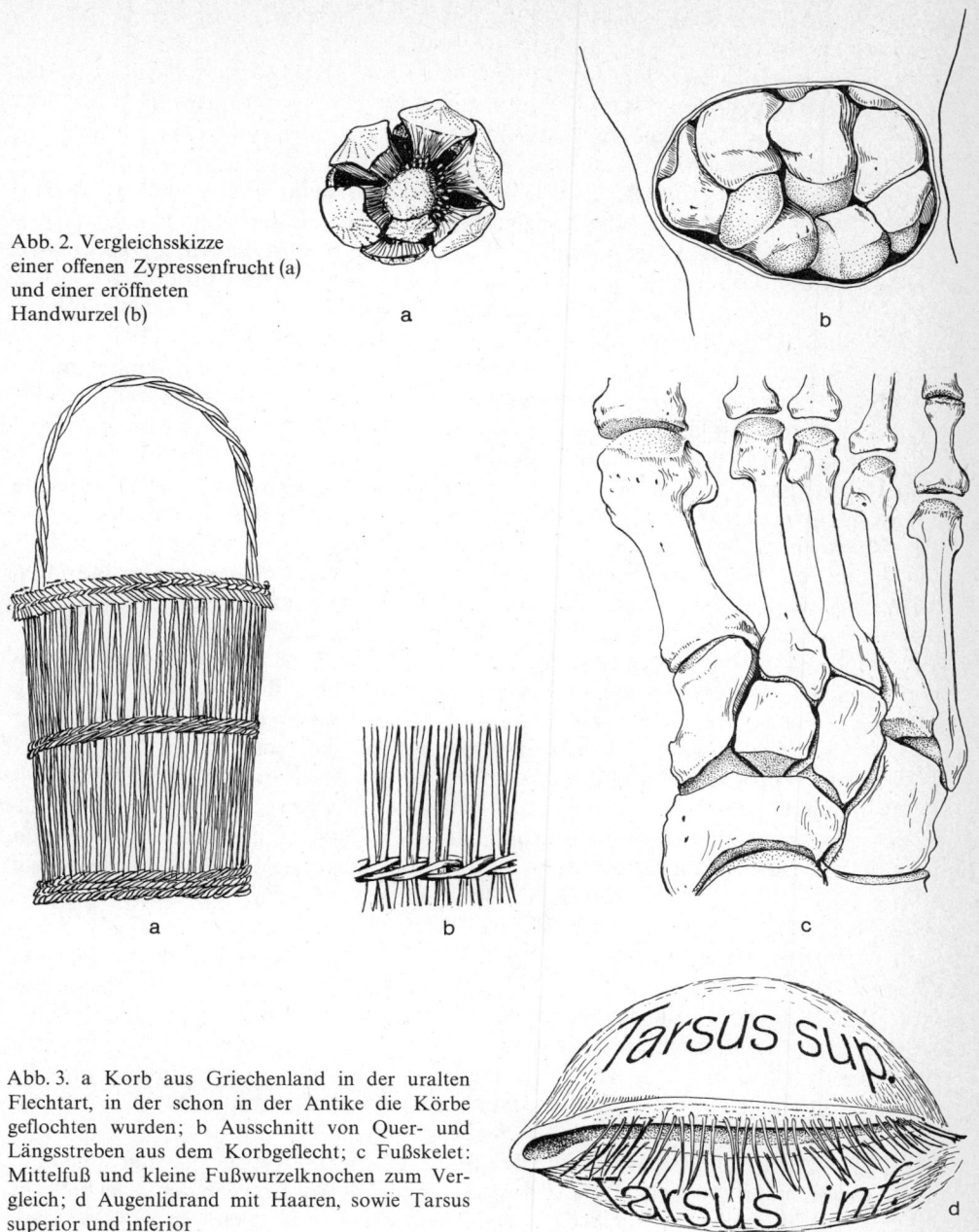

Abb. 2. Vergleichsskizze einer offenen Zypressenfrucht (a) und einer eröffneten Handwurzel (b)

Abb. 3. a Korb aus Griechenland in der uralten Flechtart, in der schon in der Antike die Körbe geflochten wurden; b Ausschnitt von Quer- und Längsstreben aus dem Korbgeflecht; c Fußskelet: Mittelfuß und kleine Fußwurzelknochen zum Vergleich; d Augenlidrand mit Haaren, sowie Tarsus superior und inferior

Korbgeflechtes mit einem Fußskelet (Abb. 3b), dann zeigt sich, daß dieser Bildvergleich auf die kleinen Fußwurzelknochen und die Mittelfußknochen gemeinsam Bezug nimmt (Abb. 3c). Tatsächlich ist auch in den alten hippokratischen Schriften dieser Anteil des Fußskelets mit «tarsos» bezeichnet. Erst allmählich lernte man, die knöchernen

Teile des Fußes systematisch zu ordnen, und so ist noch bis auf Ruphos und Galen der Gebrauch von «tarsos» schwankend, er bezeichnet bald die kleinen Fußwurzelknochen, bald auch Fußwurzel- und Mittelfußknochen gemeinsam. Erst im Laufe der weiteren Entwicklung wurde «tarsus» auf die gesamte Fußwurzel übertragen, und den Mittelfußknochen in Analogie zu dem sehr viel älteren «metacarpus» (metakarpion) die Bezeichnung «metatarsus» zuteil.

«Tarsos» wurde aber im Griechischen schon in alter Zeit metaphorisch auch auf andere Objekte übertragen, so z. B. auf das Sägeblatt oder auf den ausgespreiteten Flügel eines Vogels. Die Vorstellung eines Vogelflügels mag dazu geführt haben, daß «tarsos» auch bildhaft auf die beweglichen Deckel der Augen übertragen wurde. Bei Ruphos steht es bezeichnenderweise für den behaarten Lidrand und erfüllt damit das nämliche Bild wie ursprünglich die Übertragung auf das Fußskelet (Abb. 3 d). Bei Galen findet es sich dann in der Bedeutung des Lidknorpels verwendet und zeigt einmal mehr, wie häufig es sich bei dem Pergamener um tieranatomische Befunde handelt. Als «tarsus superior und inferior» ist es der heutigen Nomenklatur für die bindegewebige Faserplatte des Ober- und Unterlides erhalten geblieben.

Da der aristotelischen Epoche als der ersten Blüte griechischer Wissenschaft zahlreiche Entdeckungen in der Tier- und Menschenanatomie zu verdanken sind, kam es hier auch zur vermehrten Bildung derartiger *Metonyma* (=übertragener Wortgebrauch für einen in bestimmter Beziehung ‹sach-, form-, funktions- oder sinn-› verwandten Begriff). Ihre Kenntnis trägt daher viel zum Verständnis der anatomischen Nomenklatur und in der weiteren Übertragung auch der klinischen Terminologie bei.

Neben solchen Bildvergleichen findet sich bei den hippokratischen Ärzten die Benennung nach der Funktion: So liest man z. B. schon in der Schrift „Über die Einrenkung der Gelenke" bei der Reposition der Kieferverrenkung vom «masseter». «Massaomai» heißt: kauen; «masseter» bezeichnet also den Kaumuskel, und diesen Namen verwenden später auch Ruphos und Galen. Trotz mancher Latinisierungsversuche ist das Wort auch der modernen Nomenklatur erhalten geblieben.

In die aristotelische Schule mit ihren groß angelegten Forschungen zur vergleichenden Anatomie führt die heutige Bedeutung des Wortes «arteria»: Mit ihm bezeichnete der Grieche ursprünglich die Luftröhre. Doch da man annahm, daß auch die Pulsadern Luft und nur die Venen Blut führten, übertrug Aristoteles (384—322 v. Chr.) das Wort «arteria» auf die Schlagadern. Die eingehende Beschäftigung der großen alexandrinischen Anatomen (um 300—250 v. Chr.) mit der Gefäß- und Pulslehre hat dann zur endgültigen und sicheren Unterscheidung von Arterien und Venen geführt und so der neuen Bedeutung ein bleibendes Daseinsrecht gesichert. Trotzdem blieb auch die Erinnerung an die ältere Bedeutung des Wortes noch lange erhalten, und die Pharmakologie nannte bis fast in die jüngste Zeit die Hustenmittel Arteriaca (heute nicht mehr üblich).

Überhaupt verdankt die Nomenklatur der Blüte der alexandrinischen Anatomie eine reiche Anzahl neuer Namen. Während aber in der ersten Epoche der griechischen Medizin der Bildvergleich vorherrscht und bei Aristoteles Bezeichnungen von einem Gebilde des menschlichen Körpers auf das andere übertragen werden, lassen sich die Alexandriner in dieser großen Epoche sachlicher Forschung vorwiegend von den Eigenschaften und dem Aussehen anatomischer Gebilde leiten. Zwei Bezeichnungen, die von Herophilos (um 300 v. Chr.) einem der bedeutendsten Anatomen dieser Zeit, geprägt sind, mögen dafür als Beispiel dienen: Als erstes sei der Zwölffingerdarm genannt, den Herophilos nicht als Dünndarm, sondern als Fortsatz des Magens aufgefaßt und daher als «ekphysis dodekadaktylos = zwölffingergroßer (Magen-)Auswuchs» bezeichnet hatte. Dieses «dodecadactylon», das den Zwölffingerdarm als ein Gebilde von zwölf Querfingern Länge berechnete, blieb der griechischen Fachsprache erhalten und ging auch ins Arabische über. Als dann Gerard von Cremona den Canon des Avicenna ins Lateinische übersetzte, übertrug er es mit «duodenum». Obwohl das Wort einen Barbarismus schlimmster Art darstellt, wurde es auch von Vesal und allen folgenden Anatomen beibehalten, weil es so unsagbar handlich war.

Ein weiteres Beispiel für die Bezeichnung nach Aussehen und Eigenschaften bildet die «prostata», ein Name, mit dem Herophilos freilich noch die Vorsteherdrüse samt den beiden Samenbläschen gemeinsam bezeichnet hat. Diese Gebilde erhielten ihren Namen, weil sie in den Blasenhals vorstehen. Erst Vesal und Falloppio (ca. 1523—1562) war es allerdings vorbehalten, die «vesiculae seminales» von der «prostata» zu trennen. Auch «didymos» für Hoden geht auf Herophilos zurück, es ist eigentlich ein substantiviertes Adjektiv, das nichts anderes als «zweifach» bedeutet, und damit zum Ausdruck bringen will, daß es sich um paarige Organe handelt. Das Wort ist in der heutigen Nomenklatur durch das lateinische «testis» ersetzt, geblieben aber ist «epididymis» für: «Nebenhoden», wobei „epi" im Griechischen „auf" heißt und damit das Gebilde bezeichnet, das dem Hoden „aufsitzt".

Von Erasistratos (um 280 v. Chr.), einem weiteren berühmten Anatomen jener Epoche, ist uns das Wort «parenchym» erhalten geblieben. «Parenchyma» leitet sich im Griechischen von «parencheō» her und bedeutet: «daneben hineingießen». Die Bildung des Wortes beruht auf der Vorstellung von einst, die Organe würden dadurch entstehen, daß das Blut aus den Gefäßen austritt und sich daneben in die feinen Zwischenräume der Gewebe hineinergießt, dort erhärtet und so zum Wachstum und zur Bildung der organischen Substanzen beiträgt. Die lateinischen Übersetzer sind bei der Übertragung dieses Wortes nie recht glücklich gewesen. So ist es am Ende trotz verschiedener Änderungsversuche bei «parenchym» geblieben, lange nachdem man wußte, daß die Vorstellungen, auf denen es beruhte, unzutreffend waren.

Unter den frühen alexandrinischen Ärzten, die zur Nomenklatur bleibende Beiträge geliefert haben, ist vor allem noch Eudemos (um 280 v. Chr.) zu nennen. Besonders der Knochenanatomie hat er wichtige Befunde hinzugefügt, und so verdanken wir ihm Ausdrücke wie «akromion = Schulterhöhe». Das Wort setzt sich griechisch aus «akros = zuoberst, hoch oben» und «ōmos = Schulter» zusammen. Es ist also genauso gebildet wie «akropolis», was nichts anderes als «Oberstadt» bedeutet. Ähnlich wie «dodekadaktylon» oder «parenchym» deutet es zugleich jene Fähigkeit des Griechischen an, beliebig einzelne Wörter zu einem Compositum zusammenzusetzen, wofür später die klinische Terminologie noch eindrucksvolle Beispiele liefern wird.

Keines der großen anatomischen Werke der Alexandrinerzeit ist erhalten geblieben, und so verdanken wir unsere lückenhafte Kenntnis ihrer Nomenklatur den Zitaten, die von den medizinischen Autoren der Spätantike übernommen wurden. Die Schrift des Ruphos von Ephesos „Über die Benennung der menschlichen Körperteile" ist wahrscheinlich nicht nur das älteste vollständig erhaltene anatomische Werk, es gibt auch am besten Auskunft über den Stand der anatomischen Namensgebung in der frühen nachchristlichen Zeit. In ihr findet sich beispielsweise zum ersten Mal die Bezeichnung «ŏs hyŏides» für das «Zungenbein». Das Wort stellt eine Verstümmelung aus «ypsilŏeidēs» dar, und die Adjektivendung «-eidēs» leitet sich von dem Substantivum «eidos = Aussehen» ab. «Os ypsiloides» heißt daher: der Knochen, der wie ein Ypsilon aussieht, und in der Tat gleicht das Zungenbein einem kleinen griechischen Ypsilon (Abb. 4). Diese Namensgebung zeigt, daß in der Spätzeit nicht mehr so unbefangen ein Wort im Bildvergleich auf ein anatomisches Gebilde übertragen wird. Vielmehr bedient man sich jetzt der Endung «eidēs», um die Ähnlichkeit mit bestimmten Alltagsdingen zum Ausdruck zu bringen. Das Nomen des RUPHOS ist, wie schon in die Basler, so auch in die Pariser Nomenklatur in der Form von «ŏs hyŏideum» übernommen worden. Hier aber hätte man wirklich der Jenenser Nomenklatur mit «ŏs hyŏides» folgen sollen, nicht nur, weil sie das höhere Alter für sich hat, sondern weil «ŏs hyŏideum» dem verstümmelten Wortstamm nun auch noch eine mißverständliche Adjektivendung anhängt.

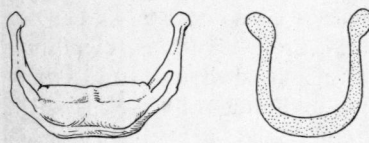

Abb. 4. Vergleichsskizze eines Zungenbeins und eines kleinen griechischen Ypsilon

Obwohl GALEN nach eigenen Worten auf exakte und eindeutige Namensgebung keinen Wert legte, läßt sich doch eine beträchtliche Anzahl gebräuchlicher Termini auf seine anatomischen Schriften zurückführen — oder doch zum mindesten nicht weiter zurückverfolgen. In der Osteologie gehen so allgemeine Bezeichnungen wie Epiphyse, Apophyse und Symphyse — nicht jedoch Diaphyse — auf den Pergamener zurück. Auch um die Muskellehre hat er sich Verdienste erworben, denn hier gelang es ihm als erstem, das «platysma», den breiten, subkutanen Halsmuskel, nachzuweisen. Vollständig heißt er bei GALEN freilich noch «platysma myoides», wobei «platysma» im Griechischen: «Platte» oder «Pflaster» heißt. So lautet die wörtliche Übersetzung: «die Platte, die wie ein Muskel aussieht», was sachlich falsch ist, da es sich hier um einen echten Muskel handelt. HYRTL hat daher dieses Nomen als „altersschwachen Ausdruck" bezeichnet, der „bald der Vergessenheit anheimfallen möge". Doch die modernen Nomenklaturen halfen sich aus der Verlegenheit, indem sie «myoides» wegließen, und so besteht «platysma» als «Plattenmuskel» heute fast anstandslos weiter.

«Gloutŏs» heißt bei HOMER die «Hinterbacke», und noch die Hippokratiker gebrauchten das Wort in einem unbefangenen Bildvergleich für rundliche Knochenfortsätze und Gelenkköpfe. Bei GALEN aber tritt es dann in seine Bedeutung für die Gesäßmuskulatur ein und ist in diesem Sinn auch in der modernen Nomenklatur im Gebrauch.

In der Lehre von den Verdauungsorganen gab der Pergamener die noch heute übliche Einteilung des Darmrohres an, und wies dabei auch auf die unterschiedlichen Verhältnisse bei Fleisch- und Pflanzenfressern hin. Vermögen diese wenigen Beispiele den galenischen Beitrag zur Nomenklatur auch nur anzudeuten, so zeigen sie doch, daß seinem Werk auf den verschiedensten Gebieten der Anatomie bleibende Wortbildungen zu verdanken sind.

GALEN war der letzte praktisch tätige Anatom der Antike, von dem wir wissen. Nach ihm setzt im Abendland endgültig die lateinische Tradition ein, die bereits vor ihm mit CELSUS und PLINIUS begonnen hatte. Schon CELSUS latinisierte nicht nur griechische Ausdrücke, sondern schuf eine Reihe gediegener lateinischer Benennungen, die später in die Nomenklatur übernommen worden sind. Als Beispiel sei «vertĕbra» für «Wirbel» genannt, ein Wort, das sich von dem Verbum «vertere=drehen, wenden» ableitet, und daher anschaulich die Funktion der einzelnen Wirbel zueinander wiedergibt. Vesal hat es endgültig in die Nomenklatur übernommen und damit das griechische Wort «spondylŏs» ersetzt.

Auch war Celsus bestrebt, die gröbsten Ausdrücke aus der Vulgärsprache zu tilgen; so etwa das Wörtchen «pōdex», das für den Römer denselben ordinären Klang besaß, wie im Deutschen jenes Wort, das Goethe Götz von Berlichingen in den Mund legte. Er zog es daher vor, den «After» mit dem euphemistischen Wort «ānus» zu benennen, das ursprünglich nur die «kreis- oder ringförmige Öffnung» bezeichnete. In diesem Sinn findet auch seine Verkleinerungsform «ānulus» in der Nomenklatur noch Verwendung, so z.B. als «ānulus inguināllis profundus und superficiālis» im Bereich des Leistenringes.

Auch die Naturgeschichte des Plinius hat zur anatomischen Namensgebung einiges beigetragen, doch lassen sich in ihr keine neuen Bildungsprinzipien erkennen. Immerhin findet sich hier noch einmal der unbefangene Bildvergleich von römischer Seite, so z.B., wenn das Wort «acetăbulum» als Bezeichnung der «Gelenkpfanne des Hüftbeins» gebraucht ist. Schon Cato hat es in seinen landwirtschaftlichen Schriften entsprechend in der Tieranatomie verwandt, aber die mittelalterlichen Abschreiber hatten daraus das «akzeptabulum» gemacht, weil es sich um die Gelenkhöhle handelt, die den Hüftkopf „aufnimmt". Doch die moderne Nomenklatur hat zu Recht die alte Metapher «acetăbulum» wiederhergestellt, denn das Wort leitet sich von «acētum = Essig» ab und bezeichnete im Altertum das «Essigschälchen», einen kleinen halbkugeligen Napf (Abb. 5).

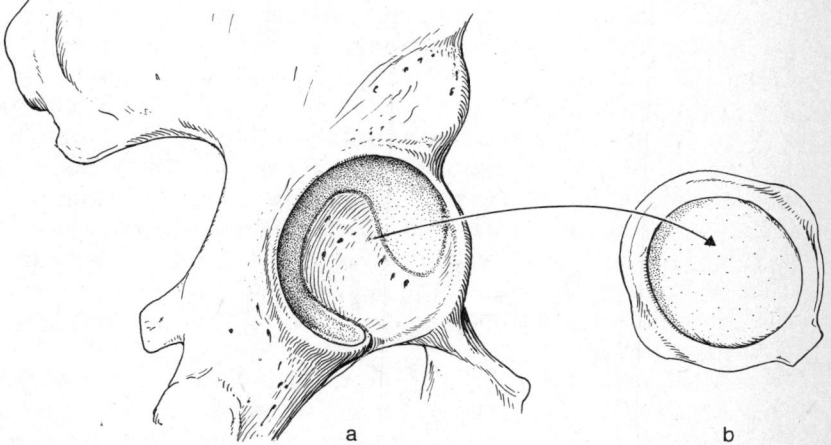

Abb.5a u. b. Vergleichsskizze einer Hüftpfanne (a) und eines antiken Essigschälchens (b)

Die Barbarismen, die das Mittelalter in die anatomische Fachsprache hineintrug, sind heute größtenteils ausgemerzt. Aus dem Arabischen hat sich beispielsweise «nucha» als Bezeichnung für die Nackenregion erhalten, während die Herkunft anderer Nomina wie der «vena cephalica» oder der «vena saphēna» noch immer umstritten ist.

Zahlreicher sind freilich jene Begriffe, die durch Übersetzung aus dem Arabischen ins

Mittellateinische entstanden sind und sich einen bleibenden Platz in der Nomenklatur bewahren konnten. Zu ihnen gehört das «mediastīnum» als Bezeichnung des Mittelfells, das entweder aus «medium intestīnum = das mittlere Eingeweide» oder aus «in medio stans = in der Mitte stehend» hervorgegangen sein dürfte. Die Bezeichnung «albuginĕa» ist von den Übersetzern des RHAZES und AVICENNA für «dichte und starke Faserhäute» eingeführt worden und hat sich in der adjektivischen Form «tunica albuginĕa» bis heute erhalten. Die nämliche Herkunft besitzen ferner der «pannĭculus», das «infundĭbulum» und schließlich die «dura und pia māter», die beide — wenngleich als korrekte lateinische Ausdrücke — durch wörtliche Übersetzung aus dem ALI IBN ABBAS entstanden sind.

Die Verderbnis des Lateins und damit die Verwirrung in der Wissenschaftssprache setzten sich bis zum Ausgang des Mittelalters fort. Selbst der treffliche BERENGARIO DA CARPI (1470—1550) macht darin keine Ausnahme, denn auf ihn gehen so irreführende Ausdrücke wie z. B. «vās dēferens» zurück. In diesen Zusammenhang gehört auch die «synovia», der einzige Beitrag zur Nomenklatur, den wir PARACELSUS (1493—1541) verdanken, der sonst mit der Anatomie bekanntlich nicht allzuviel im Sinne hatte. Dunkel, wie so manches beim Hohenheimer, ist die sprachliche Herkunft dieses Terminus; denn obwohl er sich den Anschein des Griechischen gibt, gehört er in Wirklichkeit keiner Sprache an. PARACELSUS jedenfalls war in der Erfindung neuer Worte äußerst einfallsreich und bezeichnete mit «synovia» den «Ernährungssaft der Organe», — und weil man damals die Gelenkschmiere für den Nährstoff der Gelenkbänder hielt, wurde «synovia» allmählich auf diese Bedeutung eingeengt.

Während der Blüte des Humanismus treten im nämlichen Zeitraum die Philologenärzte in den Vordergrund: Sie reinigen und erneuern auch in der anatomischen Fachsprache das Latein und Griechisch, und mit ihnen gewinnen die großen medizinischen Werke der Antike noch einmal nomenklatorische Bedeutung. Aus CELSUS und GALEN werden zahlreiche Termini übernommen und dafür die verderbten mittellateinischen und arabischen Bezeichnungen eliminiert. Für diese Sprachreinigung gewann außerdem das Werk des antiken Lexikographen JULIUS POLLUX (2. Jhdt. n. Chr.) eine besondere Bedeutung. Denn sein „Ŏnŏmastikŏn" (= Wörterbuch) enthielt einen eigenen Abschnitt über anatomische Begriffe, aus dem gleichfalls zahlreiche Ausdrücke übernommen wurden. So fanden Termini wie «amniŏn», «trăgus», «gastrocnēmius», «trŏchanter», «epistrŏpheus» und «atlas» endgültig Eingang in die anatomische Literatur. Sie alle bezeichnen ebenfalls entweder Form und Funktion eines anatomischen Gebildes, oder stellen Metaphern dar, — wobei «atlas» freilich bei POLLUX ursprünglich den siebenten Halswirbel bezeichnete.

Einer der verdienstvollsten Männer in diesem Ringen um eine klare anatomische Namensgebung war VESALS Pariser Lehrer JAQUES DUBOIS, latinisiert JACOBUS SYLVIUS (1478—1555). Als erbitterter Gegner seines berühmten Schülers steht er meist im Schatten der Geschichtsschreibung, hier aber können seine Verdienste nicht übergangen werden. Ihm verdankt die anatomische Nomenklatur die topographischen Hinweise bei der Gefäßbenennung, wie «renālis», «cystica», «gastrica», «intercostālis» etc. Auch Muskelnamen wie «obturātor», was wörtlich der «Verstopfer» heißt, stammen aus seiner unermüdlichen Feder. In der Myologie war es nämlich bis dahin üblich, die einzelnen Muskeln einer funktionellen Gruppe mit Zahlen zu bezeichnen, was zwangsläufig zu zahlreichen Verwechslungen führte. SYLVIUS wählte deshalb Muskelnamen, die auf die Funktionen Bezug hatten. Sie wurden später zwar überwiegend durch die Benennung nach Ursprung und Ansatz ersetzt, doch die topographische Bezeichnungsweise für die Gefäße blieb erhalten.

Mit DUBOIS' Schüler VESAL beginnt nicht nur die moderne Anatomie an der menschlichen Leiche, in seiner berühmten „Humani corporis fabrica" (= der Bau des menschlichen Körpers) versuchte er auch, ihre Nomenklatur auf eine neue Grundlage zu stellen. Da er an der Galen-Ausgabe des venetianischen Buchdruckers LUCAS ANTONIUS JUNTA mitgearbeitet hatte, war er auch philologisch auf seine Aufgabe gründlich vorbereitet. Doch an die Stelle der galenischen Lehren setzte er die an der Leiche gewonnene Erfahrung, und so mußte er in seiner „Fabrica" notwendig eine Überprüfung und Korrektur der älteren Termini vornehmen. Um einer klaren Darstellung willen zwang ihn dazu einmal die Fülle der Doppel- und Dreifachbezeichnungen, die bereits damals in Gebrauch war, zum zweiten aber erforderten neu beobachtete oder bisher nicht beachtete Gebilde eine klare anatomische Benennung. Reform des Bestehenden und Neubildung anatomischer Nomina für bisher namenlose Objekte bilden daher den Inhalt von VESALS Bemühungen um die Nomenklatur. Bei seinen Reformen beseitigte er weitgehend das orientalische Wortgut und merzte alle von den Arabisten entstellten Wörter aus. Doch auch das Griechische schränkte er erheblich ein und versuchte, zu einer Fachsprache zu gelangen, die weitgehend auf dem Wortbestand des klassischen Lateins beruhte.

Die „Fabrica" ist daher in einer so weitgehend latinisierten Terminologie geschrieben, wie sie die Anatomie weder vorher noch nachher wieder gekannt hat. Denn VESALS Absicht, dem lateinischen vor dem griechischen Wort den Vorzug zu geben, fand keine allgemeine Annahme. Ähnlich wie die JNA waren seine Reformbestrebungen viel zu radikal, als daß sie sich gegenüber den alteingebürgerten Ausdrücken hätten für immer durchsetzen können. Zudem störte wie bei den Jenenser Nomina bei ihm die erhebliche Wortlänge seiner Neubildungen und machte sie für die Praxis des Alltags unhandlich. So extreme Reformen, ob jüngst oder einst, denken voll guten Willens an Philologen oder Anatomen und vergessen darüber die Großzahl der Ärzte, die so abrupte und einschneidende Änderungen schon um ihrer eigenen Verständigung untereinander willen nicht mitvollziehen kann. So ist man nach VESAL in zahlreichen Fällen wieder zu den alten griechischen, ja sogar mittellateinischen Ausdrücken zurückgekehrt.

Dennoch hat die „Fabrica" wie kaum ein anderes Werk ihren Beitrag zur modernen Nomenklatur geleistet. In seiner Sprachreform hatte sich VESAL besonders eng an den Wortschatz des CELSUS und PLINIUS angelehnt, und ähnlich wie «vertebra» und «acetabulum» haben z. B. auch «articulus, caput humeri, cartilago und femur», ferner «palatum, patella, radius» und viele andere endgültigen Eingang in die Nomenklatur gefunden. Unter seinen Neubildungen kommt der Bezeichnung der Gelenke und Ligamente richtungsweisende Bedeutung zu: Denn bereits er bezeichnete ein Gelenk nach den beiden gelenkbildenden Knochen, und so lesen wir etwa für die moderne «articulatio acromioclavicularis» in der „Fabrica" das ausführlichere «claviculae cum summo humero articulus», wobei «summus humerus» das «acromion» bezeichnet (also: das Gelenk der clavicula mit dem acromion). Die moderne Kurzform geht in ihrer Bezeichnungsweise also von den alten terminologischen Bildungsprinzipien VESALS aus. Von den nämlichen Grundsätzen ließ er sich bei der Benennung der Ligamente leiten, und so entspricht beispielsweise seinem «ligamentum claviculam pectoris ossi colligans» (das Ligament, das die clavicula mit dem Brustbeinknochen verbindet) das moderne: «ligamentum sternoclaviculare». Auch ein ansehnlicher Teil seiner Neubildungen ist in die moderne Nomenklatur übergegangen, und so geht die Bezeichnung des Darmbeins als «ọs īlium» ebenfalls auf VESAL zurück.

Unter den Neuschöpfungen VESALS zeichnet sich aber bereits jene Neigung zur Bildung künstlicher Metaphern ab, die in der Folgezeit die anatomische Namensgebung maßgeblich mitbestimmte. Zwar ist in der heutigen Nomenklatur die Bezeichnung «vạlvula mitrālis» für die zweizipflige Klappe zwischen linkem Herzvorhof und -ventrikel — die ihren Namen von der Ähnlichkeit mit einer Bischofsmitra herleitet — durch «vạlvula atrioventriculāris sinịstra» ersetzt worden, aber die Klinik spricht noch immer von der Mitralinsuffiẓienz oder der Mitralstenọse.

Auch «pẹlvis» — allerdings als Bezeichnung für Hüft- und Kreuzbein — wurde zum ersten Mal von VESAL verwendet. Es bezeichnet im Lateinischen ein weites, tiefes Gefäß mit umgelegtem Rand, also etwa eine Waschschüssel. So schreibt VESAL: „Wegen der Ähnlichkeit mit einem Waschbecken muß es pelvis genannt werden." Von VESALS Nachfolger, REẠLDO COLỌMBO (1516—1559), ist das Wort dann auf das gesamte knöcherne Becken übertragen worden.

Auch bei der Bezeichnung der Nachgeburt als «placẹnta» hat sich COLOMBO an einen Bildvergleich gehalten; denn «placẹnta» heißt im Lateinischen der «flache, meist runde Kuchen». Als COLOMBO zum ersten Mal in Rom öffentlich Sektionen an Embryonen durchführte, da entlieh er das Wort für die medizinische Fachsprache, das ins Deutsche als «Mutterkuchen» Eingang gefunden hat.

Von dem Bologneser Anatomen GIULIO CESARE ARẠNTIO (1530—1589) stammt die Bezeichnung eines Wulstes im Seitenventrikel des Gehirns als «hippocạmpus = Seepferdchen» (hippocampus antiquorum). Vergleicht man freilich das anatomische Gebilde mit dem Tier, so sieht man, daß der Autor bei dieser Benennung lediglich den unteren Rumpfanteil und den Greifschwanz vor Augen gehabt haben kann (Abb. 6).

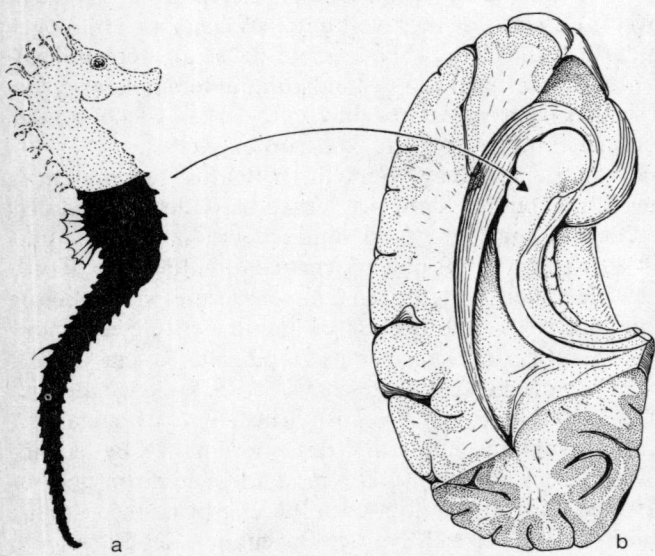

Abb. 6a u. b. Vergleichsskizze eines Seepferdchens (a) und des Hippocampus aus dem Seitenventrikel des Gehirns (b)

Die bewußte Metaphernbildung ist für die Folgezeit mit ihrer Fülle neuer Entdeckungen kennzeichnend, und neben das griechische «-eidẹs» tritt nun die lateinische Adjektiv-

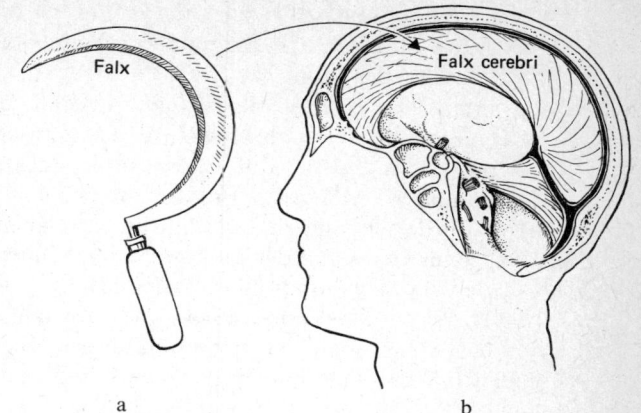

Abb. 7a u. b. Metaphernbildung auf -formis: falx, falcis, f. = Sichel — falciformis = sichelförmig. Vergleichsskizze einer Sichel (a) und der falx cerebri (b)

endung «-fǫrmis», die der deutschen Endung «-förmig» entspricht; so z. B. in «falcifǫrmis = sichelförmig» (Abb. 7) und zahlreichen anderen derartigen Composita, wie «pampinifǫrmis = rankenförmig», «pirifǫrmis = birnenförmig» und andere mehr. Doch auch der unmittelbare Bildvergleich wird weiterhin gebraucht, und so schuf GABRIELE FALLOPPIO (1523—1562) bei seinen anatomischen Untersuchungen des Ohres die Nomina «vestị̄bulum» und «Labyrinth». Das Wort «cǒchlěa» hingegen, das vor ihm die Trommelhöhle bezeichnet hatte, übertrug er auf die Labyrinthschnecke. FALLOPPIO war der erste, der die Funktionen der Eileiter als Transportorgan für die «ovula» erkannte, und ihr «ǫstium abdominǎle», ein trichterförmiges Gebilde, mit einer Trompete, einer römischen «tūba» verglich. Erst später wurde der Name auf das gesamte Organ übertragen, dessen geschlängelter und gewundener Verlauf keineswegs gänzlich einer römischen «tūba» gleicht. Zur selben Zeit etwa entdeckte der römische Anatom BARTOLOMEO EUSTACHI (Anfang d. 16. Jhdts.—1574) die zu Recht nach ihm benannte Eustachische Röhre, die in der Folge ebenfalls als «tūba» bezeichnet wurde (Abb. 8). Die mehrfache Verwendung ein und derselben Metapher für verschiedene

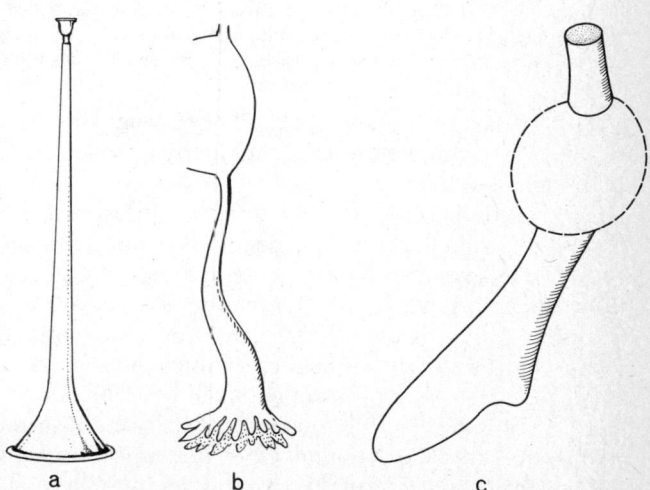

Abb. 8 a—c. Vergleichsskizze einer römischen Trompete (a), einer tuba uterina (b) und einer tuba auditiva (c)

anatomische Gebilde machte daher eine nähere Kennzeichnung durch Adjektiva erforderlich, und so unterscheidet die moderne Nomenklatur noch immer zwischen der «tūba audītīva» und der «tūba uterīna».

Die Übertragung eingeführter Begriffe auf neuentdeckte Gebilde, die Verwendung derselben Metapher für verschiedene Teile des menschlichen Körpers und die Fülle der Synonyme, die mit den zahlreichen Neuentdeckungen aufkamen, führten auch nach VESAL häufig zu Mißverständnissen und neuen Verständigungsschwierigkeiten. So kommt es an der Wende zum 17. Jahrhundert abermals zu Bemühungen um eine Verbesserung und Reinigung der anatomischen Nomenklatur. Wertvolle Anregungen kamen von dem Baseler Anatomen CASPAR BAUHINUS (1560—1624), doch auch der letzte große Paduaner Anatom ADRIAAN VAN DEN SPIEGHEL (1578—1625) hat sich Verdienste um die Verbesserung der Nomenklatur erworben.

Die folgenden Jahrhunderte haben die Grundsätze anatomischer Namensgebung nicht mehr wesentlich verändert, doch sie zeigen, wie sich allem sprachlichen Wildwuchs zum Trotz hier und da eine gewisse Systematik durchzusetzen versucht. So bildet MICHAEL LYSER, der Prosektor bei dem dänischen Anatomen THOMAS BARTHOLIN (1585—1629), die Nomina der Handwurzelknochen, die bis dahin nur durch Ziffern bezeichnet waren, in deutlicher Analogie zu den Fußwurzelknochen. In der Osteologie fügt der deutsche Chirurg LORENZ HEISTER (1683—1748) der «Apöphyse» und «Epiphyse» der Alten den Begriff der «Diaphyse» hinzu. Überhaupt nehmen in diesem Zeitalter, da die Anatomie ihren Nutzen für die Chirurgie und Geburtshilfe so offenkundig bewiesen hat, auch zahlreiche Chirurgen und Geburtshelfer an der anatomischen Namensgebung teil.

Der Niederländer PHILIPPE VERHEYEN (1648—1710) war zwar selbst Anatom, aber doch der Chirurgie sehr eng verbunden. Von ihm stammt die Bezeichnung «Achillessehne = tendo Achillis» für die «große Sehne des Hippokrates», die heute «tendo calcaneus» genannt wird.

ACHILLES wurde als Kind von seiner göttlichen Mutter THETIS in das Wasser des Styx getaucht, um ihn unverwundbar zu machen. Die Ferse, an der er dabei gehalten wurde, blieb unbenetzt und war deshalb verletzlich. So starb ACHILL vor Troja an einem Pfeilschuß des PARIS, der ihn in die Ferse traf. VERHEYEN selbst hatte zunächst Theologie studiert, entsagte aber dem geistlichen Stande und wandte sich der Medizin zu, als ihm ein Bein amputiert werden mußte. Er hat danach seinen eigenen Fuß seziert und kam dabei auf den Einfall, das dichterische Bild HOMERS auf die Beugesehne des Fußes zu übertragen.

Wie glücklich dieser Name gewählt war, zeigt die Tatsache, daß die Klinik in Ausdrücken wie Achillotenotomie, Achillodynie oder Achillessehnenreflex bis heute an ihm festgehalten hat.

Aus der praktischen Geburtshilfe stammt wiederum die Bezeichnung «promontōrium = Vorgebirge» zur Bezeichnung der Verbindung des letzten Lendenwirbels mit dem Kreuzbein, das von dem Göttinger Gynäkologen OSIANDER (1759—1822) in die Nomenklatur eingeführt wurde. Später wurde die nämliche Metapher auf den rundlichen Vorsprung am «paries labyrinthicus» der Paukenhöhle übertragen, und so unterscheidet die moderne Nomenklatur auch hier wiederum ein «promontōrium ossis sacri» und ein «promontōrium ossis temporālis».

Das letzte Beispiel zeigt abermals deutlich, wie selbst noch im 18. und 19. Jahrhundert durch Synonymbildungen und Übertragung der Ausdrücke Mißverständnisse in die anatomische Nomenklatur hineingetragen wurden. Die Zeit war daher reif, als JOSEF

HYRTL zu Ende des Jahrhunderts mit der ihm eigenen Zähigkeit um die Bildung jener Nomenklatur-Kommision kämpfte, deren Vorschläge dann auf dem Basler Kongreß von 1895 angenommen wurden.

Die klinische Terminologie ist im Laufe ihrer Entwicklung dem Bemühen um eine Ordnung und Reinigung weniger eifrig gefolgt als die anatomische Nomenklatur. Auch internationale Übereinkünfte stehen fast auf allen Gebieten noch immer aus, und so variiert sie von Land zu Land wesentlich stärker als die Namensgebung der Anatomie. Selbst ihre historische Bearbeitung steht noch weit im Feld und beschränkt sich auf die Klärung einzelner Begriffe und Arbeiten zu den verschiedenen Spezialfächern von unterschiedlicher Ausführlichkeit und Qualität. Unter diesen Umständen könnte ein geschichtlicher Überblick über ihre Entwicklung zum Lernverständnis nur wenig beitragen, und es müssen einige historische Fixpunkte genügen, um den Übergang von der anatomischen zur klinischen Terminologie zu erleichtern.

Im Vergleich zur anatomischen Nomenklatur lassen sich für die klinische Terminologie zunächst folgende hauptsächliche Unterscheidungsmerkmale aufzeigen:

1. Die Eigennamen (Eponyma) wurden in zahlreichen Fällen beibehalten.
2. Die klinische Fachsprache verwendet sehr viel mehr griechische Fachausdrücke als die Anatomie, und zwar auch dort, wo es sich um anatomische Gebilde handelt. Spricht der Anatom z. B. von der Wirbelsäule als der «cŏlumna vertebrālis» und vom Wirbel als «vertebra», so bezeichnet der Kliniker entsprechende Leiden dieser Teile als «Spondylītis, Spondylōse oder Spondylarthrōse» etc.
3. Die Verwendung des Adjektivs beschränkt sich nicht ausschließlich auf Gegensatzpaare. Es werden beispielsweise auch Farb- und Geruchs- oder Formbezeichnungen und andere Charakteristika verwendet.
4. Genitiv und Adjektiv als zusätzliche Kennzeichnung werden erheblich unregelmäßiger gebraucht als innerhalb der Anatomie.
5. In dem weiten Bereich der Medizin, der heute von Chemie und Biochemie beeinflußt wird, haben sich stärkere arabische Sprachreste erhalten (s. S. 6).
6. Überhaupt sind die klinisch-theoretischen Fächer von ihren naturwissenschaftlichen Nachbarfächern auch nomenklatorisch stärker beeinflußt. So haben Biochemie und Klinische Chemie weitgehend die Fachsprache der Chemie übernommen, und die Nuklearmedizin ist in ihrer Namensgebung in erheblichem Maße von der Kernphysik abhängig.

Es läßt sich nicht leugnen, daß unter diesen Umständen ein gewisser Wildwuchs unvermeidlich war und zahlreiche Synonyme bis zum heutigen Tage die klinische Fachsprache belasten.

Trotzdem darf man von der Tatsache ausgehen, daß ein nicht unerheblicher Wortbestand bereits in der Antike zur Fachsprache zählte. Ein Wort wie das latinisierte «cēlē = Bruch» reicht als griechisch: «kēlē» auch in seinen Zusammensetzungen wie «Entero- oder Hydrocēle» bis auf die Hippokratiker zurück. Auch das Nomen «Psoriasis» für eine Hauterkrankung war bereits vor GALEN bekannt. Aus der Säftelehre der Antike und des Mittelalters stammen Begriffe wie «Dyskrasie» und «Idiosynkrasie» oder «Rheumatismus» und «Katarrh». «Dyskrasie» bezeichnete ursprünglich eine schlechte, krankhafte Mischung der Körpersäfte und «Idiosynkrasie» ihre eigentümliche, nur einem bestimmten Menschen zugehörige „Zusammenmischung". «Rheumatismus» aber bezeichnete den Fluß eines krankhaft veränderten Körpersaftes durch den Organismus, bei dem der Katarrh schließlich die Reinigung durch Abscheidung nach außen bringt.

Die vier Ausdrücke bieten gleichzeitig eindrucksvolle Beispiele für den Wandel klinischer Begriffe unter dem veränderten Kenntnisstand und dem Wissenszuwachs neuer medizinischer Epochen. Denn die «Dyskrasie» bezeichnet heute eine fehlerhafte Blutzusammensetzung, die «Idiosynkrasie» eine angeborene Überempfindlichkeit gegenüber exogenen Allergenen, der «Rheumatismus» aber gilt als entzündliche Systemerkrankung und der «Katarrh» schließlich als seröse Entzündung von Schleimhäuten. Nichts an ihnen erinnert noch an ihre ursprüngliche Bedeutung, denn die Medizin besitzt die Kraft, ihre Fachausdrücke umzudeuten und neu in ihre pathologischen Vorstellungen einzuordnen.

Stärker vom lokalistischen Denken beeinflußt erscheint ein Aphorismus, der sich in den „Parabeln der Heilkunst" des großen mittelalterlichen Arztes ARNALD VON VILLANOVA (gest. 1311) findet: „Die Namen, welche den Krankheiten nach der Verschiedenheit der Organe gegeben sind, gewährleisten die Kenntnis beider (nämlich der Organe und der Krankheit), nachdem die Macht der Belehrung (vom Schüler) erkannt ist."

In der Tat hat die Krankheitslehre bis zum heutigen Tage die Bezeichnung von Organerkrankungen aus dem Nomen des betroffenen anatomischen Gebildes entwickelt und nicht selten durch Hinzufügung einer bestimmten Suffixendung gekennzeichnet. «Nēphros» heißt im Griechischen die Niere, und wir sprechen von einer «Nephr-ōse», wenn wir eine degenerative Nierenerkrankung meinen, von einem «Nephr-ōm» aber bei einer bösartigen Nierengeschwulst; daneben verdient noch die «Nephr-ītis» als Nierenentzündung genannt zu werden. Gerade die Endung auf -itis aber zeigt, wie wenig zimperlich man auch hier einem einschneidenden Bedeutungswandel gegenüberstand: denn während «Hepatītis und Splenītis» noch im aristotelischen Zeitalter die große Leber- und Milzader bezeichneten, deuten heutzutage beide analog zur «Nephritis» eine Leber- oder Milzentzündung an.

Die Beispiele dürften zeigen, wie schwer es fällt, dem negativen Katalog einen positiven mit sicheren Regeln gegenüberzustellen. Und doch hat es wenigstens einmal eine Epoche gegeben, die sich ernsthaft mit einer Nomenklatur der Krankheiten auseinandergesetzt hat. Als vor etwa 250 Jahren der große schwedische Arzt und Botaniker CARL VON LINNÉ (1707—1778) sein Grundsystem der Klassifizierung für das Tier- und Pflanzenreich aufstellte, da hoffte er, ein ähnliches Klassifizierungssystem auch für die Krankheiten entwickeln zu können. Ihm folgten andere Mediziner auf diesem Weg, so vor allem der ihm freundschaftlich verbundene FRANÇOIS BOISSIER DE SAUVAGES (1706—1767), der als Professor zu Montpellier ebenfalls gleichzeitig Botaniker und Mediziner war. Sämtliche derartigen Klassifizierungssysteme waren jedoch für die weitere Entwicklung der praktischen Medizin wertlos, da die Medizin keine Wissenschaft im Sinne der Zoologie oder Botanik ist.

Dennoch war diese Beschäftigung für die Nomenklatur der Krankheitslehre ein Gewinn, und insbesondere SAUVAGES' „Nosologia methodica" (= Methodische Krankheitslehre) legt in ihrem ersten Teil Rechenschaft über die Bildungsprinzipien der medizinischen Fachsprache ab.

Unter den Forderungen, die SAUVAGES für eine sprachlich saubere und angemessene Fachsprache aufstellt, finden sich folgende:

1. Jede Benennung soll kurz und einfach sein, und was durch *ein* Wort gesagt werden kann, soll nicht durch mehrere ausgedrückt werden. Daher sei «Enterītis» der «inflammātio intestinōrum» vorzuziehen.

2. Gebraucht man hingegen einen Ausdruck mit mehreren Bedeutungen, dann muß man ihn genau definieren, um Mißverständnisse auszuschließen.

3. Sind für *eine* Sache mehrere Synonyme vorhanden, dann hat man den kurzen, sachlichen Ausdruck vor dem wortreichen oder gar allegorischen zu wählen.

4. Barbarische Ausdrücke, die nicht aus dem Lateinischen oder Griechischen stammen, müssen beseitigt werden.

All dies sind gewiß goldene Regeln, die noch heute Gültigkeit besitzen, und die auch nach SAUVAGES leider nur allzu häufig übertreten wurden.

Seinen weiteren Forderungen können wir freilich nicht mehr uneingeschränkt beipflichten: Wenn er beispielsweise wünscht, die Heilkunde solle keine sprachlichen Anleihen bei anderen Disziplinen vornehmen, so ist unsere hochspezialisierte Medizin auf die Entlehnung fachlicher Termini aus den entsprechenden Nachbarwissenschaften einfach angewiesen. Auch können wir ihm nicht mehr zustimmen, wenn er die Bezeichnung der Krankheit nach ihrem Sitz oder ihrer Ursache ablehnt und kategorisch fordert, bei ihrer Benennung sei grundsätzlich dem Symptomenbild zu folgen. Unbestreitbar ist auch unsere Zeit in vielen Fällen darauf angewiesen, in ihrer Benennung einer Krankheit auf die Symptome oder Syndrome anzuspielen, und auch diese beiden kardinalen Begriffe der medizinischen Terminologie lassen sich aus ihrer Entwicklungsgeschichte erklären.

«Symptōma» (gr.) besteht aus «syn-» = zusammen und «-pīpto» = fallen. «Symptōm» bedeutet also wörtlich der Zusammenfall, d.h. es bezeichnet ein Krankheitszeichen, das mit bestimmten Krankheiten „zusammenfällt" oder klarer: gemeinsam auftritt. Ein solches Symptom kann „subjektiv", d.h. nur für den Kranken selbst spürbar oder „objektiv" für den Arzt bei der Untersuchung erkennbar sein, und bereits GALEN fand, daß es keineswegs unbedingt zur Krankheit selbst gehören muß. Man spricht daher häufig auch von Begleitsymptomen. — «Syndrōma» (gr.) aber besteht aus «syn-» = zusammen und «-drŏmĕō» = laufen. «Syndrom» bedeutet also wörtlich der Zusammenlauf, d.h. es bezeichnet das gemeinsame Auftreten bestimmter Symptome innerhalb eines bestimmten Krankheitsbildes. — Wo sich eine Mehrzahl von Symptomen nicht eindeutig zu einem Syndrom zusammenfassen läßt, spricht man vorsichtiger von der «Symptomatik» als der Gesamtheit der aus einem Krankheitsprozeß resultierenden Symptome.

Symptom und Syndrom erhalten nämlich ihre grundlegende Bedeutung durch ihre Eigenschaft als praktische Ordnungsmittel der klinischen Nosologie, wo Pathogenese, Ätiologie und eigentlicher Ort des Krankheitsgeschehens ungeklärt sind.

Eben deshalb versteht es sich aber von selbst, daß, wo möglich, einer Krankheitsbezeichnung nach ihrem pathologisch-anatomischen Sitz oder ihrer patho-physiologischen und pathochemischen Dysfunktion der Vorzug gebührt. Insbesondere für die Chirurgie ist die Benennung nach dem Sitz und der Ausdehnung eines Leidens unentbehrlich. So wurde denn auch die anatomische Methode, einen Muskel durch seinen Ursprung und Ansatz in seiner Reichweite zu bezeichnen, von der Pathologie und der Klinik bereitwillig auf die Ausdehnung pathologischer Prozesse übertragen. Man spricht daher von einem «ischiorektālen Abszeß» und meint damit eine Eiteransammlung, die sich vom Rektum ausgehend im kleinen Becken bis in den Bereich des Sitzbeins ausgebreitet hat. Innerhalb der Chirurgie ist diese Benennungsweise sogar auf eine Reihe bestimmter Eingriffe übergegangen, und die «amputātio interscapulothoracālis» zeigt an, daß nicht allein der gesamte Arm, sondern zusätzlich Schulterblatt und Schlüsselbein abgetragen werden. Nicht immer freilich ist bei diesen zusammengesetzten klinischen Termini die Reihenfolge aus der anatomischen Nomenklatur eingehalten. So sprechen wir zwar überwiegend vom «Iliosacrālgelenk» (= Kreuzdarmbeingelenk), bezeichnen aber eine Entzündung dieses Gelenks als «Sacroiliītis», während seine Arthrōse wiederum in Übereinstimmung mit der Anatomie «Iliosacrālarthrōse» genannt wird.

Vor allem aber bedient sich die klinische Terminologie jener ursprünglichen Fähigkeit der griechischen Sprache, eine Reihe von Wörtern zu einem großen Compositum zusammenzufügen. Für sie sei diese vielgenutzte Möglichkeit noch einmal an einem eindrucksvollen Beispiel erläutert: Wenn «thōrax» der Brustkorb heißt, «pneuma» die Luft und «pȳon» der Eiter, dann stellt ein «Pneumothōrax» einen Brustkorb dar, in dem der Unterdruck durch pathologisches oder artifizielles Eindringen von Luft aufgehoben ist. Der «Pȳothōrax» hingegen bezeichnet eine Brustfellentzündung mit Eiteransammlung in der Pleurahöhle. «Pyopneumothōrax» muß also eine Luftansammlung im Pleuraraum heißen, die mit einem eitrigen Erguß einhergeht. Wer eine solche Fachsprache verstehen will, muß ihre Bausteine kennen; denn er wird ihnen in den verschiedensten Zusammensetzungen immer wieder begegnen. Die folgende Laut- und Wortbildungslehre bietet sie daher in ihren Einzelheiten.

B. Laut- und Wortbildungslehre

I. Die Lautlehre

§1. Die lateinischen Buchstaben gleichen den deutschen Buchstaben. Das Lateinische besitzt aber nicht die Buchstaben J und K.
J wird durch I ersetzt:
 Beispiel: iŭgum = Joch.
K wird durch C ersetzt:
 Beispiel: crystạllus = Kristall.
C wird wie K gesprochen
vor den Vokalen a, o, u:
 Beispiele: cạncer = Krebs, cŏr = Herz, curvatūra = Krümmung,
vor den Diphthongen au (und eu):
 Beispiel: caụda = Schwanz,
vor sämtlichen Konsonanten:
 Beispiel: crīnis = Haar.
Es besitzt gleichfalls kein Z und kein Y. Diese beiden Buchstaben kommen aber in Fremdwörtern vor, die aus dem Griechischen übernommen sind:
 Beispiel: zygomạtĭcus = zum Jochbogen gehörig.

Merke: *Die anatomische Nomenklatur, nicht jedoch die gesamte medizinische Terminologie, weicht von diesen Regeln in folgenden Punkten ab:*
 Das alte lateinische i, das wie j gesprochen wird, wird in der Schrift auch durch ein j ausgedrückt.
  Beispiel: lat. iēiŭnum — PNA Jējūnum.
 Ferner werden Doppelvokale weitgehend nicht mehr gebraucht.
  Beispiele: lat. aequātor — Equātor
  lat./griech. oesǫ̆phagus — Esǫ̆phagus.
 Da in diesem Buch die gesamte Fachsprache auf der Grundlage des Lateinischen und Griechischen abgehandelt wird, können die Regeln, die ja nur für die anatomische Nomenklatur gelten, hier im weiteren Verlauf nicht berücksichtigt werden.

§2. Im Lateinischen werden alle Wörter klein geschrieben. Große Buchstaben stehen nur nach den Satzzeichen: Punkt (.), Fragezeichen (?), Ausrufungszeichen (!).
Eigennamen und deren Ableitungen werden mit großem Anfangsbuchstaben geschrieben:
 Beispiel: Hippŏ̆crătes, Hippŏ̆crătĭcus.
In der *medizinischen Terminologie* werden die Fachausdrücke im allgemeinen in lateinischer Schreibweise wiedergegeben, wenn sie als lateinische Termini technici gebraucht werden. In deutscher Schreibweise werden sie aufgeführt, wenn sie als Fremdwörter mit dem deutschen Artikel oder mit deutschen Wortendungen versehen

Die Lautlehre

sind. Dies betrifft in der Schreibweise vor allem das Verhältnis der Buchstaben: i zu j; c zu k; c zu z.
   Beispiel: der Ịkterus = die Gelbsucht
      aber: Ịcterus neonatọrum = die Gelbsucht der Neugeborenen.
In der *Anatomie* werden die Hauptwörter mit großen Anfangsbuchstaben geschrieben, klein aber Hauptwörter und Adjektive in der Verwendung als Beifügungen:
   Beispiel: Nẹrvus transvẹrsus cọlli = der quer verlaufende Nerv des Halses.
In der *Pharmakologie* und *Pharmazie* werden alle Hauptwörter (Substantive) groß geschrieben, wenn sie als Termini technici gebraucht werden:
   Beispiel: Ōleum Olīvārum = Olivenöl
      aber: Infūsum Sẹnnae compọsitum = zusammengesetzter Senna-Aufguß.

§ 3. Die Vokale sind: a, e, i, o, u, (y). Jeder Vokal kann kurz oder lang sein. Im Lateinischen wird niemals die letzte Silbe eines Wortes betont, und die Betonung geht niemals über die drittletzte Silbe zurück; d.h. bei mehrsilbigen lateinischen Wörtern liegt die Betonung *immer* auf der zweitletzten oder drittletzten Silbe.
Das gilt auch für griechische Lehnwörter, die im Griechischen endbetont sind:
   Beispiele: karpọs   tarsọs
                    cạrpus   tạrsus.
Die Betonung ist abhängig von der Länge oder Kürze der vorletzten Silbe:

Merke: *Ist die vorletzte Silbe lang, trägt diese die Betonung.*
          Ist die vorletzte Silbe kurz, trägt die drittletzte Silbe die Betonung.

I. Eine Silbe ist lang:
1. wenn ihr Vokal von Natur lang ist; diese Naturlänge ist nicht ohne weiteres erkennbar, sie wird in Lehrbüchern daher durch einen Balken über dem Vokal (ā) bezeichnet.
   Beispiele: corōna, palātum, duodēnum.
Ausnahmslos lang ist eine Silbe mit einem Diphthong = Doppelvokal (ae, oe, au, ei, eu);
2. wenn ihr Vokal vor zwei oder mehr Konsonanten steht; diese Positionslänge gilt ohne Rücksicht auf die Silbeneinteilung des Wortes.
   Beispiele: o-mẹn-tum, la-cẹr-tus;
   Ausnahme: Eine solche Silbe gilt nicht als lang, wenn ihrem Vokal Muta = Wechsellaute (b, p, f ph; d, t th; g, k ch oder Liquida = Fließlaute (l, r, s) folgen.
               Beispiele: vĕrtebra, cĕrebrum.

II. Eine Silbe ist kurz:
1. wenn ihr Vokal von Natur kurz ist; auch diese Naturkürze ist nicht ohne weiteres erkennbar, sie wird in Lehrbüchern daher, wo notwendig, durch einen Haken über dem Vokal (ă) bezeichnet.
   Beispiele: hŭmĕrus, ŏcŭlus;
2. wenn ihr Vokal vor einem Vokal steht.
   Beispiele: ọstium, calcạneus;

Ausnahme: Das gilt nicht für griechische Lehnwörter, deren vorletzte Silbe ursprünglich einen Diphthong enthielt. Entsprechend I 1 betonen sie weiter auf der vorletzten Silbe.
Beispiele: tracheia   choreia
trachēa   chorēa.

§ 4. In der medizinischen Fachsprache werden zahlreiche zusammengesetzte Wörter gebraucht. Zusammengesetzte Wörter (Composita) haben den Bindevokal kurz-ĭ bei rein lateinischen Bildungen:
Beispiele: crux = Kreuz — fŏrma = Form
crucĭfŏrmis = kreuzförmig,
den Bindevokal kurz-ŏ:

1. bei griechisch gebildeten Composita:
Beispiel: hippocampus = Wulst im Seitenventrikel des Gehirns,

2. bei griechisch-lateinischen Mischbildungen:
Beispiel: palatoglossus = im Gaumen-Zungen-Bereich liegend,

3. bei rein lateinischen Composita, die erst später in der Gelehrtensprache gebildet sind:
Beispiel: nasopalatīnus = im Nasen-Gaumen-Bereich liegend.

§ 5. *Das griechische Alphabet.* Obwohl das gesamte griechische Wortgut grundsätzlich in Transkription gegeben wird, müssen dem Medizinstudenten der naturwissenschaftlichen und biochemischen Formelsprache wegen die griechischen Buchstaben bekannt sein. Sie werden daher hier in Groß- und Kleinschrift aufgeführt.

Groß-buchstaben	Klein-buchstaben	Name	Groß-buchstaben	Klein-buchstaben	Name
A	α	Alpha	N	ν	Ny
B	β	Beta	Ξ	ξ	Xi
Γ	γ	Gamma	O	o	Omikron
Δ	δ	Delta	Π	π	Pi
E	ε	Epsilon	P	ρ	Rho
Z	ζ	Zeta	Σ	σ*, ς**	Sigma
H	η	Eta	T	τ	Tau
Θ	ϑ	Theta	Y	υ	Ypsilon
I	ι	Jota	Φ	φ	Phi
K	κ	Kappa	X	χ	Chi
Λ	λ	Lambda	Ψ	ψ	Psi
M	μ	My	Ω	ω	Omega

* σ wird nur am Anfang und in der Mitte eines Wortes geschrieben.
** ς wird nur am Wortende geschrieben.

1. Die Buchstaben Zeta (ζ) und Ypsilon (υ) werden mit den griech. Fremdwörtern ins Lateinische übernommen (s. § 1).
Beispiel: zōna, ae f. = Gürtel.

Die Lautlehre

2. Die griech. Buchstaben Theta (ϑ), Rho (ρ) und Phi (φ) werden, da sie aspiriert (gehaucht) sind, im Lateinischen zu Th, Rh und Ph.
    Beispiele: thạlamus, i m. = Hügel

    rheuma, mătis n. = Fluß, Katarrh
    phạlanx, angis f. = Finger-(Zehen-)glied.

    Ausnahme: a. in der anatomischen Nomenklatur:
    răphē, ēs f. = Naht
    b. in der klinischen Terminologie:
    rachītis, idis f. = Entzündung der Wirbelsäule (s. S. 155)

3. Der griechische Buchstabe Kappa (κ) wird im Lateinischen und damit auch in der medizinischen Fachsprache zu c. Entsprechend wird in der Schreibweise dieses Buches im folgenden gewöhnlich verfahren werden. Zwei grundsätzliche Ausnahmen erscheinen jedoch unumgänglich:
    a. In den rein griechischen Paragraphen und Abschnitten wird überwiegend k beibehalten.
    b. In der praktischen Anwendung und den modernen terminologischen Beispielen mit ihren deutschen Endungen wird dieses latinisierte c überwiegend in ein deutsches k oder z verwandelt.
    Eine völlig einheitliche Linie dürfte sich hier jedoch nicht immer durchhalten lassen, da moderne Wortprägungen, die sich des Griechischen bedienen, das k beibehielten, auch wenn sie mit einer lateinischen Endung versehen worden sind.

4. Der Buchstabe Psi (ψ) wird im Lateinischen sinngemäß in Ps überführt.
    Beispiel: psōra, ae f. = Räude.

Merke: *Das griechische Alphabet erhält für die Medizin durch deren Verbindung mit der Chemie noch eine zusätzliche Bedeutung durch die Tatsache, daß seine Buchstaben wie im Altertum als Zahlensymbole verwendet werden.*
So bedeutet δ-Aminosäure, daß die Aminogruppe am 4. C-Atom hängt:

$$\overset{\delta}{C}-\overset{\gamma}{C}-\overset{\beta}{C}-\overset{\alpha}{C}-|COOH$$
$$|$$
$$NH_2$$

II. Die Wortbildungslehre

§ 1. Die lateinischen Wortklassen

Ähnlich wie im Deutschen unterscheiden wir im Lateinischen:
Substantiva = Hauptwörter (truncus = Holzstamm, Rumpf)
Adjektiva = Eigenschaftswörter (albus = weiß)
Verba = Tätigkeitswörter (secāre = schneiden)
Konjunktionen = Bindewörter (cum = als, da)
Adverbia = Umstandswörter (cito = schnell)
Praepositionen = Verhältniswörter (sub = unter)
Numeralia = Zahlwörter (ūnus = einer)
Pronomina = Fürwörter (hic = dieser)
Das Lateinische kennt keinen Artikel.

§ 2. Die lateinischen Genera

Das Geschlecht (Genus) der Substantive und Adjektive wird durch die Endung bestimmt (grammatisches Geschlecht).
Gemäß seiner Endung ist ein Substantiv
   entweder: masculinum (m.) = männlich
   oder: femininum (f.)   = weiblich
   oder: neutrum (n.)   = sächlich.
Unabhängig von der Wortendung ist jedes Wort, das eine männliche Person bezeichnet, männlich, und jedes Wort, das eine weibliche Person bezeichnet, weiblich (natürliches Geschlecht).
Es gibt Wörter, die in mehreren Genera vorkommen. In diesem Falle wird als Abkürzung nicht m. = masc. etc. gesetzt, sondern c. = cum communibus generibus, was soviel bedeutet wie: das Wort kommt gemeinsam in mehreren Genera vor.

§ 3. Die lateinische Kasusbildung

Das Lateinische kennt für die Substantive und Adjektive 6 Fälle (Kasus):
   Nominativ   (wer oder was?)
   Genitiv   (wessen?)
   Dativ   (wem?)
   Akkusativ   (wen oder was, wohin, wie lange?)
   Ablativ   (womit, wodurch, wovon, wo, wann?)
   [Vokativ   (Anredekasus)]
Es unterscheidet außerdem den Numerus (Singular und Plural).

Die Wortbildungslehre

Merke: *Da das Lateinische keine Artikel kennt, zeigt die Wortendung also den Kasus und den Numerus an, während der Wortstamm die Bedeutung des Wortes anzeigt. Die Deklination wird also durch die Änderung der Endung ausgedrückt.*

Die *Substantive* werden 5 verschiedenen Deklinationen zugeordnet:

    der ersten oder a-Deklination: Endung auf -a

    der zweiten oder o-Deklination: Endung auf -us, -er und -um

    der dritten (gemischten) oder konsonantischen und i-Deklination: verschiedene Endungen

    der vierten oder u-Deklination: Endung auf -us und -u

    der fünften oder e-Deklination: Endung auf -es

Bei allen Substantiva, die Neutra sind, lautet der Nominativ und Akkusativ gleich und endet im Nominativ und Akkusativ Plural auf -a.

Die *Adjektive* deklinieren: entweder nach der a- und o-Deklination oder nach der konsonantischen und i-Deklination.

Die einzelnen Kasus erkennt man an den Wortendungen.

§ 4. Die erste oder a-Deklination

	Singular			*Plural*	
Nom.	herba	das Kraut		herbae	die Kräuter
Gen.	herbae	des Krautes		herbārum	der Kräuter
Dat.	herbae	dem Kraut		herbīs	den Kräutern
Akk.	herbam	das Kraut		herbās	die Kräuter
Abl.	herbā	durch das Kraut		herbīs	durch die Kräuter

Zahlreiche Vokabeln der medizinischen Fachsprache, die auf -a enden, sind als Fremdwörter aus dem Griechischen (*gr.*) ins Lateinische übernommen worden. Diese deklinieren vollständig nach der a-Deklination.

Merke: *1. Die Substantive der a-Deklination sind fast alle weiblich, mit Ausnahme natürlicher männlicher Wörter und der Völker- und Flüssenamen.*
    2. littera, ae f.   der Buchstabe
       litterae, arum f. die Buchstaben
        meistens aber: die Wissenschaft, der Brief, die Bildung. Die letzten drei Bedeutungen setzen im Deutschen ein Wort im Singular oder einen Sammelbegriff für den Plural im Lateinischen; solche Wörter nennt man Pluralia tantum (vgl. auch § 12, S. 46).

§ 5. Griechische Fremdwörter der a-Deklination

Auch sämtliche griechischen Fremdwörter, deren Nom. Sing. auf -ia endet, deklinieren nach der a-Deklination. Sie betonen jedoch entgegen der lateinischen Lautlehre nach dem Griechischen:

Beispiele: therapia, ae f.   Therapie
            pharmacia, ae f.   Pharmazie

Zu den Krankheitsbezeichnungen auf die Endung -ia vgl. § 30, S. 98.

Merke: *Die medizinische Fachsprache kennt eine Reihe von neulateinischen Wortbildungen auf die Endung -ia, die den Namen moderner Entdecker tragen und mit der altgriechischen Endung -ia nichts zu tun haben.*
         Beispiele: Lamblia, ae f.   die Lamblie. *Geißeltierchen, das im Darm und in den Gallenwegen schmarotzt* (LAMBL, WILHELM DUSAN, *Arzt in Prag und Charkow, 1824—1895*).
                 Listeria, ae f.   die Listerie. *Grampositive stäbchenförmige Infektionserreger* (LISTER, JOSEPH, *Lord, engl. Chirurg, Begründer der Antisepsis, 1827—1912*).
                 Neisseria, ae f.   die Neisserie. *Anaerobe Mikrokokken* (NEISSER, ALBERT, *Breslauer Dermatologe, 1855—1916*).

Andere Vokabeln, die aus dem Griechischen übernommen wurden, haben sich der a-Deklination nur teilweise angeglichen. Dazu gehören:
1. Wörter, die im Nom.Sing. auf -as oder -es enden; sie sind ihrem Geschlecht nach maskulinum:
    Beispiele: psoas, ae m.   der Lendenmuskel
               diabetes, ae m.   die Harnruhr.

	Singular		*Plural* (wie üblich)	
Nom.	psoas	diabetes	psoae	diabetae
Gen.	psoae	diabetae	psoārum	diabetārum
Dat.	psoae	diabetae	psoīs	diabetīs
Akk.	psoam	diabetam	psoās	diabetās
Abl.	psoā	diabetā	psoīs	diabetīs

2. Wörter, die im Nom.Sing. auf -e enden; sie sind ihrem Geschlecht nach femininum:
    Beispiele: raphē, es f.   die Naht
               perone, es f.   das Wadenbein.

	Singular		*Plural* (wie üblich)	
Nom.	raphē	peronē	raphae	peronae
Gen.	raphēs	peronēs	raphārum	peronārum
Dat.	raphae	peronae	raphīs	peronīs
Akk.	raphēn	peronēn	raphās	peronās
Abl.	raphē	peronē	raphīs	peronīs

§ 6. Die zweite oder o-Deklination

Die Wörter der o-Deklination haben im Nom.Sing. die Endung:
1. -us oder -er; dann sind sie ihrem Geschlecht nach maskulinum.
Bei den Wörtern, die im Nom.Sing. auf -er enden, gibt es zwei Reihen:
Die einen behalten das e in der Deklination bei, die anderen stoßen das e in der Deklination aus.

Die Wortbildungslehre

    Beispiele: morbus, i m.   die Krankheit
               puer, pueri m.   der Knabe
               liber, libri m.   das Buch.

Bei den Wörtern mit der Wortendung auf -er, die das e beibehalten (puer, pueri), ist dieses e immer kurz. Die Betonung liegt also immer auf der drittletzten Silbe.

2. -um; dann sind sie ihrem Geschlecht nach neutrum.
    Beispiel: mixtum, i n.   das Gemisch.

Merke: *Fast alle chemischen Elemente sind Neutra auf -um.*

Deklination der Wörter auf -us:

	Singular		*Plural*	
Nom.	morbus	die Krankheit	morbi	die Krankheiten
Gen.	morbi	der Krankheit	morbōrum	der Krankheiten
Dat.	morbo	der Krankheit	morbis	den Krankheiten
Akk.	morbum	die Krankheit	morbos	die Krankheiten
Abl.	morbo	durch die Krankheit	morbis	durch die Krankheiten

Deklination der Wörter auf -er mit beibehaltenem e:

	Singular		*Plural*	
Nom.	puer	der Knabe	pueri	die Knaben
Gen.	pueri	des Knaben	puerōrum	der Knaben
Dat.	puero	dem Knaben	pueris	den Knaben
Akk.	puerum	den Knaben	pueros	die Knaben
Abl.	puero	durch den Knaben	pueris	durch die Knaben

Deklination der Wörter auf -er ohne beibehaltenes e:

	Singular		*Plural*	
Nom.	liber	das Buch	libri	die Bücher
Gen.	libri	des Buches	librōrum	der Bücher
Dat.	libro	dem Buch	libris	den Büchern
Akk.	librum	das Buch	libros	die Bücher
Abl.	libro	durch das Buch	libris	durch die Bücher

Deklination der Wörter auf -um:

	Singular		*Plural*	
Nom.	mixtum	das Gemisch	mixta	die Gemische
Gen.	mixti	des Gemisches	mixtōrum	der Gemische
Dat.	mixto	dem Gemisch	mixtis	den Gemischen
Akk.	mixtum	das Gemisch	mixta	die Gemische
Abl.	mixto	durch das Gemisch	mixtis	durch die Gemische

Nach der o-Deklination dekliniert auch das Wort: vir, viri m. = der Mann.

	Singular		*Plural*	
Nom.	vir	der Mann	viri	die Männer
Gen.	viri	des Mannes	virōrum	der Männer
Dat.	viro	dem Mann	viris	den Männern
Akk.	virum	den Mann	viros	die Männer
Abl.	viro	durch den Mann	viris	durch die Männer

Wie in der a-Deklination, so sind auch in der o-Deklination zahlreiche griechische Wörter aufgegangen, die in ihren Kasusendungen keinerlei Unterschied mehr erkennen lassen.

§ 7. Ausnahmen in den Genera der o-Deklination

Die Wörter der o-Deklination auf -us und -er besitzen männliches Geschlecht, die Wörter auf -um besitzen sächliches Geschlecht. Ausnahmen bilden die Wörter mit natürlichem weiblichem Geschlecht und die Namen der Bäume, Städte, Länder und Inseln. Als Bestandteile der Erde tragen gleichfalls weibliches Geschlecht:
    hŭmus, i *f.*   der Boden

sowie das ursprünglich griechische Wort:
    bōlus, i *f.*   der Ton, der Lehm,

ferner das aus dem Griechischen stammende Wort:
    diămĕtĕr, diametri *f.*   der Durchmesser.

Das Wort lŏcus, i m.   der Ort, die Stelle   hat zwei Pluralbildungen:
   1. lŏci, locōrum *m.*   die Stellen in Büchern   ⎱ beide Formen auch für Stellen
   2. lŏca, locōrum *n.*   die Örtlichkeiten, die Gegend ⎰ am Körper (Plurale tantum).

Das Wort lŏcus bildet also den Plural auch als Neutrum.

Zwei Wörter auf -us sind gänzlich neutrum:
    vŭlgus, i *n.*   die Volksmenge
    vīrus, *n.*   das Gift; von ihm ist nur der Nominativ und Akkusativ gebräuchlich. Der vielgebrauchte Plural „die Viren" ist eine moderne Neubildung.

Merke: *vir, viri m.*   *der Mann*
         virus, n.   *das Gift*

§ 8. Griechische Fremdwörter der o-Deklination

Zahlreiche Wörter der medizinischen Fachsprache, die aus dem Griechischen übernommen sind, sind in die o-Deklination eingereiht worden, deren Nominativ die alte griechische Kasusendung behalten hat.

Davon sind die Wörter mit der Wortendung -eus und -os ihrem Geschlecht nach maskulinum und werden wie die Wörter auf -us dekliniert.
   Beispiel auf -eus: epistrŏpheus, m. = der 2. Halswirbel (epistrŏphĕi, epistropheo, epistrophĕum, epistropheo)
   Beispiel auf -os: nĕphros, m. = die Niere (nephri, nephro, nephrum, nephro).

Die Wörter mit der Wortendung -on sind ihrem Geschlecht nach neutrum und werden wie die Wörter auf -um dekliniert.
   Beispiel: cōlon, n. = der Dickdarm (coli, colo, colon, colo).

Alle diese Wörter deklinieren im Plural normal nach der o-Deklination.

§ 9. Die Adjektive der a- und o-Deklination auf -us, -a, -um und ihre Verbindung mit Substantiven

Adjektive richten sich in ihrem Geschlecht nach dem Hauptwort, zu dem sie treten. Zahlreiche Adjektive deklinieren daher nach der a- und o-Deklination mit den Endungen -us für maskulinum, -a für femininum und -um für neutrum:
   Beispiel: mălus, măla, mălum = schlecht, böse, schlimm.

Die Wortbildungslehre

	Singular			Plural		
	Mask.	*Femin.*	*Neutr.*	*Mask.*	*Femin.*	*Neutr.*
Nom.	malus	mala	malum	mali	malae	mala
Gen.	mali	malae	mali	malōrum	malārum	malōrum
Dat.	malo	malae	malo	malis	malis	malis
Akk.	malum	malam	malum	malos	malas	mala
Abl.	malo	malā	malo	malis	malis	malis

In Zusammensetzung mit den Substantiven lauten die *Beispiele:*

1. Maskulinum:

Singular
Nom.	morbus malus	die schlimme Krankheit
Gen.	morbi mali	der schlimmen Krankheit
Dat.	morbo malo	der schlimmen Krankheit
Akk.	morbum malum	die schlimme Krankheit
Abl.	morbo malo	durch die schlimme Krankheit

Plural
Nom.	morbi mali	die schlimmen Krankheiten
Gen.	morbōrum malōrum	der schlimmen Krankheiten
Dat.	morbis malis	den schlimmen Krankheiten
Akk.	morbos malos	die schlimmen Krankheiten
Abl.	morbis malis	durch die schlimmen Krankheiten

2. Femininum:

Singular
Nom.	herba mala	das schlechte Kraut
Gen.	herbae malae	des schlechten Krautes
Dat.	herbae malae	dem schlechten Kraut
Akk.	herbam malam	das schlechte Kraut
Abl.	herba mala	durch das schlechte Kraut

Plural
Nom.	herbae malae	die schlechten Kräuter
Gen.	herbārum malārum	der schlechten Kräuter
Dat.	herbis malis	den schlechten Kräutern
Akk.	herbas malas	die schlechten Kräuter
Abl.	herbis malis	durch die schlechten Kräuter

3. Neutrum:

Singular
Nom.	mixtum malum	das schlechte Gemisch
Gen.	mixti mali	des schlechten Gemisches
Dat.	mixto malo	dem schlechten Gemisch
Akk.	mixtum malum	das schlechte Gemisch
Abl.	mixto malo	durch das schlechte Gemisch

Plural
Nom.	mixta mala	die schlechten Gemische
Gen.	mixtōrum malōrum	der schlechten Gemische
Dat.	mixtis malis	den schlechten Gemischen
Akk.	mixta mala	die schlechten Gemische
Abl.	mixtis malis	durch die schlechten Gemische

§ 11. Besonderheiten in der Verbindung von Substantiv und Adjektiv

Das Adjektiv steht also im Lateinischen *hinter* dem zugehörigen Substantiv.

Ausnahme: Das Adjektiv steht *vor* dem zugehörigen Substantiv, wenn es besonders betont werden soll.

§ 10. Die Adjektive der a- und o-Deklination auf -er, -(e)ra, -(e)rum

Wie ein Teil der Substantive in der o-Deklination die Wortendung -er hat, so hat auch ein Teil der Adjektive die Wortendung -er. Auch bei ihnen bleibt zum Teil das e in der weiteren Deklination erhalten, zum Teil fällt es aus.

Beispiel: Das e bleibt erhalten: mĭsĕr, mĭsĕra, mĭsĕrum = elend.

	Singular			Plural		
	Mask.	Femin.	Neutr.	Mask.	Femin.	Neutr.
Nom.	miser	misera	miserum	miseri	miserae	misera
Gen.	miseri	miserae	miseri	miserōrum	miserārum	miserōrum
Dat.	misero	miserae	misero	miseris	miseris	miseris
Akk.	miserum	miseram	miserum	miseros	miseras	misera
Abl.	misero	misera	misero	miseris	miseris	miseris

Beispiel: Das e fällt aus: sinister, sinistra, sinistrum = links.

	Singular			Plural		
	Mask.	Femin.	Neutr.	Mask.	Femin.	Neutr.
Nom.	sinister	sinistra	sinistrum	sinistri	sinistrae	sinistra
Gen.	sinistri	sinistrae	sinistri	sinistrōrum	sinistrārum	sinistrōrum
Dat.	sinistro	sinistrae	sinistro	sinistris	sinistris	sinistris
Akk.	sinistrum	sinistram	sinistrum	sinistros	sinistras	sinistra
Abl.	sinistro	sinistra	sinistro	sinistris	sinistris	sinistris

Merke: dexter = rechts bildet sowohl: dextra, dextrum, wie auch: dextĕra, dextĕrum.

§ 11. Besonderheiten in der Verbindung von Substantiv und Adjektiv

Ist ein Substantiv der a-Deklination seinem Geschlecht nach maskulinum, dann dekliniert das hinzutretende Adjektiv maskulin:
Beispiel: cŏllēga, ae m.   der Kollege
cŏllēga pĕrītus   der erfahrene Kollege.

Ist ein Substantiv der o-Deklination seinem Geschlecht nach femininum, dann dekliniert das hinzutretende Adjektiv feminin:
Beispiel: crataegus, crataegi *f.*   der Weißdorn
crataegus bŏna   der gute Weißdorn
diameter, diametri *f.*   der Durchmesser
diameter mediāna   der mittlere (Becken)Durchmesser.

Die Wortbildungslehre

Ist ein Substantiv der o-Deklination auf -us seinem Geschlecht nach ein Neutrum, dann dekliniert das hinzutretende Adjektiv als Neutrum:
  Beispiel: vu̯lgus, -i *n.*   die Volksmenge
             vu̯lgus ma̯gnum   eine große Volksmenge.

Merke: *Das Adjektiv richtet sich in seiner Deklination nach dem Geschlecht des Substantivs, dem es hinzugefügt wird.*

§ 12. Die dritte oder gemischte Deklination

In dieser Deklination fallen die ursprünglich konsonantische und die ursprüngliche i-Deklination zusammen. Daraus ergeben sich zwei grundsätzliche Deklinationsschemata, und zwar:
das konsonantische Deklinationsschema mit den Wortendungen:

	Singular			Plural		
	Mask.	*Femin.*	*Neutr.*	*Mask.*	*Femin.*	*Neutr.*
Nom.	verschieden			-ēs	-ēs	-ă
Gen.	-is	-is	-is	-um	-um	-um
Dat.	-i	-i	-i	-ĭbus	-ĭbus	-ĭbus
Akk.	-em	-em	wie Nom.	-ēs	-ēs	-ă
Abl.	-e	-e	-e	-ĭbus	-ĭbus	-ĭbus

und *das i-Deklinationsschema* mit den Wortendungen:

	Singular			Plural		
	Mask.	*Femin.*	*Neutr.*	*Mask.*	*Femin.*	*Neutr.*
Nom.	-is	-is	verschieden	-ēs	-ēs	-ia
Gen.	-is	-is	-is	-ĭum	-ĭum	-ĭum
Dat.	-i	-i	-i	-ĭbus	-ĭbus	-ĭbus
Akk.	-im	-im	wie Nom.	-īs	-īs	-ia
	oder			oder		
	-em	-em		-ēs	-ēs	
Abl.	-i	-i	-i	-ĭbus	-ĭbus	-ĭbus
	oder					
	-e	-e				

Beide Deklinationen stehen sich also sehr nahe, und so hat sich zwischen ihnen eine Reihe von *Mischgruppen* herausgebildet. *Man unterscheidet daher: rein konsonantische Stämme, reine i-Stämme und gemischte Formen.* Ihr *Geschlecht* ist entweder natürlich oder grammatisch. Beim grammatischen Geschlecht kommen maskulinum, femininum und neutrum vor. In diesen Wortgruppen sind auch einige griechische Wörter enthalten, die ins Lateinische gelangt später von der Fachsprache übernommen wurden. Wie die entsprechenden Wörter in der a- und o-Deklination sind sie den zugehörigen Wortgruppen völlig angeglichen worden.

§12. Die dritte oder gemischte Deklination

a) Die konsonantischen Stämme

Die rein konsonantischen Wortgruppen erscheinen im Nom. Sing. mit zahlreichen verschiedenen Endungen und sind häufig im Wortstamm verkürzt. Den vollständigen Wortstamm findet man, indem man vom Gen. Sing. die Kasusendung -is abstreicht. Das folgende Schema führt daher die wichtigsten Wortgruppen auf der Grundlage ihrer Nominativendung gemeinsam mit der Bildung des Genitiv auf.

Schema der wichtigsten Wortgruppen

Wortgruppe		Beispiel			
Nominativform	Genitivform	Nom.	Gen. (Stamm, Kasusendung)	Genus	Bedeutung
Masculina:					
-ŏr	-ōris	: dŏlŏr	dŏlōr-is	m.	der Schmerz
-tŏr	-tōris	: pōtātŏr	pōtātōr-is	m.	der Trinker
-ĕr	-ris	: păter	pătr-is	m.	der Vater
-ĕr	-ĕris	: vŏmĕr	vŏmĕr-is	m.	die Pflugschar
-ōl	-ōlis	: sōl	sōl-is	m.	die Sonne
-ō	-ōnis	: pŭlmō	pulmōn-is	m.	die Lunge
-ō	-ĭnis	: hŏmō	hŏmĭn-is	m.	der Mensch
-ēn	-ēnis	: liēn	liēn-is	m.	die Milz
-ĕn	-ĭnis	: pectĕn	pectĭn-is	m.	der Kamm
-ps	-ĭpis	: forceps	forcĭp-is	c.	die Zange
-x	-ĭcis (bzw. -ŭcis)	: vertex	vertĭc-is	m.	der Scheitel
-(e)s	-dis	: pēs	pĕd-is	m.	der Fuß
-ēs	-ĭtis	: līmēs	līmĭt-is	m.	die Grenze
-es	-ĕtis	: păriēs	părĭĕt-is	m.	die Wand, Seite
-is	-ĕris	: pulvis	pulvĕr-is	m.	das Pulver
-ōs	-ōris	: flōs	flōr-is	m.	die Blüte
Feminina:					
-dō	-dĭnis	: hirūdō	hirūdĭn-is	f.	der Blutegel
-ō	-nis	: carō	carn-is	f.	das Fleisch
-gō	-gĭnis	: virgō	virgĭn-is	f.	die Jungfrau
-ĭō	-iōnis	: rĕgiō	rĕgiōn-is	f.	der Bezirk
-tĭō	-tiōnis	: actiō	actiōn-is	f.	die Tätigkeit
-siō	-siōnis	: laesiō	laesiōn-is	f.	die Verletzung
-bs (bzw. -ps)	-bis (bzw. -pis)	: trăbs	trăb-is	f.	der Balken
-is	-ĭdis	: cuspis	cuspĭd-is	f.	die Spitze, der Zipfel
-x	-cis	: crŭx	crŭc-is	f.	das Kreuz
-ix	-īcis	: cervix	cervīc-is	f.	der Hals
-ix	-ĭcis		hĕlix	hĕlĭc-is	f.	die Windung
-ūs	-ūdis (bzw. -ūtis)	: incūs	incūd-is	f.	der Amboß
-tās (bzw. -tăs)	-tātis	: căvĭtās	căvĭtāt-is	f.	die Höhlung

Die Wortbildungslehre

Wortgruppe		Beispiel			
Nominativform	Genitivform	Nom.	Gen. Stamm, Kasus- endung	Genus	Bedeutung
Neutra:					
-ĕr	-ĕris	: tūber	tūbĕr-is	n.	der Höcker
-ŭs	-ĕris	: ulcus	ulcĕr-is	n.	das Geschwür
-ŭs	-ŏris	: tempus	tempŏr-is	n.	die Zeit
-ūs	-ūris	: pūs	pūr-is	n.	der Eiter
-ur	-ŭris	: guttur	guttŭr-is	n.	die Kehle
-ur	-ŏris	: femur	femŏr-is	n.	der Oberschenkel
-ŏr	-ŏris	: marmor	marmŏr-is	n.	der Marmor
ōs	ōris	: ōs	ōr-is	n.	der Mund
ŏs	ŏssis	: ŏs*	ŏss-is	n.	der Knochen
-es	-eris	: aes	aer-is	n.	das Erz
-ĕl	-ĕllis	: fĕl*	fĕll-is	n.	die Gallenblase
-mĕn	-mĭnis	: carmen	carmĭn-is	n.	das Lied
-ĕn	-ĭnis	: inguen	inguĭn-is	n.	die Leisten- gegend
-ut	-ĭtis	: căput	căpĭt-is	n.	der Kopf
-c	-ctis	: lāc	lact-is	n.	die Milch
-r	-rdis	: cŏr*	cŏrd-is	n.	das Herz

* Diese Substantiva enden jedoch im Gen. Plur. meist auf -ium.

Setzt man den Wortstamm nach Abstreichen der Genitivendung in obiges konsonantische Deklinationsschema ein, dann erhält man die weitere Deklination des Wortes. Einige wichtige Beispiele aus den Wortgruppen:

Masculina:

	Singular			Plural		
Nom.	dŏlŏr	pōtātŏr	păter	dŏlōrēs	pōtātōrēs	pătrēs
Gen.	dŏlōris	pōtātōris	pătris	dŏlōrum	pōtātōrum	pătrum
Dat.	dŏlōri	pōtātōri	pătri	dŏlōrĭbus	pōtātōrĭbus	pătrĭbus
Akk.	dŏlōrem	pōtātōrem	pătrem	dŏlōrēs	pōtātōrēs	pătrēs
Abl.	dŏlōre	pōtātōre	pătre	dŏlōrĭbus	pōtātōrĭbus	pătrĭbus
Nom.	vōmer	pulmō	hŏmo	vōmĕrēs	pulmōnēs	hŏmĭnēs
Gen.	vōmeris	pulmōnis	hŏmĭnis	vōmĕrum	pulmōnum	hŏmĭnum
Dat.	vōmeri	pulmōni	hŏmĭni	vōmĕrĭbus	pulmōnĭbus	hŏmĭnĭbus
Akk.	vōmerem	pulmōnem	hŏmĭnem	vōmĕrēs	pulmōnēs	hŏmĭnēs
Abl.	vōmere	pulmōne	hŏmĭne	vōmĕrĭbus	pulmōnĭbus	hŏmĭnĭbus
Nom.	liēn	pectĕn	vertex	liēnes	pectĭnēs	vertĭcēs
Gen.	liēnis	pectinis	vertĭcis	liēnum	pectĭnum	vertĭcum
Dat.	liēni	pectĭni	vertĭci	liēnĭbus	pectĭnĭbus	vertĭcĭbus
Akk.	liēnem	pectĭnem	vertĭcem	liēnēs	pectĭnēs	vertĭcēs
Abl.	liēne	pectĭne	vertĭce	liēnĭbus	pectĭnĭbus	vertĭcĭbus

§12. Die dritte oder gemischte Deklination

Masculina:

	Singular			*Plural*		
Nom.	flōs	līmes	pulvis	flōres	līmĭtēs	pulvĕrēs
Gen.	flōris	līmĭtis	pulvĕris	flōrum	līmĭtum	pulvĕrum
Dat.	flōri	līmĭti	pulvĕri	flōrĭbus	limĭtĭbus	pulvĕribus
Akk.	flōrem	līmĭtem	pulvĕrem	flōres	līmĭtēs	pulvĕrēs
Abl.	flōre	līmĭte	pulvĕre	flōrĭbus	limĭtĭbus	pulvĕribus
Nom.	pēs	părĭes	forceps	pĕdēs	părĭĕtēs	forcĭpes
Gen.	pĕdis	părĭĕtis	forcĭpis	pĕdum	părĭĕtum	forcĭpum
Dat.	pĕdi	părĭeti	forcĭpi	pĕdĭbus	părĭĕtĭbus	forcĭpibus
Akk.	pĕdem	părĭetem	forcĭpem	pĕdēs	părĭĕtēs	forcĭpes
Abl.	pĕde	parĭete	forcĭpe	pĕdĭbus	părĭĕtĭbus	forcĭpibus

Feminina:

	Singular		*Plural*	
Nom.	hirūdo	rĕgio	hirūdĭnēs	rĕgiōnes
Gen.	hirūdĭnis	rĕgiōnis	hirūdĭnum	rĕgiōnum
Dat.	hirūdĭni	rĕgiōni	hirūdĭnĭbus	rĕgiōnĭbus
Akk.	hirūdĭnem	rĕgiōnem	hirūdĭnēs	rĕgiōnes
Abl.	hirūdĭne	rĕgiōne	hirūdĭnĭbus	rĕgiōnĭbus
Nom.	crux	căvĭtas	crŭcēs	căvĭtātēs
Gen.	crŭcis	căvĭtātis	crŭcum	căvĭtātum
Dat.	crŭci	căvĭtāti	crŭcĭbus	căvĭtātĭbus
Akk.	crŭcem	căvĭtātem	crŭcēs	căvĭtātēs
Abl.	crŭce	căvĭtāte	crŭcĭbus	căvĭtātĭbus

Neutra:

	Singular			*Plural*		
Nom.	tūber	ulcus	tempus	tūbĕra	ulcĕra	tempŏra
Gen.	tūbĕris	ulcĕris	tempŏris	tūbĕrum	ulcĕrum	tempŏrum
Dat.	tūbĕri	ulcĕri	tempŏri	tūbĕrĭbus	ulcĕrĭbus	tempŏrĭbus
Akk.	tūber	ulcus	tempus	tūbĕra	ulcĕra	tempŏra
Abl.	tūbĕre	ulcĕre	tempŏre	tūbĕrĭbus	ulcĕrĭbus	tempŏrĭbus
Nom.	pūs	guttur	fĕmur*	pūra	guttŭra	fĕmŏra
Gen.	pūris	guttŭris	fĕmŏris	pūrum	guttŭrum	fĕmŏrum
Dat.	pūri	guttŭri	fĕmŏri	pūrĭbus	gutturĭbus	fĕmŏrĭbus
Akk.	pūs	guttur	fĕmur	pūra	guttŭra	fĕmŏra
Abl.	pūre	guttŭre	fĕmŏre	pūrĭbus	gutturĭbus	fĕmŏrĭbus
Nom.	inguen	căput		inguĭna	căpĭta	
Gen.	inguĭnis	căpĭtis		inguĭnum	căpitum	
Dat.	inguĭni	căpĭti		inguĭnibus	căpĭtĭbus	
Akk.	inguen	căput		inguĭna	căpĭta	
Abl.	inguĭne	căpĭte		inguĭnibus	căpĭtĭbus	

Merke: * *Es muß also das Femur heißen, und nicht der Femur, wie so häufig zu hören und zu lesen ist.*

Die Wortbildungslehre

b) Die reine i-Deklination

Ihr Anteil am Wortbestand der gemischten Deklination ist gering. Er umfaßt vor allem eine Reihe von Wörtern, deren Kasusendung im Nom. und Gen. Sing. gleichlautend auf -is ausgeht und die daher gleichsilbig sind. Ihrem Geschlecht nach sind diese Wörter überwiegend femininum; Neutra gibt es überhaupt nicht.

   Beispiel: fẹbris, fẹbris f.   das Fieber.

Eingesetzt in das obige Schema der reinen i-Deklination ergibt sich folgende Ordnung:

	Singular	Plural
Nom.	fẹbris	fẹbrēs
Gen.	fẹbris	fẹbrium
Dat.	fẹbri	fẹbrĭbus
Akk.	fẹbrim	fẹbrēs
Abl.	fẹbri	fẹbrĭbus

Nach der i-Deklination dekliniert auch das Wort vīs, vīs f. die Kraft:

	Singular	Plural
Nom.	vīs	vīrēs
Gen.	vīs	vīrĭum
Dat.	vī	vīrĭbus
Akk.	vim	vīrēs
Abl.	vī	vīrĭbus

c) Die gemischten Wortgruppen

Ihnen ist eine gemischte Form der Deklination eigentümlich, bei der der Akk. Sing. auf -em und der Abl. Sing. auf -e, der Gen. Plur. aber auf -ium gebildet wird.

1. Die Wortgruppen auf -is und -ēs

Zu ihnen gehören eine Reihe von Wörtern, die im Nom. und Gen. Sing. ebenfalls gleichsilbig sind und entweder wie die Wörter der i-Deklination in beiden Kasus auf -is auslauten oder im Nom. die Endung -es und im Gen. die Endung -is tragen. Ihrem Geschlecht nach sind diese Wörter maskulinum oder femininum.

   Beispiele: crīnis, crīnis m.   das Haar
                nūbes, nūbis f.   die Wolke, Trübung.

Es ergeben sich also folgende Deklinationsschemata:

	Singular		Plural	
Nom.	crīnis	nūbes	crīnēs	nūbēs
Gen.	crīnis	nūbis	crīnĭum	nūbĭum
Dat.	crīni	nūbi	crīnĭbus	nūbĭbus
Akk.	crīnem	nūbem	crīnēs	nūbēs
Abl.	crīne	nūbe	crīnĭbus	nūbĭbus

Folgende Wörter dieser Gruppe tragen jedoch im Gen. Plur. meist die Endung -um:

iŭvĕnis,	iŭvĕnis	m.	der junge Mann	: iŭvĕnum
cānis,	cānis	m.	der Hund	: cānum
lŭes,	lŭis	f.	die Seuche	: lŭum
sēdes,	sēdis	f.	1. der Sitz (einer Krankheit); 2. das Gesäß	: sēdum

2. Die Wortgruppen mit dem Stammausgang auf zwei Konsonanten

Ebenfalls -ium im Gen. Plur. besitzen die Wortgruppen, deren Stamm auf zwei Konsonanten ausgeht. Sie deuten damit an, daß sie ursprünglich aus der konsonantischen Deklination hervorgegangen sind. Wie diese zeigen sie daher im Nom. Sing. verschiedene Endungen und sind im Wortstamm verkürzt. Auch bei ihnen findet man also den vollständigen Wortstamm, indem man vom Gen. Sing. die Kasusendung -is abstreicht.

Für diese Wortgruppen ergibt sich damit folgendes Schema:

Wortgruppe			Beispiel				
Nom.-Form endet auf	Gen.-Form endet auf	Nom.	Gen. Sing.	Gen. Plur.	Geschl.	Bedeutung	
-s	-ntis	dēns	dent-is	dentĭum	m.	der Zahn	
-s	-ndis	glāns	gland-is	glandĭum	f.	die Eichel	
-x	-cis	calx	calc-is	calcĭum	f.	die Ferse	
-s	-tis	pars	part-is	partĭum	f.	der Teil	
-ter	-tris	venter	ventr-is	ventrĭum	m.	der Bauch, Magen	

Das Deklinationsschema muß also lauten:

	Singular		Plural	
Nom.	glāns	venter	glandes	ventres
Gen.	glandis	ventris	glandium	ventrium
Dat.	glandi	ventri	glandibus	ventribus
Akk.	glandem	ventrem	glandes	ventres
Abl.	glande	ventre	glandibus	ventribus

Merke: *Grundsätzlich ist zu sagen, daß die Genitivbildung des Plural auf -ium in der medizinischen Fachsprache bei zahlreichen Wörtern starken Schwankungen unterworfen ist.*

d) Die Neutra auf -e, -al und -ar

Die drei Wortgruppen, deren Nom. und Akk. Sing. auf -e, -al und -ar enden und die ihrem Geschlecht nach neutrum sind, gehören eigentlich zur reinen i-Deklination; d.h. sie tragen als Kasusendung im Abl. Sing. -i, im Nom. und Akk. Plur. -ia und im Gen. Plur. -ium. An die Wortgruppe auf -ar sind jedoch in der Fachsprache eine Reihe ursprünglich griechischer Wörter angeschlossen worden, die im Abl. Sing. die Kasusendung -e, im Nom. und Akk. Plur. -a und im Gen. Plur. -um tragen. Innerhalb der Fachsprache können sie daher nicht mehr ohne weiteres der reinen i-Deklination angeschlossen werden.

Die Wortbildungslehre

1. *Beispiele für die lateinischen Wortgruppen:*
rēte, rētis n.　　　　das Netz　　　călcăr, calcāris n.　　der Sporn
ănĭmăl, ănĭmālis n.　　das Tier

Für sie ergibt sich folgendes Deklinationsschema:

	Singular			*Plural*		
Nom.	rēte	ănĭmăl	călcăr	rētĭa	animālĭa	calcārĭa
Gen.	rētis	ănĭmālis	calcāris	rētĭum	animālĭum	calcārĭum
Dat.	rēti	ănĭmāli	calcāri	rētĭbus	animālĭbus	calcārĭbus
Akk.	rēte	ănĭmăl	călcăr	rētĭa	animālĭa	calcārĭa
Abl.	rēti	ănĭmāli	calcāri	rētĭbus	animālĭbus	calcārĭbus

Eine Ausnahme bildet das Wort vās, vāsis n. = das Gefäß. Es dekliniert im Sing. nach der konsonantischen und im Plur. nach der o-Deklination.

	Singular	*Plural*
Nom.	vās	vāsa
Gen.	vāsis	vasōrum
Dat.	vāsi	vāsis
Akk.	vās	vāsa
Abl.	vāse	vāsis

2. *Beispiel für die griechischen Lehnwörter:*
thĕnar, thĕnăris n.　　die Handfläche, der Daumenballen

Deklinationsschema:

	Singular	*Plural*
Nom.	thĕnar	thĕnara
Gen.	thĕnaris	thĕnărum
Dat.	thĕnari	thĕnăribus
Akk.	thĕnar	thĕnara
Abl.	thĕnare	thĕnăribus

Wie die a- und o-Deklination bildet auch die gemischte Deklination eine Anzahl Pluralia tantum.
Beispiele:
  parentes, parentum m.　　die Eltern
  fauces, faucĭum f.　　der Schlund
  nātes, nātĭum f.　　das Gesäß
  nāres, nārĭum f.　　die Nase
  viscĕra, viscĕrum n.　　die Eingeweide; usw.

§13. Griechische Fremdwörter innerhalb der dritten Deklination

Zahlreiche griechische Wörter, die in die medizinische Fachsprache übernommen wurden, sind an eines der beiden Deklinationsschemata der gemischten Deklination angeschlossen worden. Doch weichen sie mitunter in Einzelheiten von ihnen ab. Diese Wörter behalten das Geschlecht, das sie im Griechischen besessen haben.

a) An das konsonantische Deklinationsschema schließen sich an:
1. *Wörter auf -ās*, Gen. -antis. Sie sind ihrem Geschlecht nach maskulinum.
   Beispiel: ątlās, atląntis m.   der Atlas.

Schema:

	Singular	Plural	Singular	Plural
Nom.	-as	-antes	ątlas	atląntēs
Gen.	-antis	-antum	atląntis	atląntum
Dat.	-anti	-antibus	atląnti	atląntĭbus
Akk.	-antem	-antes	atląntem	atląntēs
Abl.	-ante	-antibus	atląnte	atląntĭbus

2. *Wörter auf -ps*, Gen. -pis. Sie sind ihrem Geschlecht nach maskulinum.
   Beispiel: hydrops, hydrōpis m.   die Wassersucht.

Schema:

	Singular	Plural	Singular	Plural
Nom.	-ps	-pes	hydrops	hydrōpēs
Gen.	-pis	-pum	hydrōpis	hydrōpum
Dat.	-pi	-pibus	hydrōpi	hydrōpĭbus
Akk.	-pem	-pes	hydrōpem	hydrōpes
	oder:		oder:	
	-pa		hydrōpa	
Abl.	-pe	-pibus	hydrōpe	hydrōpĭbus

3. *Wörter auf -er*, Gen. -eris. Sie sind ihrem Geschlecht nach maskulinum.
   Beispiel: urēter, uretēris m.   der Harnleiter.

Schema:

	Singular	Plural	Singular	Plural
Nom.	-ēr	-ēres	urēter	uretēres
Gen.	-ēris	-ērum	uretēris	uretērum
Dat.	-ēri	-ēribus	uretēri	uretērĭbus
Akk.	-ērem	-ēres	uretērem	uretēres
	oder:		oder:	
	-ēra		uretēra	
Abl.	-ēre	-ēribus	uretēre	uretērĭbus

Die Wortbildungslehre

4. *Wörter auf -es*, Gen. -etis. Sie sind ihrem Geschlecht nach maskulinum.
   Beispiel: herpēs, herpētis m.   Hautkrankheit mit Bläschenbildung.

Schema:

	Singular	Plural	Singular	Plural
Nom.	-ēs	-ētes	herpēs	herpētēs
Gen.	-ētis	-ētum	herpētis	herpētum
Dat.	-ēti	-ētibus	herpēti	herpētibus
Akk.	-ēta	-ētes	herpēta	herpētēs
Abl.	-ēte	-ētibus	herpēte	herpētĭbus

5. *Wörter auf -ax*, Gen. -ăcis oder -ācis. Sie sind ihrem Geschlecht nach maskulinum.
   Beispiel: thōrax, thorācis m.   die Brust, der Brustkorb.

Schema:

	Singular	Plural	Singular	Plural
Nom.	-ax	-āces	thōrax	thorāces
Gen.	-ācis	-ācum	thorācis	thorācum
Dat.	-āci	-ācibus	thorāci	thorācibus
Akk.	-ācem	-āces	thorācem	thorācēs
Abl.	-āce	-ācibus	thorāce	thorācibus

6. *Wörter auf -nx*, Gen. -gis. Sie sind ihrem Geschlecht nach teils maskulinum, teils femininum.
   Beispiel: mēninx, meningis f.   die Hirnhaut.

Schema:

	Singular	Plural	Singular	Plural
Nom.	-nx	-ges	mēninx	meningēs
Gen.	-gis	-gum	meningis	meningum
Dat.	-gi	-gibus	meningi	meningĭbus
Akk.	-gem	-ges	meningem	meningēs
Abl.	-ge	-gibus	meninge	meningĭbus

7. *Wörter auf -as*, Gen. -atis. Sie sind ihrem Geschlecht nach neutrum.
   Beispiel: teras, terătis n.   die Mißgeburt.

Schema:

	Singular	Plural	Singular	Plural
Nom.	-as	-ăta	teras	terăta
Gen.	-ătis	-ătum	terătis	terătum
Dat.	-ăti	-ătibus	terăti	terătibus
Akk.	-as	-ăta	teras	terăta
Abl.	-e	-ătibus	terăte	terătibus

§ 13. Griechische Fremdwörter innerhalb der dritten Deklination

8. *Wörter auf -ma*, Gen. -matis. Wörter dieser Wortgruppe sind sehr zahlreich aus dem Griechischen übernommen worden. Wie im Griechischen sind sie auch hier ihrem Geschlecht nach neutrum.
   Beispiel: trauma, traumatis n.   die Wunde.

Schema:

	Singular	*Plural*	*Singular*	*Plural*
Nom.	-ma	-măta	trauma	traumăta
Gen.	-mătis	-mătum	traumătis	traumătum
Dat.	-măti	-mătibus	traumăti	traumătibus
Akk.	-ma	-măta	trauma	traumăta
Abl.	-măte	-mătibus	traumăte	traumătibus

Diesem Deklinationsschema schließen sich auch sämtliche Termini an, die mit dem griechischen Substantiv-Suffix -ōma, Gen. -ōmatis gebildet werden und eine Schwellung oder Geschwulst bezeichnen. Auch sie sind ihrem Geschlecht nach neutrum.
   Beispiel: fibrōma, fibrōmatis n.   die Fasergeschwulst, das Fibrom.
Näheres s. § 30c, S. 98.

9. An die konsonantische Deklination halten sich schließlich die Wörter, die mit der griechischen Suffixendung -ītis, Gen. -ītidis gebildet werden. Sie bezeichnen entzündliche Krankheitserscheinungen an einem Organ und setzen sich aus dem eigentlichen anatomischen Nomen des jeweiligen Organs und der Endung -itis zusammen. Diese Wortbildungen sind ihrem Geschlecht nach femininum. Sie kommen im Plural selten vor.
   Beispiel: aorta, ae f.   die große Körperschlagader
              aortitis, aortitidis f.   die Entzündung der Aorta.

Schema:

	Singular	
Nom.	-itis	aortitis
Gen.	-itidis	aortitidis
Dat.	-itidi	aortitidi
Akk.	-itidem	aortitidem
Abl.	-itide	aortitide

Näheres s. § 30c, S. 98.

Daneben sind noch einige andere Nomina aus dem Griechischen der konsonantischen Deklination angeschlossen worden, die hier nicht sämtlich aufgezählt werden können. Ihre Formen lassen sich leicht erkennen und bilden.
Als Besonderheiten seien genannt:
axōn, ōnis n.   die Wagenachse, der Achsenzylinder
cotylēdōn, ōnis f. der Lappen der Placenta, die Zottenbüschel der äußersten Hülle
                   des Keimlings.

Die Wortbildungslehre

b) An die i-Deklination schließen sich an:
Wörter auf -is, Gen. -is, -ios oder -eos. Griechische Wörter auf -is behalten im Sing. häufig ihre griechischen Kasusformen oder werden der reinen i-Deklination angeglichen. Den Gen. Plur. bilden sie auf -ium und sind ihrem Geschlecht nach femininum.

Beispiel: diagnọsis, Gen. entweder: diagnọsios, f. } die Diagnose.
oder: diagnọsis,
oder: diagnọsĕos.

Schema:

	Singular	Plural	Singular	Plural
Nom.	-is	-es	diagnọsis	diagnọsēs
Gen.	-is, -ios oder -eos	-ium	diagnọsis, diagnọsios oder diagnọseos	diagnọsium
Dat.	-i	-ibus	diagnọsi	diagnọsĭbus
Akk.	-im oder -in	-es	diagnọsim oder diagnọsin	diagnọsēs
Abl.	-i	-ibus	diagnọsi	diagnọsĭbus

Diesem Deklinationsschema schließen sich auch sämtliche Termini an, die mit den griechischen Substantiv-Suffixen -ọsis, Gen. -ọsis etc. (=degenerative Erkrankung), -omatọsis, Gen. -omatọsis etc. (=generalisierte Geschwulstformen) und -iasis, Gen. -iasis etc. (=Erkrankung) gebildet werden. Auch sie sind ihrem Geschlecht nach femininum. Näheres s. wiederum § 30c, S. 98.

§ 14. Arabische Fremdwörter innerhalb der dritten Deklination

Gleichfalls der 3. Deklination angeschlossen werden Wörter, die erst später in die Fachsprache übernommen sind, vorzüglich Wörter aus der arabischen Medizin und Alchemie.

Beispiele:

	Singular	Plural	
Nom.	alcohol	alcoholes	
Gen.	alcoholis	alcoholum	
Dat.	alcoholi	alcoholibus	m. = der Alkohol
Akk.	alcoholem	alcoholes	
Abl.	alcohole	alcoholibus	

oder:

	Singular	Plural	
Nom.	elixir	elixira	
Gen.	elixiris	elixirum	
Dat.	elixiri	elixiribus	n. = das Elixir
Akk.	elixir	elixira	
Abl.	elixire	elixiribus	

§ 15. Die Adjektive der dritten Deklination

Wie nach der a- und o-Deklination, so deklinieren zahlreiche Adjektive nach der 3. Deklination. Auch sie richten sich in Genus, Numerus und Kasus nach dem Sub-

§15. Die Adjektive der dritten Deklination

stantiv, dem sie hinzugefügt werden. Bis auf einige Ausnahmen deklinieren sie nach dem Schema der i-Deklination, nur den Akk. Sing. bilden sie mit -em. Man teilt diese Adjektive in 3 Gruppen:
a) Adjektive, die im Nom. Sing. 3 Endungen besitzen. Sie haben für jedes Genus im Nom. Sing. eine besondere Form.
b) Adjektive, die im Nom. Sing. 2 Endungen besitzen. Sie haben im Nom. Sing. für Mask. und Femin. eine gemeinsame und für das Neutr. eine eigene Form.
c) Adjektive, die im Nom. Sing. eine Endung besitzen. Sie haben im Nom. Sing. eine einzige Endung für alle drei Genera.

Das grundsätzliche Deklinationsschema lautet also:

	Singular			Plural		
	Mask.	*Femin.*	*Neutr.*	*Mask.*	*Femin.*	*Neutr.*
Nom.		verschieden		-es	-es	-ia
Gen.	-is	-is	-is	-ium	-ium	-ium
Dat.	-is	-i	-i	-ibus	-ibus	-ibus
Akk.	-em	-em	wie Nom.	-es	-es	-ia
Abl.	-i	-i	-i	-ibus	-ibus	-ibus

a) Adjektive mit 3 Endungen

Nom. Sing. auf -ĕr (mask.), -is (femin.), -e (neutr.): Meist wird das „e" von -er im Femin. und Neutr. des Nom. und in den übrigen Kasusbildungen ausgestoßen.
 Beispiel: ācer, ācris, ācre = rauh, scharf.

	Singular			Plural		
	Mask.	*Femin.*	*Neutr.*	*Mask.*	*Femin.*	*Neutr.*
Nom.	ącer	ącris	ącre	ącrēs	ącrēs	ącrĭa
Gen.	ącris	ącris	ącris	ącrĭum	ącrĭum	ącrĭum
Dat.	ącri	ącri	ącri	ącrĭbus	ącrĭbus	ącrĭbus
Akk.	ącrem	ącrem	ącre	ącrēs	ącrēs	ącrĭa
Abl.	ącri	ącri	ącri	ącrĭbus	ącrĭbus	ącrĭbus

Wenige Wörter behalten das „e" aus -er, deklinieren sonst aber genauso. Eine wichtige *Ausnahme* von dieser Regel ist:
 cęler, cęlěris, cęlěre = schnell.

	Singular			Plural		
	Mask.	*Femin.*	*Neutr.*	*Mask.*	*Femin.*	*Neutr.*
Nom.	cęler	cęleris	cęlere	cęlerēs	cęlerēs	cęlera
Gen.	cęleris	cęleris	cęleris	cęlerum	cęlerum	cęlerum
Dat.	cęleri	cęleri	cęleri	celęribus	celęribus	celęribus
Akk.	cęlerem	cęlerem	cęlere	cęleres	cęleres	cęlera
Abl.	cęleri	cęleri	cęlěri	celęribus	celęribus	celęribus

Merke: *cęler hat also im Abl. Sing. -i, im Nom. und Akk. Neutr. Plur. -a und im Gen. Plur. -um.*

Die Wortbildungslehre

b) Adjektive mit 2 Endungen

Nom. Sing. auf -is (mask. und femin.), -e (neutr.). Es ergibt sich ein sehr einfaches Deklinationsschema. *Beispiel:* grăvis, grăvis, grăve = schwer.

	Singular			Plural		
	Mask.	*Femin.*	*Neutr.*	*Mask.*	*Femin.*	*Neutr.*
Nom.	grăvis	grăvis	grăve	grăves	grăves	grăvia
Gen.	grăvis	grăvis	grăvis	grăvium	grăvium	grăvium
Dat.	grăvi	grăvi	grăvi	grăvibus	grăvibus	grăvibus
Akk.	grăvem	grăvem	grăve	grăves	grăves	grăvia
Abl.	grăvi	grăvi	grăvi	grăvibus	grăvibus	grăvibus

c) Adjektive mit einer Endung

Der Nom. Sing. lautet für alle 3 Genera gleich. Die Wörter enden:
1. *auf -x*, Gen. -icis. *Beispiel:* sĭmplex = einfach.

	Singular			Plural		
	Mask.	*Femin.*	*Neutr.*	*Mask.*	*Femin.*	*Neutr.*
Nom.	sĭmplex	sĭmplex	sĭmplex	sĭmplices	sĭmplices	simplĭcia
Gen.	simplĭcis	simplĭcis	simplĭcis	simplĭcium	simplĭcium	simplĭcium
Dat.	simplĭci	simplĭci	simplĭci	simplĭcibus	simplĭcibus	simplĭcibus
Akk.	simplĭcem	simplĭcem	sĭmplex	sĭmplices	sĭmplices	simplĭcia
Abl.	simplĭci	simplĭci	simplĭci	simplĭcibus	simplĭcibus	simplĭcibus

2. *auf -ens*, Gen. -entis. *Beispiel:* frĕquens = häufig.

	Singular			Plural		
	Mask.	*Femin.*	*Neutr.*	*Mask.*	*Femin.*	*Neutr.*
Nom.	frĕquens	frĕquens	frĕquens	frequĕntes	frequĕntes	frequĕntia
Gen.	frequĕntis	frequĕntis	frequĕntis	frequĕntium	frequĕntium	frequĕntium
Dat.	frequĕnti	frequĕnti	frequĕnti	frequĕntibus	frequĕntibus	frequĕntibus
Akk.	frequĕntem	frequĕntem	frĕquens	frequĕntes	frequĕntes	frequĕntia
Abl.	frequĕnti	frequĕnti	frequĕnti	frequĕntibus	frequĕntibus	frequĕntibus

Ebenso dekliniert das Wort: tĕres, Gen. tĕrĕtis = stielrund.

	Singular			Plural		
	Mask.	*Femin.*	*Neutr.*	*Mask.*	*Femin.*	*Neutr.*
Nom.	tĕres	tĕres	tĕres	tĕrĕtes	tĕrĕtes	tĕrĕtia
Gen.	tĕrĕtis	tĕrĕtis	tĕrĕtis	tĕrĕtium	tĕrĕtium	tĕrĕtium
Dat.	tĕrĕti	tĕrĕti	tĕrĕti	tĕrĕtibus	tĕrĕtibus	tĕrĕtibus
Akk.	tĕrĕtem	tĕrĕtem	tĕres	tĕrĕtes	tĕrĕtes	tĕrĕtia
Abl.	tĕrĕti	tĕrĕti	tĕrĕti	terĕtibus	tĕrĕtibus	tĕrĕtibus

Folgende Wörter deklinieren nach der konsonantischen Deklination, haben also im Abl. Sing. -e, im Neutr. Nom. und Akk. Plur. -a und im Gen. Plur. -um.

Nominativ	Genitiv		Bedeutung
pauper	pauperis	=	arm
degener	degeneris	=	entartet
princeps	principis	=	an erster Stelle
particeps	participis	=	teilhaftig

Einzelne Wörter deklinieren gemischt. Sie haben im Abl. Sing. die Endung -i, im Nom. und Akk. Neutr. Plur. die Endung -ia, aber im Gen. Plur. die Endung -um.

Nominativ	Genitiv		Bedeutung
anceps	ancipitis	=	doppelköpfig
biceps	bicipitis	=	zweiköpfig
quadriceps	quadricipitis	=	vierköpfig
quadrupes	quadrupedis	=	vierfüßig

§16. Die Partizipien

Die wichtigsten Partizipialformen für die medizinische Terminologie sind das Partizip Praesens Aktiv und das Partizip Perfekt Passiv. Das erste dekliniert nach der 3. Deklination (gemischt), das zweite nach der a- und o-Deklination. Sie lassen sich vom Infinitiv ableiten.

1. Das *Partizip Praes. Akt.* besitzt die Endung -ns.

Beispiele:	Infinitiv	Partizip		Bedeutung
für die a-Konjugation:	perforāre	perforans	=	durchbohrend
für die e-Konjugation:	eminēre	eminens	=	hervorragend
für die i-Konjugation:	emollīre	emolliens	=	erweichend
für die konson. Konjugation:	1. recurrĕre	recurrens	=	zurücklaufend
	(bildet das Part. auf -ens)			
	2. incipĕre	incipiens	=	beginnend
	(bildet das Part. auf -iens)			

	Singular			Plural		
	Mask.	*Femin.*	*Neutr.*	*Mask.*	*Femin.*	*Neutr.*
Nom.	perforans	perforans	perforans	perforantes	perforantes	perforantia
Gen.	perforantis	perforantis	perforantis	perforantium	perforantium	perforantium
Dat.	perforanti	perforanti	perforanti	perforantibus	perforantibus	perforantibus
Akk.	perforantem	perforantem	perforans	perforantes	perforantes	perforantia
Abl.	perforante	perforante	perforante	perforantibus	perforantibus	perforantibus

In gleicher Weise deklinieren eminens, emolliens, recurrens und incipiens.

Merke: *Die Partizipien Praes. Akt. haben im Abl. Sing. die Endung -e, im Nom. und Akk. Neutr. Plur. die Endung -ia und im Gen. Plur. die Endung -ium.*

Die Wortbildungslehre

2. Das *Partizip Perf. Pass.* besitzt bei den regelmäßigen Verben die Endung -tus.

Beispiele:	Infinitiv	Partizip	Bedeutung
für die a-Konjugation:	perforāre	perforātus, a, um =	durchbohrt
für die e-Konjugation:	delēre	delētus, a, um =	zerstört
für die i-Konjugation:	audīre	audītus, a, um =	gehört
für die konson. Konjugation:	dicĕre	dictus, a, um =	gesagt

Das Partizip Perf. Pass. läßt sich aber nicht immer vom Infinitiv ableiten. Dies ist vor allem bei den zahlreichen unregelmäßigen Verben der Fall.

Beispiele:	Infinitiv	Partizip	Bedeutung
a) unter Beibehaltung der Endung -tus:			
für die a-Konjugation:	crepitāre	crepitus, a, um =	geknarrt, geknistert
für die e-Konjugation:	miscēre	mixtus, a, um =	gemischt
für die i-Konjugation:	sepīre	septus, a, um =	abgezäunt, abgetrennt
für die konson. Konjugation:	frangĕre	fractus, a, um =	gebrochen
b) an die Stelle der Endung -tus tritt die Endung -sus:			
für die a-Konjugation:	—	—	
für die e-Konjugation:	vidēre	visus, a, um =	gesehen
für die i-Konjugation:	sentīre	sensus, a, um =	gefühlt, empfunden
für die konson. Konjugation:	laedere	leaesus, a, um =	verletzt

	Singular			Plural		
	Mask.	Femin.	Neutr.	Mask.	Femin.	Neutr.
Nom.	fractus	fracta	fractum	fracti	fractae	fracta
Gen.	fracti	fractae	fracti	fractōrum	fractārum	fractōrum
Dat.	fracto	fractae	fracto	fractis	fractis	fractis
Akk.	fractum	fractam	fractum	fractos	fractas	fracta
Abl.	fracto	fracta	fracto	fractis	fractis	fractis

Merke: *Die Part. Perf. Pass. deklinieren stets in völliger Übereinstimmung mit der o- und a-Deklination.*

§17. Substantive mit männlichem und weiblichem Geschlecht in der a- und o- und in der dritten Deklination

Es gibt Substantive, die zugleich männlich *und* weiblich sind. Gehören sie der a- bzw. o-Deklination an, dann deklinieren die männlichen nach der o-Deklination und die weiblichen nach der a-Deklination.

Beispiel: filius, filii m. der Sohn
filia, filiae f. die Tochter

Gehören sie der konsonantischen Deklination an, dann beugen die männlichen und die weiblichen Substantive nach dieser Deklination. Zum Teil tragen die männlichen die Endung -tor und die weiblichen die Endung -trix, zum Teil unterscheiden sie sich äußerlich überhaupt nicht.

Beispiele: tutor, tutōris m.   der Beschützer
tutrix, tutrīcis f.   die Beschützerin

senex, senis m.   der Greis
senex, senis f.   die Greisin.

§ 18. Die vierte oder u-Deklination

Wie bei der a- und o-Deklination ist der Wortstamm wieder vom Nom. abzuleiten. Wie die o-Deklination enthält auch die u-Deklination Wörter, die ihrem grammatischen Geschlecht nach mask. sind und solche, die neutr. sind. Die Maskulina haben die Nom.-Endung -us, die Neutra die Nom.-Endung -u. Unter den Wörtern auf -us gibt es einige wenige Ausnahmen, die ihrem Geschlecht nach femin. sind. Überwiegend handelt es sich um Wörter, die ihrem natürlichen Geschlecht nach femin. sein müssen, bzw. um Namen von Bäumen. Ihr Deklinationsschema gleicht dem der männlichen Wörter auf -us.

Deklinationsschema auf -us.
    Beispiel: partŭs, partūs, m. = die Geburt.

	Singular		Plural	
Nom.	partŭs	die Geburt	partūs	die Geburten
Gen.	partūs	der Geburt	partŭum	der Geburten
Dat.	partui	der Geburt	partibus	den Geburten
Akk.	partum	die Geburt	partūs	die Geburten
Abl.	partū	durch die Geburt	partibus	durch die Geburten

Folgende Wörter sind ihrem Geschlecht nach femininum:
1. natürliches Geschlecht: anŭs, anūs f. = die alte Frau (nicht zu verwechseln mit: ānus, āni m. = der After, einem Wort der o-Deklination!).
2. Bäume: quercus, quercūs f. = die Eiche
          pinus, pinūs f.   = die Fichte
          (kann auch nach der o-Deklination dekliniert werden).
3. grammatisches Geschlecht als Ausnahme: manŭs, manūs f. = die Hand.
                                     domŭs, domūs f. = das Haus.

Deklinationsschema der Neutra auf -u.
    Beispiel: cornu, cornūs n. = das Horn.

	Singular		Plural	
Nom.	cornu	das Horn	cornŭa	die Hörner
Gen.	cornūs	des Hornes	cornŭum	der Hörner
Dat.	cornu	dem Horn	cornĭbus	den Hörnern
Akk.	cornu	das Horn	cornŭa	die Hörner
Abl.	cornu	durch das Horn	cornĭbus	durch die Hörner

Die Wortbildungslehre

§ 19. Die fünfte oder e-Deklination

Auch bei der e-Deklination läßt sich der Wortstamm vom Nom. ableiten. Die Wörter der e-Deklination sind alle ihrem Geschlecht nach femininum, bis auf 2 Ausnahmen:
dịēs, dịēi *m.* = der Tag
mĕrīdīēs, mĕrīdīēi *m.* = der Mittag.

Deklinationsschema.
Beispiel: scăbĭēs, scăbĭēi f. = die Krätze.

	Singular		Plural	
Nom.	scăbĭēs	die Krätze	scăbĭēs	die Krätzeerkrankungen
Gen.	scăbĭēi	der Krätze	scăbĭērum	der Krätzeerkrankungen
Dat.	scăbĭēi	der Krätze	scăbĭēbus	den Krätzeerkrankungen
Akk.	scăbĭēm	die Krätze	scăbĭēs	den Krätzeerkrankungen
Abl.	scăbĭē	durch die Krätze	scăbĭēbus	durch die Krätzeerkrankungen

Unter den Wörtern der e-Deklination kommt dem Wort spĕcĭēs, spĕcĭēi f. = die Art, eine besondere Bedeutung in Naturwissenschaft und Medizin zu:
Im *Singular* ist spĕcĭēs *der Einteilungsbegriff bei Pflanzen und Tieren* in Botanik und Zoologie.
Im *Plural* bezeichnet man mit spĕcĭēs *bestimmte spezielle Teegemische in der Pharmazie.*

§ 20. Die Komparation

Adjektive lassen sich steigern. Wie das Deutsche kennt das Lateinische 3 Steigerungsstufen:
Positiv = lang
Komparativ = länger
Superlativ = am längsten.

a) Der Komparativ

Der Komparativ wird dadurch gebildet, daß man an den Stamm des Adjektivs statt der Genitivendung das Suffix *-ior* für das Maskulinum und Femininum und das Suffix *-ius* für das Neutrum anhängt.

o-Deklination

Adjektiv	Genitiv	Komparativ	
		Mask./Femin.	Neutr.
lọngus	lọng-į	lọngior	lọngius
pụlcher	pụlchr-į	pụlchrior	pụlchrius
mịser	mịser-į	misẹrior	misẹrius

Gemischte Deklination

Adjektiv	Genitiv	Komparativ	
		Mask./Femin.	Neutr.
brevis	brev-is	brevior	brevius
simplex	simplic-is	simplicior	simplicius
frequens	frequent-is	frequentior	frequentius
acer	acr-is	acrior	acrius
celer	celer-is	celerior	celerius

Der Komparativ dekliniert wie ein Adjektiv der 3. Deklination, und zwar *streng nach dem konsonantischen Schema*. Es haben also der Abl. Sing. -e, der Nom./Akk. Neutr. Plur. -a und der Gen. Plur. -um.

Beispiel:

	Singular			Plural		
	Mask.	*Femin.*	*Neutr.*	*Mask.*	*Femin.*	*Neutr.*
Nom.	longior	longior	longius	longiores	longiores	longiora
Gen.	longioris	longioris	longioris	longiorum	longiorum	longiorum
Dat.	longiori	longiori	longiori	longioribus	longioribus	longioribus
Akk.	longiorem	longiorem	longius	longiores	longiores	longiora
Abl.	longiore	longiore	longiore	longioribus	longioribus	longioribus

b) Der Superlativ

Der Superlativ wird folgendermaßen gebildet:

1. Alle Adjektive der 1. und 2., sowie die der 3. Deklination — außer den Adjektiven beider Deklinationen auf -er — hängen an den Stamm des Wortes anstelle der Genitivendung das Suffix *-issimus* für das Mask., *-issima* für das Femin. und *-issimum* für das Neutr. an.

Adjektiv	Genitiv	Superlativ		
		Mask.	*Femin.*	*Neutr.*
longus	long-i	longissimus	longissima	longissimum
brevis	brev-is	brevissimus	brevissima	brevissimum
simplex	simplic-is	simplicissimus	simplicissima	simplicissimum
frequens	frequent-is	frequentissimus	frequentissima	frequentissimum

2. Die Adjektive beider Deklinationsformen mit der Endung -er im Nom. Mask. Sing. hängen an diesen Nominativ die Endung *-rimus* für das Mask., *-rima* für das Femin. und *-rimum* für das Neutr. an.

Die Wortbildungslehre

Adjektiv	Superlativ		
Nom. Mask. Sing.	Mask.	Femin.	Neutr.
pulcher	pulcherrimus	pulcherrima	pulcherrimum
miser	miserrimus	miserrima	miserrimum
acer	acerrimus	acerrima	acerrimum
celer	celerrimus	celerrima	celerrimum

Der Superlativ, sowohl auf die Endung -issimus als auch auf die Endung -rimus, dekliniert nach der o- und a-Deklination.

	Singular		
	Mask.	Femin.	Neutr.
Nom.	longissimus	longissima	longissimum
Gen.	longissimi	longissimae	longissimi
Dat.	longissimo	longissimae	longissimo
Akk.	longissimum	longissimam	longissimum
Abl.	longissimo	longissima	longissimo
	Plural		
	Mask.	Femin.	Neutr.
Nom.	longissimi	longissimae	longissima
Gen.	longissimōrum	longissimārum	longissimōrum
Dat.	longissimis	longissimis	longissimis
Akk.	longissimos	longissimas	longissima
Abl.	longissimis	longissimis	longissimis
	Singular		
	Mask.	Femin.	Neutr.
Nom.	miserrimus	miserrima	miserrimum
Gen.	miserrimi	miserrimae	miserrimi
Dat.	miserrimo	miserrimae	miserrimo
Akk.	miserrimum	miserrimam	miserrimum
Abl.	miserrimo	miserrima	miserrimo
	Plural		
	Mask.	Femin.	Neutr.
Nom.	miserrimi	miserrimae	miserrima
Gen.	miserrimōrum	miserrimārum	miserrimōrum
Dat.	miserrimis	miserrimis	miserrimis
Akk.	miserrimos	miserrimas	miserrima
Abl.	miserrimis	miserrimis	miserrimis

§ 20. Die Komparation

Merke: *Der Superlativ drückt im Lateinischen auch die Höchststufe des Adjektivs ohne Vergleichung, den sog. Elativ aus; z.B. heißt „longissimus" sowohl „der längste" als auch „sehr lang". In der medizinischen Terminologie wird der Elativ sehr viel häufiger gebraucht als der Superlativ (s. Teil III).*

c) Ausnahmen und Besonderheiten

1. Adjektive der a- und o-Deklination mit einem Vokal vor der Endung -us bilden den Komparativ und Superlativ nur durch Umschreibung mit den Wörtern magis = mehr für den Komparativ und maxime = sehr für den Superlativ.
   Beispiel: idoneus = geeignet
             Komparativ: magis idoneus = geeigneter
             Superlativ: maxime idoneus = der geeignetste.

2. Die Adjektive der 3. Deklination auf -ilis bilden den Superlativ auf -limus, während der Komparativ regelmäßig gebildet wird:

Positiv		Superlativ
facil-is	leicht	facillimus, -a, -um
difficil-is	schwierig	difficillimus, -a, -um
simil-is	ähnlich	simillimus, -a, -um
dissimil-is	unähnlich	dissimillimus, -a, -um
humil-is	niedrig	humillimus, -a, -um
gracil-is	schlank	gracillimus, -a, -um

3. Folgende Adjektive der a- und o-Deklination steigern unregelmäßig durch Hinzunahme anderer Wortstämme im Komparativ und Superlativ:

bonus = gut
    Komparativ: melior, melior, melius = der, die, das bessere
    Superlativ: optimus, optima, optimum = der, die, das beste

malus = schlecht
    Komparativ: peior, peior, peius = der, die, das schlechtere
    Superlativ: pessimus, pessima, pessimum = der, die, das schlechteste

magnus = groß
    Komparativ: maior, maior, maius = der, die, das größere
    Superlativ: maximus, maxima, maximum = der, die, das größte

parvus = klein
    Komparativ: minor, minor, minus = der, die, das kleinere
    Superlativ: minimus, minima, minimum = der, die, das kleinste

multum (Neutr.) = viel
    Komparativ: plus, Genitiv pluris = mehr
    Superlativ: plurimum = das meiste, am meisten

multi = viele
    Komparativ: plures, plures, plura = mehrere (Gen. plurium)
    Superlativ: plurimi, plurimae, plurima = die meisten

Zum Gebrauch des Komparativs s. § 22, S. 64.

Die Wortbildungslehre

§ 21. Die Praepositionen

Die Praepositionen sind eine Wortklasse, die unveränderlich ist. Sie sind also nicht flexibel (können weder dekliniert noch konjugiert werden). Sie treten als nähere Bestimmung und Ergänzung zu den Substantiven, aber auch zu den Verben oder Adjektiven. Sie können mit diesen auch zu einem einzigen Wort verschmelzen, dann werden sie zu *Praefixen* (s. im folgenden § 29, S. 86ff.), und als solche haben sie in der medizinischen Fachsprache die hauptsächlichste Bedeutung.

Einige Praepositionen lassen sich steigern, ihr Komparativ und ihr Superlativ tragen dann Adjektiv-Charakter. Auch diesen kommt innerhalb der Terminologie Bedeutung zu (s. § 22, S. 64). Der Einfluß der Praeposition auf das Substantiv kommt dadurch zum Ausdruck, daß das Substantiv jeweils in einen bestimmten Kasus tritt, d.h., jede Praeposition erfordert einen bestimmten, jeweils für sie charakteristischen Kasus. Man sagt: *Eine Praeposition regiert den Genitiv oder Akkusativ oder Ablativ.* Praepositionen, die den Dativ regieren, gibt es nicht.

Die Praepositionen in und sub können sowohl mit dem Ablativ (auf die Frage: wo?) wie mit dem Akkusativ (auf die Frage: wohin?) stehen. Alle übrigen Praepositionen regieren aber einen einzigen für sie charakteristischen Kasus.

Die Praepositionen können ein *räumlich-örtliches Verhältnis* oder ein *zeitliches Verhältnis* bezeichnen oder eine übertragene Bedeutung annehmen. Sie stehen gewöhnlich vor dem Substantiv, mit dem sie verknüpft sind.

a) Praepositionen, die den Akkusativ regieren

1. ăd: an, zu

örtlich:	dislocatio ad latus	Verschiebung zur Seite
zeitlich:	ad tempus	zur rechten Zeit
	ad senectutem	bis zum hohen Greisenalter
	ad exitum venire	zum Tode kommen
	ad fines vitae	zum Lebensende
übertragen:	ad usum medicinalem	zum medizinischen Gebrauch
	ad usum veterinarium	zum tierärztlichen Gebrauch
	ad libitum	nach Belieben
	ad manus medici	zu Händen des Arztes

In ärztlichen Rezepten in der Bedeutung bis zu, eigentlich usque ad. Das Wort usque entfällt aber. Aqua destillata ad 200,0 = Destilliertes Wasser bis zum Gesamtgewicht von 200 Gewichtsteilen einer pharmazeutischen Substanz zugeben.

2. ănte: vor

(örtlich:	ante hortum	vor dem Garten)
zeitlich:	ante Christi natum	vor Christi Geburt
	brevis ante finem	kurz vor dem Tode (Ende)

3. ăpŭd: bei

(örtlich:	apud hortum	bei dem Garten)
übertragen:	bei Temperaturangaben	
	apud 100° C	bei 100° C

§ 21. Die Praepositionen

4. cĭrcŭm, cĭrcā: ringsherum, ungefähr
(örtlich: circum hortum   ringsum den Garten)
zeitlich: nur circa
                circa primam horam   um die erste Stunde, gegen 1 Uhr
übertragen: mit Zahlenangaben ungefähr
                circa 50,0   ungefähr 50 g

5. cĭs, cĭtrā: diesseits
(örtlich: cis hortum   diesseits des Gartens)

6. contrā: gegen
örtlich: bei Ortsbezeichnung gegenüber
übertragen: gegen im feindlichen Sinn
                contra ius   gegen das Recht
                Remedium contra Gingivitidem   Mittel gegen die Zahnfleischentzündung
                Spiritus contra Pruritum   Spiritus gegen Juckreiz
                Unguentum contra Combustiones   Salbe gegen Verbrennungen (Brandsalbe)

7. ĕxtrā: außerhalb
örtlich: extra muros   außerhalb der Mauern, außerhalb des Zimmers
übertragen: extra modum   außerhalb des Maßes — über das rechte Maß hinaus

8. ĭnfrā: unterhalb
örtlich: fossa infra spinam   Grube unterhalb des Stachels

9. ĭnter: zwischen
örtlich: inter costas   zwischen den Rippen
zeitlich: inter cenas   zwischen den Mahlzeiten

10. ĭntrā: innerhalb
örtlich: intra muros   innerhalb der Mauern, im Zimmer
zeitlich: intra centum annos   innerhalb von 100 Jahren
                intra vitam   während des Lebens
                intra partum   während der Geburt

11. iŭxtā: neben, nahe bei
örtlich: iuxta articulationem   neben dem Gelenk
zeitlich: iuxta finem vitae   gegen Lebensende

12. ŏb: gegen
örtlich: ob oculos   vor den Augen
übertragen: ob iram   gegen den Zorn

13. pĕr: durch
örtlich: per anum   durch den After
zeitlich: per annos   Jahre hindurch
übertragen: per pedes   zu Fuß
                per litteras   durch Buchstaben, schriftlich

Die Wortbildungslehre

14. post: nach, hinter
örtlich:	post tergum	hinter dem Rücken
zeitlich:	post mortem	nach dem Tode
	post extractionem et operationem	nach der Extraktion und Operation

15. praeter: vorbei, außer, wider
(örtlich:	praeter montem	am Berge vorbei)
übertragen:	praeter naturam	wider die Natur

16. quŏăd: was betrifft, hinsichtlich
	prognosis quoad valetudinem	die Vorhersage hinsichtlich der Gesundung

17. sĕcŭndŭm: längs, entsprechend, gemäß
(örtlich:	secundum hortum	längs des Gartens)
übertragen:	secundum naturam	naturgemäß
	secundum artem	kunstgerecht

18. sŭper: über — hin
örtlich:	super montem	über den Berg hin
(zeitlich:	super cenam	während der Mahlzeit)

19. sŭprā: über, oberhalb
örtlich:	fossa supra spinam	Grube oberhalb des Stachels
übertragen:	supra modum	über das richtige Maß hinaus

20. trans: jenseits
örtlich:	trans montes	jenseits der Berge
	trans mare	jenseits des Meeres

21. ŭltrā: jenseits
örtlich:	ultra fines	jenseits der Grenzen
zeitlich:	ultra biennium	mehr als 2 Jahre
übertragen:	ultra vires	über die Kräfte.

b) **Praepositionen, die den Ablativ regieren**

1. ā, ăb (auch abs): von

Merke: *Vor Vokalen und dem Halbvokal h wird niemals a, sondern ab gebraucht.*

örtlich:	ab altera parte	auf der anderen Seite
zeitlich:	a pueritia	von Kindheit an

2. cōrăm: in Gegenwart von
	coram publico	öffentlich

3. cŭm: mit
	cum laude	mit Lob — gut
	summa cum laude	mit höchstem Lob — sehr gut
	cum tempore	mit akademischem Viertel
	Radix Taraxaci cum Herba	Löwenzahnwurzel und -kraut

4. dē: herab von, über
(örtlich: de caelo vom Himmel herab)
zeitlich: de tertia hora um die dritte Stunde
übertragen: betreffs (leitet den Titel einer Schrift oder eines Buches ein)
Celsus, De medicina Celsus, Über die Medizin

5. ē, ĕx: aus
örtlich: foetor ex ore übler Geruch aus dem Mund
zeitlich: ex tempore aus der Zeit, aus dem Stegreif
übertragen: ex auro aus Gold
ex iuvantibus diagnostischer Rückschluß aus
(ergänze remediis) helfenden Mitteln

6. prae: vor, je
örtlich: prae via vor dem Weg

7. prō: für, vor, je
zeitlich: pro die für den Tag, täglich
übertragen: pro domo für das (eigene) Haus, für sich
pro usu medicinali zum medizinischen Gebrauch
pro analysi zum Analysengebrauch
pro dosi je Gabe
pro balneo für das Bad

8. sĭnĕ: ohne
sine tempore pünktlich
(ohne akademisches Viertel)
sine dolo ohne böse Absicht
sine vitro ohne Gefäß.

c) **Praepositionen, die den Akkusativ und Ablativ regieren; aber mit verschiedener Bedeutung**

1. ĭn:

a) in mit dem Akkusativ: in Richtung auf, hinein (auf die Frage: wohin?)
örtlich: in promontorium in Richtung auf das Promunturium
in aurem in das Ohr hinein
(zeitlich: in proximum annum in das nächste Jahr hinein)
übertragen: in medias res zum Thema (in die im Mittelpunkt stehenden Dinge)

b) in mit dem Ablativ: in, an, auf (auf die Frage: wo?)
örtlich: in ore im Mund
zeitlich: in somno im Schlaf, während des Schlafes
übertragen: in vivo im lebenden Zustand,
am Lebenden
in vitro im Glase

das Verhalten oder die Reaktion im (Reagenz)glas (*im Gegensatz zum Verhalten eines Stoffes oder Bakterium im tierischen oder menschlichen Organismus = in vivo*).

Die Wortbildungslehre

2. sŭb:
a) sub mit dem Akkusativ: unter (Frage: wohin?)
örtlich: sub cutem   unter die Haut
zeitlich: sub mortem   gegen den Tod hin, im Sterben
b) sub mit dem Ablativ: unter (Frage: wo?)
örtlich: sŭb lingua   unter der Zunge
zeitlich: sub partu   unter der Geburt.

d) Praepositionen, die den Genitiv regieren

1. causā: wegen, halber
Das Wort stellt den Ablativ von causa = Ursache dar. Eigentlich ist es keine Praeposition, sondern eine Postposition, da es hinter das Substantiv gestellt wird.
   honoris causa   der Ehre halber
   dolorum causa   der Schmerzen wegen

2. grātiā: wegen, um willen
   exempli gratia   um des Beispieles willen,
                                                    zum Beispiel
(abgekürzt: e.g.; in der englischen wissenschaftlichen Literatur verwendet).

e) Praepositionen aus dem Griechischen

Auch aus dem Griechischen sind zahlreiche Praepositionen in die Fachsprache übernommen worden. Jedoch begegnen sie fast ausschließlich in zusammengesetzten Wörtern (s. § 29a II, S. 88f.).
Einzige Ausnahme:
anā: je
   anā partes   zu gleichen Teilen

Das Wort wird in der Rezeptur und in pharmazeutischen Vorschriften gebraucht und regiert den Akkusativ.

§ 22. Die Steigerung der Praepositionen

Einige Praepositionen lassen sich steigern und bilden häufig unvollständige Steigerungsreihen. In der anatomischen Nomenklatur wird ein großer Teil von ihnen als Lagebezeichnung wichtig.

Anstelle des Positiv	*Komparativ*	*Superlativ*
ante = vor	anterior, -ior, -ius = der vordere	—
citra = diesseits	citerior, -ior, -ius = der diesseitige	—
ultra = jenseits	ulterior, -ior, -ius = der jenseitige	ultimus, -a, -um = der letzte
extra = außerhalb externus = äußerlich, außen liegend	exterior, -ior, -ius = der äußere	extremus, -a, -um = der äußerste
intra = innerhalb internus = innerlich, innen liegend	interior, -ior, -ius = der innere	intimus, -a, -um = der innerste

Anstelle des Positiv	Komparativ	Superlativ
ịnfra = unterhalb	infẹrior, -ior, -ius = der untere	ịnfimus, -a, -um = der unterste
		ịmus, -a, -um = der unterste
sụpra = oberhalb	supẹrior, -ior, -ius = der obere	suprẹmus, -a, -um = der oberste
		sụmmus, -a, -um = der höchste
prae = vor	prịor, -ior, -ius = der frühere, der erstere	prịmus, -a, -um = der erste
post = nach, hinter	postẹrior, -ior, -ius = der hintere, der spätere	postrẹmus, -a, -um = der hinterste, der letzte
prọpe = nahe	prọpior, -ior, -ius = der nähere	prọximus, -a, -um = der nächste
de = von, herab	detẹrior, -ior, -ius = der geringere	detẹrrimus, -a, -um = der geringste

a) Gebrauch des Komparativs

Im Deutschen steht nach einem Komparativ: als.
Im Lateinischen steht nach einem Komparativ: quam.
Tịbia lọngior est quam rạdius = Das Schienbein ist länger als die Speiche.
Hạllux brẹvior est quam pọllex = Der Großzeh ist kürzer als der Daumen.

b) Quam vor dem Superlativ

Beim Komparativ steht quam an zweiter Stelle, also hinter dem Komparativ (lọngius quam = länger als).
Beim Superlativ steht quam an erster Stelle, also vor dem Superlativ; es heißt dann: möglichst.
 Beispiel: quam celẹrrime = möglichst schnell.

§ 23. Die Adverbien

Die Adverbien sind Wörter, die beim (ad) Verbum stehen und es näher kennzeichnen. Sie leiten sich überwiegend von Adjektiven ab.
Im medizinischen Latein wird das Adverb oft fälschlich benutzt, wo eigentlich streng grammatikalisch ein Adjektiv stehen müßte.

Bildung der Adverbien aus den Adjektiven:
1. Von den Adjektiven der a- und o-Deklination wird das Adverb auf -ē oder auch auf -ō gebildet.

Adjektiv		Adverb	
sānus, -a, -um	gesund	sānē	auf gesunde Weise
mịser, -a, -um	elend	mịsĕrē	auf elende Weise
rārus, -a, -um	selten	rārō	auf seltene Weise

Die Wortbildungslehre

2. Von den Adjektiven der 3. Deklination wird das Adverb auf -ter gebildet.

Adjektiv		Adverb	
ạcer, ạcris, ạcre	scharf	ạcriter	auf scharfe Weise
cẹler, cẹleris, cẹlere	schnell	cẹleriter	auf schnelle Weise
grạvis, grạvis, grạve	schwer	grạviter	auf schwere Weise
frẹquens, frẹquens, frẹquens	häufig	frequẹnter	auf häufige Weise
sịmplex, sịmplex, sịmplex	einfach	simplịciter	auf einfache Weise

3. Einige Adverbien stammen nicht von Adjektiven ab. Sie leiten sich entweder von Substantiven her, werden mit Hilfe von Präpositionen gebildet oder stehen für sich. Manche stammen auch von alten Adjektiven ab, die als solche nicht mehr gebraucht wurden.

ạntĕā	vorher	sạepe	oft
cịto	schnell	sạtis	genug
crās	morgen	sẹmper	immer
frustrā	irrtümlich, vergeblich	sōlum	allein, ausschließlich
grātis	umsonst, unentgeltlich	stạtim	sofort
nọctū	bei Nacht	sụbĭtō	plötzlich
pạrtim	teils	sụrsŭm	aufwärts, in die Höhe
pọstĕa	später		

4. Adverbbildung vom Komparativ und Superlativ.
a) Als Adverb des Komparativs verwendet der Lateiner den Nom. Sing. des Neutrum.
 Beispiel: Adjektiv

Positiv	Komparativ	Adverbium
sạnus, -a, -um = gesund,	sạnior, -ius = gesünder,	sạnius = auf gesündere Weise
rạrus, -a, -um = selten,	rạrior, -ius = seltener,	rạrius = auf seltenere Weise.

b) Der Superlativ, ob auf -ịssimus oder -rịmus, dekliniert nach der a- und o-Deklination. Die Adverbbildung erfolgt daher wie bei den Adjektiven der a- und o-Deklination auf -ē.
 Beispiele: rarịssimē = auf die seltenste Weise
 misẹrrimē = auf die elendeste Weise.

§ 24. Griechische Substantive der allgemeinen Wissenschaftssprache innerhalb der Medizin

Mit der Expansion der Einzelwissenschaften hat sich auch der terminologische Wortbestand der verschiedenen Fächer sprunghaft vermehrt und immer stärker differenziert. Trotzdem verwendet jedes Fach auch zahlreiche Begriffe aus der allgemeinen Wissenschaftssprache; denn diese allein gewährleistet die Verständigung zwischen den Einzelwissenschaften und übt damit eine wichtige interdisziplinäre Funktion aus. Je weiter die Spezialisierung fortschreitet, um so peinlicher wird man daher bei der Bildung neuer Termini darauf bedacht sein müssen, den inneren Zusammenhang mit ihr zu wahren.

Bedenkt man, daß Aristoteles als der Begründer dieser allgemeinen wissenschaftlichen Terminologie gelten darf, dann wird es verständlich, daß auch sie zahlreiche griechische

§ 24. Griechische Substantive der allgemeinen Wissenschaftssprache innerhalb der Medizin

Ausdrücke weiterträgt. Die Medizin verwendet viele von ihnen in ihrem allgemeinen und ursprünglichen Wortsinn, andere haben von ihr eine neue, spezielle Bedeutung empfangen. Das nachstehende Verzeichnis bietet die wichtigsten griechischen Substantive, von denen einige bereits aus den früheren Paragraphen zur Deklination griechischer Substantive bekannt sind.

Merke: Das Griech. besitzt zusätzlich den Diphthong oi (Aussprache *eu*, latinisiert *ö*).

A

adelphŏs m.	der Bruder	aner m. Gen. andrŏs	der Mann
aēr m.	die Luft, der gasförmige Stoff	anthos n.	die Blüte, Blume
agogē f.	die Führung, die Leitung	anthrōpos m.	der Mensch
agonia f.	der Todeskampf	aphrŏdisiasmŏs m.	der Liebesgenuß
agonistēs m.	der Wettkämpfer	archē f.	der Anfang, Beginn
agra f.	das Fangen, die Zange, die Gicht	argia f.	die Trägheit, Untätigkeit
aithēr m.	die obere Luft, der Äther	argyron n.	das Silber
		arithmŏs m.	die Zahl
aitia f.	die Ursache, der Grund	askēsis f.	die Übung
aix f. Gen. aigŏs	die Ziege	askŏs m.	der Schlauch
		astēr m. / astron n.	der Stern
akantha f.	der Dorn, der Stachel	athērē f.	die Grütze
akari n.	die Milbe	athlētēs m.	der Wettkämpfer, Athlet
akis f.	die Spitze, die Nadel		
akros m.	das äußerste Ende, die Spitze	atmos m.	der Dampf, Rauch
		auchēn m.	der Nacken
aktis f. Gen. aktinos	der Strahl, der Röntgenstrahl	auxis f.	die Zunahme, Vermehrung
aleiphar n. Gen. aleiphatos	das Salböl, das Fett	axia f.	der Wert, die Wirkung
aleuron n.	das Weizenmehl, Reserveeiweiß der Pflanzen	**B**	
		baktron n.	der Stab
algos n. / algesis f.	der Schmerz	baros n.	die Schwere, das Gewicht
allas m. Gen. allantos	die Wurst, die wurstähnliche Haut	bathmos m.	die Stufe, die Schwelle
		bathos n.	die Tiefe
alōpex m.	der Fuchs	bathron n.	die Schwelle, die Bank
amoibē f.	der Wechsel, die Änderung	biŏs m. / biōsis f.	das Leben

Die Wortbildungslehre

blastēma n.	der Keim, Sproß, Trieb	**E**	
blastron n.		echō f.	der Widerhall, das Echo
blastos m.			
bolē f.	der Wurf	eidŏs n.	die Gestalt, die Form, das Abbild
bolos m.			
bothrion n.	die Grube, die Vertiefung	ektăsis f.	die Ausdehnung, Erweiterung
boulē f.	der Wille	elasma n.	die Platte, plattenförmiges Gebilde
bous c. Gen. boŏs	das Rind	empeiria f.	die Erfahrung, das Erfahrungswissen
branchia n.	die Fischkiemen	endyma n.	das Kleid
Ch		energeia f.	die Wirksamkeit, die Kraft
chaitē f.	das Haar		
chalkos m.	die Bronze, das Erz, Metall	ergŏn n.	die Tat, das Werk, die Arbeit, Handlung
chēlē f.	die Klaue, Krebsschere		
chitōn f.	das Gewand, die Hülle	erōs m.	die Liebe
chlamys f. Gen. chlamydos	der Mantel, die Umhüllung	ethnŏs n.	das Volk, der Volksstamm
chondrŏs m.	das Korn, die Graupe, der Knorpel	ethŏs n.	die Gewohnheit, die sittliche Grundhaltung, die Sitte
chrōma n.	die Farbe	**G**	
chrŏnos m.	die Zeit	gamŏs m.	die Hochzeit, die Ehe
chrysŏs m.	das Gold	gamētes m.	der Gatte
		gē f.	die Erde
D		genesis f.	die Entstehung, Geburt, der Ursprung
dēmos m.	das Fett, der Talg		
dēmos m.	das Volk	gerōn m.	der Greis
dendrŏn n.	der Baum	glēnē f.	der Augapfel, die Pupille
deŏn n. Gen. deontos	die Pflicht		
desmŏs m.	das Band, die Binde, die Fessel	gnōsia f.	das Erkennen
		gnōsis f.	
dēx m.	der Holzwurm	gonē f.	die Erzeugung
diktyon n.	das Netz	graphē f.	die Schrift, die Aufzeichnung, Beschreibung
dipsŏs n.	der Durst		
dosis f.	die Gabe	gymnăsia f.	die sportliche Übung
drŏmos m.	der Lauf	gynē f. Gen. gynaikŏs	das Weib, die Frau
dynamis f.	die Kraft, Gewalt		

§ 24. Griechische Substantive der allgemeinen Wissenschaftssprache innerhalb der Medizin

H

haırēsis f.	das Nehmen
hals n. Gen. halǒs	das Salz
hamartıa f.	der Fehler, das Versagen
haphē f. } hapsis f. }	die Berührung, die Verknüpfung
hēdŏnē f.	die Lust, die Freude
hědra f.	der Sitz (topograph. Sitz einer Krankheit, das Gesäß)
hēliŏs m.	die Sonne
hělmins f. Gen. helminthos	der Wurm, der Eingeweidewurm
hēměra f.	der Tag
hexis f.	der Körperzustand
histıon n.	das Gewebe
hŏdǒs f.	der Weg
horkǒs m.	der Eid
hormōn n.	der Antriebsstoff, der Botenstoff
hyalǒs f.	das Glas
hygieıa f.	die Gesundheit
hylē f.	die Materie, der Stoff
hyphē f.	das Geflecht, Gespinst
hypnǒs m.	der Schlaf
hypsǒs n.	die Höhe
hystrix f.	das Stachelschwein

I

iatrǒs m.	der Arzt
ichnǒs n.	die Spur, die Fährte
ichthys m.	der Fisch
iōn n.	das Wandernde, das wandernde Teilchen
iǒs m.	das Gift

K

kallǒs n.	die Schönheit
kampsis f.	die Biegung, die Krümmung
kapnǒs m.	der Rauch, der Dampf
karkınǒs m.	der Krebs
katharsis f.	die Reinigung
kathisis f.	das Sitzen
kausis f.	das Brennen
kēlē f.	die Geschwulst, der Bruch
keras n.	das Horn
kerkǒs m.	der Schwanz
kinēsis f.	die Bewegung
klasis f.	das Zerbrechen, der Bruch
kleis f. Gen. kleidǒs	der Schlüssel
klınē f.	das Lager, das Bett
klěptēs m.	der Dieb
klōn m.	der Sprößling, der Zweig
knēmē f.	der Stab, die Schiene
kǒkkyx m. Gen. kǒkkygǒs	der Kuckuck
kǒlla f.	der Leim
kǒnis f.	der Staub
kǒprǒs f.	der Schmutz, der Kot
kǒrmǒs m.	der Klotz, der Rumpf
kǒrynē f.	die Keule, der Kolben
kǒsmǒs m.	das Weltall
kǒtylēdōn f.	der Becher, der Saugnapf, die Saugwarze
krasis f.	die Mischung (der Säfte)
krikǒs m.	der Kreis, der Ring
krǒtǒs m.	das Schlagen, das Geräusch
kryǒs n.	die Kälte
kybernēsis f.	die Steuerung

Die Wortbildungslehre

kyklŏs m.	der Kreis	mnēmē f. }	die Erinnerung,
kylindrŏs m.	der Zylinder, die Walze	mnēsis f. }	das Gedächtnis
kyma n.	die Woge, die Welle	morphē f.	die Gestalt
kyniklŏs m.	das Kaninchen	myrmex m.	die Ameise
kyōn c.	der Hund, die Hündin		

L

lagŏs m.	der Hase
lalia f.	das Gerede, das Geschwätz
lampsis f.	das Leuchten, das Glänzen
leimax c.	die Schnecke
lēkithŏs f.	der Eidotter
lēmma n.	die Rinde, Schale
leōn m. Gen. leŏntŏs	der Löwe
lēpsis f.	das Empfangen, der Anfall
lēxis f.	das Wort, das Sprechen
limŏs m.	der Hunger
lithŏs m.	der Stein
logŏs m.	die Rede, Lehre, Vernunft
lŏgismŏs m.	der Vernunftsschluß
loimŏs	die Seuche, Epidemie
lykŏs m.	der Wolf

M

mēn m.	der Mond, der Monat
mĕrŏs n.	der Anteil, Teil
mĕtĕōrŏn n.	die Himmels-, die Lufterscheinung
mĕthē f.	die Trunkenheit
mĕthy n.	der Wein
mĕtron n.	das Maß
mimēsis f.	die Nachahmung
misos n.	der Haß
mitŏs m.	der Faden
mixis f.	die Mischung

N

nĕkrŏs m.	der Leichnam
nēma n.	der Faden, das Gespinst
nĕphĕlē f.	der Nebel
nŏmŏs m.	der Brauch, die Sitte, das Gesetz
nŏsŏs f.	die Krankheit
nŏstŏs m.	die Rückkehr, Heimkehr
nous m. Gen. nŏŏs	der Verstand, die Sinnesart
nyx f. Gen. nyktŏs	die Nacht

O

ŏdmē f.	der Geruch
ŏdynē f.	der Schmerz
oikŏs m.	das Haus, das Heim
oikŏnŏmia f.	die Hauswirtschaft, der Haushalt
oinŏs m.	der Wein
ŏn n. Gen. ŏntŏs	das Seiende, das Wesen
ŏneirŏs m.	der Traum
ŏnkŏs m.	die Krümmung, die Geschwulst
ŏnŏma n.	der Name, das Wort
ŏpsŏn n.	die gekochte Speise
ŏrēxis f.	der Appetit
ŏrgas f.	die strotzende Gegend, der fruchtbare Naturtrieb
ŏrnis f. Gen. ŏrnithŏs	der Vogel
ŏryza f.	der Reis

§ 24. Griechische Substantive der allgemeinen Wissenschaftssprache innerhalb der Medizin

ŏsmŏs m.	das Stoßen, das Eindringen	phŏbŏs m.	die Furcht
oulē f.	die Narbe	phōnē f.	die Stimme
oura f.	der Schwanz	phŏrēsis f. } phŏria f. }	das Tragen
ŏxalis f.	der Sauerampfer, die Kleesäure	phōs n. Gen. phōtŏs	das Licht
ŏzŏn* n. (substantiviertes Partizip)	das Riechende	phragmŏs m.	das Einschließen
		phrasis f.	der Ausdruck, die Rede
		phtheir m.	die Laus
P		phthŏngŏs m.	der Laut, die Stimme
pais m. Gen. paidŏs	das Kind, der Knabe	phylakē f.	die Wache
		phylax m.	der Wächter
paideia f.	die Erziehung	phylŏn n.	der Stamm, der Volksstamm
parthĕnŏs f.	die Jungfrau		
pathŏs n.	das Leiden, die Krankheit	physēma n.	das Aufgeblasene, die Luftansammlung
pausis f.	das Aufhören, die Pause	physis f.	das Wachstum, die Natur
peina f.	der Hunger	phytŏn n.	die Pflanze, das Gewächs
pella f.	das Fell, die Haut		
pēlŏs m.	der Schlamm, das Moor	pityrŏn n.	die Kleie
		planktŏn n.	das Schwebende
penia f.	der Mangel	plasis f.	das Bilden, die Bildung
pĕpsis f.	die Kochung, die Verdauung	plax f. Gen. plakŏs	die Platte, Fläche
phagĕsis f. } phagia f. }	das Essen, das Fressen	plēgē f. } plēxis f. }	der Schlag
phasis f.	1. das Sprechen, die Rede 2. der Entwicklungsabschnitt	plēthysmŏs m.	die Vermehrung, Vergrößerung
		pneuma n. } pneusis f. }	die Luft, der Hauch, der Atem, das Atmen
philia f.	die Liebe, die Freundschaft	pnŏē f.	die Atmung, das Atmen
phimŏs m.	das Versperrte, Verschlossene, Verengte	pŏmphŏlyx f.	die Blase
phloiŏs m.	die Rinde	psammŏs f.	der Sand
phlŏx f. } phlogmŏs m. }	das Brennen, die Entzündung	psŏra f.	die Krätze, Räude
		ptarmŏs m.	das Niesen

Merke: * Davon leitet sich das Kunstwort *Ozon* für O_3 ab, weil diese reine Sauerstoffverbindung im Gegensatz zu O_2 einen charakteristischen Geruch verbreitet.

ptĕryx f.	der Flügel	staphylē̦ f.	die Traube
Gen. ptĕry̆gŏs		sta̦sis f.	der Stillstand, die Stauung
pyr n.	das Feuer		
pyrētŏs m.	das Fieber	sta̦xis f.	das heftige Träufeln
py̦rgŏs m.	die Burg, der Turm	sthĕ̦nŏs n.	die Kraft
		sti̦gma n.	der Punkt
R		stoichei̯ŏn n.	der Grundstoff
rha̦bdŏs m.	der Stab, die Gerte	streptŏs m.	die Kette, das Band
rhaga̦s f.	der Riß	strŏbŏs m.	der Kreisel
Gen. rhaga̦dŏs		strŏphē̦ f.	die Drehung, Wendung
rhagē̦ f. } rhē̦xis f. }	das Reißen, der Riß	sȳkŏn n.	die Feige
rhĕŏs n.	das Fließen, der Strom	sympŏsiŏn n.	das Trinkgelage, das Gastmahl
rhi̦za f. } rhi̦zōma n. }	die Wurzel	sȳrinx f.	die Röhre, Flöte
rhŏē̦ f.	der Fluß	**T**	
rhŏ̦mbŏs m.	die Raute	tĕ̦lŏs n.	das Ende, das Ziel, der Zweck, die Richtung, Endphase einer Entwicklung
S			
s-chi̦sis f. } s-chi̦za f. }	die Spaltung, die Trennung	tĕ̦ras n.	das Wunder (-zeichen), die Mißgeburt
sēmei̯ŏn n.	das Zeichen, Kennzeichen	tha̦llŏs n.	der Sproß, der Trieb
si̦dērŏs m.	das Eisen, der Stahl	thanatŏs m.	der Tod
si̦tŏs m.	die (Getreide) Nahrung	thē̦ma n.	der Gesprächsstoff, das Thema
skōr n.	der Kot		
Gen. skatŏ̦s		thĕŏs m.	der Gott
ski̯a̦ f.	der Schatten	thēri̯ŏn m.	das Tier
skŏpē̦ f. } skŏpi̯a̦ f. }	das Spähen, das Schauen	thymŏs m.	das Gemüt, die Empfindung
skŏpŏs m.	der Schauer, Späher	thyreŏs m.	der türähnliche Schild
skŏ̦tŏs m.	die Dunkelheit, die Finsternis	tŏ̦kŏs m.	die Geburt
		tŏmē̦ f. } tŏmŏs m. }	das Schneiden, der Schnitt
sŏphi̦a f.	die Weisheit		
spadō̦n f.	der Riß, die Spalte	tŏ̦pŏs m.	der Ort, die Gegend
sphēn m.	der Keil	tŏ̦xŏn n. } tŏxikŏ̦n n. }	das Pfeilgift, das Gift
spŏdŏ̦s m.	der Staub, die Asche		
spŏ̦ra f. } spŏ̦rŏs m. }	die Saat, der Samen, die Zeugung	trē̦sis f.	die Öffnung, das Loch
		tri̦psis f.	das Reiben, Zerreiben, Zertrümmern
sta̦lagma n.	der Tropfen		

§ 25. Griechische Adjektive der allgemeinen Wissenschaftssprache innerhalb der Medizin

trŏpē̜ f.	die Wendung, die Drehung, Einwirkung	**X**	
		xi̯phŏs n.	das Schwert
trŏphē̜ f.	die Nahrung, die Ernährung	xy̜lŏn n.	das Holz
		Z	
trŏpŏs m.	die Art, Weise	zēma n.	das Siedende, die Hitze
trypanŏn n.	der Bohrer		
ty̜pŏs m.	der Schlag, der Eindruck, das Gepräge	zōon n.	das Lebewesen, das Tier
		zygŏ̜n n.	das Joch
tȳro̜s m.	der Käse	zyma n.	der Sauerteig, die Hefe

§ 25. Griechische Adjektive der allgemeinen Wissenschaftssprache innerhalb der Medizin

In den zusammengesetzten Wortbildungen der medizinischen Terminologie kommt eine Anzahl von Adjektiven besonders häufig vor, die ursprünglich aus der griechischen Umgangssprache stammen und in die allgemeine Wissenschaftssprache übergegangen sind. Die terminologischen Beispiele müssen leider zu einem Teil auf die folgenden Paragraphen vorgreifen, da im Wortgut der bisher abgehandelten Paragraphen keine geeigneten Beispiele vorhanden sind. Dieser Paragraph muß daher insbesondere mit dem folgenden § 26 gemeinsam gelernt werden.

1. Ihre Wortstämme lassen sich größtenteils in Gegensatzpaaren zusammenfassen:

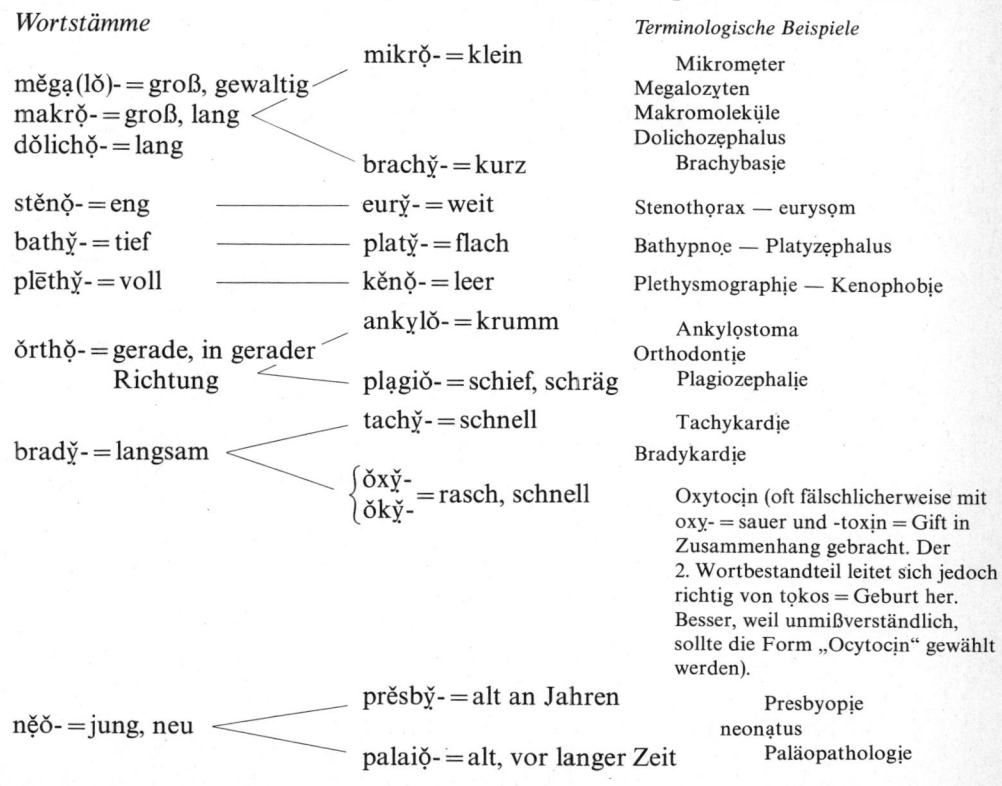

Wortstämme   *Terminologische Beispiele*

                     mikrŏ- = klein   Mikromęter

mĕga̧(lŏ)- = groß, gewaltig   Megalozyten

makrŏ- = groß, lang   Makromolekü̧le

dŏlichŏ- = lang   Dolichozęphalus

                     brachy̆- = kurz   Brachybasi̧e

stĕnŏ- = eng   —————   eury̆- = weit   Stenotho̧rax — eurysọm

bathy̆- = tief   —————   platy̆- = flach   Bathypnǫe — Platyzęphalus

plēthy̆- = voll   —————   kĕnŏ- = leer   Plethysmographi̧e — Kenophobi̧e

                     anky̧lŏ- = krumm   Ankylǫstoma

ŏrthŏ- = gerade, in gerader Richtung   Orthodonti̧e

                     pla̧giŏ- = schief, schräg   Plagiozephali̧e

                     tachy̆- = schnell   Tachykardi̧e

brady̆- = langsam   Bradykardi̧e

                { ŏxy̆- / ŏky̆- } = rasch, schnell   Oxytocin (oft fälschlicherweise mit oxy- = sauer und -toxi̧n = Gift in Zusammenhang gebracht. Der 2. Wortbestandteil leitet sich jedoch richtig von tǫkos = Geburt her. Besser, weil unmißverständlich, sollte die Form „Ocytoci̧n" gewählt werden).

                     prĕsby̆- = alt an Jahren   Presbyopi̧e

nĕŏ- = jung, neu   neona̧tus

                     palaiŏ- = alt, vor langer Zeit   Paläopathologi̧e

Die Wortbildungslehre

phanĕrŏ- = offenbar, sichtbar	kryptŏ- = verborgen, versteckt	Phaneroskopie / Krypten
thĕrmŏ- = warm	kryŏ- = eiskalt	Kryoskop / Thermometer
	psychrŏ- = kalt, kühl	Psychrobakterien
sklērŏ- = hart	malakŏ- = weich	Arteriosklerose — Osteomalazie
hygrŏ- = feucht	xērŏ- = trocken	Xerodermie / Hygrometer
	kraurŏ- = trocken, spröde	Kraurose
leiŏ- = glatt	trachў- = rauh	Leiomyom — Trachyphonie
lŏrdŏ- = vorwärts gekrümmt	kyphŏ- = rückwärts gekrümmt	Lordose — Kyphose
	manŏ- = dünn, durchlässig	Manometer
pyknŏ- = dick, dicht, derb	araiŏ- = locker, dünn	Pyknometer — Araeometer / Pykniker
pachў- = dick, feist, beleibt	lĕptŏ- = dünn, fein, zart	leptosomer Typ / Pachymeninx / Leptomeninx
glykў- = süß	pikrŏ- = herb, bitter	Glykogen — Pikrinsäure
amblў- = stumpf	ŏxў- = spitz, scharf *	Amblyopie — Oxyuren

* **Merke:** „Oxygenium" wurde von Lavoisier als Terminus für O_2 gewählt, weil er auf seine Eigenschaft als Säurebildner das Hauptgewicht legte. Von Oxygenium leiten sich daher in der Chemie und Biochemie sämtliche Bezeichnungen mit oxy- etc. ab.

kīnē(tŏ)- = beweglich	stĕrĕŏ- = starr, fest (räumlich dimensional)	kinetischer Tremor / Stereotypien
īsŏ- = gleich	anīsŏ- = ungleich	Isochromie — Anisochromie
kalŏ- = schön	kakŏ- = schlecht, häßlich	Kalomel — Kakodylsäure
phĭlŏ- = lieb, freundlich	phŏb(ĕrŏ)- = scheu, furchtsam	lipophil / lipophob
idio- = eigen, eigentümlich	xeno- = fremd	Idiopathie — Xenophobie
plēsiŏ- = nahe	tĕlĕ- = fern	Plesiopie — Telepathie

2. Einige Adjektiva lassen sich in Form einer aufsteigenden Reihe anordnen:

autŏ- = selbst, eigen	Autoplastik
hŏmoiŏ- = ähnlich, von der gleichen Art	Homoioplastik
hĕtĕrŏ- = der eine von beiden, der andere	Heteroplastik
allŏ- = anders, fremd	Alloplastik

Merke: allŏ- und hŏmoiŏ- werden auch als Gegensatzpaar gebraucht:
  Allopathie —— Homöopathie
  Auch hĕtĕrŏ- bildet mit hŏmŏ- = gleich ein Gegensatzpaar:
  Homozygōt —— Heterozygōt

3. Außerdem kommen häufig vor:

agōgŏ- = führend, treibend	Lithagogum
ăkrŏ- = in eine Spitze auslaufend, äußerst, oberst	Akrozephalus
dŏchŏ- = aufnehmend	Choledochus
koilŏ- = hohl	Koilonychie
mĕtĕŏrŏ- = schwebend	Meteorismus
poikĭlŏ- = bunt, mannigfach	Poikilozytose
pseud(ŏ)- = falsch	Pseudomembran
psilŏ- = nackt, kahl	Psilose
saprŏ- = faul, stinkend	Saprophyten

§ 26. Griechische Nomina anatomica innerhalb der klinischen und pathologischen Terminologie

Schon von alters her leiten Pathologie und Klinik eine Reihe von Krankheitsbezeichnungen vom anatomischen Ort der Erkrankung ab. Dabei haben sie jedoch die Latinisierung der anatomischen Nomenklatur nicht immer mitvollzogen, sondern an den alten griechischen Nomina anatomica festgehalten. Dasselbe gilt für viele diagnostische Verfahren und Operationen, die ihren Namen ebenfalls vom anatomischen Ort des Eingriffs herleiten. Die Kenntnis der wichtigsten griechischen Ausdrücke ist daher zum Verständnis der klinischen Terminologie unerläßlich. Einige dieser Termini sind bereits von den Deklinationen her bekannt, sollen hier jedoch noch einmal in einem größeren Zusammenhang und in Gegenüberstellung mit ihren jeweiligen lateinischen Entsprechungen angeführt werden.

Auch hier mußte in den terminologischen Beispielen zu einem Teil auf die folgenden Paragraphen vorgegriffen werden; in diesem Falle vor allem auf die letzten, welche die Praefix- und Suffixbildungen behandeln.

a) Ausdrücke aus der allgemeinen Anatomie

Nomen der PNA	*Griech. Nomen*	*Wortstamm*	*Terminol. Beispiel*
adeps	lipos	lip(o)-	Lipämie
articulatio	arthrŏn	arthr(ŏ)-	Arthropathie
cadaver	{ nĕkrŏs	nĕkr(ŏ)-	Nekropsie
	ptōma	ptōm(atŏ)-	Ptomain
capillus	thrix	trich(o)-	Trichoklasie
caro	{ sarx	sarko-	Sarkolemm
	kreas	krĕat(o)-	Kreatinurie
cartilago	chŏndrŏs	chondr(ŏ)-	Chondromalazie
cella	kytŏs*	kyto-	Zytologie
cornu	kĕras	kĕrat(ŏ)-	Keratin
corpus	sōma	sōm(atŏ)-	Somatotropin

* Auch in latinisierter Form als cytus, i m. = die Zelle, allerdings nur in Zusammensetzungen in Gebrauch.

Die Wortbildungslehre

Nomen der PNA	Griech. Nomen	Wortstamm	Terminol. Beispiel
cutis	derma / pella	derm(atŏ)- / pell-	Dermographismus / Pellagra
glans (Drüse)	adēn	adĕn(ŏ)-	Adenotomie
medulla	myĕlŏs	myĕl(ŏ)-	Myelographie
membrum	mĕlos	mĕl-	Phokomelie
musculus	mys / is	myŏ- / inŏ-	Myoklonus / Inotropie
nervus	neurŏn	neur(ŏ)-	Neuromyositis
nucleus	karyŏn	karyŏ-	Karyorrhexis
ŏs, ŏssis	ŏstĕŏn	ŏstĕŏ-	Osteopathie
ōvum	ōŏn	ōŏ-	Oogenese
pulsus	sphygmŏs	sphygmŏ-	Sphygmometer
tendo	tĕnōn	tĕnŏ-	Tenotomie
vas	angiŏn	angiŏ-	Angiospasmus
vena	phlĕbs	phlĕb(ŏ)-	Phlebologie

b) **Ausdrücke des Wahrnehmens**

Nomen der PNA	Griech. Nomen	Wortstamm	Terminol. Beispiel
auditus	akousis	akou-	Akumeter
olfactus	ŏsmē	ŏsm-	Mikrosmat
gustus	geusis	geus-	Ageusie
sensus	aisthēsis	aisth-	Hyperästhesie
tactus	haphē	haph-hapt-	Haphalgesie
visus	ŏpsis	ŏp(s)- ŏpt(o)-	Optometer

c) **Die Nomina einzelner Teile a capite ad calces**

Nomen der PNA	Griech. Nomen	Wortstamm	Terminol. Beispiel
caput	kĕphalē / kraniŏn	kĕphal- / krani-	Hydrozephalus / Hemikranie
dura mater	pachўmēninx	pachўmēning-	Pachymeningitis
pia mater	lĕptŏmēninx	lĕptŏmēning-	Leptomeningitis
cerebrum	enkĕphalŏn	enkĕphal(o)-	Enzephalitis
tempora	krŏtaphoi	krŏtaph-	Krotaphion
facies	prŏsōpŏn	prŏsōpo-	Prosopoplegie
frons	mĕtōpŏn	mĕtōp(o)-	Metopismus
palpebra	blĕpharŏn	blĕpharo-	Blepharoplastik
oculus	ŏphthalmŏs / ŏmma	ŏphthalm(o)- / ŏmm(ato)-	Ophthalmoskopie / Ommochrome

§ 26. Griechische Nomina anatomica innerhalb der klinischen und pathologischen Terminologie

Nomen der PNA	Griech. Nomen	Wortstamm	Terminol. Beispiel
pupilla	kŏrē	kŏr-	Korektopie
lens	phakŏs	phak(o)-	Phakozele
auris	ous	ōt(o)-	Otorrhagie
nares	rhīs	rhīn(o)-	Rhinitis
ōs, ōris	stŏma	stŏm(ato)-	Stomatologie
labium	cheilos	cheil(o)-	Cheiloschisis
gingiva	oulŏn	oul(o)-	Ulitis
dens	ŏdous	ŏdont(o)-	Odontalgie
lingua	glōssa	glōss-	Glossoplegie
uvula	staphylē	staphyl-	Staphylitis
mandibula } mentum }	gnathŏs	gnātho-	Gnathoschisis
	gĕneiŏn	gĕnei(ŏ)-	Mikrogenie
dorsum	nōtos	nōtŏ-	Notomelus
columna vertebralis	rhachis	rhach-	Rhachiotomie
vertebra	spŏndylŏs	spŏndyl(o)-	Spondylarthritis
humerus	ōmŏs	ōm-	Omarthrose
pectus	{ thōrax / stēthos	thōrako- / stētho-	Thorakometrie / Stethoskop
mamma	mastŏs	mast(o)-	Mastopathie
mamilla	thēlē	thēl-	Thelitis
cor	kardia	kard-	Endokard
pulmo	pneumōn	pneum(o)-	Pneumolyse
venter	{ koilia / lăpara	koil- / lăpar-	Zöliakie / Laparotomie
umbilicus	ŏmphalŏs	ŏmphal(ŏ)-	Omphalozele
viscera	{ splanchnŏn / ĕntĕrŏn	splanchnŏ- / ĕntĕr(ŏ)-	Splanchnomegalie / Enteritis
omentum	epiplŏŏn	epiplŏ-	Epiploitis
lien	splēn	splēn(ŏ)-	Splenovasographie
ventriculus	gastēr	gastr(ŏ)-	Gastrotomie
coecum	typhlŏn	typhl(ŏ)-	Typhlitis
anus } rectum }	prŏktŏs	prŏkt(ŏ)-	Proktostase
ren	nĕphrŏs	nĕphr(ŏ)-	Nephrolithotomie
pelvis (renalis)	pyĕlŏs	pyĕl(ŏ)-	Pyelogramm
vesica	kystis	kyst-	Zystopyelitis
testis	ŏrchis	ŏrch-	Kryptorchismus
penis	phallŏs	phall(o)-	Diphallus
glans (Eichel)	balanŏs	balan(o)-	Balanitis
praeputium	pŏsthion	pŏsth-	Posthitis
ovarium	ōŏphŏrŏn	ōŏphor(o)-	Oophoritis
tuba (uterina)	salpinx	salping(o)-	Salpingographie
uterus	mētra	mētr-	Myometritis
vagina	kŏlpŏs	kŏlp(ŏ)-	Kolposkopie

Die Wortbildungslehre

Nomen der PNA	Griech. Nomen	Wortstamm	Terminol. Beispiel
pubes	ĕpĭsiŏn	ĕpĭsiŏ-	Episiotomie
manus	cheir	cheir(ŏ)-	Chiragra
digitus	daktylŏs	daktyl(ŏ)-	Mikrodaktylie
unguis	ŏnyx	ŏnych(ŏ)-	Onychophagie
genu	gŏny	gŏn-	Gonarthritis
pes	pous	pŏd(ŏ)-	Podalgie

Merke: *Einige griechische Nomina haben im Lauf der Entwicklung mehrere Bedeutungen angenommen:*

1. phrēn = Zwerchfell wird z.B. in dem Terminus: subphrenischer Abszeß in seiner ursprünglichen Bedeutung gebraucht = ein Abszeß, der unter dem Zwerchfell gelegen ist.
Da die Griechen glaubten, das Denken und Empfinden habe seinen Sitz in diesem Organ, bezeichnet das Wort auch: Geist, Sinn, Gemüt. Der Terminus: Phrenopathie bedeutet daher: Geisteskrankheit und in diesem Sinn ist das Wort auch in Schizophrenie gebraucht.

2. hystĕra = Gebärmutter findet sich noch in Begriffen wie: Hysterektomie = Entfernung des Uterus im urspr. Sinn. Die hippokratischen Ärzte nahmen aber an, daß die „Hysterie" von einem Gebärmutterleiden verursacht sei, und so erhielt sich der Name für diese neurotischen Reaktions- und Verhaltensweisen.

3. hēbē = Mannbarkeit bezeichnet zunächst den Ort, d.h. die Schamgegend. In diesem Sinn ist es noch in Hebetomie gebraucht, dem Terminus für die heute kaum noch geübte Durchsägung des Schambeinknochens, um bei engem Becken die Geburt zu ermöglichen.
hebe bezeichnet aber auch die Zeit der Mannbarkeit, das Jugend- oder Pubertätsalter. Diese Bedeutung erfüllt das Wort in: Hebephrenie = Jugendirresein.

4. nymphē = Mädchen findet sich in dem Begriff Nymphomanie. Der latinisierte Plural: nymphae bezeichnet aber auch die labia minora, so in Nymphitis oder Nymphotomie.

5. ischĭon bezeichnete urspr. das Hüftgelenk (coxa) wie auch das Gesäß. Daher kennt die klinische Terminologie einerseits: die Ischiophthisis = tuberkulöse Karies des Hüftgelenkes und andererseits: den Ischiopagus (pegnymi = verbinde) = Doppelmißgeburt mit Verschmelzung der Becken und Gesäße.

6. chŏndrŏs = Korn, Graupe, Grütze ist in mehreren unterschiedlichen Metaphern in die medizinische Terminologie eingegangen. So bedeutet die Diminutivbildung Mĭtŏ-chŏndrĭŏn wörtlich das Band aus einzelnen Körnern und bezeichnet damit eindrucksvoll das mikroskopische Bild der im Zytoplasma kettenförmig aneinandergereihten Körnchen. — chŏndrŏs in einer weiteren metaphorischen Bedeutung = Knorpel bezeichnete ursprünglich vorrangig den Brust- und Rippenknorpel, der bei Jungtieren eine grützenartige Beschaffenheit besitzt. Von seiner ursprünglichen Bedeutung als Rippenknorpel leitet sich daher auch der Diminutiv Hypŏchŏndrium (hypŏ- als griech. Präpositionalpräfix = unter; s. § 29 II 10) ab. Er bezeichnet das unter dem Rippenknorpel Gelegene, also die seitlichen Ober-

bauchpartien. Die Hypŏchŏndriȩ dagegen, die Einbildung, schwer krank zu sein, geht in der Namensgebung ähnlich wie bei der Hysterie auf die Krankheitsvorstellungen der Alten zurück; diese glaubten, daß sich dieses psychische Leiden vorzüglich in der Gegend unterhalb der Rippen manifestiere. Trotz dieses Bedeutungswandels behielt chŏndrŏs in zahlreichen Wortbildungen auch seine alte metaphorische und sogar seine ursprüngliche Bedeutung = Knorpel bei (vgl. S. 75 u. 180) und ist mit zahlreichen Ableitungen vertreten.

d) Körperflüssigkeiten und -ausscheidungen

Nomen der PNA	Griech. Nomen	Wortstamm	Terminol. Beispiel
ạqua	hydōr	hydr(ŏ)-	Hydrozẹphalus
		hydat(ŏ)-	Hydatịde
bịlis fel	chŏlẹ̄	chŏl-	Cholestạse
lac	gạla	gạlakt(ŏ)-	Galaktorrhöe
lạcrima	dạkryon	dạkry(ŏ)-	Dakryozystịtis
mụcus	myxa	myx-	Myxödẹm
pitụita	blẹnna	blenn-	Blennorrhöe
salịva	ptyalŏn sialŏn	ptyal(ŏ)- sial(ŏ)-	Ptyalịsmus Sialographịe
sạnguis	haima	haim(ătŏ)-	Hämoglobinurịe
sẹbum	stẹar	stẹ(ătŏ)-	Steatozẹle
sẹmen	gŏnẹ̄ spẹrma	gŏn- sperm(ătŏ)-	Gonadotropịn* Spermatozystịtis
stẹrcus	kŏprŏs	kŏpr(ŏ)-	Koprophagịe**
sụdor	hidrŏs	hidr(ŏ)-	Hidradenịtis
urịna	ourŏn	our(ŏ)-	Urosẹpsis
als pathologische Körperausscheidung kommt hinzu:			
pus	pyŏn	pyŏ-	Pyŏmẹ̄tra

Merke: * Aus demselben Wortstamm gon- ist die Bezeichnung „Gonorrhöe" hervorgegangen. Wörtlich übersetzt bedeutet der Ausdruck eigentlich: „Samenfluß". Denn die Alten glaubten ursprünglich, daß bei der spezifischen Geschlechtskrankheit „Tripper" nicht Eiter, sondern Samen aus der Harnröhre ausfließe. Sie konnten um so eher auf dieser Ansicht beharren, weil sie auch bei der Frau eine Samenabsonderung voraussetzten.

** stẹrcum und kọpros bedeuten den normal geformten Stuhl. Verhärtete Kotballen werden mit dem griechischen Ausdruck: skybala bezeichnet, während Kotsteine: Koprolịthe heißen.

§ 27. Die lateinischen und griechischen Numeralia = Zahlwörter

Wir kennen folgende Numeralia:
Grundzahlen (Cardinalia):   eins, zwei, drei, etc.
Ordnungszahlen (Ordinalia):   der, die, das erste, zweite, dritte, etc.
Verteilungszahlen (Distributiva):   je ein, je zwei, je drei, etc.
Vervielfältigungszahlen (Multiplicativa):   einfach, zweifach, dreifach, etc.
Zahladverbien: einmal, zweimal, dreimal, etc.

Die Wortbildungslehre

a) Lateinische Zahlwörter

1. Schema der wichtigsten Numeralia:

		Grundzahlen	Ordnungszahlen	Verteilungszahlen
1	I	ūnus, a, um	prīmus, a, um	singulī, ae, a
2	II	duo, duae, duo	secundus	bīnī, ae, a
3	III	trēs, tria	tertius	ternī (trini)
4	IV	quattuor	quārtus	quaternī
5	V	quīnque	quīntus	quīnī
6	VI	sex	sextus	sēnī
7	VII	septem	septimus	septēnī
8	VIII	octō	octāvus	octōnī
9	IX	novem	nōnus	novēnī
10	X	decem	decimus	dēnī
11	XI	ūndecim	ūndecimus	ūndēnī
12	XII	duodecim	duodecimus	duodēnī
13	XIII	trēdecim	tertius decimus	ternī dēnī
14	XIV	quattuordecim	quārtus decimus	quaternī dēnī
15	XV	quīndecim	quīntus decimus	quīnī dēnī
16	XVI	sēdecim	sextus decimus	sēnī dēnī
17	XVII	septendecim	septimus decimus	septēnī dēnī
18	XVIII	duodēvīgintī	duodēvīcēsimus	duodēvīcēnī
19	XIX	undēvīgintī	undēvīcēsimus	undēvīcēnī
20	XX	vīgintī	vīcēsimus	vīcēnī
21	XXI	vīgintī ūnus	vīcēsimus prīmus	singulī vīcēnī
22	XXII	vīgintī duo	vīcēsimus secundus	bīnī vīcēnī
23	XXIII	vīgintī trēs	vīcēsimus tertius	ternī vīcēnī
24	XXIV	vīgintī quattuor	vīcēsimus quārtus	quaternī vīcēnī
25	XXV	vīgintī quīnque	vīcēsimus quīntus	quīnī vīcēnī
26	XXVI	vīgintī sex	vīcēsimus sextus	sēnī vīcēnī
27	XXVII	vīgintī septem	vīcēsimus septimus	septēnī vīcēnī
28	XXVIII	duodētrīgintā	duodētrīcēsimus	duodētrīcēnī
29	XXIX	undētrīgintā	undētrīcēsimus	undētrīcēnī
30	XXX	trīgintā	trīcēsimus	trīcēnī
31	XXXI	trīgintā ūnus	trīcēsimus prīmus	singulī trīcēnī
40	XL	quadrāgintā	quadrāgēsimus	quadrāgēnī
50	L	quīnquāgintā	quīnquāgēsimus	quīnquāgēnī
60	LX	sexāgintā	sexāgēsimus	sexāgēnī
70	LXX	septuāgintā	septuāgēsimus	septuāgēnī
80	LXXX	octōgintā	octōgēsimus	octōgēnī
90	XC	nōnāgintā	nōnāgēsimus	nōnāgēnī
100	C	centum	centēsimus	centēnī
200	CC	ducentī, ae, a	ducentēsimus	ducēnī
300	CCC	trecentī, ae, a	trecentēsimus	trēcēnī
400	CCCC	quadringentī, ae, a	quadringentēsimus	quadringēnī
500	D	quīngentī, ae, a	quīngentēsimus	quīngēnī

600	DC	sescentī, ae, a	sescentēsimus	sescēnī
700	DCC	septingentī, ae, a	septingentēsimus	septingēnī
800	DCCC	octingentī, ae, a	octingentēsimus	octingēnī
900	DCCCC	nōngentī, ae, a	nōngentēsimus	nongēnī
1000	M	mīlle	mīllēsimus	sịngula mīlia, mīllēnī

2. Von den *Multiplikativa* und den *Zahladverbien* genügt für die Fachsprache die Kenntnis folgender Formen:

Multiplikativa

sịmplex, sịmplĭcis	einfach
dụplex	zweifach, doppelt
trịplex	dreifach
quạdrŭplex	vierfach
quịncŭplex	fünffach
decẹmplex	zehnfach
centụmplex	hundertfach

Zahladverbien

sẹmel	einmal
bis	zweimal
ter	dreimal
quạter	viermal
quịnquiēs	fünfmal
dẹciēs	zehnmal
cẹntiēs	hundertmal

3. *Hinweise zur Deklination der Zahlwörter*

Die Grundzahlen:
Die meisten Grundzahlen lassen sich nicht deklinieren; deklinierbar sind lediglich die Grundzahlen eins, zwei, drei, die vollen Hunderter von Zweihundert bis Neunhundert, die Tausender, nur mille nicht. Alle Grundzahlen werden wie Adjektive behandelt. Die deklinierbaren richten sich wie die Adjektive in ihrem Fall und Geschlecht nach dem zugehörigen Substantiv. Die undeklinierbaren Grundzahlen werden nicht verändert.

Das Zahlwort unus, a, um = *einer, eine, eines* dekliniert mit Unregelmäßigkeiten gemischt nach der a- und o- und nach der 3. Deklination. Es hat diese Deklinationsformen gemeinsam mit den sog. *Pronominaladjektiven*, die ebenfalls eine gewisse Zahlenangabe enthalten. Einige von ihnen bilden den Nom. Sing. Mask. auf -us, andere auf -er. Es handelt sich dabei um folgende Wörter:

sọlus, -a, -um	= der einzige, allein	—	vgl. medizin.: Solitärstein
tọtus, -a, -um	= ganz, gesamt	—	vgl. medizin.: Totalexstirpation
ụllus, -a, -um	= irgendeiner	—	—
nụllus, -a, -um	= keiner	—	vgl. medizin.: Nullipara
ạlter, ạltera, ạlterum	= der eine von beiden, der andere	—	vgl. medizin.: Alteration
ụter, ụtra, ụtrum	= welcher von beiden	—	—
neụter, neụtra, neụtrum	= keiner von beiden	—	vgl. medizin.: Neutrophile

ūnus, ūna, ūnum
ūnịus, ūnịus, ūnịus
ūnī, ūnī, ūnī
ūnum, ūnam, ūnum
ūno, ūna, ūno

Der Plural bei den Wörtern sọlus, tọtus, ụllus und nụllus dekliniert regelmäßig nach der a- und o-Deklination. Die restlichen Wörter bilden keinen Plural.

Die Wortbildungslehre

Merke folgenden Vers: Unus, solus, totus, ullus,
uter, alter, neuter, nullus,
diese Wörter tragen alle
-īus in dem zweiten Falle
und im dritten enden sie
stets mit einem langen ī.

Duo und tres werden folgendermaßen dekliniert:

	Mask.	Femin.	Neutr.	Mask.	Femin.	Neutr.
Nom.	duo	duae	duo	trēs	trēs	tria
Gen.	duōrum	duārum	duōrum	trium	trium	trium
Dat.	duōbus	duābus	duōbus	tribus	tribus	tribus
Akk.	duōs	duās	duō	trēs	trēs	tria
Abl.	duōbus	duābus	duōbus	tribus	tribus	tribus

Die vollen Hunderter werden wie Adjektive der o- und a-Deklination im Plural dekliniert; centum ist nicht deklinierbar.

	Mask.	Femin.	Neutr.
Nom.	ducenti	ducentae	ducenta
Gen.	ducentōrum	ducentārum	ducentōrum
Dat.	ducentis	ducentis	ducentis
Akk.	ducentos	ducentas	ducenta
Abl.	ducentis	ducentis	ducentis

Mille = tausend wird nicht dekliniert. Von zweitausend an dekliniert man nach dem Plural Neutrum der i-Deklination:

Nom.	mīlia
Gen.	mīlium
Dat.	mīlibus
Akk.	mīlia
Abl.	mīlibus

Also: duo mīlia, duōrum mīlium — tria mīlia, trium mīlium etc.
Ordnungszahlen werden wie Adjektive der o- und a-Deklination dekliniert.
Auch die *Verteilungszahlen* deklinieren wie Adjektive der o- und a-Deklination, aber nur im Plural.
Die *Vervielfältigungszahlen* deklinieren wie die Adjektive mit einer Endung nach der dritten Deklination (vgl. § 15c, 1; S. 52).

b) Griechische Zahlwörter

1. Von ihnen sind für die Fachsprache die Grund- und Ordnungszahlen von 1 bis 20 wichtig. Sie werden in Transkription gegeben:

§ 27. Die lateinischen und griechischen Numeralia = Zahlwörter

	Grundzahlen	Ordnungszahlen
1	heis, mia, hen	protos
2	dyo	deuteros
3	treis, treis, tria	tritos
4	tettares, tettares, tettara	tetartos
5	pente	pemptos
6	hex	hektos
7	hepta	hebdomos
8	oktō	ogdoos
9	ennea	enatos
10	deka	dekatos
11	hendeka	hendekatos
12	dodeka	dodekatos
13	treis kai deka (= 3 und 10)	tritos kai dekatos
14	tettares kai deka	tetartos kai dekatos
15	pentekaideka	pemptos kai dekatos
16	hekkaideka	hektos kai dekatos
17	heptakaideka	hebdomos kai dekatos
18	oktōkaideka	ogdoos kai dekatos
19	enneakaideka	enatos kai dekatos
20	eikosin	eikostos
100	hekaton	hekatostos
1000	chilioi, chiliai, chilia	chiliostos

2. Von den griechischen *Multiplikativa* und *Zahladverbien* finden in der Fachsprache Verwendung:

Multiplikativa
haplo-   = einfach   Haploidzellen
diplo-   = zweifach, doppelt Diploid, Diplokokken
triplo- = dreifach   Tripelphosphate

Zahladverbien
dis   = zweimal   Dipeptide, Dikrotie
tris   = dreimal   Tripeptide, Trikrotie, Tridermom
                              (Das -s geht in den Komposita verloren.)
tetra(kis) = viermal   Tetraplegie
penta(kis) = fünfmal   Fallotsche Pentalogie

Außerdem finden sich die beiden *Zahlsubstantive*:
trias   = drei zusammengehörige   Symptomatologische Trias
           Dinge, Dreiheit
tetras   = vier zusammengehörige   Tetralogie
           Dinge, Vierheit.

3. *Die unbestimmten Zahlwörter* sind mit folgenden Formen vertreten:
poly-   = viel   Polyphagie

Die Wortbildungslehre

unregelmäßiger Komparativ:
plĕo- = mehr   Pleomorphismus, pleiochromer Ikterus
oder pleio-
ŏlĭgŏ- = wenig   Oligospermie
unregelmäßiger Komparativ:
meiŏ- = weniger,   Substantiv: Miosis = Verkleinerung (der Pupille).
Von beiden Wörtern werden auch die Multiplikativa gebildet:
pŏllăkis = vielmals, häufig und ŏligăkis = wenige Male, selten

Merke: *Polyurie* = Entleerung einer großen — *Oligurie* = Entleerung einer kleinen
  Harnmenge   Harnmenge
aber: *Pollakisurie* = häufige Harnentleerungen ⎫ (ohne Rücksicht auf die
     Oligakisurie = seltene Harnentleerungen ⎭ ausgeschiedene Menge).

4. Ferner hat auch das Griechische Wörter zur Fachsprache beigesteuert, die eine gewisse Zahlen- oder Mengenangabe enthalten:
mono- = ein einziger, allein   Monozyten, Monoculusverband, infektiöse
                                 Mononukleose (= Pfeiffersches Drüsenfieber)
pās, pāsa, pān = ganz, gesamt   Pandemie, Pankreas
  jeder, Plur. alle
pantŏthĕn = von überall her, ubiquitär Pantothensäure
hŏlŏ- = ein ganzer, gesamt   Holoenzym (= Apoenzym + Koenzym),
                                 holokrine Drüsen (Drüsen, die ihr Sekret auf
                                 einmal ausscheiden und dann zugrunde gehen).

§ 28. Die lateinischen und griechischen Farbbezeichnungen

Die lateinischen und griechischen Farbbezeichnungen werden in der Fachsprache viel gebraucht. Von ihnen leiten sich außerdem eine Reihe weiterer Termini ab, auch sind sie in zahlreiche Wortverbindungen eingegangen.

a) Lateinische Farbbezeichnungen

Von ihnen werden eine große Anzahl mit dem Suffix -ĕus, -ĕa, -ĕum gebildet.

Vokabeln	*Terminologische Beispiele*
albus, -a, -um = weiß	Linea alba, Albumen, Albino
albicans = weißlich	Corpus albicans
Spätbildung: albugĭnĕus, -a, -um = weißlich	Tunica albuginea
candidus, -a, -um = weiß	Candida (Neutr. plur. substantiviert; z. B. Soor)
āter, ātra, ātrum = schwarz	Bilis atra
niger, -gra, -grum = schwarz	Substantia nigra
cānus, -a, -um = grau	Canities
grĭsĕus, -a, -um = grau	Substantia grisea
cĭnĕrĕus, -a, -um = aschgrau	Stratum cinereum

§ 28. Die lateinischen und griechischen Farbbezeichnungen

pallĭdus, -a, -um = bleich
līvĭdus, -a, -um = blaugrau, bleifarben
caesĭus, -a, -um = blaugrau
caerŭlĕus, -a, -um = himmelblau
vĭŏlācĕus, -a, -um = violett
vĭrĭdis, -is, -e = grün
flāvus, -a, -um = gelb
lūtĕus, -a, -um = gelb
aurĕus, -a, -um = golden, goldgelb
fuscus, -a, -um = braun, von der Sonne gebräunt
ferrūgĭnĕus, -a, -um = braunrot, auch eisengrau
rŭbĕr, -bra, -brum = rot
rŭtĭlus, -a, -um = rötlich
flammĕus, -a, -um = feuerrot
purpŭrĕus, -a, -um = purpurrot
rŏsĕus, -a, -um = rosa

Globus pallidus, Spirochaeta pallida
livide Verfärbung der Haut, livor mortis
Caesium (Cs)
Locus caeruleus, Zäruloplasmin
Viomycin
Streptococcus viridans, Verdoglobin
Ligamenta flava, Flavin
Corpus luteum, Luteinzysten
Aureomycin
Fuscin

Nucleus ruber, Bilirubin, Rubeola(e)
Rutilismus
Naevus flammeus
Purpura senilis
Roseola

b) Griechische Farbbezeichnungen

Vokabeln
leuk(ŏ)- = weiß
arg(ē)- = weiß glänzend
argin(ŏ)- = weiß schimmernd
mĕla- = schwarz
amaurŏ- = schwarz, dunkel
pŏlĭŏ- = schwärzlich, schwarzblau
kyan(ĕŏ)- = azurblau
glaukŏ- = meeresblau
iōd(ē)- = veilchenblau
chlōr(ŏ)- = gelbgrün, blaßgrün
chlŏa(nŏ)- = grüngelb, blattgrün
kirrhŏ- = gelb
kĭtrin(ŏ)- = zitronengelb, blaßgelb
ōchrŏ- = blaßgelb
xanth(ŏ)- = gelb (wie Getreide), ocker
phaĭŏ- = braun
ĕry(thrŏ)- = tiefrot
pŏrphyr(ĕŏ)- = purpurrot
pyrrh(ŏ)- = feuerrot
ēōs = Morgenröte
rhŏd(ĕŏ)- = rosa
chrȳs(ĕŏ)- = golden

Terminologische Beispiele
Leukozyt, Leukämie

Arginin
Melanin, Melaena, Kalomel
Amaurose
Poliomyelitis, Polioenzephalitis
Zyanose, Zyankali, Pyozyaneus
Glaukom
Jod
Chlor, Chlorophyll, Chlorose
Chloasma
Zirrhose
Citrin
Ochronose
Xanthin, Xanthelasma
Phaeochromozytom, Phaeoderm
Erythrozyt, Erysipel
Porphyrin, Porphyropsin
Pyrrhol
Eosin
Rhodopsin
Chrysoidin

Die Wortbildungslehre

§ 29. Die lateinischen und griechischen Praefixe und Praepositionen als Vorsilben bei den Adjektiven und Substantiven

Solche Vorsilben geben dem Wort stets eine besondere Bedeutung und führen erst zu seinem richtigen Verständnis.

a) Praepositionen als Praefixe

In der Terminologie treten sowohl zahlreiche lateinische als auch griechische Praepositionen als Vorsilbe auf.

I. Aus dem Lateinischen stammen:
1. ā, ăb: von-, weg-, ab-
    āversio, -ionis, f.; Abwendung, Abneigung
    ăblątio, -ionis, f.; Abtragung, Amputation.

Merke: *Vor c, q, t wird ab- zu abs-:*
  ăbscęssus, -us, m.; (Eiter-)Abscheidung, Abszeß.

2. ăd: an-, hinzu-
    adhaesio, -ionis, f.; Verwachsung, Verklebung (haerēre = haften; wörtl. die krankhafte „Anhaftung" zweier Gewebs- oder Organflächen).

Merke: *Das d in ad gleicht sich häufig durch Assimilation dem ersten Buchstaben des folgenden Substantivs und Adjektivs an; seltener ist die Elision = Wegfall des d.*
  agglutinątio, -ionis, f.; Verklebung, Zusammenballung (wörtl. Anleimung)
  appęndix, -icis, f.; Anhangsgebilde.
  aspirątio, -ionis, f.; Ansaugen, Aspiration.

3. ąntĕ: vor-
    anteflęxio, -ionis, f.; Beugung nach vorn.

4. cįrcŭm: um-
    circumcįsio, -ionis, f.; Umschneidung.

5. cŏm- (steht in zusammengesetzten Wörtern für die Praeposition cum): zusammen-, mit-
    cŏmĕdo, -onis, m.; Mitesser (wörtl. Übersetzung!).

Merke: *com- wird des Wohlklangs wegen häufig in cŏn- oder cō- verwandelt:*
  contųsio, -ionis, f.; Zusammenquetschung
  cohabitątio, -ionis, f.; Beiwohnung (eigentl. „Zusammenwohnung").

Merke ferner: *Das m in com- gleicht sich häufig durch Assimilation dem ersten Buchstaben des folgenden Wortes an:*
  colliquątio, -ionis, f.; Verflüssigung.

6. cŏntrā: gegen-
    contralaterąlis, -e; gegenseitig, auf der entgegengesetzten Seite gelegen.

7. dē: herab-, ent-
    vas dęferens; herabführendes Gefäß
    dehydratątio, -ionis, f.; Entzug von Wasser aus den Körpergeweben, oder: Abspaltung von lose gebundenem Wasser bei enzymatischen Prozessen.

§ 29. Die lat. und griech. Praefixe und Praepositionen als Vorsilben bei den Adjektiven und Substantiven

    aber:
    Dehydrierung; Entzug von Wasserstoff
    Dehydroxylierung; Entzug von OH-Gruppen.

Merke: *Trifft de- auf ein Wort, das mit einem Vokal beginnt, so wird ein -s- als Gleitkonsonant eingeschoben. Diese Regel stammt nicht aus dem Altlateinischen, sondern ist erst unter dem Einfluß des französischen de-, dés- (désoxydation) innerhalb der Fachsprache entstanden.*

    Weitere Beispiele:
        desorientiert; verwirrt, ohne Orientierungsvermögen
        Desinfektion; Maßnahme zur Vernichtung der Krankheitserreger
        Desaminierung; Entzug der Amino(NH_2)gruppe.

8. ē, ĕx: aus-
    excavatio, -ionis, f.; Aushöhlung, Ausbuchtung
    enucleatio, -ionis, f.; Ausschälung.

Merke: *Das x in ex gleicht sich häufig durch Assimilation dem ersten Buchstaben des folgenden Wortes an:*
    (ductus) efferens; der heraustragende Gang.

9. extrā: außer-
    extrasystole, -ae, f. (griech.-latein. Mischbildung!); eine Systole, die außerhalb der regulären Systolen des Herzens stattfindet.

10. ĭn: hinein-, ein-
    insufflatio, -ionis, f.; das Einblasen (z. B. von Sauerstoff bei künstlicher Beatmung).

Merke: *Auch bei in- tritt in vielen Fällen Assimilation ein:*
    immigratio, -ionis, f.; Einwanderung.

11. infrā: unter-
    infraorbitalis, -e; unter der Augenhöhle gelegen.

12. inter: zwischen-
    interruptio, -ionis, f.; Unterbrechung (der Schwangerschaft).

13. intrā: innerhalb-
    intramuralis, -e; innerhalb der Wand eines Organs gelegen.

14. ŏb: gegen-
    (musculus) obturator, -oris, m.; der Verstopfer (eigentlich der Gegenstopfer).

Merke: *Auch bei ob- tritt in manchen Fällen Assimilation ein:*
    (musculus) oppōnens, -entis, m.; der Muskel, der z.B. den Daumen der restlichen Hand gegenüberstellt.

15. pĕr: durch-
    perforatio, -ionis, f.; der Durchbruch (eines Magengeschwürs).

Die Wortbildungslehre

Merke: *Auch bei per- tritt in manchen Fällen Assimilation ein:*
pellucidus, -a, -um; durchscheinend.

16. post: nach-
    postnatalis, -e; nach der Geburt.
17. prae: vor-
    praecordia, -ium, n.; der Bezirk vor dem Herzen, die Herzgrube.
18. praeter: über-, außer-
    praeternaturalis, -e; außernatürlich, künstlich.
19. prō: vor-
    prolapsus, -us, m.; der Vorfall.
20. rĕ: zurück-, wider-
    reductio, -ionis, f.; die Rückführung (chirurgisch = Reposition; biologisch = Rückbildung).
21. sŭb: unter-
    substitutio, -ionis, f.; Unterstützung.

Merke: *Auch bei sub- tritt in manchen Fällen Assimilation ein:*
   suffocatio, -ionis, f.; Erstickung
   sub kann aber auch zu sus- werden, so in:
   suspensio, -ionis, f.; Schwebe, Aufhängen (wörtl. eine Schwebehaltung, die durch eine Unterstützung von unten her zustande kommt; vgl. suspensorium).

22. sŭper: über-
    superductus, -a, -um; hinübergeführt (z.B. ein digitus quintus varus, der durch seine Verformung über dem vierten Zeh liegt).
23. sŭprā: oberhalb-
    supraclavicularis, -e; oberhalb der Clavicula gelegen.
24. trans: hinüber-, hindurch-
    Transaminasen; Enzyme, welche die Aminogruppen von einer Substanz auf die andere hinübertragen.
25. ultra: jenseits-
    ultravisibilis, -e; jenseits der Sichtbarkeitsgrenze eines gewöhnlichen Mikroskops.

II. Aus dem Griechischen stammen:

1. amphi: beidseits, um-, ringsherum
   Amphioxus lanceolatus; Lanzettfisch (wörtl. ein Fisch, der beidseits spitzlanzenförmig ausläuft).
2. ana: hinauf-, auf-, gegen-
   analysis, -eos, f.; Auflösung.

§ 29. Die lat. und griech. Praefixe und Praepositionen als Vorsilben bei den Adjektiven und Substantiven

3. antĭ: gegen-
   antĭdotum, -i, n.; Gegenmittel (wörtl. die Gegengabe).

4. apŏ: ab-, weg-
   apoplexĭa, -ae, f.; Schlaganfall (wörtl. ein Anfall, der den Kranken weg- oder niederschlägt).

5. diă: durch-, zwischen-, auseinander-
   diămeter, -tri, f.; Durchmesser.

6. ĕk, ĕx: aus-
   Ektasĭe; die Ausdehnung (im patholog. Sinn)
   exanthĕma, -atis, n.; der Hautausschlag (wörtl. das, was aus der Haut herausblüht).

7. ĕn, ĕm: in-, ein-
   enurēsis, -is, f.; das unwillkürliche Harnlassen (wörtl. das Einharnen; vgl. im Deutschen: Einnässen).
   ĕmbŏlus, -i, m.; der Gefäßpfropf (wörtl. das, was in die Gefäßbahn eingeworfen ist).

8. ĕpĭ: auf-, über-
   epigăstrium, -i, n.; Oberbauch (wörtl. das, was über dem Magen liegt).

9. hypĕr: über-
   hypernephrōma, -atis, n.; Nebennierengeschwulst (wörtl. eine Geschwulst, die topographisch über der Niere liegt).

10. hypŏ: unter-
    hypogăstrium, -i, n.; Unterbauch (wörtl. das, was unterhalb des Magens liegt).

11. kată: hinab-
    katabiŏsis, -eos, f.; Lebensminderung (wörtl. das Herableben).

12. mĕtă: zwischen-, mitten-, nach-
    metaphysis, -is, f.; das Zwischenstück zwischen Diaphyse und Epiphyse am Röhrenknochen
    metacărpus, -i, m.; Mittelhand (wörtl. diejenigen Knochen, die nach dem carpus kommen).

13. pară: neben-, durch-, gegen-
    paravertebrălis, -e (griech-latein. Mischform); neben der Wirbelsäule gelegen
    paracentēsis, -is, f.; der Durchstich
    Paraproteĭn; entartetes Eiweiß.

14. pĕrĭ: um herum
    perinephrĭtischer Abszeß; ein Abszeß, der um die Niere herum gelegen ist.

15. prŏ: vor-
    prŏstata, -ae, f.; die Vorsteherdrüse.

16. prŏs: hinzu-
    prosthĕtische Gruppe; hinzugefügte Gruppe (z. B. das Häm beim Hämoglobĭn, da es dem Proteinanteil Globĭn als nichteiweißhaltige Atomgruppe „hinzugefügt" ist).

Die Wortbildungslehre

17. syn, sym: mit-, zusammen-
synapsis, -eos, f.; die Stelle, an der z. B. Nerv und Muskel „zusammenhaften"
symptōma, -atis, n.; das Krankheitszeichen (wörtl. das „Zusammenfallen" von patholog. Erscheinungen).

Merke: *Als Regel darf gelten, außer peri- und pro- verlieren sämtliche griechischen Praefixe, die auf einen Vokal auslauten, diesen Endvokal, wenn das folgende Wort mit einem Vokal oder einem h beginnt.*

b) Adverbien und unselbständige Verhältniswörter als Praefixe

Neben den Praepositionen begegnen im Lateinischen und im Griechischen auch Adverbien und unselbständige Verhältniswörter als Vorsilben.

I. Aus dem Lateinischen stammen:

1. ambi-: beid-
   ambiguus, -a, -um; sich nach beiden Seiten neigend, unbestimmt.

2. di(s)-: auseinander-
   dislocatio, -ionis, f.; das Auseinandertreten, die Lageveränderung zweier Knochenbruchstücke bei einer Fraktur
   dilatatio, -ionis f.; Ausweitung.

3. intro-: hinein-
   intromissio, -ionis f.; das Einführen.

4. retro-: rück-, hinter-
   retroperitonealis, -e: hinter dem Peritoneum gelegen.

5. sē-: aus-, ab-, auseinander- (bedeutet stets eine Trennung)
   secretio, -ionis, f.; Absonderung.

6. semi-: halb-
   (musculus) semitendinosus; (der Muskel), der zur Hälfte aus einer Sehne besteht.

II. Aus dem Griechischen stammen:

1. amphŏ-: beid-
   amphotrope Arzneiwirkung; Wirkung in beiden Richtungen, d.h. entgegengesetzte Wirkung großer und kleiner Gaben desselben Arzneistoffes.

2. dys-: miß- (drückt eine gestörte oder erschwerte Funktion aus)
   Dysmelie; Mißbildung der Gliedmaßen
   dyspepsia, -ae, f.; Verdauungsstörung.

3. ĕktŏ-: }
   ĕxŏ-: } außen-
   Ektokardie; Außenverlagerung des Herzens (bei Fehlbildungen an Brustbein und Rippen)
   Exopeptidasen; eiweißspaltende Enzyme, die „von außen", d.h. von den Enden der Molekülketten her Aminosäuren abspalten.

§29. Die lat. und griech. Praefixe und Praepositionen als Vorsilben bei den Adjektiven und Substantiven

4. ẹndŏ-: ⎫
   ẹntŏ-: ⎭ innen-
   Endokrinologịe; Lehre von der inneren Sekretion
   Entodẹrm; inneres Keimblatt.
5. eu-: gut-
   eurhythmịa, -ae, f.; gute, d.h. regelmäßige Pulsfolge.
6. hēmị-: halb-
   hemiplegịa, -ae, f.; Halbseitenlähmung.
7. mĕsŏ-: mitten-, zwischen-
   Mesodẹrm; mittleres Keimblatt.
8. ŏpisthŏ-: rückwärts-, nach hinten
   Opisthotọnus; Krampf der Rückenmuskulatur mit Rückwärtsbeugung.
9. prọ̆sō-: vorwärts-
   Prosodontịe; Vorstehen der Zähne.

c) Praefixe mit besonderer Bedeutung

Einige dieser lateinischen und griechischen Praefixe treten mit einer besonderen Bedeutung auf. Dazu gehören:

1. apŏ- im Sinne einer flächenhaften Ausbreitung
   aponeurọsis, -is, f.; flächenhafte Sehnenplatte (z.B. zwischen den beiden mụsculi rẹcti; — **Merke**: neurọsis ist hier noch im alten griech. Sinn = Sehne gebraucht).
2. mĕtă- drückt eine Veränderung oder einen Wechsel aus
   Metabolịt; biochemischer Körper, der innerhalb des Stoff„wechsels" entsteht
   metaplasịa, -ae, f.; Umwandlung von einer Gewebsart in eine andere verwandte.
3. rĕ- im Sinne von wieder- oder neu-
   regenerạtio, -ionis, f.; Wiedererzeugung.
4a. griech. hypẹr- ⎫ drücken ein über- (Übermaß oder Überschuß) aus; dabei wird
    latein. sụper- ⎬ hyper- ubiquitär gebraucht, während super- weitgehend auf die
    latein. per- ⎭ klinische und per- auf die pharmakologische und chemische Terminologie beschränkt bleiben
    hypertonịa, -ae, f.; Überdruck, Hochdruck
    superacịditas, -atis, f.; Übersäuerung
    perlịquidus, -a, -um; stark flüssig, dünnflüssig.
4b. griech. hypŏ- ⎫ drücken den Gegensatz der vorigen, und damit ein weniger- oder
    latein. sub- ⎭ unter- (zu wenig) aus
    hypotonịa, -ae, f.; Unterdruck
    subacịditas, -atis, f.; Untersäuerung
    sublịquidus, -a, -um; weniger flüssig, dickflüssig.

d) Die Vorsilbe un- verkehrt im Deutschen die Bedeutung eines Wortes in sein Gegenteil: freundlich — unfreundlich

Das Griechische verwendet dafür die Vorsilbe a-, vor Vokalen an-, und das Lateinische in-. Man spricht vom α- oder in- privativum, weil es das Wort seines Sinnes „beraubt" (privarẹ = berauben) und in sein Gegenteil verkehrt.

Die Wortbildungslehre

   tonia, -ae, f.; Spannung
   atonia, -ae, f.; Spannungslosigkeit
   Aerobier; Bakterienarten, die nur in Gegenwart von O_2 wachsen
   Anaerobier; Bakterienarten, die in Abwesenheit von O_2 wachsen
   faustus, -a, -um; günstig
   infaustus, -a, -um; ungünstig
Auch das in-privativum assimiliert in zahlreichen Fällen:
   Pulsus irregularis; unregelmäßiger Puls.

e) Das Wort meros und seine Praefixbildungen in der chemischen Fachsprache

Von besonderer Bedeutung sind in der chemischen Fachsprache Praefixbildungen mit dem griechischen Substantiv meros. Die wichtigsten sind nachstehend aufgeführt.

α) *Isomerie*
(īsŏ- = gleich; meros = Teil, Glied; isomereia = Gleichteiligkeit, Gleichgliedrigkeit)
Erscheinung, daß chemische Verbindungen zwei oder mehrere gleiche Summenformeln besitzen. Diese Isomere haben verschiedene physikalische und chemische Eigenschaften.
Man unterscheidet:

1. Strukturisomerie. Die Isomere unterscheiden sich durch verschiedene Stellungen (Struktur) einer oder mehrerer Atomgruppe(n).

   Beispiel:

2. Geometrische Isomerie oder cis-trans-Isomerie (cis = diesseits; trans = jenseits; Diesseits-Jenseits-Gleichgliedrigkeit).
Die Isomere unterscheiden sich dadurch, daß einzelne Gruppen des Moleküls auf der gleichen Seite (cis) oder auf verschiedenen Seiten (trans) stehen.

   Beispiel: H—C—COOH   HOOC—C—H
                ‖   ‖
                H—C—COOH   H—C—COOH

3. Optische Isomerie. Erscheinung, daß eine Substanz in zwei optisch aktiven Formen entgegentritt, von denen die eine die Schwingungsebene des polarisierten Lichts nach links (−), die andere nach rechts (+) dreht. Voraussetzung ist die Anwesenheit eines asymmetrisch angeordneten C-Atoms.
Man unterscheidet:

a) Enantiostereo-Isomerie oder Spiegelbildisomerie (enantio- = entgegengesetzt, spiegelbildlich; stereo- = räumlich). Die beiden optischen Antipoden verhalten sich wie Bild und Spiegelbild.

   Beispiel:

§ 29. Die lat. und griech. Praefixe und Praepositionen als Vorsilben bei den Adjektiven und Substantiven

b) Diastereo-Isomerie (dia = verschieden, unterschiedlich). Stereoisomere, die sich nicht wie Bild und Spiegelbild verhalten.

Beispiel:

```
    HCO              HCO
H ──┼── OH        H ──┼── OH
H ──┼── OH       HO ──┼── H
    CH₂OH            CH₂OH
```

β) Epimerie
(epi- = verkehrt; meros = Teil, Glied; epimeres = gliedervertauscht)
Umkehr der sterischen Anordnung, d.h. Platzwechsel der Liganden an einem C-Atom, so daß sich die Verbindungen konfigurativ an dieser Stelle (C-Atom 2) unterscheiden.

Beispiel:

```
    HCO              HCO
H ──┼── OH       HO ──┼── H
```

γ) Tautomerie
(tauto- = selbe; meros = Teil, Glied)
Erscheinung, daß einer chemischen Verbindung zwei verschiedene Konstitutionsformeln zukommen. Die beiden Tautomere unterscheiden sich nur durch die Stellung eines Protons und die gleichzeitige Verlagerung der Bindungen.

Beispiel: Keto-Enol-Tautomerie

δ) Mesomerie.
(meso- = mittlere; meros = Teil, Glied; Mitte zwischen Teilen)
Überlagerungszustand zwischen Grenzstrukturen, die sich nur durch die Anordnung der Elektronen unterscheiden. Der wahre Zustand liegt in der Mitte.

Beispiel: $\rangle C=\bar{O}$ ⟷ $\rangle \overset{\oplus}{C}-\overset{\ominus}{O}|$

ε) In der Nomenklatur der Benzolderivate kennzeichnen Praefixe die Stellung der einzelnen Substituenden. Bei Anwesenheit von zwei Substituenden am Benzolring (z.B. —CH₃) entstehen drei Stellungsisomere, die durch die Praefixe ortho-, meta- und para- festgelegt werden. Obwohl diese Bezeichnungen ihren Ursprung z.T. irrigen Vorstellungen verdanken, darf ortho- (ortho- = richtig) als die „richtige und nächstliegende", meta- (meta = zwischen) als die „Zwischen-" und para- (para = entgegengesetzt) als die „Gegenüber-Stellung" des zweiten Substituenden gemessen am ersten erklärt werden.

Beispiel:

ortho-   meta-   para-

Die Wortbildungslehre

§ 30. Die lateinischen und griechischen Suffixe

Neben den Praefixen spielt auch eine Reihe von lateinischen und griechischen Suffixen in der Fachsprache eine Rolle. Sie schließen an den Wortstamm an. Von ihnen seien hier nur diejenigen angeführt, die zum Lernverständnis beitragen können.

a) Diminutive

Sie drücken eine Verkleinerung aus.

I. Aus dem Lateinischen stammen die Endsilben:
1. -ŭlus, -ŭla, -ŭlum

Grundwort		Wortstamm, Endung	
ānus	Ring, ringförmige Öffnung	ān-ulus	kleiner Ring, kleine ringförmige Öffnung
ūva	Traube	ūv-ula	Träubchen
grānum	Korn	grān-ulum	Körnchen

2. -ŏlus, -ŏla, -ŏlum

mallĕus	Hammer	mallĕ-olus	Hämmerchen
ārĕa	Hof	arĕ-ola	Höfchen
hordĕum	Gerste	hordĕ-olum	Gerstenkörnchen

3. -ĕllus, -ĕlla, -ĕllum

gĕminus	Zwilling	gĕm-ellus	(kleiner) neugeborener Zwilling
mĭtra (gr.)	Binde, Kopfbinde	mit-ella	kleine Binde, Armbinde
pătĕra	Schüssel	pat-ella	Schüsselchen
cĕrĕbrum	Hirn	cĕrĕb-ellum	Kleinhirn

Merke: *Die medizinische Fachsprache kennt innerhalb der Bakteriologie eine Reihe von neulateinischen Wortbildungen, die den Namen moderner Entdecker mit der Diminutivendung -ella tragen.*

Beispiele: Pasteurella, ae f. *die Pasteurella. Gattung unbeweglicher elliptischer Bakterien, die Erreger gefährlicher Krankheiten sind* (PASTEUR, LOUIS, *Chemiker und Biologe in Paris, 1822—1895*).

Salmonella, ae f. *die Salmonella. Stäbchenförmige Bakterien, die bei Mensch und Tier Septikämien und Enteritiden hervorrufen* (SALMON, DANIEL E., *Bakteriologe in USA, 1850—1914*).

4. -ĭllus, -ĭlla, -ĭllum

băcŭlus	Stab	băc-illus	Stäbchen
mămma	Brust	măm-illa	wörtl. Brüstchen, Brustwarze
spīra (gr.)	Windung, Schraube	spīr-illum	Spirille, Schraubenbakterium.

Merke: mŏrbus Krankheit   morb-illi (Plurale tantum)   *kleine Erkrankung, Masern; (im Gegensatz zur „großen Erkrankung", den Pocken. Die Bezeichnung entstand, als man gelernt hatte, beide Infektionen differentialdiagnostisch voneinander zu trennen)*

§ 30. Die lateinischen und griechischen Suffixe

pūpa	Puppe	pūp-illa	Pupille; (wörtl. Püppchen, bezogen auf das verkleinerte Spiegelbild, das man im Auge des anderen sieht)
māla	Kinnbacke (frz. mâchoire)	maxilla	Oberkiefer (ursprüngl. beide Kiefer).

5. -cŭlus, -cŭla, -cŭlum

mūs	Maus	mus-culus	Mäuschen, Muskel
trăbs	Balken	trab-e-cula	Bälkchen
tūber	Knoten, Höcker	tuber-culum	Knötchen, Höckerchen.

Die Beispiele zeigen, daß die Diminutive überwiegend als Substantiva gebraucht werden. Doch kommen vereinzelt auch Adjektivbildungen vor:
angor Enge — angulus kleine Enge, Winkel — multangulus vielwinklig, vieleckig (angina)
amārus bitter amarellus bitterlich.

Merke: *Wie sämtliche Beispiele außer dem griech. Lehnwort spira zeigen, richtet sich das Genus des Diminutivs nach dem Genus des Ausgangsworts. Doch bietet die medizinische Terminologie auch hier Ausnahmen.*
Beispiel: glomus, -eris n. Knäuel aber: glomerulus, -i m. Knäuelchen
(Die JNA hatte diesen ärgerlichen Fehler bereits ausgemerzt und richtig: glomerulum, -i n.).

II. Aus dem Griechischen stammen:
1. -iscus m.

Grundwort		*Wortstamm, Endung*	
lēmnos	Schlinge	lemn-iscus	kleine Schlinge.

2. -idium n.

balantion	Beutel	balant-idium	kleiner Beutel

Eigentlich zählen hierher auch die Wörter auf -ium n.; Beispiel:
bactron Stab bacter-ium Stäbchen.

Diese Wörter sind jedoch so weitgehend ins Lateinische eingeschmolzen worden, daß sie bereits im Vokabular der o-Deklination mit Hinweis auf ihre griechische Herkunft aufgeführt worden sind.

b) Adjektivsuffixe
Besonders wichtig für die Fachsprache ist auch eine Reihe von Adjektivsuffixen. Ihre Bedeutung schwankt mitunter, vor allem durch die künstlichen Bildungen der späteren Zeitalter. Hier seien nur die wichtigsten mit ihren Kernbedeutungen genannt.

I. Aus dem Lateinischen stammen:
1. Eine allgemeine *Zugehörigkeit*, *Form* oder *Lage* drücken aus:
-ālis, e
omentum — omentālis zum Netz gehörig
sagitta — sagittālis wörtl. in der Pfeilrichtung gelegen

Die Wortbildungslehre

pyramis — pyramidālis   pyramidenförmig
-āris, e
iugulum — iugulāris   zur Drosselgrube gehörig
vǒla — volāris   handtellerwärts gelegen
sōl — solāris   sonnenförmig
-ārius, a, um
corōna — coronārius   wörtl. zum Kranz gehörig.

2. Eine *stoffliche Zugehörigkeit* und *Farbtöne* bezeichnet:
-ĕus, a, um
cŭtis — cutaneus   zur Haut gehörig
Zu den Farben vgl. § 28, S. 84.

3. Die *Zugehörigkeit* oder *Ähnlichkeit* drückt aus:
-īnus, a, um
uterus — uterinus   zum Uterus gehörig
canis — caninus   dem Hund ähnlich.

4. Die *Zugehörigkeit zu einer bestimmten Art* drückt aus:
-īlis, e
senex — senilis   zum Greis gehörig.

Merke: *Das Lateinische besitzt auch zahlreiche Adjektive mit den Suffixendungen -ĭlis und -bĭlis. Beide sind den deutschen Endungen -lich und -bar gleichzusetzen. Ähnlich wie bei den Wörtern auf -īlis sind nur einige für die Fachsprache von Bedeutung.*

  Beispiele: fractura — fragilis, e   zerbrechlich
          visus — visibilis, e   sichtbar.

5. Die *räumliche Zugehörigkeit* bezeichnet:
-ensis, e
fǒrum — forensis   zum Gericht gehörig.

6. Eine *Trägereigenschaft* bezeichnet:
-fĕr
somnus — somnifer   schlafbringend.

Merke: *Die Endsilbe -fer wird auch erweitert zu -fĕrus*
          lac — lactiferus   milchführend.

7. Die *Fülle* bezeichnet:
-ōsus, a, um
mucus — mucosus   reich an Schleim
-lentus, a, um
sanguis — sanguinolentus   voll Blut, blutig.

8. Die *Fähigkeit* bezeichnet:
-ōrius, a, um
olfactus — olfactorius   zum Riechen fähig.

9. Die *Form* bezeichnet:
-formis, e
fungus — fungiformis   pilzförmig.

10. Als Partizipialadjektiv leitet sich
-īvus, a, um
vom Part. Perf. Pass. des jeweiligen Verbum ab, tritt aber in der Bedeutung eines Part. Praes. Akt. auf.
exsudạre — exsudạtus — (pleurịtis) exsudatịva   wörtl. eine ausschwitzende, ein Exsudat bildende Pleuritis.

11. Die von der lateinischen Infinitivform -cịdere sich herleitende moderne Suffixendung -zid begegnet in zahlreichen adjektivischen und substantivischen Fachausdrücken in der Bedeutung von: *tötend, vernichtend.*
    Beispiel: fungizịd   pilztötend, pilzvernichtend
              das Fungizịd   das pilzvernichtende Mittel.

Merke: *bakteriozid = bakterientötend — bakteriostatisch = bakterienhemmend*

II. Aus dem Griechischen stammen:
1. Die *Zugehörigkeit* bezeichnet:
-ăcus, a, um
cardịa — cardịacus   zum Herzen (oder zum Magenmund) gehörig.

2. Die *Zugehörigkeit* oder *Form* bezeichnet:
-ĭcus, a, um
cọlon — cọlicus   zum Darm gehörig.

Merke: *Aus -ĭcus wird häufig -ĭus, wenn zum Grundwort außerdem ein Praefix hinzutritt.*
    Beispiel: thạlamus — thalạmicus   zum Thalamus gehörig
            aber: hypothạlamus — hypothalạmịus   zum Hypothalamus gehörig.

Merke ferner: *Die Endsilbe -ĭcus findet bei zahlreichen Adjektiven aus der Chemie und Pharmazie Verwendung. Sie trägt hier vorwiegend entweder die Bedeutung: -haltig oder -sauer.*
    Cresọl — cresọlicus   kresolhaltig
    Chlor — chlọricus   chlorsauer

3. Den *Ursprung* oder die *Zugehörigkeit* bezeichnet:
-ēus, a, um (früher -aeus, griech. -aios)
perọne — peronēus   zum Wadenbein gehörig.

Merke: *Einige Wörter, die im Griechischen die Endsilbe -ikos tragen, nehmen in der Fachsprache die Endung -ēus an.*
    Phạrynx (griech. Adjekt. pharyngikọs) — pharyngēus   zum Pharynx gehörig.

4. *Stoff* und *Art* bezeichnet:
-ĭnus, a, um
adạmas (Stahl oder Diamant) — adamạntinus   stählern.

5. *Aussehen* oder *Ähnlichkeit* drückt aus:
-(o)ideus, a, um
Die Betonung dieser Suffixendung ist bis zum heutigen Tage von der Nomenklaturkommission nicht festgelegt worden. Es steht daher frei: -oịdeus oder: -oidēus zu sprechen. Obwohl die Verfasser zu -oidēus neigen, lassen sie daher das zugehörige Vokabular im Teil C bewußt ohne Betonungszeichen.
rhọmbus — rhomboideus   vom Aussehen eines Rhombus.

Leider verwendet lediglich die anatomische Nomenklatur ausschließlich diese Endung. In der nämlichen Bedeutung tragen klinische Terminologie und Materia medica jedoch bis heute für eine Anzahl Wörter das Suffix -oīdes
lichen — lichenoīdes moosähnlich.

6. Ein *Verbaladjektiv*, dem lat. -ivus vergleichbar, trägt die Endsilbe -tĭcus, a, um
akouein (hören) — acusticus hörend, nervus acusticus = der Nerv, mit dessen Hilfe man hört.

c) Substantivsuffixe

Aus dem Griechischen stammen eine Reihe von *Substantiv-Suffixen*, die innerhalb der klinischen Terminologie mehr oder weniger spezielle Krankheitsbezeichnungen darstellen.

1. Auf *Krankheiten verschiedenster Art* deutet hin:
-ia, in der modernen Fachsprache zu -ie geworden
ophthalmos — ophthalmia Ophthalmie, Augenentzündung
daktylos — polydaktylia Polydaktylie, wörtl. Vielfingrigkeit

-iasis
helmins, Gen. helminthos — helminthiasis Wurmkrankheit.

2. Stets eine *Entzündung* bezeichnet
-ītis
nephros — nephritis Nierenentzündung.

3. Ursprünglich einen *degenerativen Vorgang* drückt aus:
-ōsis, in der modernen Fachsprache zu -ose geworden
ceras — ceratosis Keratose,
  pathologische Verhornung.

4. Eine *Schwellung* oder *Geschwulst* drückt aus:
-ōma, in der modernen Fachsprache einfach -om
fibra — fibroma Fibrom,
  Fasergeschwulst,
  Bindegewebsgeschwulst.

5. Das Vorhandensein zahlreicher Geschwülste und ihre generalisierte Ausbreitung wird ausgedrückt durch:
ōmatosis, in der modernen Fachsprache -omatose
fibra — fibroma — fibromatosis Fibromatose, generalisiertes Vorhandensein von
  Bindegewebsgeschwülsten.
(Die Ableitung dieser Endung ist nicht völlig geklärt).

Merke: *Auch in diesem Absatz konnten nur die Kernbedeutungen angegeben werden. Die moderne Fachsprache hat sich bei ihren Neubildungen nicht immer daran gehalten.*

Bisweilen hat auch der wachsende Kenntnisgewinn zu einem Bedeutungswandel geführt. So ist es durch immer stärkere Bedeutungseinengung bei dem Wort Neurose zu einer einschneidenden Bedeutungsverschiebung gekommen. Noch im 18. Jh. umfaßte das Wort alle nichtentzündlichen Nervenkrankheiten (neurosis↔neuritis). In der Folgezeit kam es nacheinander einerseits zur Abgrenzung sämtlicher organischen Nervenleiden und andererseits zur Abtrennung der organischen und endogenen Psychosen, so daß dem Begriff Neurose heute nur noch die abnormen psychischen Entwicklungen zugeordnet sind.

d) Suffixbildung nach der Internationalen Nomenklaturkommission

Nach der Internationalen Nomenklaturkommission für Biochemie werden die Enzyme durch Anfügung des Suffixes *-ase* gekennzeichnet. Dabei wird jede Enzymklasse nach der Reaktion benannt, die sie katalysiert.

Beispiel: Lyasen   lyein = lösen, spalten   Enzyme, welche die Spaltung verschiedener Bindungen katalysieren.

§ 31. Fachausdrücke mit Prae- und Suffixen

Zahlreiche Termini werden dadurch gebildet, daß dem Stammwort ein Praefix vorangesetzt und ein Suffix angehängt wird. Dies gilt sowohl für eine größere Anzahl von Substantiven wie vor allem für zahlreiche Adjektive. Dabei handelt es sich häufig um Termini, die sich auf Ausdrücke zurückführen lassen, welche bereits zwei Wortbestandteile enthalten; (und zwar entweder: Praefix + Stammwort, oder: Stammwort + Suffix). Solche Fachausdrücke behalten ihre feststehende Bedeutung und werden nur um die Kennzeichnung des neu hinzukommenden dritten Wortbestandteils erweitert.

Beispiele:

1. Substantiv:

Praefix	Stammwort	Suffix	
endo	- card	- itis	= die Herzinnenhautentzündung.
innen	Herz		
endocardium		Entzündung	
= Herzinnenhaut			

2. Adjektiv:

Praefix	Stammwort	Suffix	
intra	- vas	- alis	= innerhalb eines Blutgefäßes gelegen.
innerhalb	Gefäß	gelegen	

Adjektive (und ganz vereinzelt Substantive) tragen mitunter auch zwei Praefixe.

Beispiel:

1. Praefix	2. Praefix	Stammwort	Suffix	
im	- per	- mea	- bilis	= undurchdringlich.
un	durch	gehen	möglich	

Nur ganz vereinzelt treten auch Substantive mit zwei Suffixendungen auf.

Beispiel: di|verti|cul|itis = die Entzündung eines Divertikels.

Wie schon das letzte Beispiel zeigt, finden bei solchen Mehrfach-Zusammensetzungen besonders häufig Hybridbildungen statt.

Merke: *Das griechische Praefix anti- begegnet häufig in Zusammensetzungen mit dem griechischen Adjektiv-Suffix -ĭcus. Es bezeichnet dann ein Arzneimittel, dessen Wirkung gegen eine bestimmte Krankheit gerichtet ist.*

Beispiel: remĕdium antipyrĕticum = ein Medikament, das gegen Fieber gerichtet ist.

Im Laufe der Zeit ist remĕdium verlorengegangen, und das Adjektiv ist substantiviert worden. So sprechen wir heute von einem Antipyrĕtikum oder Antineurạlgikum etc.

Merke ferner: Sympạthicus   Parasympạthicus

Beide Begriffe stellen Spätbildungen dar, und bei beiden ist eigentlich Nervus zu ergänzen. Sie bezeichnen Teile des Vegetativen Nervensystems, das als Autonomes, Innenwelt- oder Lebensnervensystem der Regelung der Lebensfunktionen dient
(Atmung, Verdauung, Stoffwechsel, Drüsensekretion, Wasserhaushalt etc.).

Sym|path|icus heißt ursprünglich: die Mitempfindung betreffend, während der erst im vorigen Jahrhundert geprägte Begriff Nervus para|sympathicus den in seiner Wirkungsweise dem Nervus sympathicus entgegengesetzten Nerven bezeichnet. Beide sind also innerhalb des vegetativen Systems als Teile aufzufassen, die antagonistisch arbeiten;
d.h. der Sympathicus besitzt ergotrope Wirkung (Energieentladung und abbauende Stoffwechselprozesse), der Parasympathicus hingegen trophotrope Wirkung (Energiespeicherung, Erholung und Aufbau des Organismus).

Innerhalb der PNA sind beide Ausdrücke weitgehend zurückgedrängt und existieren nur noch in den Ausdrücken:
    pars sympạthica systemạtis nervọsi autonọmici
und pars parasympạthica systemạtis nervọsi autonọmici.

Die Klinik jedoch verwendet beide Ausdrücke noch in Zusammensetzungen wie:

Sympathektomịe, die	= Resektion des Nervus sympathicus
Sympathikusblockạde, die	= zeitweilige Ausschaltung des Sympathikus durch Injektion eines örtlichen Betäubungsmittels
Sympathikolỵtika, die Parasympathikolỵtika, die	= Stoffe, die den Sympathikus bzw. den Parasympathikus hemmen
Sympathikomimẹtika, die Parasympathikomimẹtika, die	= Stoffe, die den Sympathikus bzw. den Parasympathikus erregen

(mimĕomai = nachahmen, wörtl. also: Stoffe, welche die S.- bzw. P.-Wirkung nachahmen).

C. Vocabularium, Übungsbeispiele und praktische Anwendung anhand von terminologischen Beispielen zur Wortbildungslehre *

---

* Anmerkung der Verfasser: Zu den §§ 1—3, 11 und 14 erübrigen sich weitere Ausführungen in diesem Übungsteil.

Zu § 4

1. Vocabularium

ala, ae f.	der Flügel	beta, ae f.	die Rübe, Beete
amicitia, ae f.	die Freundschaft	bucca, ae f.	die Backe
amygdala, ae f. (gr.)	die Frucht des Mandelbaums, Mandel	bulla, ae f.	die Blase, der Buckel
angina, ae f.	die Halsenge 1. Angst-, Beengungsgefühl 2. Infektionskrankheit im Rachen-, Gaumenbereich	bursa, ae f.	die Börse, der Beutel, die Gewebstasche, der Schleimbeutel
		calvaria, ae f.	das Schädeldach
		camera, ae f.	die Kammer, Augenkammer
angustia, ae f.	die Enge	capra, ae f.	die Ziege
anima, ae f.	die Seele	carentia, ae f.	die Enthaltsamkeit, der Verzicht
ansa, ae f.	der Henkel, die Öse, Schlinge	carina, ae f.	der Kiel, Vorsprung eines Organs
aorta, ae f. (gr.)	die Hauptschlagader	carota, ae f.	die Möhre, Karotte
apertura, ae f.	die Öffnung	cauda, ae f.	der Schwanz, das Endstück eines Organs
aqua, ae f.	das Wasser		
aranea, ae f.	die Spinne	causa, ae f.	der Grund, die Ursache
area, ae f.	die Fläche, der Bezirk	caverna, ae f.	die Höhle
arena, ae f.	der Sand, die Arena	cella, ae f.	der abgeschlossene Hohlraum, die Zelle
arteria, ae f. (gr.)	die Pulsschlagader		
arva, ae f.	das Feld, die Flur	cena, ae f.	die Mahlzeit
arytaena, ae f. (gr.)	die Gießkanne	cera, ae f.	das Wachs
		charta, ae f. (gr.)	das Papier
aula, ae f.	der Hof, die Halle	choana, ae f. (gr.)	die hintere Nasenöffnung, Choane
aura, ae f.	der Vorbote, das Vorgefühl	cholera, ae f. (gr.)	die Choleraerkrankung
avena, ae f.	der Hafer	chorda, ae f. (gr.)	der Strang, 1. Vorstufe der Wirbelsäule 2. Nervenstrang
barba, ae f.	der Bart		
bestia, ae f.	das wilde Tier, die Bestie		

Zu § 4, S. 34

chorea, ae f. (gr.)	der Tanz, die Tanzwut, der Veitstanz
cisterna, ae f.	die Zisterne
clava, ae, f.	der Knüppel, die Keule
cloaca, ae f.	die Schleuse, Kloake
cochlea, ae f. (gr.)	die Schnecke, Innenohrschnecke
colica, ae f. (gr.)	die Kolik, der spastische Krampf
columba, ae f.	die Taube
columna, ae f.	die Säule, Leiste
coma, ae f.	das Haar, der Haarschmuck
concha, ae f. (gr.)	die Muschel, Nasen-, Ohrmuschel
copia, ae f.	die Menge
cornea, ae f.	die Hornhaut des Auges
corona, ae f.	der Kranz
coryza, ae f. (gr.)	der Schnupfen, die Nasenschleimhautentzündung
costa, ae f.	die Rippe
coxa, ae f.	die Hüfte
crena, ae f.	der Einschnitt, die Einkerbung
crista, ae f.	der Tierkamm, die Leiste, Kante eines Organs
crypta, ae f. (gr.)	die Gruft, der unterirdische Gang, die Einsenkung der Schleimhaut
culpa, ae f.	die Schuld
cultura, ae f.	die Bearbeitung, Kultur
cura, ae f.	die Fürsorge, Kur
curvatura, ae f.	der Bogen, die Krümmung
diaeta, ae f. (gr.)	die Kostanordnung, Diät
disciplina, ae f.	der Unterricht, die Wissenschaft
doctrina, ae f.	der Unterricht, die Gelehrsamkeit
eschara, ae f. (gr.)	der Herd, Brandschorf
essentia, ae f.	das Wesen, die Essenz, der wesentliche Auszug aus einem gemischten Stoff
faba, ae f.	die Bohne
fabrica, ae f.	der Bau, die Bearbeitung, Werkstatt
familia, ae f.	die Familie
fascia, ae f.	die Binde, Bindegewebshülle
fauna, ae f.	die Tierwelt
femina, ae f.	die Frau
fenestra, ae f.	das Fenster, die fensterartige Öffnung
fibra, ae f.	die Faser
figura, ae f.	die Gestalt, Figur
filia, ae f.	die Tochter
fimbria, ae f.	die Franse, der bandartige Besatz
fissura, ae f.	die Spalte, Fissur
flamma, ae f.	die Flamme
flexura, ae f.	die Biegung
flora, ae f.	die Pflanzenwelt
forma, ae f.	die Gestalt, Form
formica, ae f.	die Ameise
fortuna, ae f.	das Schicksal, der Zufall, das Glück
fossa, ae f.	der Graben, die Vertiefung
fovea, ae f.	die Grube
fractura, ae f.	der Bruch, Knochenbruch
frequentia, ae f.	die Häufigkeit
fuga, ae f.	die Flucht
funda, ae f.	die Schleuder, der Schleuderverband

furca, ae f.	die Gabel	mala, ae f.	die Wange, Kinnbacke
galea, ae f.	der Helm, die Haube	malaria, ae f.	das Sumpf-Wechselfieber, die fieberhafte Infektionskrankheit, Malaria
gangraena, ae f. (gr.)	das fressende Geschwür, der Brand		
gingiva, ae f.	das Zahnfleisch	mamma, ae f.	die Brustdrüse
gratia, ae f.	der Dank, das Ansehen	massa, ae f.	die Masse
gutta, ae f.	der Tropfen	materia, ae f.	der Stoff, die Materie
habena, ae f.	der Zügel	medicina, ae f.	die Medizin
hedera, ae f.	der Efeu	medulla, ae f.	das Mark, Rückenmark
herba, ae f.	das Kraut	Medusa, ae f. (gr.)	weibl. Ungeheuer der griech. Sage, das Krampfadergeflecht im Bereich der Nabelvenen
hernia, ae f.	der Bruch, Vorfall eines Organs oder Gewebes		
hibrida, ae c.	der Mischling, Bastard		
hora, ae f.	die Stunde	membrana, ae f.	die dünne Haut, Membran
ianua, ae f.	der Eingang, die Tür		
insula, ae f.	die Insel	memoria, ae f.	die Erinnerung, das Gedächtnis
ira, ae f.	der Zorn		
iunctura, ae f.	die Verbindung, Junktur	mensa, ae f.	der Tisch, das Essen
lacinia, ae f.	der Zipfel	mica, ae f.	die Krume
lacrima, ae f.	die Träne	miseria, ae f.	das Unglück, Elend
lacuna, ae f.	die Vertiefung, Lücke	mitra, ae f. (gr.)	die Bischofsmütze, der Kopfverband
lamina, ae f.	die Blattspreite, Platte, Gewebsschicht		
		mixtura, ae f.	die Mischung, Mixtur
lana, ae f.	die Wolle	mola, ae f.	der Mühlstein
larva, ae f.	die Maske	mōla, ae f.	das Mondkalb, Windei, die entartete Leibesfrucht
lepra, ae f. (gr.)	der Aussatz		
libra, ae f.	die Waage, das Pfund	musca, ae f.	die Fliege
ligatura, ae f.	die Unterbindung von Gefäßen, Ligatur	natura, ae f.	die Natur
		nausea, ae f. (gr.)	die Übelkeit, das Erbrechen, die Seekrankheit
linea, ae f.	die Linie		
lingua, ae f.	die Zunge, Sprache	nota, ae f.	das Kennzeichen
littera, ae f.	der Buchstabe	notitia, ae f.	die Kenntnis
lochia, ae f. (gr.)	der Wochenfluß	noxa, ae f.	die Schädlichkeit, krankheitserregende Ursache
luna, ae f.	der Mond		
lympha, ae f.	die Lymphe		
lyssa, ae f. (gr.)	die Wölfin, Wutkrankheit, Tollwut	nucha, ae f.	der Nacken
		officina, ae f.	die Werkstatt, Apotheke
machina, ae f.	die Maschine	oliva, ae f.	die Olive

Zu § 4, S. 34

opera, ae f.	die Mühe, Arbeit	rima, ae f.	die Spalte, Ritze
ora, ae f.	der Saum, die Küste, der Rand		1. Stimmritze 2. Lid, -Mundspalte 3. Schamspalte
orbita, ae f.	die Augenhöhle		
ozaena, ae f. (*gr.*)	die Stinknase	rosa, ae f.	die Rose
pagina, ae f.	die Buchseite	rota, ae f.	das Rad
palma, ae f.	die flache Hand	ruga, ae f.	die Runzel, Falte, Haut-, Schleimhautfalte
palpebra, ae f.	das Augenlid	ruptura, ae f.	der Riß, die Ruptur
pasta, ae f.	die Paste	saeta, ae f.	das tierische Haar, die Borste
patera, ae f.	die Schale		
patientia, ae f.	die Geduld	sagitta, ae f.	der Pfeil
pausa, ae f.	die Pause	saliva, ae f.	der Speichel
pecunia, ae f.	das Geld	sapientia, ae f.	die Weisheit
penna, ae f.	die Feder, der Flügel	sarcina, ae f.	das Bündel, (Gattungsbegr. f. Rundkokken)
persona, ae f.	die Person	scala, ae f.	die Treppe, Leiter
pestilentia, ae f.	die Seuche	scapha, ae f. (*gr.*)	der Nachen, die Furche der Ohrmuschel
petra, ae f. (*gr.*)	der Fels, Stein		
pila, ae f.	der Ball, die Kugel	scarlatina, ae f.	der Scharlach
pinea, ae f.	der Fichtenkern	scientia, ae f.	das Wissen, die Kenntnis
pituita, ae f.	der Schleim		
placenta, ae f.	der Mutterkuchen, die Nachgeburt	scilla, ae f. (*gr.*)	die Zwiebel
		sclera, ae f. (*gr.*)	die feste Hülle des Augapfels
planta, ae f.	die Pflanze, Fußsohle		
pleura, ae f. (*gr.*)	das Brustfell	sella, ae f.	der Sessel, Sattel
plica, ae f.	die Falte	sententia, ae f.	die Meinung, der Sinnspruch, die Sentenz
pluvia, ae f.	der Regen		
porta, ae f.	die Tür, Pforte	sequentia, ae f.	die Folge, Reihenfolge
potentia, ae f.	die Macht, Fähigkeit	serra, ae f.	die Säge
pueritia, ae f.	die Kindheit	signatura, ae f.	die Beschriftung
puerpera, ae f.	die Wöchnerin	silva, ae f.	der Wald
pulpa, ae f.	das Fleisch, Mark, die Zahnpulpa	simia, ae f.	der Affe
		solea, ae f.	die Seezunge, Scholle, Sandale
pupa, ae f.	die Puppe		
purpura, ae f.	das Auftreten von Blutflecken auf der Haut, die Purpura	spatha, ae f. (*gr.*)	der Löffel, Spatel
		sphaera, ae f. (*gr.*)	die Kugel
regina, ae f.	die Königin		
resina, ae f. (*gr.*)	Harz	spica, ae f.	die Ähre, der Kornährenverband
retina, ae f.	die Netzhaut des Auges		

spina, ae f.	der Dorn, die Wirbelsäule, das Rückgrat	tristitia, ae f.	die Traurigkeit
spira, ae f. (gr.)	die Windung, Schneckenlinie	trochlea, ae f. (gr.)	die Rolle
squama, ae f.	die Schuppe, Haut-, Schädelknochenschuppe	tuba, ae f.	die Röhre, Trompete
		tumescentia, ae f.	die diffuse Anschwellung
stella, ae f.	der Stern	tunica, ae f.	das Gewand, die Hülle, Gewebsschicht
stria, ae f.	die Vertiefung, der Streifen 1. Dehnungsstreifen der Haut 2. Nervenfaserzug	ulna, ae f.	die Elle, der Ellbogenknochen
		umbra, ae f.	der Schatten
		unda, ae f.	die Welle
strictura, ae f.	die Verengerung	urea, ae f. (gr.)	der Harnstoff
structura, ae f.	der Aufbau, die Struktur	urethra, ae f. (gr.)	die Harnröhre
struma, ae f.	der Kropf	urina, ae f.	der Harn, Urin
stultitia, ae f.	die Dummheit	urtica, ae f.	die Nessel, Brennessel, Hautquaddel
summa, ae f.	die Summe		
sura, ae f.	die Wade	usura, ae f.	die Abnutzung, der Schwund
sutura, ae f.	die Naht, Knochennaht	uva, ae f.	die Traube
synovia, ae f.	die Gelenkschmiere	vacca, ae f.	die Kuh
taenia, ae f.	das schmale Band, der Streifen, Strang, Bandwurm	vaccina, ae f.	die Kuhpocke
		vagina, ae f.	die Hülle 1. Gleithülle, -kanal 2. weibl. Scheide
tela, ae f.	das Gewebe, die Gewebsschicht		
temperantia, ae f.	die Mäßigkeit	valescentia, ae f.	die Stärkung, Kräftigung
		valva, ae f.	die Klappe
terra, ae f.	die Erde	vena, ae f.	die Ader, Vene
thalassa, ae f. (gr.)	das Meer, die See	venia, ae f.	die Erlaubnis
		verruca, ae f.	die Hautwucherung, Warze
theca, ae f. (gr.)	die Hülle, das Behältnis	vertebra, ae f.	der Wirbel des Rückgrats
tibia, ae f.	das Schienbein	vesica, ae f.	die Blase, Gallen-, Harnblase
tinctura, ae f.	die Tinktur		
tinea, ae f.	der nagende Wurm, die Motte, Hautflechte	via, ae f.	der Weg
		vipera, ae f.	die Schlange, Viper
tolerantia, ae f.	die Duldsamkeit, Widerstandsfähigkeit Verträglichkeit	vita, ae f.	das Leben
		vola, ae f.	die Hohlhand
		vulva, ae f.	die Hülle, weibl. Scham
trachea, ae f. (gr.)	die Luftröhre	zona, ae f. (gr.)	der Gürtel, die Zone

Zu § 4, S. 34

Folgende Vokabeln besitzen natürliches Geschlecht:

agricola, ae m.	der Landwirt, Bauer	poëta, ae m.	der Dichter
collega, ae m.	der Kollege	scriba, ae m.	der Schreiber
nauta, ae m.	der Seemann		

Folgende Vokabeln begegnen nur im Plural (Pluralia tantum):

aphthae, arum f. (gr.)	die Schwämmchen, Sauggeschwüre der Säuglinge	reliquiae, arum f.	der Rest, das Überbleibsel
divitiae, arum f.	der Reichtum	salinae, arum f.	das Salzwerk, Salzlager
epulae, arum f.	das Essen, die Mahlzeit	thermae, arum f. (gr.)	das warme Bad, die Thermen
feriae, arum f.	die Ferien	valvae, arum f.	die Türflügel
Kalendae, arum f.	der Monatserste	vibrissae, arum f.	die Nasenhaare
litterae, arum f.	die Wissenschaft, Bildung		

2. Übungsbeispiele

lineae palmae	die Handlinien
lamina vertebrae	die Wirbelplatte
fissura urethrae	die Spaltbildung (an) der Harnröhre
aqua rosarum	das Rosenwasser
arteria insulae	die Inselarterie
ruptura arteriae	die Zerreißung der Arterie
tunicae arteriarum	die Hüllen der Arterien
linea nuchae	die Nackenlinie
fractura tibiae	der Schienbeinbruch
vena portae	die Pfortader
columna rugarum	die Faltenleiste
taenia fimbriae	der schmale Bandstreifen

Übersetze folgende Fachausdrücke:

aqua vitae; saliva viperae; fossa urethrae; fascia nuchae; sutura fasciarum; ligatura arteriae; valva aortae; fenestra cochleae; tunica linguae; rima palpebrarum; strictura urethrae.

3. Praktische Anwendung anhand von terminologischen Beispielen

Beachte folgende Verwechslungsmöglichkeiten:

arena, ae, f.	der Sand	mŏla, ae f.	der Mühlstein
avena, ae f.	der Hafer	mōla, ae f.	das Windei, die entartete Leibesfrucht
aranea, ae f.	die Spinne		
cena, ae f.	die Mahlzeit	valva, ae f.	die Klappe
cera, ae f.	das Wachs	vulva, ae f.	die weibl. Scham

Moderne Wortbildungen:

Formiat	Salz der Ameisensäure (formica)
Kapronsäure	höhere Fettsäure, die in der Ziegenbutter (capra) vorliegt
Karotin	der Name der Verbindung weist auf ihr Vorkommen in den Mohrrüben (carota) hin
Betain	Verbindung, die vornehmlich in der Zuckerrübe (beta) begegnet
Amygdalin	Glykosid der bitteren Mandelkerne (amygdala)
Retinin	Verbindung, die beim Sehvorgang in der Netzhaut (retina) eine Rolle spielt
Muskarin	Alkaloid des Fliegenpilzes (musca)
Fibrin	„Faserstoff" (fibra). Eiweißstoff des Blutes, der bei der Blutgerinnung entsteht
Insulin	Hormon der Inselzellen (insula) der Bauchspeicheldrüse
Vitamin	der Name leitet sich vom Vitamin B_1 ab. Man stellte fest, daß es lebensnotwendig (vita) ist und aminartig reagiert. Obwohl viele Vitamine keine Amine sind, ist der Name heute international verbreitet.
Vakzination	ursprünglich Kuhpockenimpfung (vacca). Heute (Schutz)Impfung mit lebenden oder toten Erregern
Pleuraschwarte	bindegewebige Verdickung des Brustfells (pleura) mit Verwachsung beider Brustfellblätter
Blasenmole	Entartung der Zottenbäumchen der Plazenta zu blasigen Auftreibungen, die zur Auflösung der Leibesfrucht führen (mola).

Zu § 5

1. Vocabularium

Substantive auf -ia:

agonia, ae f.	der Todeskampf, die Agonie	glia, ae f.	der Leim, die bindegewebige Stützsubstanz des ZNS, Glia
cardia, ae f.	der obere Magenmund, das Herz	pharmacia, ae f.	die Pharmazie
		sophia, ae f.	die Weisheit
chirurgia, ae f.	die Chirurgie	theoria, ae f.	die Spekulation, Theorie
geriatria, ae f.	die Greisenheilkunde	therapia, ae f.	die Kranken-, Heilbehandlung, Therapie

Substantive auf -as:

chalazias, ae m.	das kleine Hagelkorn, die entzündliche Anschwellung am Augenlid	psoas, ae m.	der Lendenmuskel

Zu § 5, S. 34

Substantive auf -es:

ascites, ae m.	die Bauchwassersucht, Aszites	tympanites, ae m.	die Trommelsucht, der Trommelbauch
diabetes, ae m.	die Harnruhr, der Diabetes		

Substantive auf -e:

acne, es f.	der Finnenausschlag, die Akne	optice, es f.	die Optik
aloe, es f.	die Aloepflanze	perone, es f.	das Wadenbein
arachne, es f.	die Spinne	phlegmone, es f.	die eitrige Entzündung des Zellgewebes, eingedeutscht: die Phlegmone
arche, ae f.	der Anfang, Beginn		
architectonice, es f.	die Baukunst, Architektonik	phoce, es f.	die Robbe
benzoe, es f.	das Benzoeharz	plastice, es f.	die operative Formung, Wiederherstellung, Plastik
chele, es f.	die Krebsschere		
clinice, es f.	die Klinik	psyche, es f.	die Seele, der Geist, das Gemüt
hyle, es f.	der Stoff, die Materie		
methodice, es f.	die Methodik	raphe, es f.	die Verwachsungslinie, Nahtlinie
narce, es f.	der Krampf, die Lähmung, Erstarrung, Betäubung	staphyle, es f.*	die Beere, Traube
		tome, es f.	der Schnitt
nome, es f.	die Weide, der Gesichtsbrand, Wangenbrand, eingedeutscht: die Noma		

Merke: * *staphyle dient*
  1. zur Bezeichnung des weintraubenförmigen Gaumenzäpfchens; z.B. Staphylorrhaphie = operative Vernähung einer Gaumenspalte im Bereich des Zäpfchens
  2. zur Bezeichnung traubenförmig angeordneter Bakterien; z.B. Staphylokokken
  3. zur Bezeichnung einer beerenförmigen Augengeschwulst; z.B. Staphyloma corneae = Beerengeschwulst der Hornhaut.

2. Übungsbeispiele

disciplina geriatriae das Fach der Greisenheilkunde
raphe medullae die Nahtlinie des Marks
fascia psoae die bindegewebige Hülle des Lendenmuskels

Übersetze folgende Fachausdrücke:
membrana gliae; tinctura benzoes; therapia diabetae.

3. Praktische Anwendung anhand von terminologischen Beispielen
Moderne Wortbildungen:

Chelat	Komplexverbindung, bei welcher der Ligand das Zentralatom wie eine Krebsschere (chele) umfaßt
Architektonik	struktureller Aufbau (architectonice) eines Organsystems
Chalazion	erbsengroße entzündliche Anschwellung (chalazias) einer Meibom-Drüse am Augenlid mit Sekretstauung
Kardiotomie	operative Spaltung (tome) der Wand des Magenmundes (cardia)
Chordotomie	Unterbrechung der Schmerzleitung im Rückenmark (chorda) mittels Durchtrennung (tome) der Schmerzbahnen
Koxotomie	operative Eröffnung (tome) des Hüftgelenks (coxa)
Psoasarkade	Arkade eines Teils der Zwerchfellmuskulatur. Benannt nach dem Lendenmuskel (psoas), den sie im Bogen überspannt.

Zu § 6
1. Vocabularium
Substantive auf -us:

acarus, i m.	die Milbe	bulbus, i m. (*gr.*)	die Zwiebel, zwiebelförmige Auftreibung eines Organs 1. der Augapfel 2. das verlängerte Rückenmark
acinus, i m.	die Beere, beerenförmiges Endstück von Drüsen		
alveus, i m.	die Mulde, Wanne, Ausbuchtung eines Organs	calamus, i m. (*gr.*)	das Rohr, die Schreibfeder, schreibrohrartiger Teil eines Organs
amicus, i m.	der Freund		
animus, i m.	der Geist, Sinn, das Gemüt		
		calcaneus, i m.	das Fersenbein
annus, i m.	das Jahr	callus, i m.	die Schwiele, Knochenschwiele
anus, i m.	der Ring, After		
asinus, i m.	der Esel	canthus, i m. (*gr.*)	der Augenwinkel
atavus, i m.	der Urahn	capillus, i m.	das Kopf-, Barthaar
autumnus, i m.	der Herbst	carpus, i m. (*gr.*)	die Handwurzel
baculus, i m.	der Stab	carrus, i m.	der Wagen, die Karre
bolus, i m.	1. der Bissen 2. die große Pille	caseus, i m.	der Käse
		cetus, i m. (*gr.*)	der Wal
bombus, i m. (*gr.*)	der dumpfe Ton, das Ohrensausen, Darmkollern	chirurgus, i m. (*gr.*)	der Wundarzt, der Chirurg
botulus, i m.	der Darm, die Wurst	chylus, i m. (*gr.*)	der „Milchsaft", die Darmlymphe
bronchus, i m. (*gr.*)	der Hauptast der Luftröhre	chymus, i m. (*gr.*)	der Saft, Speisebrei

Zu § 6, S. 35

cibus, i m.	die Speise, die Nahrung	fundus, i m.	der Boden, Grund eines Organs
circus, i m.	der Kreis, Ring	fungus, i m.	der Erdschwamm 1. schwammige Geschwulst 2. syst. Bezeichnung für echte Pilze
clavus, i m.	der Nagel 1. umschriebene Hornzellenwucherung auf der Haut 2. Hühnerauge	fusus, i m.	die Spindel
clivus, i m.	der Abhang, Hügel	gallus, i m.	der Hahn
clonus, i m. (*gr.*)	der Schüttelkrampf	gibbus, i m.	der Buckel
coccus, i m. (*gr.*)	der Kern, die Beere, das Kugelbakterium	ginglymus, i m. (*gr.*)	das Scharniergelenk
condylus, i m. (*gr.*)	der Gelenkfortsatz	gladius, i m.	das Schwert
conus, i m. (*gr.*)	der Kegel, kegelförmiger Teil eines Organs	globus, i m.	die Kugel, der Kloß
crampus, i m.	die unwillkürliche schmerzhafte Zusammenziehung eines Muskels, der Krampf	gyrus, i m. (*gr.*)	die Windung, Gehirnwindung
		hamus, i m.	der Haken
		helleborus, i m. (*gr.*)	die Nieswurz
cubitus, i m.	der Ellenbogen		
cubus, i m.	der Würfel	hermaphroditus, i m. (*gr.*)	der Zwitter, Hermaphrodit
cuneus, i m.	der Keil, Zwickel		
cunnus, i m.	die weibl. Scham	hilus, i m.	die kleine Einbuchtung, Austrittsstelle für Gefäße, Nerven und Röhrensysteme
cyclus, i m. (*gr.*)	der Kreis, Umlauf		
digitus, i m.	der Finger, die Zehe		
discus, i m. (*gr.*)	die Scheibe, Gelenk-, Zwischenknorpelscheibe	hippocampus, i m. (*gr.*)	das Seepferdchen, ein Hirnteil
echinus, i m. (*gr.*)	der Igel	hortus, i m.	der Garten
elephantus, i m. (*gr.*)	der Elefant	humerus, i m.	der Oberarmknochen
equus, i m.	das Pferd	icterus, i m. (*gr.*)	der Pirol 1. Gelbsucht bei Leberschäden oder Blutzerfall 2. physiol. Hautgelbfärbung bei Neugeborenen
eunuchus, i m. (*gr.*)	der entmannte, kastrierte Mann		
famulus, i m.	der Diener		
favus, i m.	die Wachsscheibe, der Erbgrind		
filius, i m.	der Sohn	ileus, i m. (*gr.*)	der Darmverschluß
focus, i m.	der Herd 1. der Brennpunkt 2. Krankheitsherd	isthmus, i m. (*gr.*)	der schmale Zugang, die schmale Verbindung, verengte Stelle
fumus, i m.	der Rauch	labyrinthus, i m. (*gr.*)	der Irrgang, das Labyrinth

lacertus, i m.	der Muskelzug, Faserzug am Oberarm		2. knotenförmige pathol. Gewebsverdickung
laqueus, i m.	die Schlinge, Schleife		
lectus, i m.	das Bett	nucleus, i m.	der Kern 1. Zellkern 2. Gallertkern der Zwischenwirbelscheiben
limbus, i m.	der Saum, Rand eines Organs		
lobus, i m. (gr.)	der Lappen, lappenförmiger Teil eines Organs oder einer Drüse	numerus, i m.	die Zahl, Anzahl
		nummus, i m.	die Münze
		nystagmus, i m. (gr.)	das Augenzittern, der Nystagmus
locus, i m.	der Ort, die Stelle		
ludus, i m.	das Spiel	oculus, i m.	das Auge
lumbus, i m.	die Lende	oesophagus, i m. (gr.)	die Speiseröhre
lupus, i m.	der Wolf, die fressende Flechte		
		oestrus, i m. (gr.)	die sinnliche Raserei, Brunst
lymphonodus, i m.	der Lymphknoten		
		pannus, i m.	der Lappen
malleus, i m.	der Hammer	pemphigus, i m. (gr.)	der Hauch, die Hautblase, Blasensucht der Haut und Schleimhäute, der Pemphigus
medicus, i m.	der Arzt		
mercurius, i m.	das Quecksilber		
meteorismus, i m. (gr.)	die Aufblähung, abnorme Gasansammlung im Magen-Darm-Trakt		
		phallus, i m. (gr.)	das männl. Glied
		pilus, i m.	das einzelne menschl. Haar
modius, i m.	der Scheffel		
modus, i m.	das Maß, die Art, Weise	polus, i m. (gr.)	der Drehpunkt, Pol, Gipfelpunkt eines Organs
morbus, i m.	die Krankheit	populus, i m.	das Volk
mucus, i m.	der Schleim, das Sekret der Schleimdrüsen	porcus, i m.	das Schwein
		porus, i m. (gr.)	die Öffnung, der Weg, Durchgang
mundus, i m.	die Welt		
musculus, i m.	das Mäuslein, (vgl. § 30 a I 5), der Muskel	Priapus, i m. (gr.)	1. antiker Fruchtbarkeitsgott 2. das männl. Glied
		psittacus, i m. (gr.)	der Papagei
naevus, i m.	das Muttermal		
nasus, i m.	die Nase	pylorus, i m. (gr.)	der Pförtner, Magenausgang
nervus, i m.	der Nerv		
nidus, i m.	das Nest	racemus, i m.	die Traube, Weinbeere
nodus, i m.	der Knoten 1. knotenförmiges physiol. Gebilde	radius, i m.	der Stab, Strahl, die Speiche, der Unterarmknochen

Zu § 6, S. 35

ramus, i m.	der Ast, Zweig eines Nerven oder Blutgefäßes	terminus, i m.	die Grenze, das Ende, der Ausdruck, Begriff
rhonchus, i m. (gr.)	das Schnarchen, Rasselgeräusch	tetanus, i m. (gr.)	der Wundstarrkrampf
		thalamus, i m. (gr.)	der Sehhügel
rhythmus, i m. (gr.)	der Rhythmus	thrombus, i m. (gr.)	die geronnene Blutmasse, der Blutpfropf innerhalb eines Gefäßes
saccus, i m.	der Sack, blind endender Teil eines Hohlorgans		
		thymus, i m. (gr.)	das Bries, der Thymus
scapus, i m. (gr.)	der Schaft	tonus, i m. (gr.)	die Spannung, der Spannungszustand bes. der Muskulatur
sceletus, i m. (gr.)	das Skelet(t)		
scirrhus, i m. (gr.)	die verhärtete Geschwulst, der Faserkrebs	tophus, i m. (gr.)	der harte entzündliche Knoten
sirupus, i m.	der Sirup	torus, i m.	der Haut-, Schleimhautwulst
socius, i m.	der Gefährte, Genosse		
somnus, i m.	der Schlaf	tragus, i m. (gr.)	der Ziegenbock, die Erhebung vor der Öffnung des Gehörganges
spasmus, i m. (gr.)	der Krampf, die Verkrampfung, der Muskelkrampf		
		trismus, i m. (gr.)	das Knirschen, der Kaumuskelkrampf, die Kiefersperre
stomachus, i m. (gr.)	die Mündung, Öffnung, der Magen		
strabismus, i m. (gr.)	das Schielen	truncus, i m.	der Baumstamm 1. Rumpf des menschl. Körpers 2. großer Hauptteil eines Organs, die Röhre
stylus, i m. (gr.)	der Stift, Griffel		
sucus, i m.	der Saft		
sulcus, i m.	die Furche 1. Furche der Körper- oder Knochenoberfläche 2. feine Rille der Haut 3. Furche zwischen den Hirnwindungen	tubus, i m.	1. Aufsatz auf die Röntgenröhre 2. Röhre zur Einführung in die Luftröhre
		typhus, i m. (gr.)	Infektionskrankheit des Verdauungskanals, der Typhus
talus, i m.	das Sprungbein		
tarsus, i m. (gr.)	das Geflecht, später auch Wurzelgeflecht 1. Fußwurzel 2. Lidfaserplatte	typus, i m. (gr.)	das Urbild, Muster
		umbilicus, i m.	der Nabel
		uncus, i m.	der Haken, hakenförmige Hirnrindenvorwölbung
tartarus, i m. (gr.)	der Weinstein		
taurus, i m. (gr.)	das Rind		
tenesmus, i m. (gr.)	der andauernde Stuhl-, Harndrang	urachus, i m. (gr.)	der embryonale Harngang

ursus, i m. der Bär
uterus, i m. die Gebärmutter
ventus, i m. der Wind

villus, i m. das zottige Haar, die Zotte
vitellus, i m. der Eidotter

Folgende Vokabeln begegnen im Plural:
gemini, orum m. 1. die Zwillinge
2. die gepaarten Chromosomen vor der Reduktionsteilung

hirci, orum m. das Achselhaar
tragi, orum m. das Haarbüschel auf der Ohrecke
villi, orum m. das zottige Tierhaar

Substantive auf -er:
archiater, tri m. (gr.) der Oberarzt, Leibarzt
cancer, cri m. (gr.) der Krebs, die Krebskrankheit
faber, bri m. der Handwerker
liber, bri m. der Bast, das Buch
magister, tri m. der Lehrer

minister, tri m. der Diener
paediater, tri m. (gr.) der Kinderarzt
psychiater, tri m. (gr.) der Arzt für Gemüts- und Geisteskrankheiten
puer, pueri m. der Knabe
vesper, peri m. der Abend

Ferner:
vir, viri m. der Mann

Folgende Vokabel begegnet nur im Plural (Plurale tantum):
liberi, liberorum m. die Kinder

Substantive auf -um:
acetum, i n. der Essig
acidum, i n. die Säure
aconitum, i n. (gr.) die Gattung der Eisenhutgewächse
alimentum, i n. das Nahrungsmittel
amylum, i n. (gr.) die Stärke
antrum, i n. (gr.) die Grotte, Höhle, Körper-, Organhöhle
arbitrium, i n. die Entscheidung
arcanum, i n. das Geheimnis, Geheimmittel

argentum, i n. das Silber
atrium, i n. die Vorhalle, der Vorhof, Vorkammer eines Hohlorgans
aurum, i n. das Gold
auxilium, i n. die Hilfe
bacterium, i n. (gr.) das Bakterium
balneum, i n. das Bad
balsamum, i n. (gr./semit.) dickflüssiges Gemisch aus Harzen und Ölen, der Balsam

Zu § 6, S. 35

bellum, i n.	der Krieg	corium, i n. (gr.)	die Haut, das Fell, die Lederhaut
brachium, i n. (gr.)	der Arm, Oberarm, armförmiges Gebilde	cranium, i n. (gr.)	der knöcherne Schädel
butyrum, i n. (gr.)	die Butter	cribrum, i n.	das Sieb
caelum, i n.	der Himmel	criterium, i n. (gr.)	das entscheidende Kennzeichen
calcium, i n.	das Kalzium		
capistrum, i n.	der Zaum, das Halfter, der Kopf-Bindenverband	cuprum, i n.	das Kupfer
		delirium, i n.	die Geistesverwirrung, akute körperlich begründbare Geistesstörung
cauterium, i n. (gr.)	das Brenn-, Glüheisen		
cavum, i n.	die Höhlung, der Körperhohlraum	dentinum, i n.	die Grundsubstanz des Zahnkörpers, das Zahnbein
cementum, i n.	der Zement (des Zahns)		
centrum, i n. (gr.)	der Mittelpunkt 1. Mittelpunkt eines Organs 2. Organgebiet im Gehirn	dorsum, i n.	der Rücken, die Rückseite
		duodenum, i n.	der Zwölffingerdarm
		electrum, i n. (gr.)	der Bernstein
		elementum, i n.	der Urstoff, Grundstoff
ceratum, i n.	die Wachssalbe		
cerebrum, i n.	das Gehirn, Großhirn	enamelum, i n.	der Zahnschmelz
cetaceum, i n.	der Walrat (Salbengrundlage)	exemplum, i n.	das Beispiel, Muster
cilium, i n.	die Wimper 1. Augenwimper 2. Flimmerhaar	fastidium, i n.	der Ekel, Widerwille
		fastigium, i n.	der Gipfel 1. Dach des 4. Hirnventrikels 2. Höhepunkt einer Krankheit, insbes. des Fiebers
citreum, i n.	die Zitrone		
claustrum, i n.	der Verschluß, die Schranke, „Riegel" im Großhirn		
climacterium, i n. (gr.)	Wechseljahre der Frau	fermentum, i n.	die Gärung, der Gärstoff
colchicum, i n. (gr.)	die (Herbst-)Zeitlose	ferrum, i n.	das Eisen
		filamentum, i n.	das fadenförmige Gebilde, Filament
collum, i n.	der Hals, sich verjüngender Teil eines Organs	filum, i n.	der Faden, die Nervenfaser
colostrum, i n.	die Vormilch, das Brustsekret	folium, i n.	das Blatt 1. Pflanzenblatt 2. blattförmiges anatom. Gebilde
conium, i n. (gr.)	das Schierlingskraut		
consilium, i n.	der Rat, Beratung, Entschluß	fomentum, i n.	der warme Umschlag

fragmentum, i n.	das Bruchstück, Fragment
gaudium, i n.	die Freude
haustrum, i n.	das Schöpfrad, der Schöpfeimer, die halbkugelige Ausbuchtung in der Wand des Grimmdarms
ieiunum, i n.	der Leerdarm
īlĕum, i n.	der Krummdarm
indusium, i n.	die obere Schicht, der Schleier
intestinum, i n.	der Darm
ischium, i n. (*gr.*)	das Gesäß, die Hüfte
iugum, i n.	das Joch, der Kamm, die Leiste
labium, i n.	die Lippe, der Rand 1. Randleiste eines Knochens oder Organs 2. die weibl. Schamlippe
laboratorium, i n.	der Arbeitsraum
labrum, i n.	die Lippe, der lippenförmige Rand einer Gelenkpfanne
lanolinum, i n.	das Wollfett
letum, i n.	der Tod
ligamentum, i n.	das feste Band bes. an Gelenken
lignum, i n.	das Holz
linimentum, i n.	das flüssige Einreibemittel, Liniment
linum, i n.	der Lein, Flachs
litrum, i n.	das Liter
maltum, i n.	das Malz
mălum, i n.	das Übel, Gebrechen, die Krankheit
mālum, i n.	der Apfel
manubrium, i n.	der Stiel, Handgriff, der handgriffartig geformte Teil eines Knochens
meconium, i n. (*gr.*)	der Mohnsaft, das Kindspech, der Darminhalt der Neugeborenen
mediastinum, i n.	das Mittelfell
medicamentum, i n.	das Arznei-, Heilmittel, Medikament
membrum, i n.	das Glied, die Extremität
mentum, i n.	das Kinn
metallum, i n.	das Metall
metrum, i n. (*gr.*)	das Maß, Meter
milium, i n.	die Hirse, das Hirsekorn, der Hautgrieß
mixtum, i n.	das Gemisch
molluscum, i n.	die weiche Geschwulst der Haut
monstrum, i n.	die naturwidrige Erscheinung, die Mißbildung
natrium, i n.	das Natrium
nutrimentum, i n.	das Nahrungsmittel, der Nährstoff
officium, i n.	die Aufgabe, Pflicht
oleum, i n.	das Öl
omentum, i n.	die Fetthaut, Eingeweidehaut, das Netz
opium, i n.	der Mohnsaft, das Opium
organum, i n. (*gr.*)	das Werkzeug, Körperteil mit einheitlicher Funktion, das Organ
orificium, i n.	die Mündung, Öffnung, Einmündungsstelle an einem Hohlorgan
ostium, i n.	die Mündung, der Eingang, Einmündungsstelle an einem Hohlorgan
ovarium, i n.	der Eierstock
ovum, i n.	das Ei

Zu § 6, S. 35

palatum, i n.	die obere Wölbung der Mundhöhle, der Gaumen	saccharum, i n.	der Zucker
		saeculum, i n.	das Jahrhundert
		sceletum, i n. (*gr.*)	das Skelet(t)
pallium, i n.	der Mantel, Gehirnmantel	scriptum, i n.	die Schrift, der Aufsatz
		scrotum, i n.	der Hodensack
panaritium, i n.	die Finger- oder Zeheneiterung	sebum, i n.	der Talg
		sedimentum, i n.	der Bodensatz einer Flüssigkeit
perineum, i n. (*gr.*)	der Damm		
philtrum, i n. (*gr.*)	das Grübchen in der Oberlippe	segmentum, i n.	der Einschnitt, Abschnitt 1. Abschnitt eines Organs 2. Ausstülpung des gelappten Zellkerns bei Blutkörperchen
phylum, i n. (*gr.*)	der Stamm, das Geschlecht		
pigmentum, i n.	die Farbe, der Farbstoff, Körperfarbstoff		
		senium, i n.	das Greisenalter, die Altersschwäche
planum, i n.	1. anat. die Ebene, Fläche, Oberfläche 2. geburtshilfl. die Durchtrittsebene des kindl. Kopfes bei der Geburt	septum, i n.	die Verzäunung, Querwand, Scheidewand anat. Strukturen
		serum, i n.	urspr.: die Molken, das Käsewasser; das Serum 1. der flüssige Teil des Blutplasmas 2. als Impfstoff zubereitetes Blutplasma
plasmodium, i n. (*gr.*)	Gattung von Einzellern, Krankheitserreger		
plumbum, i n.	das Blei		
pterygium, i n. (*gr.*)	der Flügel 1. Flügelfell 2. Flughaut, Schwimmhaut	signum, i n.	das Zeichen, Krankheitszeichen
		solum, i n.	der Boden, Grund
pudendum, i n.	die Scham	somnium, i n.	der Traum
puerperium, i n.	das Kindbett, Wochenbett	spatium, i n.	der Raum, Zwischenraum, Raum bzw. Lücke zwischen benachbarten Gebilden
punctum, i n.	der umschriebene Haut-, Körperbezirk, Punkt		
		spectrum, i n.	die Erscheinung, das Farbenband
rectum, i n.	der Mastdarm		
rostrum, i n.	der Schnabel, die Schnauze, der schnabelförmige Fortsatz eines Körperteils	spermium, i n. (*gr.*)	der Samenfaden
		splenium, i n. (*gr.*)	1. der kleine Verband, das Pflaster 2. der hintere Wulst des Hirnbalkens
rudimentum, i n.	das verkümmerte Organ		
		sputum, i n.	der Auswurf

stadium, i n. (*gr.*)	der Abstand, die Entfernung, das Stadium	testimonium, i n.	das Zeugnis, der Beweis
sternum, i n. (*gr.*)	das Brustbein	toxicum, i n. (*gr.*)	das Pfeilgift, Gift
stratum, i n.	das Lager, die Decke, ausgebr. Zellschicht	tympanum, i n. (*gr.*)	die Trommel, Paukenhöhle
studium, i n.	der Eifer, das Streben, die wissensch. Beschäftigung	unguentum, i n.	die Salbe, das Salböl
		vallum, i n.	der Wall, Hautwulst
stuprum, i n.	die Schändung, Vergewaltigung	velum, i n.	das Segel, segelförmige Gebilde oder Organ
succinum, i n.	der Bernstein		
suicidum, i n.	der Selbstmord	veneficium, i n.	die Giftmischerei, der Giftmord
talcum, i n.	der Speckstein, der Talkumpuder	venenum, i n.	das Gift
tapetum, i n.	die Tapete, tapetenartige Schicht	verbum, i n.	das Wort, der Ausdruck, das Zeitwort
tectum, i n.	das Dach, der rückwärtige Teil des Mittelhirns	vestibulum, i n.	die Vorhalle, der Vorhof vor dem eigentlichen Organ
tegmentum, i n.	die Decke, Haube 1. rückwärtige Bedeckung eines Organs 2. rückwärtiger Teil des Hirnschenkels	vestigium, i n.	die Fußspur, das Relikt eines Organs
		vinum, i n.	der Wein
		vitium, i n.	der Fehler, Schaden, das Gebrechen, der Defekt
tergum, i n.	der Rücken		
testamentum, i n.	das Vermächtnis, Testament	vitrum, i n.	das Glas
		vocabulum, i n.	das Wort, die Vokabel

2. Übungsbeispiele

arteriae cerebri — die Hirnarterien
camera bulbi — die Kammer des Augapfels
scapus pili — der Haarschaft
cisterna chyli — die Zisterne der Darmlymphe
raphe scroti — die Nahtlinie des Hodensackes
limbus corneae — der Rand der Augenhornhaut
tarsus palpebrae — die Faserplatte des Augenlids
chorda tympani — die Trommelsaite (Ast des N. facialis, der die Paukenhöhle durchzieht)
crista galli — der Hahnenkamm
manubrium sterni — der Handgriff des Brustbeins
colostrum puerperarum — das Brustsekret der Wöchnerinnen
pterygium colli — die flügelartige Hautfalte des Halses, der Flügelhals
ligamenta colli costae — die Bänder des Rippenhalses
crista septi nasi — die Leiste der Nasenscheidewand

Zu § 6, S. 35

Übersetze folgende Fachausdrücke:

fascia colli; gyri cerebri; raphe palati; nucleus olivae; arteria digiti; ligamenta ovarii; truncus aortae; fimbria hippocampi; trochlea humeri; malum coxae; clonus uteri; sedimentum urinae; stratum pigmenti retinae; fossa vestibuli vaginae; septum bulbi urethrae;

Erläutere folgende anatomische Fachausdrücke:

cavum conchae	collum costae	bulbus aortae	septum atriorum
cavum cranii	collum mallei	bulbus duodeni	septum linguae
cavum nasi	collum mandibulae	bulbus oculi	septum nasi
cavum pleurae	collum radii	bulbus pili	septum scroti
cavum tympani	collum tali	bulbus vestibuli	
cavum uteri	collum uteri		
nucleus amygdalae	fissura ani		
nucleus fastigii	fissura sterni		
nucleus olivae	fissura urethrae		
nuclei tegmenti			
nuclei thalami			

3. Praktische Anwendung anhand von terminologischen Beispielen

Beachte folgende Verwechslungsmöglichkeiten:

chymus, i m.	der Speisebrei	anus, i m.	der Ring, After
chylus, i m.	die Darmlymphe	anus, us f.	die alte Frau *(sehr selten Gen. i und weiter nach der o-Dekl.)*
cuneus, i m.	der Keil, Zwickel	annus, i m.	das Jahr
cunnus, i m.	die weibl. Scham		
		clava, ae f.	die Keule
		clavus, i m.	das Hühnerauge
limbus, i m.	der Saum, Rand	clivus, i m.	der Hügel, Abhang
lumbus, i m.	die Lende	fastidium, i n.	der Ekel, Widerwille
		fastigium, i n.	der Gipfel
pila, ae f.	der Ball, die Kugel	mala, ae f.	die Wange, Kinnbacke
pilus, i m.	das einzelne Körperhaar	malum, i n.	das Übel, Leiden
polus, i m.	der Drehpunkt	malum, i n.	der Apfel
		malleus, i m.	der Hammer
velum, i n.	das Segel	tophus, i m.	der entzündl. Knoten
vallum, i n.	der Wall	typhus, i m.	der Typhus
villus, i m.	die Zotte	typus, i m.	der Typus

Moderne Wortbildungen:

Malat	Salz der Apfelsäure (malum)
Zitrat	Salz der Zitronensäure (citreum)
Sukzinat	Salz der Bernsteinsäure (succinum)
Tartrat	Salz der Weinsäure (tartarus)

3. Praktische Anwendung anhand von terminologischen Beispielen

Razemat	optisch inaktives Gemisch. Der Name leitet sich von der Traubensäure (racemus) ab, an der diese Erscheinung erstmals beobachtet wurde
Taurin	Aminosäure, die erstmals in der Galle von Rindern (taurus) entdeckt wurde
Koniin	Alkaloid aus den Früchten des Schierlings (conium)
Kolchizin	Spindelgift der (Herbst-)Zeitlose (colchicum)
Akonitin	Alkaloid aus den Wurzeln des Eisenhuts (aconitum)
Thrombin	Blutgerinnungsstoff (thrombus)
Toxine	Giftstoffe (toxicum), die von Bakterien, Pflanzen und Tieren ausgeschieden werden
Maltose	Malzzucker (maltum)
Echinokokkus	„Igelkorn" (echinus, coccus). Bandwurmgattung, die wegen des stachligen Aussehens der Brutkapseln so genannt wurde
Ikterus	Gelbsucht. Benannt nach dem gelb gefiederten Pirol (icterus)
Östrogene	Hormone, die für die Brunst- bzw. Menstruationszyklen verantwortlich sind
	(Nach der antiken Mythologie wurde Io, die kuhgestaltige Geliebte des Zeus, von der eifersüchtigen Hera durch den Stich einer Pferdebremse (oestrus) in Raserei versetzt.)
Botulismus	Wurstvergiftung (botulus). Bakterielle Lebensmittelvergiftung
Aortenvitien	organische Fehler oder Defekte (vitium) der Hauptschlagader (aorta)
Diskushernie	Hernie (hernia) der Zwischenwirbelscheiben (discus). Bandscheibenvorfall
Thalamotomie	Durchschneidung (tome) der Schmerzzentren im Bereich des Sehhügels (thalamus)
Koniotomie	einfachste Form des Luftröhrenschnittes (tome) im Bereich des unteren Kehlkopfes mit Durchtrennung des kegelförmigen Ligaments (conus) zwischen Schild- und Ringknorpel
Pylorospasmus	Krampf (spasmus) des Magenpförtners (pylorus)
Kardiospasmus	Krampf (spasmus) der Mageneingangsmuskulatur (cardia)
Kraniometer	Gerät zur Schädelvermessung (cranium, metrum)
Elektrizität	die Bedeutungsübertragung bezieht sich auf die Reibungselektrizität, die man zuerst am Bernstein (electrum) beobachtete
Elektrotonus	Bezeichnung für die jeweilige Spannungsänderung (tonus) eines von gleichbleibendem elektrischen Strom (electrum) durchflossenen reizbaren Gewebes
Priapismus	krankhaft anhaltende und schmerzhafte Erektion des männlichen Gliedes
	(Priapos — ursprünglich kleinasiatischer Fruchtbarkeitsgott — war nach der antiken Mythologie Sohn des Dionysos und der Aphrodite und damit das Symbol der Lüsternheit.)

Zu § 6, S. 35: 3. Praktische Anwendung anhand von terminologischen Beispielen

Narzissmus psychoanalytischer Begriff zur Bezeichnung der erotischen Hinwendung zum eigenen Körper.
(*Benannt nach Narcissus, dem schönen Jüngling der griech. Mythologie, der sich beim Anblick seines Spiegelbildes in einer Quelle in sich selbst verliebte.*)

Hermaphroditismus Zwittertum. Phänomen des Vorhandenseins von primären und sekundären Geschlechtsmerkmalen beider Geschlechter in einem Individuum.
(*Die Bezeichnung geht auf den zwittrigen Sohn der griech. Gottheiten Hermes und Aphrodite zurück.*)

Merke: *Die präzise lat. Ausdrucksweise unterscheidet genau zwischen dem Sitz und der Art der Haare und besitzt zur Bezeichnung folgende verschiedenen Vokabeln:*

capilli, orum m.	das Kopf- bzw. Barthaar
cilia, orum n.	die Augenwimpern
coma, ae f.	der Haarschmuck bei Mensch und Tier
hirci, orum m.	der Haarwuchs der Achselhöhlen
pilus, i m.	das einzelne Körperhaar
saeta, ae f.	das starke tierische Haar, die Borste
tragi, orum m. (gr.)	das Haarbüschel auf der Ohrecke vor dem Gehöreingang
vibrissae, arum f.	die Behaarung der Nasenöffnungen
villi, orum m.	das zottige Tierhaar

Vgl. ferner crinis in der 3. Deklination (§ 12, S. 145).
Praktische Anwendung am anatomischen Bild:

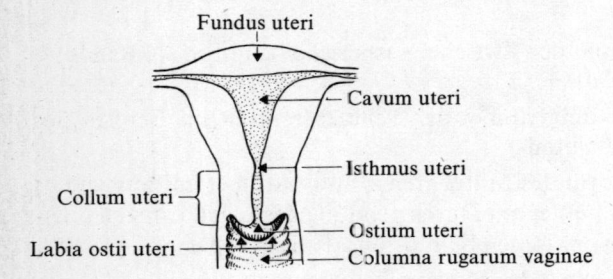

Abb. 9. Frontalschnitt: Uterus und Vagina

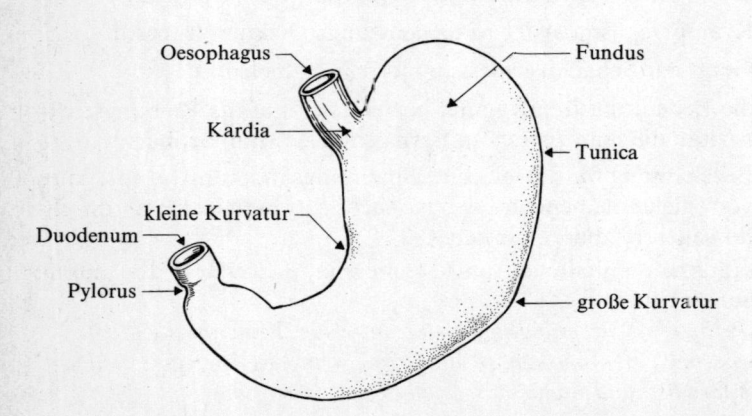

Abb. 10. Magenskizze

Zu § 7

1. Vocabularium

Substantive auf -us mit weiblichem Geschlecht:

alvus, i f. (*nur selten masc.*)	die Eingeweide des Unterleibs, der Darmkanal, die Exkremente	humus, i f.	der Boden, die Humuserde
		iuniperus, i f.	der Wacholderbaum
bolus, i f. (*gr.*)	der Ton, Lehm	malus, i f.	der Apfelbaum
citrus, i f.	der Zitronenbaum	myrtus, i f. (*gr.*)	die Myrte
crataegus, i f. (*gr.*)	der Weißdorn	papyrus, i f. (*gr.*)	die Papyrusstaude
cypressus, i f. (*gr.*)	die Zypresse	pinus, i f.	die Kiefer
fagus, i f.	die Buche	pirus, i f.	der Birnbaum
ficus, i f.	der Feigenbaum	sambucus, i f.	der Holunderbaum

Substantiv auf -er mit weiblichem Geschlecht:

diameter, tri f. (*gr.*)   der Durchmesser

Substantive auf -us mit sächlichem Geschlecht:

virus, n.	das Gift, Virus	vulgus, i n.	die Volksmenge

nur als Plural kommt vor:

loca, orum n.   die Gegend, der Körperbezirk

2. Praktische Anwendung

Beachte folgende Verwechslungsmöglichkeiten:

bolus, i m.	der Bissen, die große Pille	alveus, i m.	die Mulde, Ausbuchtung
bolus, i f. (*gr.*)	der Ton, Lehm	alvus, i c.	die Eingeweide des Unterleibs
vir, viri m.	der Mann		
virus, n.	das Virus		

Zu § 8

1. Vocabularium

Substantive auf -eus:

epistropheus, ëi m.	der zweite Halswirbel, Umdreher	proteus, ei m.	Bakteriengattung, deren Stäbchen sehr vielgestaltig sind *(benannt nach einem fabelhaften griech. Meergott, der die Gabe besaß, sich in allerlei Gestalten zu verwandeln)*

Zu § 8, S. 37

Substantive auf -os:

cọlpos, i m.	der Busen, die Bucht, buchtartige Vertiefung, Scheide	prọctos, i m.	der Steiß, After, Mastdarm 1. Anus 2. Rektum
nẹphros, i m.	die Niere	strychnos, i m.	die Brechnuß

Sächliches Geschlecht besitzt:

phycos, i n.   die Alge

Substantive auf -on:

acrọmion, i n.	die Schulterhöhe	ịnion, i n.	das Genick, die vorspringende Stelle am Hinterkopf
ạmnion, i n.	die Schafshaut, Embryonalhülle des Menschen	kạryon, i n.	der Kern
chọrion, i n.	die Haut, Hülle, äußerste Haut des Keimlings	neuron, i n.	der Nerv, die Nervenzelle
		olẹcranon, i n.	der Fortsatz der Ulna, Ellenbogenhöcker
cọlon, i n.	der Hauptteil des Dickdarms, Grimmdarm	phaenọmenon, i n.	die Erscheinung, das Phänomen
ẹmbryon, i n.	die ungeborene Leibesfrucht	phạrmacon, i n.	das Arzneimittel
gạnglion, i n.	der Nervenknoten, das Ganglion	phyllon, i n.	das Blatt
		scybalon, i n.	der harte Kotballen

2. Übungsbeispiele

membrạna chọrii   die Chorionhaut
bụrsa olẹcrani   der Schleimbeutel des Ellenbogenhöckers
hạustra cọli   die Ausbuchtungen des Grimmdarms

Übersetze folgende Fachausdrücke:

taẹniae cọli; bactẹrium cọli; gạnglion retịnae; fractụra olẹcrani.

3. Praktische Anwendung anhand von terminologischen Beispielen

Moderne Wortbildungen:

Strychnin	Alkaloid aus dem Samen der Brechnuß (strychnos)
Neuron	moderne Bezeichnung für die strukturelle Einheit von Nervenzellen und deren Fortsätzen (neuron)
Neurit	Fortsatz der Nervenzelle (neuron)
Archineuron	Nervenzelle (neuron) der motorischen Hirnrinde, bei der die Erregungsleitung ihren Anfang (ạrche) nimmt

Neurologie	Lehre von den Nerven und ihren Krankheiten
Nephrologie	Lehre von den Nierenkrankheiten (nephros)
Nephron	aus Nierenkörperchen und Nierenkanälchen bestehendes funktionelles Hauptstück der Niere (nephros)
Nephrotomie	operative Eröffnung (tome) der Niere (nephros)
Neuroglia	Nervenkittsubstanz (neuron; glia)
Pharmakotherapie	die medikamentöse Behandlung (pharmakon; therapia) der Krankheiten
Kolporrhaphie	operative Verengerung der Scheide (colpos) durch Ausschneiden eines Schleimhautstückes und anschließende Naht (raphe)
Proktospasmus	Krampf (spasmus) der Aftermuskulatur (proctos) bei fissura ani
Kolotyphus	Unterleibstyphus, bei dem insbesondere der Dickdarm (colon) befallen ist
Embryokardie	1. Herzschlagfolge wie beim Embryo (cardia; embryon) 2. Formenkreis angeborener Herzfehler (cardia) mit Stehenbleiben der Herzentwicklung auf embryonaler Stufe.

Zu § 9

1. Vocabularium

acidus, a, um	sauer	cal(i)dus, a, um	warm, heiß
acutus, a, um	scharf, akut	carus, a, um	teuer, lieb
aegrotus, a, um	krank, gebrechlich	cautus, a, um	vorsichtig
aequus, a, um	eben, gleichmäßig	cavus, a, um	hohl
altus, a, um	hoch, tief	certus, a, um	sicher, fest
amarus, a, um	bitter	clarus, a, um	berühmt, hell
ambiguus, a, um	sich nach zwei Seiten neigend, doppeldeutig	claudus, a, um	lahm, hinkend
		cornutus, a, um	gehörnt
amplus, a, um	umfangreich	crassus, a, um	dick, stark
angustus, a, um	eng	crudus, a, um	roh, zäh, unverdaut
annuus, a, um	jährlich, einjährig	cruentus, a, um	blutig, mit Blut vermischt
antiquus, a, um	alt, vormalig		
balbus, a, um	stammelnd, lallend	densus, a, um	dicht, gehäuft
benignus, a, um	gütig, gutartig	dignus, a, um	würdig
blandus, a, um	zärtlich, schmeichelnd, mild, reizlos	directus, a, um	unmittelbar, direkt
		diurnus, a, um	täglich
bonus, a, um	gut	dubius, a, um	zweifelhaft
caducus, a, um	hinfällig, vergänglich	durus, a, um	hart, fest
caecus, a, um (klin. auch coecus)	blind, blindendend	factitius, a, um	nicht natürlich, künstlich

Zu §9, S. 37

falsus, a, um	falsch, fehlerhaft	malignus, a, um	bösartig
faustus, a, um	glücklich, günstig	malus, a, um	schlecht, böse, schlimm
fecundus, a, um	fruchtbar	manifestus, a, um	auf der Hand liegend, offenkundig
ferus, a, um	wild		
firmus, a, um	fest, stark	maritimus, a, um	zum Meer gehörig
fixus, a, um	fest, bleibend	maternus, a, um	zur Mutter gehörig
flaccidus, a, um	schlaff, welk	maturus, a, um	reif
floridus, a, um	blühend, voll ausgeprägt, stark entwickelt	medianus, a, um	in der Mitte liegend, mittlerer
fluidus, a, um	flüssig	medicus, a, um	zum Heilen gehörig, medizinisch
foetidus, a, um	stinkend, übelriechend		
frigidus, a, um	kühl, kalt, geschlechtskalt	medius, a, um	in der Mitte befindlich, mittlerer
furibundus, a, um	rasend, tobsüchtig	mellitus, a, um	honigsüß, süß
geminus, a, um	zugleich geboren, gepaart, Zwillings-	meridianus, a, um	mittäglich
		molluscus, a, um	weich, schwammartig
gibbus, a, um	gewölbt, bucklig	morbidus, a, um	krank, siech
gravidus, a, um	schwanger	moribundus, a, um	im Sterben liegend
hibernus, a, um	winterlich		
hirsutus, a, um	zottig, behaart	mortuus, a, um	tot
hūmānus, a, um	menschlich	multifidus, a, um	vielfach aufgespalten
hūmidus, a, um	feucht, naß	multus, a, um	viel, häufig
ieiunus, a, um	nüchtern, leer	mutus, a, um	stumm
ileus, a, um (*gr.*)	krumm	nanus, a, um (*gr.*)	zwerghaft klein, von winziger Gestalt
iracundus, a, um	jähzornig		
iucundus, a, um	angenehm	nocturnus, a, um	nächtlich, nachts auftretend
laetus, a, um	froh, freudig		
laevus, a, um	links	nothus, a, um (*gr.*)	1. unehelich 2. unecht, verfälscht
lassus, a, um	matt, müde		
latus, a, um	breit	notus, a, um	bekannt, berühmt
laxus, a, um	schlaff, locker, schlapp, langsam	novus, a, um	neu, neuartig
		noxius, a, um	schädlich
lentus, a, um	lange andauernd, lange anhaltend	nudus, a, um	nackt, unbekleidet
		nutricius, a, um	ernährend, versorgend
liquidus, a, um	flüssig	opacus, a, um	schattig, dunkel, undurchsichtig
lividus, a, um	blaß (-bläulich)		
longus, a, um	lang	parvus, a, um	klein
lucidus, a, um	hell, leuchtend	paternus, a, um	zum Vater gehörig
magnus, a, um	groß	paucus, a, um	wenig

2. Übungsbeispiele

peregrinus, a, um	fremd	strabus, a, um (gr.)	schielend
peritus, a, um	erfahren	strumiprivus, a, um	des Kropfes beraubt, nach Kropfentfernung auftretend
pius, a, um	fromm		
planus, a, um	platt, eben, flach		
plenus, a, um	voll, angehäuft	stultus, a, um	dumm
privus, a, um	für sich bestehend, einzeln, beraubt	subitus, a, um	plötzlich
		surdus, a, um	taub
proprius, a, um	eigen, kennzeichnend, allein gehörig	tardus, a, um	langsam
		tepidus, a, um	warm, lau
pudendus, a, um	zu den Schamteilen gehörig	torpidus, a, um	regungslos, stumpfsinnig, unbeeinflußbar
purus, a, um	rein, sauber	tranquillus, a, um	ruhig, still
putridus, a, um	faulig, übelriechend	trapezius, a, um (gr.)	trapezförmig
rectus, a, um	gerade		
rigidus, a, um	starr, steif, derb	tumidus, a, um	geschwollen
rotundus, a, um	scheibenrund, rund	tutus, a, um	sicher
salsus, a, um	salzig	vacuus, a, um	leer, luftleer
salvus, a, um	gesund, heil	vagus, a, um	umherschweifend
sanus, a, um	gesund, unversehrt	valgus, a, um	nach auswärts gedreht, krumm, x-förmig verbogen
saphenus, a, um	verborgen		
scalenus, a, um (gr.)	schief, ungleichseitig, dreieckig		
		varius, a, um	verschiedenartig
secundus, a, um	günstig	varus, a, um	auseinandergebogen, krumm, o-förmig verbogen
siccus, a, um	trocken		
situs, a, um	gelegen		
solidus, a, um	dicht, fest, solide	vastus, a, um	weit, öde, leer, ungeheuer groß, sehr groß
sonorus, a, um	tönend, klingend		
splendidus, a, um	glänzend, angesehen	verus, a, um	wahr, wahrhaftig
splenius, a, um (gr.)	wulst-, pflasterförmig	veterinarius, a, um	tierärztlich
spurius, a, um	falsch, unecht	vicinus, a, um	benachbart
stapedius, a, um	zum Steigbügel gehörig	vivus, a, um	lebend, lebendig

Merke: *Werden Adjektive mit der lat. Endung -ĭdus eingedeutscht (z.B. lĭvĭdus ↔ livīde), dann werden sie entsprechend den deutschen Regeln auf der vorletzten Silbe betont und erhalten dort ein langes ī.*

2. Übungsbeispiele

vena cava	die Hohlvene
gyrus rectus	die gerade (Hirn)Windung

Zu § 9, S. 37

strątum lūcidum	die leuchtende Schicht
gānglion mēdium	der mittlere Nervenknoten
rhonchi sonōri	die tönenden Rasselgeräusche
palātum dūrum	der harte Gaumen
hęrnia dirēcta	die unmittelbare, direkte Hernie
diaēta blānda	die reizlose Schonkost
artēriae nutrīciae	die ernährenden Pulsschlagadern
nūcleus ambīguus	der Kern, der sich nach zwei Seiten neigt
	(der Vaguskern, der nach zwei Seiten Neuriten aussendet)
tinctūra amāra	die bittere Tinktur
vēna saphēna māgna	die große verborgene Vene
fōssa crānii mēdia	die mittlere Schädelgrube
ligamēntum ovārii prōprium	das kennzeichnende Band des Eierstocks

Übersetze folgende Fachausdrücke:

dīgiti mōrtui; naēvus malīgnus; taēnia nāna; cholera sīcca; līngua hirsūta; strīae gravidārum; fāscia lāta; ligamēnta rotūnda ūteri; ligamēntum lātum ūteri; nūclei nērvi vāgi; fāscia cōlli mēdia; cistērna vēnae cērebri māgnae.

Erläutere folgende Fachausdrücke:

cōstae vērae	cōxa plāna	delīrium acūtum
cōstae spūriae	cōxa vālga	delīrium furibūndum
	cōxa vāra	
mūsculi gemēlli		nērvus mediānus
mūsculus lōngus cōlli		nērvus pudēndus
mūsculus multīfidus		nērvus saphēnus
mūsculus scalēnus mēdius		nērvus vāgus
mūsculus splēnius		
mūsculus stapēdius		
mūsculus trapēzius		

3. Praktische Anwendung anhand von terminologischen Beispielen

Beachte folgende Verwechslungsmöglichkeiten:

nīdus, i m.	das Nest	sāccus, i m.	der Sack
nōdus, i m.	der Knoten	sūcus, i m.	der Saft
nūdus, a, um	nackt	sīccus, a, um	trocken
tūmidus, a, um	geschwollen	vērus, a, um	wahr
hūmidus, a, um	feucht, naß	vārus, a, um	o-förmig
		vārius, a, um	verschiedenartig

Moderne Wortbildungen:

Mutīsmus	Stummheit (mūtus) bei intaktem Sprachvermögen
Lävulōse	veraltete, aber trotzdem vielfach verwendete Bezeichnung für den linksdrehenden (laēvus) Fruchtzucker (= Fruktose)
Strabīsmus	das Abweichen der Augen von der Parallelstellung. Das Schielen (strābus)
Nanīsmus	der Zwergwuchs (nānus). Stillstand des Wachstums bei 150 cm
Nanomēter	zwerghaft kleiner Teil (nānus) eines Meters (mētrum). Ein milliardstel Meter

Merke: *(intestinum) caecum*   der Blinddarm
(intestinum) colon   der Grimmdarm
(intestinum) crassum   der Dickdarm
(intestinum) duodenum   der Zwölffingerdarm
(intestinum) ileum   der Krummdarm
(intestinum) ieiunum   der Leerdarm
(intestinum) rectum   der Mastdarm*

Praktische Anwendung am anatomischen Bild:

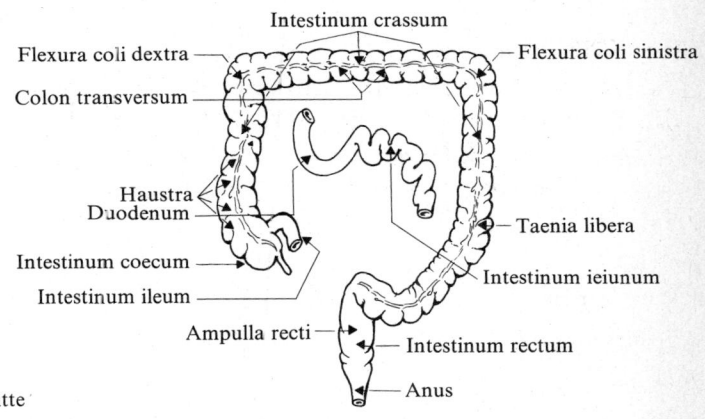

Abb. 11. Einzelne Darmabschnitte

Zu § 10

1. Vocabularium

aeger, gra, grum	krank	liber, bera, berum	frei
asper, era, erum	rauh, aufgerauht	miser, era, erum	elend
dexter, t(e)ra, t(e)rum	rechts	piger, gra, grum	faul
glaber, bra, brum	kahl, glatt	sacer, cra, crum	heilig
lacer, era, erum	zerrissen	sinister, tra, trum	links

2. Übungsbeispiele

collega aegra	die kranke Kollegin
nervus saphenus sinister	der linke (verborgene) Hautnerv (am Unterschenkel)
morbus sacer	die heilige Krankheit, die Epilepsie
atrium dextrum	der rechte Vorhof
valva aortae sinistra	die linke Aortenklappe

---

* Wörtlich: der gestreckte, gerade Darm. Die Bezeichnung, die nicht zu der wirklichen Form des Mastdarms paßt, geht auf die antike Tieranatomie zurück, von der sie auf den Menschen übertragen wurde.

Zu § 12, S. 40

Übersetze folgende Fachausdrücke:

atrium sinistrum; lingua glabra; linea aspera; taenia libera; flexura coli dextra.

3. Praktische Anwendung anhand von terminologischen Beispielen

Beachte folgende Verwechslungsmöglichkeiten:

libra, ae f.	die Waage, das Pfund
liber, bri m.	das Buch
liber, bera, berum	frei
liberi, berorum m.	die Kinder

Moderne Wortbildungen:

Dextrose   Veraltete, aber trotzdem vielfach verwendete Bezeichnung für den rechtsdrehenden (dexter) Traubenzucker (Glukose)

Miserēre   Ausdruck für das Koterbrechen beim Ileus (miserēre = Erbarme Dich; Verbform. Vgl. miser (S. 39) und miseria (S. 105)).

Zu § 12

1. Vocabularium

a) Konsonantische Stämme:

Substantive auf -ŏr, -ōris:

algor, oris m.	die Kälte, das Kältegefühl	furor, oris m.	der Zorn, die Wut, Raserei
amor, oris m.	die Liebe	honor, oris m.	die Ehre, Anerkennung
ardor, oris m.	der Brand, die Hitze, das Brennen, der brennende Schmerz	horror, oris m.	der Schauder, die Scheu
calor, oris m.	die Wärme, Hitze (als Symptom einer Entzündung)	humor, oris m.	die Flüssigkeit, der Körpersaft
color, oris m.	die Farbe	labor, oris m.	die Anstrengung, Arbeit, Mühe
cremor, oris m.	der dicke Saft, Brei die Salbe	languor, oris m.	die Erschöpfung
cruor, oris m.	das geronnene Blut, der Blutkuchen	liquor, oris m.	die Flüssigkeit 1. das flüssige Arzneimittel 2. die seröse Körperflüssigkeit
dolor, oris m.	der Schmerz		
flexor, oris m.	der Beuger, Beugemuskel	livor, oris m.	der rotblaue Fleck, Totenfleck
fluor, oris m.	das Fließen, der flüssige Zustand 1. der Ausfluß 2. das Element Fluor	mucor, oris m.	der Kopfschimmel, Gattungsbegriff für Algenpilze

1. Vocabularium

odor, oris m.	der Geruch, Gestank, Duft	stridor, oris m.	das Zischen, Pfeifen, pfeifende Atemgeräusch
pallor, oris m.	die Blässe, bleiche (Haut)Farbe	stupor, oris m.	die Erstarrung, Bewegungslosigkeit, „Taubheit"
pavor, oris m.	die Angst, der Schrecken	sudor, oris m.	der Schweiß
pudor, oris m.	das Schamgefühl, die Schamröte	tensor, oris m.	der Spanner, Spannmuskel
rigor, oris m.	die Starre, 1. Erstarrung der Muskulatur nach dem Tode 2. der gesteigerte Muskeltonus mit charakteristischer Steife	tepor, oris m.	die laue Wärme, Lauheit
		timor, oris m.	die Furcht, Angst
		torpor, oris m.	die Gefühllosigkeit, Schlaffheit, Trägheit
		tremor, oris m.	das (Muskel)Zittern
rubor, oris m.	die entzündliche (Haut)Rötung	tumor, oris m.	1. die krankhafte Anschwellung eines Organs 2. die Geschwulst, Gewebswucherung
rumor, oris m.	das dumpfe (Körper)Geräusch		
sapor, oris m.	der Geschmack	turgor, oris m.	das Strotzen, der Spannungszustand oder Flüssigkeitsdruck im Gewebe
sopor, oris m.	der tiefe Schlaf, die schwere Bewußtseinsstörung (*somnus* = leichter Schlaf)		
		vapor, oris m.	der Dunst, Wasserdampf

Weibliches Geschlecht besitzen:

soror, oris f.	die Schwester	uxor, oris f.	die Ehefrau, Gattin

Substantive auf -tŏr, -tōris:

aequator, toris m.	der Gleichmacher, größte Kreisumfang eines kugeligen Organs	necator, toris m.	der Töter, Gattung parasitierender Fadenwürmer
buc(c)inator, toris m.	der Hornbläser, Bläser-, Wangenmuskel	operator, toris m.	der Bewirker, Verrichter
		potator, toris m.	der Trinker, Säufer
foetor, toris m.	der üble Geruch, Gestank	pronator, toris m.	der Einwärtsdreher, Muskel, der einwärts dreht
levator, toris m.	der Heber, Muskel mit hebender Wirkung		
motor, toris m.	der Beweger, Motor	rotator, toris m.	der Dreher, Drehmuskel

Zu § 12, S. 40

stẹrtor, toris m.	das Schnarchen, röchelnde Atemgeräusch	tụtor, toris m.	der Bewahrer, Beschützer, die Schutzmanschette für Gelenke
supinạtor, toris m.	der Auswärtsdreher, Muskel, der auswärts dreht		

Substantive auf -ĕr, -ris:

frạter, tris m.	der Bruder	sequẹster, tris m. (dekl. auch nach der o-Dekl.)	das Abgesonderte, abgestorbenes Knochenstück
pạter, tris m.	der Vater		

Weibliches Geschlecht besitzen:

gạster, t(ĕ)ris f. (gr.)	der Magen, Bauch	mạter, tris f.	die Mutter, Umhüllung, Bez. für die Hirnhäute

Substantive auf -ĕr, -ĕris:

ạer, ĕris m. (gr.)	die Luft	ạnser, eris m.	die Gans
aether, ĕris m. (gr.)	die Himmelsluft, der Aether	ạster, eris m. (gr.)	der Stern
		cạrcer, eris m.	das Gefängnis
ạgger, eris m.	der Damm. (Nasen)Schleimhautwulst	vọmer, eris m.	die Pflugschar, das (Nasen)Pflugscharbein

Weibliches Geschlecht besitzt:

mụlier, eris f.	das Weib, die Frau

Substantiv auf -ōl, -ōlis:

sol, sọlis m.	die Sonne

Substantive auf -o, -ōnis:

ạcro, onis m. (gr.)	der Trieb, die Spitze der Gliedmaßen	comẹdo, onis m.	der Mitesser. Eingedeutschter Plural: die Komedonen
bụbo, onis m. (gr.)	die Leiste, Schamgegend, entzündliche Lymphknotenschwellung der Leistenbeuge. Eingedeutschter Plural: die Bubonen	drạco, onis m. (gr.)	der Drache, die Schlange
		ẹmbryo, onis m. (gr.)	die ungeborene Leibesfrucht. Eingedeutschter Plural: die Embryonen
cạrbo, onis m.	die Holz-, Knochenkohle	lẹo, onis m. (gr.)	der Löwe

pernio, onis m.	die Frostbeule. Eingedeutschter Plural: die Pernionen	umbo, onis m.	der Schildbuckel, die erhabene Rundung
pulmo, onis m.	die Lunge	vibrio, onis m.	Gattung kommaförmiger, begeißelter Bakterien. Eingedeutschter Plural: die Vibrionen
sapo, onis m.	die Seife		
sermo, onis m.	die Rede, das Gespräch		

Substantive auf -ō, -ĭnis:

homo, hominis m.	der Mensch, Mann	tendo, tendinis m.	die Sehne
ordo, ordinis m.	die Reihe, Ordnung		

Substantive auf -ēn, -ēnis:

lichēn, lichēnis m. (gr.)	die Flechte, der Ausschlag	rēn, rēnis m.	die Niere
liēn, liēnis m.	die Milz	splēn, splēnis m. (gr.)	die Milz

Substantiv auf -ĕn, -ĭnis:

pecten, pectinis m.   der Kamm, Grat (des oberen Schambeinastes)

ebenso dekliniert:

sanguis, sanguinis m. (altlat. sanguen)   das Blut

Eine Zwischenform zwischen dieser und der vorigen bildet

hymēn, hyminis m. (gr.)   das Häutchen, das Jungfernhäutchen

Substantive auf -ps, -ĭpis:

adeps, ipis c.	das Fett (vor allem als Salbengrundlage)	forceps, ipis c.	1. die (geburtshilfliche) Zange 2. die Balkenzwinge des Gehirns
		princeps, ipis m.	der Erste, Führer

Substantive auf -x, -ĭcis:

apex, icis m.	die äußerste Spitze, das spitzgeformte Ende eines Organs	calix, icis m.	der Becher, die Schale, der Kelch, Teil eines Hohlorgans

Zu § 12, S. 40

cimex, icis m.	die Wanze		2. Meßzahl für den Wirkungsgrad eines Stoffes
cortex, icis m.	die Rinde, Borke		
	1. äußere Zellschicht eines Organs		3. Meßwert der Kraniometrie
	2. Kurzbez. für cortex cerebri	obex, icis c.	4. Inhaltsverzeichnis der Querbalken, Riegel, Verdickungsstelle des Rückenmarks
culex, icis m.	die Mücke, Schnake		
fornix, icis m.	die Wölbung, der Gewölbebogen	pollex, icis m.	der Daumen
hallux, ucis (eigentl. icis) m.	die Großzehe	pulex, icis m.	der Floh
		silex, icis m.	der Kieselstein
index, icis m.	der Anzeiger 1. der Zeigefinger	vertex, icis m.	der Wirbel, Scheitel, die Spitze eines Organs

Substantive auf -s, -dis:

pes, pĕdis m.	der Fuß, das fußartige Gebilde, die Ansatzstelle eines Organs	stapēs, stapēdis m.	der Steigbügel, das Gehörknöchelchen der Paukenhöhle (*Spätbildung der Renaissance, da die Antike noch keine Steigbügel kannte*)

Weibliches Geschlecht besitzt:

laus, laudis f.	das Lob, die Auszeichnung

Substantive auf -es, -ĭtis:

gurges, itis m.	der Strudel, Schlund	poples, itis m.	die Kniekehle, Kniebeuge
limes, itis m.	die Grenzlinie	stipes, itis m.	der Stock, die Stange, der Quellstift

Substantiv auf -es, -ĕtis:

paries, etis m.	die Wand, Wandschicht eines Organs

Substantive auf -is, -ĕris:

cinis, eris m.	die Asche	pulvis, eris m.	der Staub, das Pulver

Substantive auf -os, -oris:

flos, flōris m.	die Blume, Blüte	mos, mōris m.	die Sitte, der Brauch

Beachte:

bos, bŏvis c.	das Rind, der Ochse

Substantive auf -do, -dĭnis:

aegritŭdo, dinis f.	die Krankheit	libĭdo, dinis f.	die Lust, der Geschlechtstrieb
amplitŭdo, dinis f.	die Größe, Weite, Wellenhöhe eines schwingenden Systems	lippitŭdo, dinis f.	das Triefauge, die eitrige Absonderung der Augenbindehaut
crassitŭdo, dinis f.	die Dicke	livĕdo, dinis f.	die netzförmige, blaurote Hautverfärbung
gravĕdo, inis f.	urspr. die Schwere im Kopf, das Benommensein im Schädel- und Gesichtsbereich	longitŭdo, dinis f.	die Länge
		magnitŭdo, dinis f.	die Größe
		multitŭdo, dinis f.	die Menge
hebetŭdo, dinis f.	die Stumpfheit, verminderte Leistungsfähigkeit	raucĕdo, dinis f.	die Heiserkeit, krankhafte Stimmveränderung
hirŭdo, dinis f.	der Blutegel	testŭdo, dinis f.	die Schildkröte
lassitŭdo, dinis f.	die Erschöpfung	valetŭdo, dinis f.	die Gesundheit

Substantiv auf -o, -nis:

caro, carnis f.   das Fleisch

Substantive auf -go, -gĭnis:

albŭgo, ginis f.	der weiße Fleck der Hornhaut	mucilăgo, ginis f.	der schleimige Pflanzensaft, das dickflüssige Arzneimittel
cartilăgo, ginis f.	der Knorpel		
fibrocartilăgo, ginis f.	der Faserknorpel	orĭgo, ginis f.	der Ursprung, die Ursprungsstelle ein. Muskels od. Nerven
fulĭgo, ginis f.	der Ruß, rußartiger Belag auf Lippen oder Zunge bei Fieber		
		prurĭgo, ginis f.	das Jucken, der Juckreiz, der juckende Körpergrind
imăgo, ginis f.	1. das Bild, die Vorstellung 2. das geschlechtsreife Insekt	vertĭgo, ginis f.	der Schwindel, die Übelkeit
		virăgo, ginis f.	das Mannweib, die Frau mit männl. Sexualempfinden
lanŭgo, ginis f.	das Wollhaar, der Flaum, Haarkleid der Neugeborenen		
		virgo, ginis f.	die Jungfrau
		vitilĭgo, ginis f.	die Hautflechte, Scheckhaut, Pigmentanomalie der Haut
lentĭgo, ginis f.	das Linsenmal, linsenförmiges pigmenthaltiges Hautgebilde		

Männliches Geschlecht besitzt:

lumbăgo, ginis f.	der Lendenschmerz, „Hexenschuß"
margo, ginis m.	der Rand, die Begrenzungslinie, Randleiste eines Organs

Zu § 12, S. 40

Substantive auf -ĭo, -iōnis:

flexio, ionis f.	die Biegung, Abknickung, Beugung	morpio, ionis f.	die Filzlaus (*moderne Neubildung aus dem Französischen*)
fluxio, ionis f.	das Fließen, die Strömung, Blutwallung, der Blutandrang	opinio, ionis f.	die Meinung, Ansicht
		regio, ionis f.	die Richtung, Gegend, der Körperbezirk

Substantive auf -tĭo, -tiōnis:

actio, tionis f.	die Handlung, Bewegung, funktionelle Leistung eines Organs	dentitio, tionis f.	das Zahnen, der Zahndurchbruch
articulatio, tionis f.	die bewegliche Knochenverbindung, das Gelenk	festinatio, tionis f.	die Hast, Eile, unwillkürliche Gangbeschleunigung
auditio, tionis f.	das Hören	fluctuatio, tionis f.	die schwappende Bewegung einer Körperflüssigkeit
auscultatio, tionis f.	das Abhören von Körpergeräuschen mittels Ohr oder Hörrohr	fomentatio, tionis f.	die Bähung, Anwendung warmer Körperumschläge
castratio, tionis f.	die Verschneidung, Entfernung der Keimdrüsen bei Mensch und Tier	formatio, tionis f.	die Ausbildung, Ausformung
cavatio, tionis f.	die Höhle, Höhlung	formicatio, tionis f.	das Ameisenlaufen, Hautkribbeln
cessatio, tionis f.	das Aufhören, Ausbleiben, der Stillstand	fractio, tionis f.	die Unterteilung
claudicatio, tionis f.	das Hinken	frictio, tionis f.	das Reiben, Frottieren 1. Salbeneinreibung 2. Massage
copulatio, tionis f.	die Verkettung, Verschmelzung zweier Keimzellen bei der Befruchtung	functio, tionis f.	die Verrichtung, Aufgabe eines Organs
		fumigatio, tionis f.	die Räucherung
crepitatio, tionis f.	das Knistern, Rasseln bei Lungenentzündungen, Knochenbrüchen und Sehnenveränderungen	generatio, tionis f.	die Zeugung, Fortpflanzung, Folge von Nachkommenschaft
		gestatio, tionis f.	die Schwangerschaft
		gravitatio, tionis f.	die Schwerkraft (*Spätbildung*)
cumulatio, tionis f.	die Vermehrung, zunehmende Wirkung eines Arzneimittels bei fortgesetzter Verabreichung	imaginatio, tionis f.	die Vorstellung, Einbildungskraft
		laceratio, tionis f.	die Zerreißung, der Einriß
decussatio, tionis f.	die Überschneidung, Überkreuzung	lactatio, tionis f.	die Absonderung von Milch

lotio, tionis f.	das (Gesichts) Reinigungswasser	pollutio, tionis f.	der unwillkürliche Samenerguß während des Schlafs
luxatio, tionis f.	die Verrenkung, Ausrenkung eines Gelenks	portio, tionis f.	der Anteil, Teil eines Organs
maceratio, tionis f.	1. die Erweichung von Geweben durch Einwirkung von Flüssigkeit (Injektionspräparate) oder Fäulnis 2. der Auszug löslicher Stoffe aus zerkleinerten Pflanzenteilen (z.B. als Dekokt)	positio, tionis f.	die Lage
		potio, tionis f.	der Trank, das Getränk
		pronatio, tionis f.	die Einwärtsdrehung der Extremitäten um ihre Längsachse
		pulsatio, tionis f.	das Stoßen, Schlagen, die Erschütterung durch den Pulsschlag
manifestatio, tionis f.	das Zutagetreten, Offenbarwerden	punctio, tionis f.	die Entnahme von Flüssigkeiten aus Körperhöhlen
masturbatio, tionis f.	die geschl. Selbstbefriedigung		
menstruatio, tionis f.	die periodisch auftretende Monatsblutung der Frau	purgatio, tionis f.	die Reinigung
		radiatio, tionis f.	die Strahlung, 1. anat. Bez. für Faserbündel des Gehirns 2. die Röntgenbestrahlung
mictio, tionis f.	das Harnlassen		
mitigatio, tionis f.	die Abschwächung, Milderung		
motio, tionis f.	die Bewegung	rareficatio, tionis f.	die Verdünnung, der Schwund
mutatio, tionis f.	1. Änderung der Erbanlage 2. Stimmbruch in der Pubertät	ratio, tionis f.	die Überlegung, Vernunft, Gesetzmäßigkeit
mutilatio, tionis f.	die Verstümmelung		
nict(it)atio, tionis f.	das Blinzeln, der klonische Lidkrampf	rotatio, tionis f.	die Drehung, Drehbewegung eines Körpers um seine Achse
nutritio, tionis f.	die Ernährung	ructatio, tionis f.	das Aufstoßen, Rülpsen
operatio, tionis f.	der chirurgische Eingriff		
ordinatio, tionis f.	die ärztl. Verordnung	ruminatio, tionis f.	das Wiederkäuen
palpatio, tionis f.	das Abtasten, die Untersuchung durch Betasten	salivatio, tionis f.	der Speichelfluß
		sanatio, tionis f.	die Heilung
		sanguinatio, tionis f.	die Blutung
palpitatio, tionis f.	das Klopfen des Herzens		
		saturatio, tionis f.	die Sättigung
plantatio, tionis f.	das Pflanzen, Verpflanzen	scintillatio, tionis f.	das Funkensprühen, Lichtblitzen

Zu § 12, S. 40

sectio, tionis f.	1. die kunstgerechte Zerglied. der Leiche 2. der Schnitt der Operationstechnik 3. der Abschnitt eines Organs	ulceratio, tionis f.	die Geschwürsbildung
		unctio, tionis f.	die Einreibung, Einsalbung
		vaccinatio, tionis f.	die Kuhpockenimpfung, Schutzimpfung zur Verhütung von Infektionskrankheiten
solutio, tionis f.	1. Ablösung eines Organs 2. Lösung einer festen Substanz in einer flüssigen		
		variatio, tionis f.	die Merkmalsabweichung eines Individuum gegenüber seiner Art, die leichte Verschiedenheit von der Norm, die weder als krankhaft noch als Mißbildung gilt
statio, tionis f.	der Aufenthaltsort, die Krankenhausabteilung		
strangulatio, tionis f.	1. die Abschnürung von Darmabschnitten 2. die Abdrosselung der Luftröhre (beim Erwürgen)		
		vegetatio, tionis f.	1. Gesamtheit des Pflanzenbestandes 2. Wucherung lymphatischen Gewebes
sudatio, tionis f.	das Schwitzen, die Schweißabsonderung		
sugillatio, tionis f.	die blutunterlaufene Hautstelle	ventilatio, tionis f.	das Lüften, die Belüftung (der Lungen)
supinatio, tionis f.	die Auswärtsdrehung der Extremitäten um ihre Längsachse		
		verbigeratio, tionis f.	die Wiederholung unsinniger Wörter und Sätze (bei Schizophrenen)
terminatio, tionis f.	die Begrenzung, Endigung (von Nervenfasern)		
tractio, tionis f.	das Ziehen, der Zug (mit der Geburtszange)	vibratio, tionis f.	die feine Schwingung, die Massage durch leichte schwirrende Bewegungen
trepanatio, tionis f. (*gr.*)	die operative Schädeleröffnung mittels Trepan		

Substantive auf -sio, -siōnis:

fusio, sionis f.	das Gießen, Verschmelzen (z.B. die Vereinigung von Chromosomenbruchstücken)	passio, sionis f.	das Leiden
		tensio, sionis f.	die Spannung (eines Muskels)
laesio, sionis f.	die Verletzung, Funktionsstörung eines Organs oder Körperteils	torsio, sionis f.	die Drehung (eines Organs)
		versio, sionis f.	1. die Neigung eines Organs 2. die Wendung des Fetus im Mutterleib
missio, sionis f.	die Entsendung, die Entlassung		

Substantive auf -bs, (-ps), -bis, (-pis):

hiem(p)s, hiem(p)is f.	der Winter	plebs, plēbis f.	das Volk, die Masse
		trabs, trăbis f.	der Balken
ops, opis f.	die Hilfe, der Beistand	urbs, urbis f.	die Stadt

Substantive auf -is, -ĭdis:

ascaris, idis f. (*gr.*)	der Eingeweidewurm	hamamelis, idis f. (*gr.*)	die Hamamelispflanze
cantharis, idis f. (*gr.*)	Name der spanischen Fliege 1. Weichkäfer 2. getrocknete span. Fliegen als Pulver, Salbe bzw. Pflaster	hydatis, idis f. (*gr.*)	die Wasserblase 1. das Bläschen am oberen Hodenpol 2. die Finne des Hundebandwurms
carotis, idis f. (*gr.*)	Bez. für die Arteria carotis	iris, idis f. (*gr.*)	der Regenbogen, die Regenbogenhaut des Auges
clitoris, idis f. (*gr.*)	der kleine Hügel, Kitzler am Vorderende der kleinen Schamlippen	parotis, idis f. (*gr.*)	die Ohrspeicheldrüse
		pyramis, idis f. (*gr.*)	die Pyramide 1. pyramidenförmiger Organteil 2. pyramidenförmige Erhebung der Nervenfasern der „Pyramidenbahn"
cuspis, idis f.	der Zipfel, die Spitze		
glottis, idis f. (*gr.*)	das Flötenmundstück, der Stimmritzenkörper des Kehlkopfs		

Folgende Vokabel begegnet im Plural:

haemorrhoides, dum f. (*gr.*)	die krampfaderähnlichen Erweiterungen des Venengeflechts an Mastdarm und After, Hämorrhoiden

Beachte:

lāpis, lapidis m. der Stein

Substantive auf -x, -cis:

crux, crŭcis f.	das Kreuz, die Not, Schwierigkeit	nux, nŭcis f.	die Nuß
		pax, pācis f.	der Friede
lux, lūcis f.	das Licht	vox, vōcis f.	die Stimme, der Laut

Merke:

faex, faecis f. der Bodensatz, die Hefe (pharm.)

der Plural:

Beachte:

faeces, faecum f. der Kot, Stuhl

lex, lēgis f. das Gesetz

Zu § 12, S. 40

Substantive auf -ix, -īcis:

cervix, īcis f.	der Nacken, Hals, halsförmiger Abschnitt eines Organs	obstētrix, īcis f.	die Hebamme
		nutrix, īcis f.	die Säugerin, Amme
cicātrix, īcis f.	die Narbe	radix, īcis f.	die Wurzel 1. die Pflanzenwurzel
matrix, īcis f.	die Mutter, Erzeugerin, Keimschicht eines Organs		2. die Ursprungsstelle eines Organs

Substantive auf -ix, -ĭcis:

filix, ĭcis f.	das Farnkraut	pix, pĭcis f.	das Pech, der Teer
helix, ĭcis f. (gr.)	die Windung, Schraubenlinie 1. Ohrleiste, Ohrkrempe 2. Molekülstruktur	salix, ĭcis f.	die Weide
		varix, ĭcis f.	die Krampfader, der Krampfaderknoten
		vernix, ĭcis f.	der Firnis, Lack, die Fruchtschmiere auf der Haut von Neugeborenen
larix, ĭcis f.	die Lärche		

Substantive auf -us, -ūdis (-ūtis):

incus, udis f.	der Amboß, das mittlere Gehörknöchelchen	salus, utis f.	die Unverletztheit, das Wohl, die Gesundheit
		senectus, utis f.	das Greisenalter

Substantive auf -tās (bzw. -tăs), -tātis:

activitas, tatis f.	die Wirksamkeit, das Wirkungsvermögen	debilitas, tatis f.	die Schwäche
		dignitas, tatis f.	die Würde, der Wert, die Bedeutung
adipositas, tatis f.	die Fettsucht, Fettleibigkeit	duplicitas, tatis f.	das doppelte Vorhandensein, die Zwillingsbildung
aestas, tatis f.	der Sommer		
aetas, tatis f.	das Zeitalter, Lebensalter	ebrietas, tatis f.	die Trunkenheit
anxietas, tatis f.	die Ängstlichkeit, Furchtsamkeit	extremitas, tatis f.	der äußere Umkreis, anat. die Gliedmaße
calamitas, tatis f.	das Unglück, Unheil	facultas, tatis f.	die Möglichkeit, Befähigung, das Talent
callositas, tatis f.	die Hautschwiele	fertilitas, tatis f.	die Fruchtbarkeit
capacitas, tatis f.	das Fassungsvermögen, die Fähigkeit	flexibilitas, tatis f.	die Biegsamkeit
cavitas, tatis f.	die Höhle, der Hohlraum	fragilitas, tatis f.	die Brüchigkeit, Zerbrechlichkeit
celeritas, tatis f.	die Geschwindigkeit		

frigiditas, tatis f.	die Gefühlskälte, das Unvermögen der Frau zur vollen geschl. Hingabe infolge krankhafter Störung	quantitas, tatis f.	die Größe, Menge, Anzahl
gracilitas, tatis f.	die Zartheit, Schlankheit	salubritas, tatis f.	die gesunde Körperbeschaffenheit
		sanitas, tatis f.	die Gesundheit
		satietas, tatis f.	die Sättigung
graviditas, tatis f.	die Leibesschwere, Schwangerschaft	senilitas, tatis f.	die Greisenhaftigkeit
gravitas, tatis f.	die Schwere, Wucht	simplicitas, tatis f.	die Einfachheit, Ehrlichkeit
hereditas, tatis f.	die Erblichkeit, Vererbbarkeit	sterilitas, tatis f.	1. die Unfruchtbarkeit 2. die Keimfreiheit
humanitas, tatis f.	die Menschlichkeit	surditas, tatis f.	die Taubheit
imbecillitas, tatis f.	die Schwäche, der Schwachsinn	tenacitas, tatis f.	das Festhalten, die konzentrierte Aufmerksamkeit, die Gedächtnistreue
levitas, tatis f.	die Leichtigkeit		
maturitas, tatis f.	die Reife, der Reifezustand		
mortalitas, tatis f.	die Sterblichkeit	tuberositas, tatis f.	der Körperauswuchs, der Höcker, Buckel, die Knochenrauhheit als Ansatzstelle für Muskeln
motilitas, tatis f.	das Bewegungsvermögen, die Beweglichkeit		
novitas, tatis f.	die Neuheit, Neuerung	utilitas, tatis f.	der Nutzen
obesitas, tatis f.	die Fettsucht	varietas, tatis f.	die Mannigfaltigkeit, Spielart, Abart
opacitas, tatis f.	die Schattigkeit, Dunkelheit		
		veritas, tatis f.	die Wahrheit
pubertas, tatis f.	die Geschlechtsreife, Mannbarkeit	voluntas, tatis f.	der Wille, das Wollen, die Neigung
qualitas, tatis f.	die Beschaffenheit, Eigenschaft	voluptas, tatis f.	der Genuß, die Lust, das Vergnügen

Substantive auf -er, -ĕris:

cadaver, eris n.	der Leichnam, die Leiche	tuber, eris n.	der Höcker, Buckel
		vēr, vēris n.	der Frühling
iter, itineris n.	der Weg, die Reise	verber, eris n.	der Schlag, Hieb
papaver, eris n.	der Mohn	zingiber, eris n. (gr.)	der Ingwer
piper, eris n. (gr.)	der Pfeffer		

Substantive auf -us, -ĕris:

genus, eris n.	das Geschlecht, die Gattung, Ordnungsbegriff der syst. Biologie	glomus, eris n.	der Knoten, Knäuel
		latus, eris n.	die Seite, Flanke, seitliche Teile eines Organs

Zu § 12, S. 40

opus, eris n.	das Werk, die Arbeit	ulcus, eris n.	das Geschwür
pondus, eris n.	das Gewicht, Pfund	vulnus, eris n.	die Wunde

Gewöhnlich im Plural begegnet
viscera, erum n.   die Eingeweide, Sammelbez. für die Organe der Schädel-, Brust-, Bauch- und Beckenhöhle

Weibliches Geschlecht besitzt:
venus, eris f.   die Anmut, Liebe
Venus, eris f.   Venus, römische Liebesgöttin

Substantive auf -us, -ŏris:

corpus, oris n.	der Körper, Hauptteil eines Organs	pectus, oris n.	die Brust, der Brustkorb
frigus, oris n.	die Kälte	stercus, oris n.	der Mist, Kot
		tempus, oris n.	die Zeit, der Zeitabschnitt

Männliches Geschlecht besitzt:
lepus, oris m.   der Hase

Folgende Vokabel begegnet im Plural (Plurale tantum):
tempora, orum n.   die Schläfen

Substantive auf -us, -ūris:

crus, cruris n.	1. der Schenkel, Unterschenkel 2. schenkelartiger Teil eines Organs	ius, iuris n.	das Recht
		pus, puris n.	der Eiter

Beachte:

mus, muris c.	die Maus	tellus, telluris f.	die Erde

Substantive auf -ur, -ŭris:

fulgur, uris n.	der Blitz, das Blitzen	sulfur, uris n.	der Schwefel
guttur, uris n.	die Gurgel, Kehle, der Kropf		

Beachte:
furfur, uris m.   die Kleie, Hautschuppe, der Schorf, die Kopfschuppe

1. Vocabularium

Substantive auf -ur, -ŏris:

ẹbur, oris n.	das Elfenbein	iẹcur, oris n.	die Leber
fẹmur, oris n.	der Oberschenkel, Oberschenkelknochen	rọbur, oris n.	die Kraft

Substantive auf -or, -ŏris:

aẹquor, oris n.	die Ebene, Fläche	mạrmor, oris n. (gr.)	der Marmor

Beachte:

ạrbor, oris f.　der Baum, Bild eines Kleinhirnmedianschnittes

Substantiv auf -ōs, -ōris:

ōs, ōris n.　der Mund, die Öffnung

Substantiv auf -ŏs, -ossis:

ŏs, ọssis n.　der Knochen, das Bein

Substantiv auf -es, -eris:

aẹs, aeris n.　das Erz, die Bronze

Substantive auf -ĕl, -ĕllis:

fel, fẹllis n.	die Gallenblase, Galle	mel, mẹllis n.	der Honig

Substantive auf -men, -mĭnis:

abdọmen, minis n.	der Bauch, Unterleib	legụmen, minis n.	die Hülsenfrucht
acụmen, minis n.	die Spitze	lịmen, minis n.	die Schwelle, der Rand, die Grenzlinie eines Organs
albụmen, minis n.	das Weiße, Eiweiß		
alụmen, minis n.	das Alaun		
cạrmen, minis n.	der Gesang, das Lied, i. d. Med. euphemistisch gebraucht f. d. Abgang von Winden	lụmen, minis n.	das Licht, die lichte Weite, der Innendurchmesser
		medicạmen, minis n.	das Arzneimittel
cerụmen, minis n.	das Ohrenschmalz		
conạmen, minis n.	der Versuch	nọmen, minis n.	der Name, die Bezeichnung
cụlmen, minis n.	der Gipfel, höchste Punkt	ọmen, minis n.	das Vorzeichen, Anzeichen
exạmen, minis n.	die Untersuchung, Prüfung	putạmen, minis n.	die Hülse, Schale, anat. Bez. für die umhüllende Schicht des Linsenkerns
forạmen, minis n.	das Loch, die Lücke, Öffnung		

Zu § 12, S. 40

regimen, minis n.	die Lenkung, Leitung, Aufsicht, Pflege	tegmen, minis n.	die Decke, Bedeckung, der bedeckende Teil eines Organs
semen, minis n.	1. der Pflanzensamen, Fruchtkern 2. der menschl. Same	tentamen, minis n.	der Versuch
specimen, minis n.	das Kennzeichen, die Probe, das Muster	volumen, minis n.	1. die Schriftrolle, das Buch 2. der Rauminhalt eines festen, flüssigen oder gasförmigen Körpers
sudamen, minis n.	die Schweißfriesel, hirsekorngroße mit Flüssigkeit gefüllte Hautblase		

Folgende Vokabeln begegnen im Plural:

molimina, minum n.	allg. Bez. für Schmerzen, Beschwerden	tormina, minum n.	quälende Schmerzen, bes. Leibschmerzen

Substantive auf -ĕn, -ĭnis:

gluten, inis n.	der Leim, Klebestoff	inguen, inis n.	die Leistengegend
		pollen, inis n.	der Mehlstaub, Blütenstaub

Substantive auf -ut, -ĭtis:

caput, itis n.	das Haupt, der Kopf, Gelenk-, Muskelkopf	sinciput, itis n.	der Vorderkopf

Substantiv auf -c, -ctis:

lac, lactis n.	die Milch

Substantiv auf -r, -rdis:

cor, cordis n.	das Herz

b) *Reine i-Stämme*

clavis, clavis f.	der Schlüssel, Riegel	sinapis, sinapis f. (*gr.*)	der Senf
febris, febris f.	das Fieber, die fieberhafte Erkrankung	sitis, sitis f.	der Durst
navis, navis f.	das Schiff	tigris, tigris f. (*gr.*)	der Tiger
pelvis, pelvis f.	das Becken 1. beckenförmiges Organ 2. das knöcherne Becken	turris, turris f.	der Turm
		tussis, tussis f.	der Husten
		vis, vis f.	die Kraft, der Stoß
restis, restis f.	der Strick, das Seil	*Beachte:* ignis, ignis m.	das Feuer

c) Die gemischten Wortgruppen auf -is und -es

Substantive auf -is, -is:

apis, is f.	die Biene	mensis, is m.	der Monat
auris, is f.	das Ohr	naris, is f.	das Nasenloch
avis, is f.	der Vogel	natis, is f.	die Gesäßbacke
axis, is m.	die Achse, Mittellinie eines Organs, anat. Bez. für den zweiten Halswirbel	orbis, is m.	die Rundung, Scheibe, der Erdkreis
		ovis, is f.	das Schaf
bilis, is f.	die Galle	panis, is m.	das Brot
canalis, is m.	die Rinne, Röhre, der röhrenförmige Körperkanal	penis, is m.	der Schwanz, das männl. Glied
		pestis, is f.	die ansteckende Krankheit, Seuche, Pest
clunis, is f.	die Gesäßbacke		
collis, is m.	der Hügel	piscis, is m.	der Fisch
crinis, is m.	das Haar	testis, is m.	der Hoden
cutis, is f.	die Haut, äußere Haut des menschlichen Körpers	unguis, is m.	der Nagel, die Kralle, Hornplatte an Finger- und Zehenenden
fascis, is m.	das Bündel, Paket	vermis, is m.	1. der Wurm, Eingeweidewurm 2. der Kleinhirnwurm
finis, is m.	die Grenze, das Ziel, Lebensende		
funis, is m.	das Seil, Tau, der Stock, Strang, die Schnur	vestis, is f.	das Kleid, Gewand, die Hülle

Folgende Vokabeln begegnen im Plural:

crines, ium m.	das Kopfhaar, Schamhaar	menses, ium m.	die monatliche Regel, der Monatsfluß
clunes, ium f.	das Gesäß	nares, ium f.	die Nasenöffnungen, die Nase
fines, ium m.	das Gebiet, Land	nates, ium f.	das Gesäß
		testes, ium m.	die Hoden

Merke: iuvenis, is m. der junge Mann canis, is m. der Hund
(Gen. Plur. iuvenum) (Gen. Plur. canum)

Substantive auf -es, -is:

Achilles, is m. (gr.)	der griech. Held Achilles (der durch einen Pfeilschuß in die Ferse getötet wurde)	fames, is f.	der Hunger, die Hungerkur
		moles, is f.	die Last, schwere Masse

Zu § 12, S. 40

nubes, is f.	die Wolke	tabes, is f.	die Auszehrung, Schwindsucht
pubes, is f.	die Mannbarkeit, Scham, Schamgegend	valles, is f.	das Tal, die Höhlung
sordes, is f.	der Schmutz, Eiter, die Fäulnis		

Merke: *lues, is f. (Gen. Plur. luum)* — *die ansteckende Krankheit, die Seuche, heute fast stets die Bezeichnung für Syphilis*

sedes, is f. (Gen. Plur. sedum) — *1. der Sitz (einer Krankheit) 2. das Hinterteil, Gesäß*

d) Die gemischten Wortgruppen mit dem Stammausgang auf zwei Konsonanten

Substantive auf -s, -ntis:

dens, ntis m.	der Zahn, zahnförmige Körper	mens, ntis f.	der Verstand, das Denkvermögen
fons, ntis m.	die Quelle	mons, ntis m.	der Berg, die Erhebung, Vorwölbung
frons, ntis f.	die Stirn, das Stirnbein	pons, ntis m.	die Brücke, anat. Struktur zwischen verlängertem Rückenmark und Mittelhirn
gens, ntis f.	das Geschlecht, der Stamm		
lens, ntis f.	die Linse, Augenlinse		

Folgende Vokabel begegnet im Plural:
parentes, t(i)um m.   die Eltern

Substantiv auf -s, -ndis:
glans, ndis f.   die Kernfrucht, Eichel, der eichelförmige Körper, die Drüse

Substantive auf -x, -cis:

calx, calcis f.	die Ferse	falx, falcis f.	die Sichel, sichelförmige Bindegewebsplatte
calx, calcis f. (*gr.*)	der Kalkstein		

Beachte:
nox, noctis f.   die Nacht

Folgende Vokabel begegnet im Plural:
fauces, faucium f.   der Schlund, die Kehle

Substantive auf -s, -tis:

ars, ạrtis f.	die Kunst, Kunstfertigkeit	pars, pạrtis f.	der Teil, Abschnitt eines zusammengesetzten Organs
mors, mọrtis f.	der Tod		

Substantiv auf -ter, -tris:

venter, tris m.   der Bauch, Leib, die bauchförmige Ausbuchtung eines Muskels

e) Die Neutra auf -e, -al, -ar

Substantive auf -e, -is:

declịve, is n.	der Abhang, ein Teil des Kleinhirnwurms	rẹte, is n.	das Netz, Garn, Blutgefäßnetz
ịle, is n.	der Unterleib	secạle, is n.	das Getreidekorn, der Roggen, das Mutterkorn
mạre, is n.	das Meer		

Folgende Vokabel begegnet im Plural:

ịlia, ium n.   die Weiche, Region zwischen Rippenbogen und Leiste

Substantive auf -al, -ạlis bzw. -ālis:

ạnimal, ālis n.	das beseelte Geschöpf, Tier	sāl, sạlis n.	das Salz

Substantive auf -ar, -ăris bzw. -āris:

cạlcar, āris n.	der Sporn	pulvịnar, āris n.	das Polster, Kissen, der kissenförmige Vorsprung des Thalamus
cọchlear, āris n. (*gr.*)	der Löffel		
hẹpar, āris und hẹpar, ătis n. (*gr.*)	die Leber	thẹnar, āris n. (*gr.*)	der Daumenballen
nẹctar, āris n. (*gr.*)	der Göttertrank, Nektar	tọrcular, āris n. (*gr.*)	die Kelter, Presse, der venöse Zusammenfluß an der Innenfläche des Hinterhauptbeins

Beachte:

vas, vạsis n.	das Gefäß, das Blutgefäß	vạsa, vasọrum n.	die Blutgefäße

Zu § 12, S. 40

2. Übungsbeispiele

corpora libera	die freien Gelenkkörper, „Gelenkmäuse"
algor mortis	die Kälte des Todes, die Leichenkälte
pavor nocturnus	das nächtliche Aufschrecken
conamen suicidi	der Selbstmordversuch
chorea graviditatis	der Veitstanz (während) der Schwangerschaft
volumen pulmonum	das Fassungsvermögen der Lungen
cutis laxa	die schlaffe Haut (bei Bindegewebsschwäche)
ignis sacer	das heilige Feuer (alte Bez. für Mutterkornvergiftung)
laceratio cervicis uteri	das Einreißen des Gebärmutterhalses
crus helicis	der Schenkel der äußersten Windung der Ohrmuschel
foramen magnum	das große Loch, die große Öffnung (am Hinterhaupt)
fornix vaginae	das Scheidengewölbe
missio sanguinis	der Aderlaß
dentes canini	eigentl. die Hundezähne, die Eckzähne
radix dentis	die Zahnwurzel
lobus hepatis dexter	der rechte Leberlappen
crista musculi supinatoris	die (Knochen) Kante, der knöcherne Ansatz des auswärts drehenden Muskels

Übersetze folgende anatomische Fachausdrücke:

cortex lentis; apex pulmonis; isthmus faucium; mons pubis; cartilagines auris; ossa pelvis; alae vomeris; tuberositas tibiae; matrix unguis; vagina tendinum; vasa vasorum; rete testis; pulpa lienis; cortex renis; dens axis; limen insulae; nuclei pontis; pulvinar thalami; calcar avis; pulpa dentium; foramen caecum linguae; ligamentum apicis dentis; collum glandis penis; fornix vestibuli oris; vena cordis magna; ligamentum capitis femoris; umbo membranae tympani; cementum radicis dentis; terminationes nervorum liberae.

corpus femoris
corpus fornicis
corpus incudis
corpus penis
corpus unguis
corpus ossis ischii
corpus ossis pubis
corpus ossis ilium

musculus buccinator
musculus supinator
musculus rectus capitis
musculus tensor fasciae latae
musculus flexor hallucis longus
musculus flexor pollicis longus

musculi abdominis
musculi faucium
musculi pedis
musculi rotatores
musculi levatores costarum longi

Übersetze und erläutere folgende Fachausdrücke:

stylus aluminis; semen sinapis; ulcus duodeni; solutio retinae; fragilitas ossium; horror vacui; sectio alta; hebetudo auris; debilitas vitae; margo liber; livores mortis; palpitatio cordis; ulcus cruris; angina pectoris; caput Medusae; tendo Achillis; vibrio cholerae; crux medicorum; pubertas tarda; corona mortis; radiatio thalami; hallux rigidus; nervi clunium; rigor mortis; dextropositio uteri; sinistropositio uteri; crepitatio ossium; secale cornutum; debilitas cordis.

3. Praktische Anwendung anhand von terminologischen Beispielen

Beachte folgende Verwechslungsmöglichkeiten:

acumen, minis n.	die Spitze	calor, oris m.	die Wärme
alumen, minis n.	das Alaun	color, oris m.	die Farbe
albumen, minis n.	das Eiweiß	limen, minis n.	die Schwelle
rubor, oris m.	die Rötung	lumen, minis n.	das Licht, die Öffnung
rumor, oris m.	das Geräusch	os, oris n.	der Mund
robur, oris n.	die Kraft	os, ossis n.	der Knochen
flumen, minis n.	der Fluß	sapor, oris m.	der Geschmack
fulmen, minis n.	der Blitz	sopor, oris m.	die Benommenheit
nares, narium f.	die Nasenöffnungen	gravedo, inis f.	die Benommenheit
nates, natium f.	das Gesäß	graviditas, tatis f.	die Schwangerschaft
pollex, icis m.	der Daumen	gravitatio, tionis f.	die Schwerkraft
pulex, icis m.	der Floh		
turris, is f.	der Turm	cinis, is m.	die Asche
tussis, is f.	der Husten	crinis, is m.	das Haar
nox, noctis f.	die Nacht	aetas, tatis f.	das Lebensalter
nux, nucis f.	die Nuß	aestas, tatis f.	der Sommer

Moderne Wortbildungen:

Albumin	wasserlöslicher Eiweißkörper (albumen)
Laktat	Salz der Milchsäure (lac)
Renin	Gewebshormon der Niere (ren)
Cadaverin	Substanz, die bei Fäulnis von Eiweißstoffen entsteht und früher als Leichengift (cadaver) bezeichnet wurde
Papaverin	Alkaloid der Mohnkapseln (papaver)
Gastrin	Gewebshormon der Magenschleimhaut (gaster)
Piperin	Alkaloid des (schwarzen) Pfeffers (piper)
Hirudin	im Speichelsekret der Blutegel (hirudo) enthaltener Stoff, der die Blutgerinnung hemmt
Salicin	Glykosid in Blättern und Rinde von Weidenarten (salix)
Carnosin	Bestandteil des Skelettmuskelfleisches (caro)
Cortison	Hormon der Nebennierenrinde (cortex)
Lateroflexion	Seitwärtsbeugung (lateralis; flexio) z.B. des Rumpfes
Mutarotation	Änderung (mutatio) des Drehwinkels (rotatio) einer Substanz
Vasomotoren	Nerven, die der glatten Muskulatur der Gefäße (vasa) als Beweger (motor) Impulse zusenden
Kalorimeter	Meßinstrument (metrum) zur quantitativen Bestimmung der Wärmemenge (calor)
Kraniotabes	Erweichung (tabes) der Knochen des Schädeldaches (cranium)

Zu § 12, S. 40

Pleurapunktion	Eingriff zur Flüssigkeitsentnahme (punctio) aus dem Rippenfellraum (pleura)
Rotationsluxation	Verrenkung eines Gelenks (luxatio) durch übermäßige Drehbeanspruchung (rotatio)
Glomustumoren	(gutartige) Geschwülste (tumor) der arteriovenösen Knäuelgebilde (glomus) an Fingern und Zehen
Strangulationsileus	Darmverschluß (ileus) durch Abschnürung oder Einklemmung (strangulatio) eines Darmteils
Ösophagusvarizen	Krampfadern (varices) der Speiseröhre (oesophagus)
Vivisektion	operativer Eingriff (sectio) am lebenden Tier (vivus) zu Forschungszwecken.

Beachte:
Zahlreiche wichtige medizinische Fachausdrücke weisen einen lateinischen Wortstamm mit der von -tio, -tionis abgeleiteten Wortendung -tion auf. Sie stellen Neuprägungen dar:

Arborisation	die baumartige Verzweigung (arbor)
	Beispiel: Arborisationsblock = Reizleitungsstörung im Bereich der Verzweigungen des Hisschen Bündels am Herzen
Digitation	die fingerartige Ausbreitung (digitus)
	Beispiel: Digitationen des Hippokampus = klauenartige Vorsprünge mit einzelnen Erhebungen des pes hippocampi
Eburneation	die elfenbeinartige (ebur) Verdickung von Knochengewebe
Fixation	die Befestigung oder Ruhigstellung (fixus) z. B. von Knochenbrüchen auf mechanischem Wege
Granulation	die Körnelung (granum)
	1. Bei der Wundheilung entstehendes Binde- bzw. Narbengewebe = Granulationsgewebe
	2. Granulationen der Spinnwebenhaut des Gehirns = zottenartige gefäßlose Wucherungen
Hibernation	der Winterschlaf (hibernus)
Karbonisation	die Verkohlung (carbo). Stärkster Körperverbrennungsgrad = Verbrennung 4. Grades
Kauterisation	die operative Verbrennung kranken Gewebes mittels eines Glühbrenners (cauterium)
Laktation	die Milchabgabe (lac)
	1. Milchabsonderung der Brustdrüse
	2. Stillen des Säuglings
Lokalisation	die Festlegung des Ortes (locus); z. B. Beschränkung eines Krankheitsherdes auf ein bestimmtes Körpergebiet
Lokomotion	die Fortbewegung von einem Ort zum anderen (locus; motio). Der menschliche Gang
Nidation	die Einnistung (nidus) des befruchteten Eies in die Uterusschleimhaut

3. Praktische Anwendung anhand von terminologischen Beispielen

Organisation	die Einrichtung (organum) 1. Der äußere und innere Bau von Lebewesen 2. Die selbsttätige Umwandlung von totem Körpergewebe (z.B. Thrombus) in gefäßhaltiges Bindegewebe
Regulation	die Regelung (regula) 1. Die Anpassung von Lebewesen an wechselnde Umweltsbedingungen 2. Die Regelung von Organsystemen durch Steuereinrichtungen
Segmentation	die Bildung von Abschnitten (segmentum) bzw. Furchungen z.B. an Zellkernen.

Weitere wichtige medizinische Fachausdrücke weisen einen lateinischen Wortstamm mit der von -tas, -tatis abgeleiteten Wortendung -tät auf. Auch sie sind Neuschöpfungen:

Kausalität	Ursächlichkeit (causa); ursprünglicher Zusammenhang von Ursache und Wirkung
Senilität	Greisenhaftigkeit (senex)
Morbidität	Krankenstand (morbidus, a, um). Verhältnis zwischen erkrankten und gesunden Personen einer Bevölkerung

Merke: *Letalität*   *Verhältnis der Todesfälle (letum) zur Zahl der Erkrankungsfälle*
         Mortalität   *Verhältnis der Todesfälle (mors) zur Zahl der Bevölkerung.*

Praktische Anwendung am anatomischen Bild:

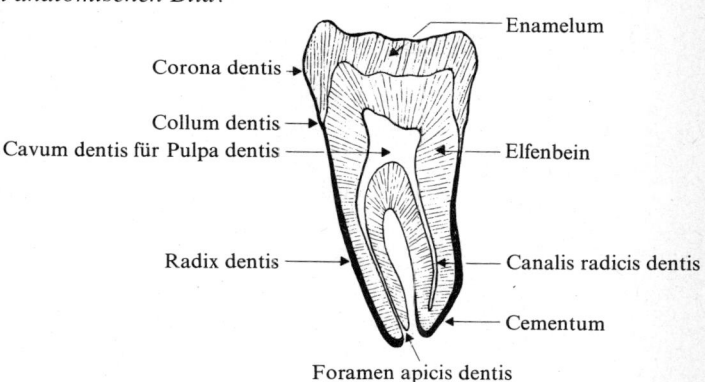

Enamelum
Corona dentis
Collum dentis
Cavum dentis für Pulpa dentis — Elfenbein
Radix dentis — Canalis radicis dentis
Cementum
Foramen apicis dentis

Abb. 12. Längsschliff eines unteren Backenzahnes

Zu § 13

1. Vocabularium

Substantive auf -as, -antis:

adamas, antis m.	der Stahl, Diamant	elephas, antis m.	der Elefant
atlas, antis m.	1. Name des Himmelträgers der griech. Sage: Atlas 2. anat. Bez. für den ersten Halswirbel	gigas, antis m.	der Riese, Gigant

Zu § 13, S. 47

Substantive auf -ps, -pis:

hydrops, pis m.	die Wassersucht, Ansammlung seröser Flüssigkeiten im Gewebe	myops, pis m.	der Kurzsichtige

Substantive auf -er, -ĕris:

cathęter, eris m.	die Sonde, Röhre zur Einführung in Körperorgane	massęter, eris m.	der Kneter, Kauer, Kaumuskel
cauter, eris m.	das Brenneisen	sphincter, eris m.	die Schnur, das Band, der ringförmige Schließer, Schließmuskel
charakter, eris m.	das eingeritzte Zeichen, die Züge, das Gepräge		
clyster, eris m.	1. die Spülflüssigkeit, der Einlauf 2. Klistierspritze	trochanter, eris m.	der Läufer, Umläufer, anat. Bez. für einen starken Knochenvorsprung, der „Rollhügel"
cremaster, eris m.	der Aufhänger, Muskel, der die Haut des Hodensackes spannt	ureter, eris m.	der Harnleiter
		zoster, eris m.	der Gürtel, die gürtelförmige Ausdehnung, die Gürtelkrankheit

Substantive auf -es, -ētis:

herpes, etis m.	das kriechende Geschwür, Bez. für entzündliche Hauterkrankungen mit Bläschen, die sich zusammenschließen	myces, etis m.	der Pilz

Substantive auf -ax, -ăcis bzw. -ācis:

anthrax, ăcis m.	die Kohle, das fressende Geschwür, der Milzbrand	thorax, ācis m.	die Brust, der Brustkorb
borax, ăcis m.	das kristalline Natriumsalz der Borsäure		

Substantive auf -nx, -gis:

larynx, gis m.	die Kehle, der Schlund, Kehlkopf	phalanx, gis c.	die Schlachtreihe, das Glied (Gelenk bis Gelenk) an Händen und Füßen
meninx, gis f.	die Haut, Hirnhaut, Rückenmarkshaut		
myrinx, gis f.	die Haut, das Trommelfell	pharynx, gis c.	der Rachen

sạlpinx, gis f.	die Trompete, Bez. für 1. den Eileiter 2. die Ohrtrompete	syrinx, gis f.	die Röhre, Höhle, Bez. für 1. den Eileiter und die Ohrtrompete 2. die Gewebsmißbildung 3. Fistel, offenes Geschwür

Substantive auf -as, -ătis:

cẹras, atis n.	das Horn	tẹras, atis n.	das Wunderzeichen, Ungeheuer, die Mißgeburt
crẹas, atis n.	das Fleisch, Muskelfleisch		
erysịpelas, atis n.	die Wundrose, ansteckende Hautentzündung, die durch eine scharf begrenzte Rötung und Schwellung gekennzeichnet ist		

Beachte:

ịschias, *ădis* f.	das Hüftweh, der Hüftschmerz	mọnas, *ădis* f.	die Einheit
		rhạgas, *ădis* f.	der Hautriß, die Schrunde

Substantive auf -ma, -mătis:

arọma, matis n.	das wohlriechende Gewürz, Bez. für organisch-chem. Verbindungen mit z.T. charakteristischen Gerüchen	chiạsma, matis n.	Gestalt des griech. Buchstaben X 1. Chromosomenüberkreuzung 2. anat. Bez. für Kreuzungsstelle
ạsthma, matis n.	das schwere Atemholen, die Atemnot, Atembeklemmung	chloạsma, matis n.	das Sprossen junger, gelblich-grüner Keime, der gelb-braune Pigmentfleck der Haut
axiọma, matis n.	der Grundsatz, der Satz, der keines Beweises bedarf	chrọma, matis n.	die Haut, Hautfarbe, Farbe
brẹgma, matis n.	der Aufguß, weiche Vorderkopf bei Kindern; (*Gegend, in der Pfeilnaht und Kreuznaht zusammenstoßen*)	clịma, matis n.	die Himmelsgegend, der Zustand von Witterungserscheinungen
		clysma, matis n.	die Spülflüssigkeit, das Klistier, der Einlauf

Zu § 13, S. 47

cōma, matis n.	der tiefe Schlaf, Zustand tiefer Bewußtlosigkeit	phantoma, matis n.	1. das Trugbild 2. der nachgebildete Körperteil zu Unterrichtszwecken
cǫmma, matis n.	der Beistrich, Gestalt der Choleravibrionen	phlęgma, matis n.	1. die Flamme, Hitze 2. der kalte und zähflüssige Körperschleim, die Schwerfälligkeit, Gleichgültigkeit
cyma, matis n.	die Welle, Woge		
dęrma, matis n.	die Haut, Lederhaut		
dǫgma, matis n.	die festgelegte Lehrmeinung, die ungeprüft hingenommene Behauptung	phyma, matis n.	das Gewächs, die Geschwulst, der Auswuchs, die knollige Verdickung
erythęma, matis n.	die Rötung, entzündliche Hautrötung	physęma, matis n.	die Blase, das Aufgeblasene, die Luftansammlung
gargarįsma, matis n.	das Gurgeln, Gurgelmittel		
gelạsma, matis n.	das Lachen, der Lachkrampf	plạsma, matis n.	das Geformte, Gebildete 1. Zellplasma 2. Blutplasma, der flüssige Teil des Blutes
grạmma, matis n.	der Buchstabe, das Schriftzeichen, Aufgezeichnete, z. B. das Röntgenbild		
		plātysma, matis n.	die Platte, der platte Hautmuskel des Halses
gụmma, matis n.	das Gummi, die Gummigeschwulst		
lęmma, matis n.	die Rinde, Schale, Hülle	pneuma, matis n.	die Luft, das Gas, die Atemluft, Lunge
		prįsma, matis n.	die dreiseitige Säule 1. der durchsichtige Körper der Optik 2. das prismaförmige Gebilde, z. B. der Zahnschmelz
mạgma, matis n.	der geknetete Brei, die Salbe, homogene Masse		
miạsma, matis n.	frühere Bez. für einen krankheitsverursachenden Stoff der Luft bzw. der Erde, der ansteckende Krankheitsstoff	rheuma, matis n.	das Fließen, der Fluß, Kurzbez. für Rheumatismus *(der nach alten Vorstellungen von Krankheitsstoffen hervorgerufen wurde, die im Körper umherfließen)*
nęma, matis n.	der Faden, das Gespinst		
oedęma, matis n.	die Geschwulst, Gewebswassersucht	schęma, matis n.	die Haltung, Stellung, Gestalt
ǫnoma, matis n.	der Name		
phantạsma, matis n.	das Gespenst, die optische Sinnestäuschung	sįgma, matis n.	das „s" des griech. Alphabets

smegma, matis n.	die Schmiere, talghaltige Absonderung der Vorhautdrüse	stroma, matis n.	das Lager, die Decke, das Grundgewebe von drüsigen Organen und Geschwülsten
soma, matis n.	der Leib, Körper	thema, matis n.	die Aufgabe, der Gegenstand, Gesprächsstoff
sperma, matis n.	der Samen, Keim, die Samenflüssigkeit	trauma, matis n.	die Verletzung, Wunde 1. körperliche Verletzung 2. seelischer Schaden
stigma, matis n.	der Stich, das Kennzeichen, Wundmal, auffällige Krankheitszeichen	trema, matis n.	das Loch, die Öffnung, Lücke zwischen den mittleren Schneidezähnen
stoma, matis n.	der Mund 1. Mundöffnung 2. kleinste Gefäßöffnung	zema, matis n.	die Brühe, der Sauerteig, gärungsverursachende Stoff

Substantive auf -itis, -itidis:

aortitis, itidis f.	die Entzündung der Aorta	neuritis, itidis f.	die Nervenentzündung
		orchitis, itidis f.	die Hodenentzündung
colitis, itidis f.	die Entzündung des Dickdarms	parotitis, itidis f.	die Entzündung der Ohrspeicheldrüse
colpitis, itidis f.	die Entzündung der Scheide	pharyngitis, itidis f.	die Rachenentzündung
cystitis, itidis f.	die Entzündung der Harnblase	pleuritis, itidis f.	die Brustfellentzündung
dermatitis, itidis f.	die Hautentzündung	rachitis, itidis f.	Vit. D-Mangelkrankheit mit Knochenverkrümmungen (*sog. engl. Krankheit, früher als Entzündung aufgefaßt*)
gastritis, itidis f.	die Magenschleimhautentzündung		
hepatitis, itidis f.	die Leberentzündung		
laryngitis, itidis f.	die Kehlkopfentzündung	salpingitis, itidis f.	die Eileiterentzündung
		splenitis, itidis f.	die Milzentzündung
meningitis, itidis f.	die Hirnhautentzündung	stomatitis, itidis f.	die Entzündung der Mundschleimhaut
myringitis, itidis f.	die Trommelfellentzündung	syringitis, itidis f.	die Entzündung der Ohrtrompete
nephritis, itidis f.	die Nierenentzündung	ureteritis, itidis f.	die Harnleiterentzündung

Weitere Termini im Vocabularium zu § 30, S. 248 ff.

Zu § 13, S. 47

Substantive auf -is, -is bzw. -ĭos oder -ĕos:

basis, is bzw. eos f.	der Sockel, die Grundlage 1. unterster Teil eines Organs 2. der menschliche Gang	kybernesis, eos f.	die Steuerung, Regelung
causis, eos f.	das Brennen, Ausbrennen	lepsis, eos f.	das Empfangen, der Anfall
centesis, eos f.	das Stechen, Durchstechen	lexis, is bzw. eos f.	das Wort, die Rede, das Sprechen
crisis, is bzw. eos f.	die Entscheidung, Wende 1. plötzl. Schweißausbruch mit Fieberanfall 2. plötzl. Schmerzanfall	lysis, eos f.	die Auflösung 1. langsamer Fieberabfall 2. Zellauflösung 3. operative Loslösung
		mnesis, eos f.	die Erinnerung, das Gedächtnis
cystis, ios bzw. eos f.	der Beutel, das blasenförmige Organ 1. anat.: Harn-, Gallenblase 2. patholog.: ein- oder mehrkammeriger Hohlraum mit fester Wand und flüssigem Inhalt	narkosis, eos f.	die Lähmung, Erstarrung, Betäubung des Organismus durch Schmerz- und Bewußtseinsausschaltung
		necrosis, is bzw. eos f.	das Absterben, der örtliche Gewebstod
		orchis, is bzw. ios f.	der Hoden
		orexis, is bzw. eos f.	der Appetit
diagnosis, eos f.	die unterscheidende Beurteilung und Erkennung einer Krankheit	pedesis, eos f.	das Schreiten, Springen
		pepsis, eos f.	das Kochen, die Verdauung
dosis, eos f.	die Gabe, zugemessene Arzneigabe, verabreichte Strahlenmenge	pexis, eos f.	die Befestigung, Anheftung, operative Annähung
emesis, eos f.	das Erbrechen	phoresis, eos f.	das Tragen, der Transport, z. B. von elektrisch geladenen Teilchen auf einem Trägermaterial, die Phorese
genesis, is bzw. eos f.	die Erzeugung 1. entwicklungsgeschichtlicher Vorgang 2. Entwicklung einer Krankheit		
		phthisis, is bzw. eos f.	die Auszehrung, Schwindsucht, der allg. Verfall des Körpers
gomphosis, eos f.	die Einzapfung nach Art eines Nagels, die Zahnbefestigung	physis, is bzw. eos f.	das Wachsen, der Wuchs, die Natur
hexis, eos f.	der Körperzustand	plasis, eos f.	die Bildung, Formung, Gestaltung
kinesis, eos f.	die Bewegung		

poiesis, eos f.	die Hervorbringung, Entstehung, Entwicklung	stasis, eos f.	das Stehen, der Stillstand, die Stauung, das Aufhören der Strömung in Gefäßen
praxis, is bzw. eos f.	die Tätigkeit, Handlungsweise, das Verfahren, Geschäft, der Tätigkeitsraum eines Arztes	stypsis, eos f.	das Zusammenziehen, Verdichten, die Blutstillung
ptōsis, eos f.	das Fallen, der Fall 1. das Herabsinken des Oberlids 2. die Senkung von Eingeweiden	taxis, eos f.	die Anordnung, der geordnete Ablauf, z.B. von Muskelbewegungen, die Reposition einer herausgetretenen Hernie
pyrexis, eos f.	das Fiebern	thesis, is bzw. eos f.	die Annahme, Behauptung
rhachis, ios f.	der Rücken, das Rückgrat, die Wirbelsäule	tmesis, eos f.	das Schneiden, die Durchtrennung
rhēxis, eos f.	das Reißen, Zerreißen, z.B. eines Blutgefäßes	tresis, eos f.	das Loch, die Öffnung
schisis, eos f.	die Spalte, Spaltung	tripsis, eos f.	das Reiben, Zerreiben, Zertrümmern
sepsis, eos f.	die Fäulnis, Gärung, allg. Blutvergiftung	uresis, eos f.	die Harnausscheidung

2. Übungsbeispiele

massa atlantis	die seitliche Verdickung des ersten Halswirbels
raphe pharyngis	die Schlundnaht
musculi laryngis	die Kehlkopfmuskeln
ostia ureterum	die Mündungen der Harnleiter
stroma ovarii	das Grundgewebe des Eierstockes
sphincter ani externus	der äußere Ringmuskel des Afters
basis phalangum	die Grundfläche der Finger- bzw. Zehenknochen
rima glottidis	die Spalte des Stimmritzenkörpers
taxis herniae	die Reposition des Bauchbruches
erythema pudoris	die Schamröte
fractura baseos cranii	der Schädelbasisbruch
hydrops vesicae felleae	die Wassersucht der Gallenblase, der Gallenblasenhydrops

Übersetze folgende Fachausdrücke:

stroma iridis; basis pulmonis; pleuritis sicca; pharyngitis acuta; herpes zoster; sepsis lenta; necrosis humida; phthisis florida; stigmata hereditatis; plasma sanguinis.

Merke: *Wie die allgemeine Wissenschaftssprache, so kennt auch die medizinische Fachsprache eine große Zahl von Wortzusammensetzungen. Viele bedienen sich griechischer Vokabeln. Als Beispiel aus diesem Paragraphen soll das Wort gastēr dienen:*
 Gastrolyse   Operative Lösung des Magens aus Verwachsungen

Zu § 13, S. 37

 Gastropexie Annähung des Magens an die Bauchwand
 Gastroptose Senkung bzw. Tiefstand des Magens
 Gastrorrhexie Magenzerreißung, z. B. durch Gewalteinwirkung
 Gastrostomie Operative Anlegung einer Magenöffnung
 Gastrotomie Operative Eröffnung des Magens.

Eine Reihe dieser Wortzusammensetzungen ist bereits in den Absätzen „Moderne Wortbildungen" zu den einzelnen Paragraphen aufgetaucht. Erläutere daher zur Übung nachstehende Komposita dieser Art:
Fibrinolyse; Kardiolyse; Spasmolyse; Nephropexie; Splenopexie; Pneumopexie; Lymphopoese; Granulopoese; Laryngoptose; Hepatoptose; Nephroptose; Stomatoschisis; Thorakoschisis; Kraniorhachischisis; Lymphostase; Bakteriostase; Proktostase; Duodenostomie; Zökostomie; Zystostomie; Elektrotomie; Pneumotomie; Skalenotomie.

3. Praktische Anwendung anhand von terminologischen Beispielen

Beachte folgende Verwechslungsmöglichkeiten:

coma, matis n.	die tiefe Bewußt-losigkeit	nema, matis n.	das Gespinst
comma, matis n.	der Beistrich	nome, es f.	der Gesichtsbrand
soma, matis n.	der Leib, Körper		
stoma, matis n.	die (Mund)öffnung		
stroma, matis n.	das Grundgewebe		
larynx, gis m.	der Kehlkopf	pepsis, eos f.	das Verdauen
pharynx, gis c.	der Rachen	sepsis, eos f.	die Fäulnis
pexis, eos f.	die operative Befestigung	myrinx, gis f.	das Trommelfell
		syrinx, gis f.	die Höhlung
rhexis, eos f.	das Zerreißen		

Moderne Wortbildungen:

Gastrin	„Hormon" der Pylorusschleimhaut, das die Tätigkeit der Magenschleimhaut (gaster) anregt.
Heparin	speziell in der Leber (hepar) vorkommender Stoff, der die Blutgerinnung hemmt
Kreatin	Stoffwechselprodukt des Eiweißes im Muskelfleisch (kreas)
Neurilemm	Nervenscheide (neuron; lemma)
Helikotrema	Schneckenloch (helix; trema) = Verbindung zwischen scala tympani und scala vestibuli
Tigrolyse	Auflösung (lysis) der tigerfellartig (tigris) gefleckten Nervensubstanz (= Nissl-Schollen) bei Erkrankungen
Myzetismus	durch den Genuß giftiger Pilze hervorgerufene Pilzvergiftung (myces)
Leberkoma	Zustand tiefer Bewußtlosigkeit (koma) bei Leberinsuffizienz
Zystenlunge	Lunge mit zahlreichen Hohlräumen (cystis) infolge angeborener Mißbildung

3. Praktische Anwendung anhand von terminologischen Beispielen

Herpangina	Viruserkrankung mit Rachen- und Gaumenentzündung (angina) sowie Bläschenbildung (herpes) in der Mundhöhle
Glottisödem	ödematöse Anschwellung (oedema) im Bereich des Stimmritzenkörpers (glottis)
Teratogenese	Entstehung und Entwicklung (genesis) körperlicher oder organischer Mißbildungen (teras) während der Embryonalzeit
Spermatogenese	Entwicklung (genesis) der Samenzellen (sperma) im Keimepithel der Hodenkanälchen
Pneumothorax	„Gasbrust". Luftansammlung (pneuma) im Pleuraraum nach Verletzungen im Bereich des Brustkorbes (thorax)
Lysosomen	Zellkörperchen (soma), deren Inhalt lytische Aktivität besitzt
Chromosomen	die stark färbbaren (chroma) Zellkernkörperchen (soma)
Chromonema	während der Zellkernteilung zu beobachtendes spiralisiertes Fadenelement (nema) des Chromosomenfadens
Gigantosomie	krankhafter Riesenwuchs (gigas) des Körpers (soma)
Nanosomie	Zwergwuchs (nanus) des Körpers (soma)
Pneumatisation	Ausbildung lufthaltiger Zellen (pneuma) oder Gewebshohlräume vor allem im Mastoid- und Temporalknochen
Hepatisation	leberähnliche (hepar) Beschaffenheit der Lunge infolge entzündlicher Veränderungen
Kolpozystitis	gleichzeitige Entzündung der Scheide (colpos) und der Harnblase (cystis)
Tendovaginitis	Sehnenscheidenentzündung (tendo; vagina)
Gingivostomatitis	gleichzeitige Entzündung des Zahnfleisches (gingiva) und der Mundschleimhaut (stoma).

Merke: *Gramma, matis n. ist in der Bedeutung von: Aufzeichnung, Aufnahme, Röntgenbild Bestandteil zahlreicher zusammengesetzter medizinischer Fachausdrücke.*

    Beispiel: Bronchogramm   *Röntgenaufnahme der mit einem Kontrastmittel gefüllten Luftröhrenäste*

             Elektrokardiogramm   *Aufzeichnung der Aktionsströme bei der Herztätigkeit.*

Erläutere nachstehende Komposita:
Arteriogramm, Bursogramm, Elektroenzephalogramm, Elektroretinogramm, Kymogramm.

Anmerkung für den Leser:

In den folgenden Paragraphen ist es nicht immer möglich, nur die einfachen Stammwörter aufzuführen, weil diese für die Medizin keine oder nur geringe Bedeutung besitzen. In einer Reihe von Fällen müssen daher bereits zusammengesetzte Wörter, sogenannte Composita gegeben werden, die aus dem Stammwort und einem Praefix (einer Praeposition) bestehen. Es handelt sich dabei stets um leicht verständliche Zusammensetzungen. Zu den einzelnen Praefixen vgl. § 21, S. 176f. und § 29, S. 198ff.

Zu § 15, S. 50

Zu § 15

1. Vocabularium

Adjektive mit drei Endungen:

acer, acris, acre	scharf, stechend, z. B. von Gerüchen	paluster, tris, tre	zum Sumpf gehörig, sumpfig
celer, eris, ere	schnell, rasch	saluber, bris, bre	gesund, kräftig, heilsam

Adjektive mit zwei Endungen:

brevis, e	kurz, klein, von geringer Ausdehnung	muliebris, e	weiblich, die Frau betreffend
dulcis, e	süß, freundlich, gefällig	omnis, e	jeder, all
		pinguis, e	fett, feist, dick
fortis, e	stark, kräftig, laut	rudis, e	roh, unentwickelt, verkümmert
grandis, e	groß, hoch, bejahrt		
gravis, e	schwer, schwerwiegend, ernst	suavis, e	lieblich, angenehm, anziehend
laevis, e	glatt, unbehaart	sublimis, e	1. in der Luft befindlich, verdunstend
lenis, e	sanft, mild, lindernd		
levis, e	leicht, drucklos		2. hoch, erhaben, oberflächlich
mitis, e	milde, gelinde, z. B. von einem Krankheitsverlauf gesagt	tenuis, e	dünn, zart
mollis, e	weich	tristis, e	traurig, betrübt

Adjektive mit einer Endung:
Adjektive auf -ax, -ācis; ex, -ĭcis; -ix, -ĭcis; -ox, -ŏcis; -ux, -ŭcis:

capax, ācis	fassungsfähig, umfassend, geräumig	praecox, ŏcis	vorzeitig, frühzeitig, zu früh auftretend
fallax, ācis	trügerisch	redux, ŭcis	auf die beginnende Lösung einer Krankheit hinweisend
felix, ĭcis	glücklich		
fugax, ācis	flüchtig, rasch, schnell verlaufend	simplex, ĭcis	einfach
indux, ŭcis	auf einen Krankheitsbeginn hinweisend	vivax, ācis	lebenskräftig, belebt
		vorax, ācis	gefräßig

Adjektive auf -ens, -entis:

frequens, entis	häufig, zahlreich, beschleunigt	potens, entis	einer Sache mächtig, vermögend, beischlafs- und zeugungsfähig
ingens, entis	überaus groß, gewaltig, ungeheuer	praesens, entis	gegenwärtig, gegenwartsnah

prŭdens, entis wissentlich, klug
rĕcens, entis frisch, frisch zubereitet, neu

vĕhemens, entis heftig, eindringlich, z. B. von einem Schmerz gesagt

Adjektive verschiedener Endung:

anceps, cĭpĭtis doppelköpfig, zweischneidig, zweifelhaft

bĭceps, cĭpĭtis zweiköpfig, zweigipflig, z. B. von einem Muskel gesagt

dĕgener, nĕris ausgeartet, entartet
hĕbes, bētis stumpf, schwach
mĕmor, ŏris eingedenk, mit einem guten Gedächtnis begabt

par, pąris gleich, entsprechend
particeps, cĭpis teilnehmend, beteiligt

pau̯per, pĕris arm, unbemittelt
prĭnceps, cĭpis erst, wichtig, hauptsächlich
pūbes, bĕris mannbar, erwachsen
quadriceps, cĭpĭtis vierköpfig
quadrupes, pĕdis vierfüßig
tĕres, rĕtis rundgedreht, gedrechselt, länglich-rund, glattrund
trĭceps, cĭpĭtis dreiköpfig
vĕtus, vĕtĕris alt, ehemalig
vĭgil, gĭlis wach, munter

2. Übungsbeispiele

ulcus molle — das weiche (venerische) Geschwür, der „weiche Schanker"

plasmodium vivax — das lebenskräftige Plasmodium = Erreger der häufigsten Malariaform mit Fieberanfällen an jedem 3. Tag

icterus gravis — die schwere Gelbsucht (der Neugeborenen)

crepitatio index — das (Atem)Knistergeräusch als (frühdiagnostisches) Zeichen für den Krankheitsbeginn (einer Lungenentzündung)

musculus triceps surae — der dreiköpfige Wadenmuskel

arteria princeps pollicis — die hauptsächliche Schlagader für den Daumen (und Teile des Zeigefingers)

caput breve musculi bicipitis brachii — der kurze Kopf des zweiköpfigen Oberarmmuskels.

Übersetze folgende Fachausdrücke:

herpes simplex; pubertas praecox; erythema fugax; crepitatio redux; pudendum muliebre; intestinum tenue; chorion laeve; ligamentum teres hepatis; musculus triceps brachii; musculus quadriceps femoris; crus breve incudis.

3. Praktische Anwendung anhand von terminologischen Beispielen

Beachte folgende Verwechslungsmöglichkeiten:

laevus, a, um   links   laevis, e   glatt   lĕvis, e   leicht

Zu § 16, S. 53

Moderne Wortbildungen:

Akrolëin	stechend scharf (acer) riechender Aldehyd
Pauperismus	Verarmung und Verelendung (pauper) der Massen
Gravitation	Schwerkraft, Anziehungskraft (gravis; gravitas)
Sublimation	1. unmittelbarer Übergang fester Stoffe in den gasförmigen Zustand (sublimis) 2. Ablenkung der sexuellen Triebkräfte auf kulturelle Ziele
Degeneration	1. Anhäufung ungünstiger Erbmerkmale 2. Rückbildung von Organen im Lauf der Stammesgeschichte 3. durch Alter bzw. Krankheit auftretende Entartung von Zellen, Organen und Körperteilen mit allgemeiner Funktionsminderung der betroffenen Teile (degener)
Vorazität	krankhafte Gefräßigkeit (vorax) durch Verlust des Sättigungsgefühls
Omnivoren	Allesfresser (omnis; vorax)
Quadrupede	Vierfüßler, das vierfüßige Säugetier (quadrupes).

Zu § 16

1. Vocabularium

Participia Praes. Act. der a-Konjugation auf -ans:

aberrans, antis	abirrend, abweichend	comitans, antis	begleitend
abundans, antis	überflutend, überfließend, übermäßig, reichlich	coagulans, antis	gerinnungsfördernd, gerinnungsbeschleunigend
accelerans, antis	beschleunigend	communicans, antis	verbindend, eine Verbindung zwischen Leitungssystemen herstellend
adiuvans, antis	helfend, unterstützend		
agitans, antis	antreibend, schüttelnd, körperliche Erregung bewirkend		
		concordans, antis	übereinstimmend, konkordant
albicans, antis	weiß glänzend, weiß schimmernd	constans, antis	gleichbleibend, beständig, konstant
alterans, antis	ändernd, umstimmend	crepitans, antis	knarrend, knisternd
alternans, antis	abwechselnd, zeitweilig wechselnd, die Seite wechselnd	decalvans, antis	kahlmachend, Haarausfall bewirkend
ambulans, antis	umhergehend	deformans, antis	verunstaltend, entstellend
calciferans, antis (*ursprüngl. gr.*)	zur Ablagerung von Kalk führend, zur Verkalkung führend	delirans, antis	von der geraden Linie abweichend, verrückt sein, delirant
cicatricans, antis	Narben hinterlassend, unter Narbenbildung heilend	depurans, antis	säubernd, entleerend
		derivans, antis	ableitend

1. Vocabularium

desodōrans, antis	schlechten Geruch beseitigend	mutilans, antis	verstümmelnd, zum Absterben von Körperteilen führend, absterbend
determinans, antis	bestimmend, festlegend	necrŏticans, antis (*ursprüngl. gr.*)	zu einer Nekrose führend
discordans, antis	nicht übereinstimmend, diskordant	nigricans, antis	schwärzlich erscheinend
dissecans, antis	zerschneidend, durchschneidend, trennend	obliterans, antis	zuschmierend, verödend
distans, antis	auseinanderstehend, getrennt, entfernt	ossificans, antis	knochenbildend, verknöchernd
dominans, antis	beherrschend, vorherrschend, überdeckend, dominant	pendulans, antis	herabhängend, pendelnd
excitans, antis	antreibend, anregend, belebend	penetrans, antis	durchdringend, durchschlagend, penetrant
exsiccans, antis	austrocknend	perforans, antis	durchlöchernd, durchbohrend
exuberans, antis	reichlich hervorkommend, stark wuchernd	petrificans, antis (*ursprüngl. gr.*)	steinbildend, Kalk ablagernd
fluctuans, antis	wogend, schwappend	purgans, antis	reinigend, abführend
formans, antis	bildend, formend	refrigerans, antis	abkühlend, erfrischend
fulminans, antis	blitzend, blitzartig auftretend, heftig verlaufend	resonans, antis	widerhallend
indicans, antis	anzeigend, hinweisend	retardans, antis	verzögernd, verlangsamend
invaginans, antis	„einscheidend", einschließend, umhüllend	significans, antis	zeichengebend, kennzeichnend, signifikant
irritans, antis	reizend, Juckreiz ausübend	simulans, antis	eine Krankheit vortäuschend
laxans, antis	schlaff machend, lockernd, abführend	tonsurans, antis	abscherend, eine Tonsur bewirkend
limitans, antis	begrenzend, eine Grenzfläche bildend	tranquillans, antis	beruhigend
luxurians, antis	üppig werdend, wuchernd	undulans, antis	wellenförmig verlaufend, auf- und absteigend
migrans, antis	wandernd, auf andere Organe übergreifend	vesicans, antis	blasenbildend, blasenziehend
mitigans, antis	mildernd, lindernd	vibrans, antis	zitternd, schüttelnd, vibrierend
morsitans, antis	beißend, stechend	viridans, antis	grünend, grün wachsend
mutans, antis	verändernd		

Zu § 16, S. 53

Participia Praes. Act. der e-Konjugation auf -ens:

absọrbens, entis	aufsaugend, verschluckend	lątens, entis	verborgen, kaum in Erscheinung tretend, latent
ąbstinens, entis	sich mäßigend, enthaltend, abstinent	nọcens, entis	schädigend, schädlich
adsọrbens, entis	ansaugend, verschluckend	pęrmanens, entis	dauernd, bleibend, fortdauernd
cąrens, entis	sich enthaltend, entbehrend	prọminens, entis	vorspringend, (her-)vorragend
dọlens, entis	schmerzend, schmerzhaft	propęndens, entis	hervorhängend, herabhängend
ęminens, entis	herausragend, sich vorwölbend	resọrbens, entis	zurücksaugend, verschluckend, in sich aufnehmend
ịmminens, entis	drohend, nahe bevorstehend		

Participia Praes. Act. der i-Konjugation auf -iens:

ąmbiens, ientis	herumgehend, umgebend	provęniens, ientis	hervorkommend, entstehend, provenient
emọlliens, ientis	weich machend, geschmeidig machend	reụniens, ientis	wieder vereinigend
partụriens, ientis	im Gebären begriffen, kreißend		

Paticipia Praes. Act. der konsonantischen Konjugation auf -ens:

abdụcens, entis	abziehend, wegziehend	coịncidens, entis	zusammenfallend, zusammentreffend
ąccidens, entis	anfallend, begegnend, zufällig eintretend	cọnfluens, entis	zusammenfließend
addụcens, entis	heranführend, heranziehend	consịstens, entis	sich zusammenstellend, fest, beständig, konsistent
adstrịngens, entis	straff anziehend, zusammenziehend	convalęscens, entis	sich erholend, zu Kräften kommend
ąfferens, entis	zuführend, hinführend		
ągens, entis	handelnd, wirkend	convęrgens, entis	sich hinneigend, nahekommend, einwärtsschielend
arboręscens, entis	baumartig wachsend, sich verzweigend		
ascęndens, entis	aufsteigend, von unten nach oben verlaufend, in aufsteigender Verwandtschaftslinie	cọrrigens, entis	gerade richtend, verbessernd
		dęcadens, entis	verfallend, sich verschlechternd

deferens, entis	hinabführend, abwärts führend	opponens, entis	entgegenstellend, gegenüberstellend
dehiscens, entis	auseinanderklaffend	persistens, entis	aushaltend, dauernd, persistent
descendens, entis	absteigend, von oben nach unten verlaufend in absteigender Verwandtschaftslinie	profluens, entis	(hervor)fließend
		pubescens, entis	heranwachsend, mannbar werdend
detergens, entis	abwischend, reinigend	putrescens, entis	in Fäulnis übergehend
divergens, entis	auseinanderstrebend, entgegengesetzt verlaufend, auswärtsschielend	recurrens, entis	zurücklaufend, rückläufig, wiederkehrend
		remittens, entis	zurückgehend, nachlassend, abklingend
dividens, entis	zerteilend, trennend	resistens, entis	stehen bleibend, Widerstand leistend
efferens, entis	herausführend, von einem Organ kommend	rodens, entis	nagend, fressend
		senescens, entis	alternd
excrescens, entis	herauswachsend, herauswuchernd	serpens, entis	kriechend, schleichend
		solvens, entis	lösend, auflösend
intercurrens, entis	dazwischenkommend, hinzutretend	tremens, entis	zitternd
intermittens, entis	zeitweilig aussetzend, zwischenzeitlich nachlassend, wechselnd	tumescens, entis	schwellend, anschwellend
		turgescens, entis	strotzend, schwellend, aufschwellend
luminescens, entis	leuchtend, aufleuchtend	vergens, entis	sich neigend
madescens, entis	nässend		

Participia Praes. Act. der konsonantischen Konjugation auf -iens:

desinficiens, ientis	keimtötend	sapiens, ientis	Geschmack besitzend, über Verstand verfügend
efficiens, ientis	bewirkend, hervorrufend		
incipiens, ientis	anfangend, beginnend		
recipiens, ientis	aufnehmend, empfangend	sufficiens, ientis	unterbauend, ausreichend, genügend

Merke: *Das Hilfsverbum sein = esse besaß im Lateinischen ursprünglich kein Partizip und keine partizipialen Ableitungen. Dennoch wurden solche künstlich gebildet, als die Übernahme der griechischen Philosophie und Wissenschaft es erforderlich machten. Dabei entstanden zwei unterschiedliche Partizipialformen von esse: 1. ens, entis = seiend; 2. essens, essentis = wesentlich seiend. Vom zweiten leiten sich „essentia" und „essentiell" ab. In Medizin und Pharmazie bedeutet Essenz dann den „wesentlichen", d.h. konzentriert wirksamen Stoff; essentiell (= essentialis) bezeichnet entsprechend etwas „Wesentliches" und nimmt daher folgende zwei Bedeutungen an:*
1. *lebensnotwendig, d.h. physiologisch unentbehrlich für die Existenz (Ernährung, Wachstum, Fortpflanzung);*
2. *wesenseigen, d.h. pathologisch eine Krankheitserscheinung, die kein Symptom, sondern ein eigenes Leiden darstellt.*

Zu § 16, S. 53

Participia Perf. Pass. der a-Konjugation auf -ātus, a, um:

acuminatus, a, um	zugespitzt	desolatus, a, um	verlassen, hoffnungslos, trostlos
agglomeratus, a, um	aneinandergerollt, zusammengeballt	destillatus, a, um	herabgeträufelt, destilliert
aggregatus, a, um	angehäuft, zusammengeschart	digitatus, a, um	gefingert, mit Fingern versehen
anulatus, a, um	mit einem Ring versehen, ringförmig	dimidiatus, a, um	halbiert, halbseitig auftretend
arcuatus, a, um	gebogen, bogenförmig	duplicatus, a, um	verdoppelt
areatus, a, um	flächenartig begrenzt, umschrieben	elevatus, a, um	heraus-, emporgehoben
calcificatus, a, um	verkalkt	excavatus, a, um	ausgehöhlt, hohl
capitatus, a, um	mit einem Kopf, bzw. Gelenkkopf versehen	excoriatus, a, um	abgehäutet, abgeschürft
carinatus, a, um	gekielt, kielförmig	exsudatus, a, um	ausgeschwitzt, abgesondert
caudatus, a, um	geschwänzt, schwanzförmig	fimbriatus, a, um	gefranst, mit Fransen versehen
ceratus, a, um	gewachst, wächsern	flagellatus, a, um	begeißelt, mit Geißeln versehen
circumvallatus, a, um	rings umwallt, ringsherum von einem Wall umgeben	foliatus, a, um	mit Blättern besetzt, blattförmig
comitatus, a, um	begleitet	fornicatus, a, um	gewölbt, mit einer Wölbung versehen
conglobatus, a, um	zusammengeknäult, zu einer Masse vereinigt	generalisatus, a, um	verbreitet, ausgedehnt, allgemein vorhanden
coniugatus, a, um	zusammengejocht, zusammengepaart	geniculatus, a, um	mit Knoten versehen, knotenförmig
cruciatus, a, um	gekreuzt, kreuzförmig	guttatus, a, um	tropfenförmig
cuneatus, a, um	gekeilt, keilförmig	hamatus, a, um	mit einem Haken versehen, hakenförmig
cuspidatus, a, um	zugespitzt, zipflig	incarceratus, a, um	eingekerkert, eingeklemmt
defloratus, a, um	der Blüten beraubt, „entjungfert"	incarnatus, a, um	ins Fleisch eingewachsen
dentatus, a, um	gezähnt, mit Zähnen versehen	induratus, a, um	verhärtet, hart
denticulatus, a, um	feingezähnt, mit Zähnchen versehen	inflammatus, a, um	angezündet, entzündet
depilatus, a, um	enthaart	laceratus, a, um	zerfetzt, zerrissen, eingerissen
depravatus, a, um	verdorben, schlecht	lanceolatus, a, um	lanzettförmig
depuratus, a, um	gereinigt		
derivatus, a, um	abgeleitet		

larvatus, a, um	maskiert, versteckt, verborgen	praecipitatus, a, um	jählings herabgestürzt, niedergeschlagen, ausgefallen
lobatus, a, um	gelappt, lappenförmig	probatus, a, um	geprüft, gebilligt
localisatus, a, um	örtlich begrenzt	proliferatus, a, um	gesproßt, gewuchert
lunatus, a, um	mondförmig	punctatus, a, um	eingestochen, punktiert
maceratus, a, um	zermürbt, aufgeweicht	quadratus, a, um	viereckig
maculatus, a, um	gefleckt, befleckt	radiatus, a, um	strahlenförmig
marginatus, a, um	gerändert	recurvatus, a, um	zurückgebogen
marmoratus, a, um (*ursprüngl. gr.*)	marmoriert	reservatus, a, um	aufgespart, zurückgehalten, unterdrückt
multilobatus a, um	vielgelappt	retardatus, a, um	verzögert, verlangsamt, gehemmt
oblongatus, a, um	verlängert	saginatus, a, um	gemästet
obturatus, a, um	verlegt, verstopft, verschlossen	sanatus, a, um	geheilt
palmatus, a, um	palmenartig, fächerförmig angeordnet	serratus, a, um	sägeförmig gezackt, gezähnt
		squamatus, a, um	geschuppt, mit Schuppen versehen
paratus, a, um	bereitet	stellatus, a, um	gestirnt, sternförmig
pectinatus, a, um	kammförmig, leistenähnlich	striatus, a, um	gestreift, streifenförmig
		succenturiatus, a, um	ergänzt, ersetzt
pediculatus, a, um	gestielt, mit einem kleinen Fuß versehen	uncinatus, a, um	hakenförmig, mit einem Haken versehen
pennatus, a, um	gefiedert, federförmig	vermiculatus, a, um	wurmstichig, wurmförmig, buntscheckig
perforatus, a, um	durchbohrt		
plicatus, a, um	gefaltet		

Merke: *Einzelne Verben der a-Konjugation bilden das Part. Perf. Pass. unregelmäßig. Statt -ātus, a, um verwenden sie die Endung -(ĭ)tus, a, um:*

complicitus, a, um	zusammengefaltet, kompliziert	implicitus, a, um	eingewickelt, angelegt
crepitus, a, um	geknarrt, geknistert	sectus, a, um	geschnitten, zergliedert
frictus, a, um	eingerieben, abgerieben, massiert		

Participia Perf. Pass. der e-Konjugation auf -ētus, a, um:

deletus, a, um	vernichtet, zerstört

Zu § 16, S. 53

Merke: *Auch einzelne Verben der e-Konjugation bilden das Part. Perf. Pass. unregelmäßig. Statt -ētus, a, um verwenden sie die Endung -(ĭ)tus, a, um:*

auctus, a, um	vermehrt, vergrößert	mixtus, a, um	gemischt
inhibitus, a, um	angehalten, gehemmt	tortus, a, um	gedreht, gewunden

Participia Perf. Pass. der i-Konjugation auf -ītus, a, um:

deglutitus, a, um hinuntergeschluckt, verschlungen

Merke: *Einzelne Verben der i-Konjugation bilden ebenfalls das Part. Perf. Pass. unregelmäßig. Statt -ītus, a, um verwenden sie die Endung -tus, a, um:*

apertus, a, um	geöffnet, offen	septus, a, um	umzäunt, umhegt, bedeckt
infar(c)tus, a, um	hineingestopft, verstopft		

Participia Perf. Pass. der kons. Konjugation:

accessus, a, um	hinzugetreten, hinzugekommen	imbibitus, a, um	eingetränkt, eingesogen
accretus, a, um	zugewachsen, angewachsen	insertus, a, um	hineingefügt, angefügt, angesetzt
adultus, a, um	herangewachsen, erwachsen	inversus, a, um	umgekehrt, verdreht
affixus, a, um	angeheftet, befestigt		
circumflexus, a, um	herumgebogen, bogenförmig	iunctus, a, um	verbunden, verknüpft
coctus, a, um	gekocht	laesus, a, um	gestört, verletzt
concretus, a, um	zusammengewachsen, verwachsen, verklebt	occultus, a, um	verdeckt, verborgen
		perceptus, a, um	empfangen, wahrgenommen
congenitus, a, um	zusammengeboren, angeboren	perfectus, a, um	vollendet, abgeschlossen, vollkommen
dictus, a, um	gesagt, gesprochen		
dispersus, a, um	ausgestreut, verbreitet, fein verteilt	plexus, a, um	geflochten
distinctus, a, um	ausgesondert, unterschieden	profusus, a, um	überreichlich, übermäßig
		pulsus, a, um	getrieben, gestoßen
factus, a, um	gemacht, getan, geschaffen	rasus, a, um	geschabt, gekratzt, rasiert
fixus, a, um	geheftet, befestigt, fest verbunden	receptus, a, um	zurück-, aufgenommen, empfangen
flexus, a, um	gebeugt, gebogen		

scriptus, a, um	geschrieben	tensus, a, um	gespannt, gedehnt, gestreckt
secretus, a, um	abgesondert, ausgeschieden	tractus, a, um	gezogen
selectus, a, um	ausgelesen, ausgewählt	versus, a, um	gewendet, gedreht
strictus, a, um	geschnürt, zusammengezogen	volutus, a, um	gewälzt, gerollt, gewickelt, gewunden
tactus, a, um	berührt		

2. Übungsbeispiele

claudicatio intermittens	das zeitweilige Hinken
ulcus rodens	das fressende Geschwür
strabismus convergens	das Einwärtsschielen
labores parturientium	die Mühen der Kreißenden, die Geburtswehen
angina necroticans	die Halsbräune, die mit örtlichem Gewebstod einhergeht
pectus carinatum	die Kielbrust, „Hühnerbrust"
malaria larvata	die versteckte Malaria
tendovaginitis crepitans	die knisternde Sehnenscheidenentzündung
herpes tonsurans	die kriechende, eine Tonsur (der Kopfhaut) hervorrufende Hautkrankheit
hepar induratum	die verhärtete Leber
purpura fulminans	die blitzend (=akut) verlaufende Blutfleckenkrankheit
erysipelas migrans	die wandernde Wundrose
hernia incarcerata	der eingeklemmte Bruch
ren arcuatus	die gebogene Niere, „Hufeisenniere"
hymen septus	das „Jungfernhäutchen", das (zwei Öffnungen besitzt und) durch eine Scheidewand getrennt ist
ulcus corneae serpens	das kriechende Hornhautgeschwür
malum perforans pedis	das durchbohrende Fuß(sohlen)geschwür.

Übersetze folgende anatomische Fachausdrücke:

musculus serratus	arteria comitans
musculi pectinati	arteria arcuata pedis
musculus quadratus lumborum	arteria circumflexa humeri
musculus opponens pollicis	arteriae perforantes femoris
nervus abducens	os capitatum
nervus recurrens	os hamatum
nervi accelerantes	os lunatum

Zu § 16, S. 53

gyrus dentatus; corpus geniculatum; corona radiata; nucleus cuneatus; ora serrata; foramen obturatum; vasa afferentia; vasa efferentia; sulcus limitans; aorta ascendens; colon descendens; dentes permanentes; plicae palmatae; ligamentum arcuatum pubis; cauda nuclei caudati.

cisterna ambiens; ligamenta denticulata; pili anulati; corpus striatum; lamina affixa; vertebra prominens; crista dividens; costae fluctuantes; membrana limitans gliae; fibrae arcuatae cerebri; diameter coniugata vera.

Übersetze und erläutere folgende Fachausdrücke:
strabismus divergens; delirium tremens; callus luxurians; lepra mutilans; ulcus madescens; pneumonia migrans; mamma pendulans; icterus intermittens; venter propendens; cutis marmorata; lingua plicata; syphilis congenita; functio laesa; charta cerata; unguis incarnatus; caput quadratum; pulmo lobatus; uterus laceratus; aqua destillata; cornea guttata; erythema marginatum; taenia saginata; volumen pulmonum auctum.

placenta accreta
placenta circumvallata
placenta marginata
placenta multilobata
placenta succenturiata

febris comitata
febris intermittens
febris palustris larvata
febris recurrens
febris remittens
febris undulans

acne conglobata
acne decalvans
acne excoriata
acne indurata
acne necroticans
acne vermiculata

3. Praktische Anwendung anhand von terminologischen Beispielen

Moderne Wortbildungen:

Dominante	vorherrschendes (dominans), die Entwicklung eines Lebewesens bestimmendes Erbmerkmal
Determinante	Faktor des Keimplasmas, der für die Keimentwicklung bestimmend (determinans) ist
Mutante	durch Erbänderung in bestimmten Merkmalen sich veränderndes (mutans) Lebewesen
Simulant	jemand, der eine Krankheit vortäuscht (simulans)
Tranquillantia	Beruhigungsmittel
Derivat	chemische Verbindung, die von einer anderen abgeleitet (derivatus) ist
Flagellat	Einzeller, der zum Zweck der Fortbewegung mit Geißeln ausgestattet (flagellatus) ist

3. Praktische Anwendung anhand von terminologischen Beispielen

Sekret	von Drüsen produzierter und abgesonderter (secretus) Stoff
Agglomerat	Haufen zusammengeballter (agglomeratus) Zellen, z. B. „Geldrollen" der roten Blutkörperchen
Defekt	Fehlen (defectus) eines Organs bzw. einer Funktion
Artefakt	künstlich hervorgerufene Veränderung, Kunstprodukt (ars; factus)
Kompositum	Arzneimittel, das aus mehreren Bestandteilen zusammengesetzt (compositus) ist
Präzipitat	Niederschlag (praecipitatus). Produkt einer Ausfällung oder Ausflockung, z. B. von Eiweißkörpern.

Merke: *Das Part. Praes. Act. dient in vielen Fällen zur Kennzeichnung der Wirkung eines Stoffes oder Arzneimittels. Das Substantiv, auf das sich das Partizip bezieht, wird dabei meist weggelassen und das Partizip Praes. Act. substantivisch gebraucht:*

Beispiele: (remedium) Purgans — das reinigende Mittel, das Abführmittel, eingedeutschter Plural: die Purganzien

(remedium) Solvens — das lösende Mittel, das schleimlösende Mittel, eingedeutschter Plural: die Solvenzien

(Vgl. auch § 31 S. 100).

Erläutere nachstehende Fachausdrücke:
Adiuvantia; Depurantia; Desodorantia; Coagulantia; Laxantia; Refrigerantia; Mitigantia; Detergentia; Corrigentia; Agentia; Adstringentia; Emollientia.

Zu § 17

Vocabularium

Substantive der a- und o-Deklination:

amicus, i m.	der Freund	magister, tri m.	der Lehrer
amica, ae f.	die Freundin	magistra, ae f.	die Lehrerin
famulus, i m.	der Gehilfe	medicus, i m.	der Arzt
famula, ae f.	die Gehilfin	medica, ae f.	die Ärztin
filius, i m.	der Sohn	nanus, i m.	der Zwerg
filia, ae f.	die Tochter	nana, ae f.	die Zwergin
		socius, ii m.	der Gefährte
		socia, ae f.	die Gefährtin

Substantive der konsonantischen Deklination:

adolescens, ntis m.	der heranwachsende Junge, der Jüngling	adolescens, ntis f.	das heranwachsende Mädchen, die Jungfrau

Zu § 18, S. 55

canis, is m.	der Hund	iuvenis, is f.	das junge Mädchen, die junge Frau
canis, is f.	die Hündin		
heres, edis m.	der Erbe	operator, toris m.	der Verrichter
heres, edis f.	die Erbin	operatrix, icis f.	die Verrichterin
infans, ntis m.	das männliche Kleinkind	parens, ntis m.	der Erzeuger, Vater
		parens, ntis f.	die Erzeugerin, Mutter
infans, ntis f.	das weibliche Kleinkind	senex, senis m.	der Greis
		senex, senis f.	die Greisin
iuvenis, is m.	der Jüngling, der junge Mann	tutor, toris m.	der Beschützer
		tutrix, icis f.	die Beschützerin

Zu § 18

1. Vocabularium

Substantive auf -ŭs, -ūs:

aquaeductus, us m.	die Wasserleitung, anat. Bez. für einen Verbindungskanal zw. flüssigkeitsgefüllten Hohlräumen	gradus, us m.	der Schritt, die Stufe, Richtung
		gustus, us m.	der Geschmack, Geschmackssinn
arcus, us m.	der Bogen, bogenförmige Teil eines Organs	habitus, us m.	das Gehabe, die Haltung, Körperbeschaffenheit (als begünstigendes Moment f. best. krankhafte Zustände)
auditus, us m.	das Gehör, Hörvermögen		
casus, us m.	der Fall, Krankheitsfall	halitus, us m.	der Hauch, Atem, die Ausdünstung, der Geruch
cursus, us m.	die Fahrt, der Lauf, Umlauf, Kurs	hiatus, us m.	die Öffnung, der Schlund, Muskelspalt, die Knochenlücke
ductus, us m.	der Gang, Verbindungsgang		
exitus, us m.	der Ausgang, Tod	ictus, us m.	der Schlag, Stoß 1. das plötzliche Krankheitszeichen 2. die stoßartige Erschütterung
fetus, us m.	die Leibesfrucht (nach dem 4. Monat)		
flatus, us m.	das Blasen des Windes, die Blähung		
fremitus, us m.	das dumpfe Tönen, schwirrende, knarrende Geräusch	insultus, us m.	der plötzliche Angriff, Anfall
		introitus, us m.	der Eingang
fructus, us m.	der Ertrag, die Frucht einer Pflanze	lapsus, us m.	das Gleiten, der Fall, das Versehen, der Irrtum

libitus, us m.	das Belieben	singultus, us m.	der Schluckauf
lusus, us m.	das Spiel, die Spielart	sinus, us m.	die Ausbuchtung, der Hohlraum
meatus, us m.	der Weg, Gang, Verbindungsgang, Körperkanal		1. lufthaltiger Hohlraum im Schädelknochen
morsus, us m.	der Biß, die Bißwunde		2. Blutleiter
nisus, us m.	der Schwung, die Anstrengung, der Trieb	situs, us m.	die Stellung, Lage 1. der Organe im Körper
olfactus, us m.	der Geruchssinn		2. des Fetus in der Gebärmutter
partus, us m.	die Entbindung, Geburt	sonitus, us m.	der Schall, Klang
plexus, us m.	das Geflecht, die netzartige Verknüpfung von Nervenzellen und Blutgefäßen	spiritus, us m.	der Geist, Lebenshauch
		status, us m.	der Stand, Zustand 1. der allg. Gesundheitszustand
potus, us m.	das Getränk		
pruritus, us m.	das Hautjucken, der Juckreiz		2. der augenblickliche Zustand eines Kranken
pulsus, us m.	der Puls	tactus, us m.	der Tastsinn
raptus, us m.	das Fortreißen, der (Wut-)Ausbruch	tinnitus, us m.	das Klingeln, Sausen
		tractus, us m.	das Ziehen, der Zug
recessus, us m.	der Rückgang, die Einbiegung, Vertiefung		1. Zug von Muskelfasern
			2. Zug von Nervenfasern
risus, us m.	das Lachen		
ructus, us m.	das Aufstoßen, Rülpsen	usus, us m.	die Benutzung, der Gebrauch, die Übung
sensus, us m.	der Sinn, das Empfindungsvermögen eines Sinnesorgans		
		visus, us m.	der Gesichtssinn, die Sehschärfe
sexus, us m.	das (männl. und weibl.) Geschlecht	vomitus, us m.	das Erbrechen
		vultus, us m.	die Miene

Folgende Vokabeln besitzen weibliches Geschlecht:

acus, us f.	die Nadel, Spitze	manus, us f.	die Hand
anus, us f.	die alte Frau	quercus, us f.	die Eiche
domus, us f.	das Haus		

Substantive auf -u, -ūs:

cornu, us n.	das Horn, der kleine Fortsatz	gelu, us n.	die Kälte, der Frost
		genu, us n.	das Knie

Zu § 18, S. 55

2. Übungsbeispiele

arcus pubis	der Schambogen
status praesens	der gegenwärtige (Krankheits)Zustand
tinnitus aurium	das Ohrensausen
ictus solis	der Sonnenstich
situs inversus viscerum	die (spiegelbildlich) verkehrte Lage der Baucheingeweide
meatus nasi medius	der mittlere Nasengang
arteria genus descendens	die absteigende Schlagader des Kniegelenks
fremitus dentium	das Zähneknirschen
lapsus linguae	das Versehen der Zunge, das Versprechen
pruritus ani	das Afterjucken (bei Hämorrhoiden)
spiritus saponis	der Seifenspiritus
manus vara	die Klumphand

Erläutere folgende Fachausdrücke:

sinus aortae	pulsus alternans	pulsus mollis
sinus tarsi	pulsus celer	pulsus parvus
sinus lienis	pulsus durus	pulsus plenus
sinus durae matris	pulsus fortis	pulsus rarus
sinus venarum cavarum	pulsus frequens	pulsus tardus
	pulsus intercurrens	pulsus vibrans
	pulsus intermittens	

vomitus gravidarum; ductus reuniens; partus praecipitatus; aquaeductus cerebri; hiatus saphenus; genu recurvatum; ductus deferens; dens auditus; gustus depravatus.

3. Praktische Anwendung anhand von terminologischen Beispielen

Moderne Wortbildungen:

Fruktose	der Fruchtzucker (fructus)
Manuskript	die handschriftliche (manus; scriptus) Ausarbeitung
Pulsfrequenz	die Häufigkeit (frequens) der Pulsschläge (pulsus) pro Minute
Kasuistik	die Beschreibung von Krankheitsfällen (casus)
Plexuslähmung	die Lähmungserscheinung bes. an den Extremitäten bei Verletzung des zugehörigen Nervengeflechts (plexus)
Hiatushernie	Durchtritt von Magenteilen (hernia) aus der Bauch- in die Brusthöhle durch den Spalt (hiatus) des Zwerchfells.

Merke: *Die einzelnen Sinnesorgane werden folgendermaßen bezeichnet:*

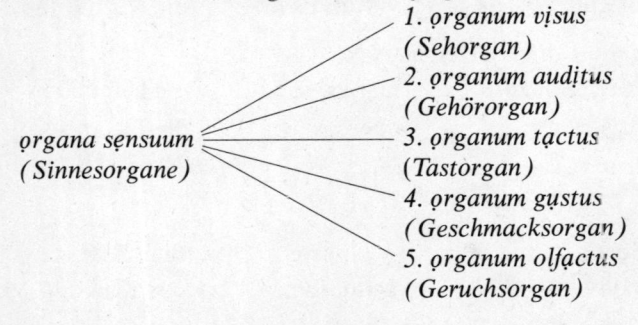

organa sensuum
(Sinnesorgane)
1. organum visus (Sehorgan)
2. organum auditus (Gehörorgan)
3. organum tactus (Tastorgan)
4. organum gustus (Geschmacksorgan)
5. organum olfactus (Geruchsorgan)

Zu § 19

1. Vocabularium

acies, ei f.	die Schärfe	mollities, ei f.	die Weichheit, Zartheit
calvities, ei f.	die Kahlköpfigkeit	nigrities, ei f.	die Schwärze
canities, ei f.	das Ergrauen der Haare	pernicies, ei f.	das Verderben, der Untergang
caries, ei f.	die Fäulnis, der Knochenfraß, zerstörende Knochenprozeß	rabies, ei f.	die Wut, Tollwut
		res, rei f.	die Sache, das Ding
durities, ei f.	die Härte	scabies, ei f.	die Räude, Krätze
facies, ei f.	das Aussehen 1. das Gesicht 2. die Außenfläche von Organen oder Knochen	series, ei f.	die Serie, Reihe
		species, ei f.	der Anblick, die Gestalt, Art, Gattung 1. Tier- bzw. Pflanzenart 2. Plural: bestimmte Tee- bzw. Heilkräutermischung
hirsuties, ei f.	die übermäßig starke Behaarung		
macies, ei f.	die Magerkeit		

Folgende Vokabeln besitzen männliches Geschlecht:

dies, diei m.	der Tag	meridies, ei m.	der Mittag

2. Übungsbeispiele

caries dentium	die Zahnfäule
canities praecox	das vorzeitige Ergrauen der Haare
acarus scabiei	die Krätzmilbe
facies lunata acetabuli	die mondförmig gekrümmte Fläche der Hüftpfanne
species laxantes	das abführende Teegemisch

Übersetze folgende Fachausdrücke:

chloasma faciei; nigrities linguae; canities unguium; caries humida; mollites ossium.

Zu § 20

1. Übungsbeispiele

A. Regelmäßige Steigerung

Komparativ:

mixtura fortior	die stärkere (Arznei)Mischung

Superlativ:

musculus latissimus dorsi	der breiteste Rückenmuskel

Elativ:

casus rarissimus	ein sehr seltener Fall

Zu § 21, S. 60

B. *Unregelmäßige Steigerung*
Komparativ:

locus minoris resistentiae	Ort des geringeren Widerstandes, d. h. die für krankhafte Veränderungen prädisponierte Körperstelle
pelvis minor bzw. maior	das „kleine" bzw. „große" Becken
musculus psoas maior bzw. minor	der „große" bzw. „kleine" Lendenmuskel
labia maiora bzw. minora	die „großen" bzw. „kleinen" Schamlippen

Merke: *Das Deutsche setzt gern dort die Gegensatzpaare im einfachen Positiv gegeneinander, wo das Lateinische den Vergleich im Komparativ vorzieht.*

Superlativ:

musculus glutaeus maximus	der größte Gesäßmuskel

Elativ:

venae cordis minimae	die sehr kleinen Herzvenen

Merke: *Das Deutsche setzt mitunter auch anstelle des lat. Superlativs oder Elativs den einfachen Positiv.*
Beispiel: digitus minimus — der kleine Finger

Übersetze folgende Fachausdrücke:

Forceps maior — forceps minor; labia minora pudendi — labia maiora pudendi; prognosis pessima; musculus opponens digiti minimi.

2. Praktische Anwendung anhand von terminologischen Beispielen

Moderne Wortbildungen:

Maximaldosis	höchste (maximus) Gabe (dosis) eines Arzneimittels oder von Röntgenstrahlen
Minimalvolumen	kleinste (minimus) Menge (volumen) an Gas, die zusammen mit dem Kollapsvolumen das Residualvolumen der Lunge bildet
Multipara	Vielgebärende (multus; parere = gebären, vgl. partus)
Pluripara	Mehrgebärende (plures)

Zu § 21

Vorbemerkung

Da die lateinischen und griechischen Praepositionen mit den von ihnen regierten Kasus in der medizinischen Fachsprache nur mehr in vereinzelten Krankheitsbezeichnungen sowie Redensarten begegnen, brauchen hier nur wenige Beispiele gegeben zu werden. Die genaue Kenntnis der Praepositionen einschließlich ihrer jeweiligen Bedeutungen ist jedoch für das Verständnis der zahlreichen Praefixbildungen (vgl. § 29, S. 198 ff.) von größter Wichtigkeit.

Übungsbeispiele

ab ovo	vom Ei(beginn) an
ad longam vitam	auf ein langes Leben
ad oculos	vor die Augen
rami ad pontem	die zur Brücke verlaufenden Äste (der Grundarterie des Gehirns)
ante mortem	vor dem Tode
pneumonia acuta cum pleuritide	akute Lungenentzündung mit Rippenfellentzündung
mens sana in corpore sano	ein gesunder Geist in einem gesunden Körper
fetus in fetu ·	„Fetus im Fetus" (Doppelmißbildung)
per primam intentionem	primär einsetzende, störungsfrei verlaufende Wundheilung
per secundam intentionem	sekundär einsetzende, mit Eiterung verlaufende Wundheilung
post radiationem	nach Röntgenbestrahlung auftretend
haemorrhagia post partum	Blutsturz nach der Geburt
glandulae sine ductibus	Drüsen ohne Ausführungsgänge
(hydrops)ana sarka	Anasarka (wörtl. ins Fleisch hinein), Ödem des Unterhautbindegewebes

Übersetze und erläutere folgende praepositionale Ausdrücke:

prognosis quoad sanationem
prognosis quoad vitam
prognosis quoad functionem
prognosis quoad durationem

vis a tergo; a priori; a capite ad calces; aditus ad antrum; ad libitum; ad usum proprium -internum -externum; ante meridiem; tumor malignus abdominis cum ascite; otalgia e dente laeso; ex libris; ex officio; medias in res; in situ; per vias naturales; per rectum; per os; pro forma; meningitis post otitidem; post meridiem; zoster sine herpete; scarlatina sine angina; spina supra meatum.

Praktische Anwendung am anatomischen Bild:

Abb. 13. Dislokationen bei Frakturen:
1 Dislocatio ad latus;
2 ad axin;
3 ad longitudinem cum contractione;
4 ad longitudinem cum distractione;
5 ad peripheriam

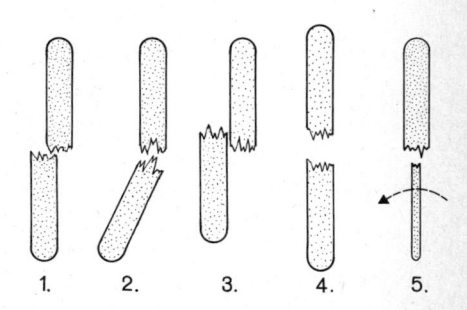

Zu § 22, S. 66

Zu § 22

1. Übungsbeispiele

Komparativ:

vena cava inferior bzw. superior	die untere bzw. obere Hohlvene
arteria cerebri posterior	die hintere Großhirnarterie
regio genus anterior	die vordere Kniegegend.

Superlativ:

punctum proximum	„Nahpunkt". Punkt, der dem Auge am nächsten liegt und gerade noch scharf gesehen werden kann
ultima ratio	das letzte Mittel, das bei der Bekämpfung einer Krankheit zur Verfügung steht.

Übersetze folgende Fachausdrücke:

Ganglion inferius; facies superior — facies inferior; camera bulbi anterior — camera bulbi posterior; arteria circumflexa humeri posterior; cura posterior; nervi clunium superiores; fissura prima; tunica intima.

2. Praktische Anwendung anhand von terminologischen Beispielen

Moderne Wortbildungen:

Primipara	Erstgebärende (primus; parere — partus)
Primaten	Die Ersten und Vornehmsten (primus), die „Herrentiere". Höchststehende Ordnung der Säugetiere
Priorität	1. Vorrecht, Vorrang, Vorzug (prior) 2. zeitliches Vorangehen
Extremität	das äußerste (extremus) Ende. Bezeichnung für die Gliedmaßen.

Praktische Anwendung am anatomischen Bild:

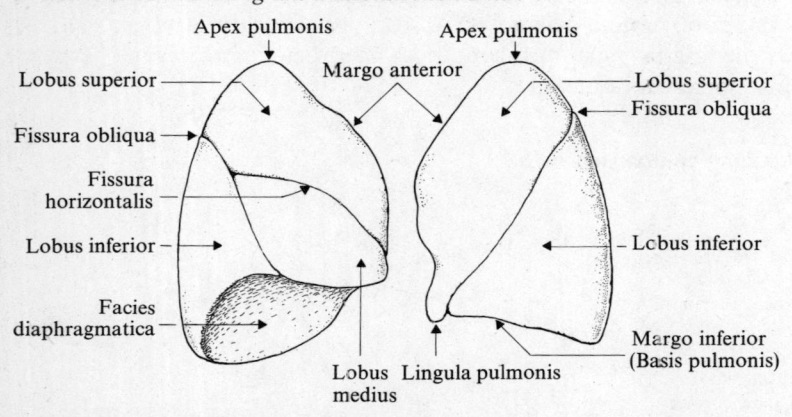

Abb. 14. Rechte und linke Lunge: Facies costalis

Zu § 23

Vorbemerkung

Lateinische Adverbien spielen in der medizinischen Fachsprache nur noch eine untergeordnete Rolle und kommen nur in der lateinischen Rezeptur häufiger vor, die in diesem Kurs nicht abgehandelt werden kann. Sie können anhand der in diesem Paragraphen gegebenen Bildungsprinzipien ohne weiteres erkannt werden. Hier seien daher nur einige Beispiele angeführt.

Übungsbeispiele

tuto, cito, iucunde	„sicher, schnell, schmerzfrei". (*Nach Celsus ein Ausspruch des Arztes Asklepiades von Bithynien (1. Jht. v. Chr.), der noch heute für ärztliche Eingriffe Gültigkeit besitzt*)
cito	sofort, schnell (*Vermerk auf Rezepten*)
noctu	nachts (*Vermerk auf Rezepten*)
remedium recenter paratum	das frisch zubereitete Heilmittel
fractura male sanata	Bruch, der schlecht geheilt ist
hernia radicaliter operata	eine Hernie, die radikal operiert wurde
albinismus solum bulbi	Albinismus, der nur auf den Augapfel beschränkt ist
strabismus sursum vergens	„Höhenschielen". Abweichung der Augenachse(n) in vertikaler Richtung von der Parallelstellung

Zu § 24

Vorbemerkung

Da die angeführten griechischen Substantive innerhalb der medizinischen Fachsprache einen außerordentlich großen Anwendungsbereich aufweisen, können hier nur ausgewählte Beispiele gegeben werden, welche die praktische Bedeutung dieser Wortstämme veranschaulichen sollen.

Praktische Anwendung anhand von terminologischen Beispielen

Moderne Wortbildungen:

Agonist	einer von paarweise arbeitenden (agonistes) Muskeln
Allantois	Urharnsack. Ausstülpung des embryonalen Enddarms (allas)
Kotyledonen	1. Zottenbüschel des Chorions. 2. Teil der Plazenta (kotyledon)
Gamet	männliche bzw. weibliche Geschlechtszelle (gametes)
Zygote	aus der Verschmelzung (zygon) beider Geschlechtskerne hervorgegangene Eizelle
Telophase	Endabschnitt (telos; phasis) der indirekten Kernteilung
Dendrit	baumartig verästelter (dendron) Zytoplasmafortsatz einer Nervenzelle
Desmosom	„Verbindungskörper" (desmos; soma) zwischen benachbarten Epithelzellen

Zu § 24, S. 66

Hyaloplasma	flüssige, glasklare (hyalos) Grundsubstanz des Zellplasma
Rheobase	geringste Stromstärke (basis; rheos), die gerade noch eine Muskelkontraktion bewirkt
Chronaxie	Zeit (chronos), die ein elektrischer Strom (von doppelter Rheobase) wirken muß (axia), um eine Erregung hervorzurufen
Barorezeptoren	Ganglienzellen, die auf Druck- bzw. Dehnungsänderungen (baros) antworten (receptor)
Biotin	für Wachstumsvorgänge (bios) lebenswichtiger Stoff des Organismus
Kallikrein	Gewebshormon der „schönfleischigen" (kallos; kreas) Bauchspeicheldrüse
Ornithin	Aminosäure, die im Organismus der Vögel (ornis) eine besondere Rolle spielt
Oxalat	Salz der im Sauerklee (oxalis) vorkommenden Kleesäure
Tyrosin	Name einer Aminosäure, der auf ihr Vorkommen im Käse (tyros) hinweist und in ihm zum ersten Mal entdeckt wurde
Villikinin	Wirkstoff der Darmschleimhaut, der für die Darmzottenbewegung (villi; kinesis) verantwortlich ist
Phlorrhizin	Glykosid aus der Wurzelrinde (phloios; rhiza) von Obstbäumen
Lezithin	Substanz im Eidotter (lekithos)
Mitochondrien	„Fadenkörner". Fadenförmig gestreckte Körner (mitos; chondros) des Zellplasmas
Nekrobiont	Kleinlebewesen, das in abgestorbenen Teilen (nekros) eines noch lebenden (bios) Organismus schmarotzt
Streptokokken	Gattung kettenartig (streptos) angeordneter kugeliger (coccus) Erreger
Bakteriophagen	virusähnliche Lebewesen, die Bakterien (bacterium) „aufzufressen" (phagia) vermögen
Bakterioklasie	Bakterienzerfall (klasis) durch Bakteriophagen
Korynebakterien	Gattung mit keulenförmig (koryne) aussehenden Bakterien (corynebacterium diphtheriae)
Schizogonie	ungeschlechtliche Vermehrungsform (gone) durch Zellzerfall (schiza) in Bruchstücke
Psammotherapie	Behandlung (therapia) mit Sandbädern (psammos)
Heliotherapie	Behandlung (therapia) mit Sonnenlicht (helios)
Semiotik	Lehre von den Krankheitszeichen (semeion)
Phonetik	Lehre von der Laut- bzw. Stimmbildung (phone)
Kybernetik	Lehre von den Steuerungsvorgängen (kybernesis)
Androgynie	Auftreten männlicher (aner) sekundärer Geschlechtsmerkmale bei Frauen (gyne)
Topognosie	Fähigkeit, einen Berührungsreiz lokalisieren (topos) und damit erkennen (gnosia) zu können

Morphaea	Bezeichnung für umschriebene, gestalthafte Hautfleckenbildungen (morphe)
Ichthyismus	Fischvergiftung (ichthys)
Krikotomie	operative Spaltung (tome) des Ringknorpels (krikos) bei Erstickungsgefahr
Echolalie	sinnloses Nachsprechen (echo; lalia) vernommener Wörter bei Geisteskranken

Merke: *Leukopenie Mangel (penia) an Leukozyten (leuko-); der zweite Wortbestandteil von Leuko-zyten wird der Kürze halber weggelassen, ein terminologischer Entwicklungsvorgang, der, wo Mißverständnisse ausgeschlossen sind, nicht selten ist.*

Erläutere nachstehende, häufig verwendete Begriffe anhand der jeweiligen Wortelemente:

1. Aerobier; Aerobakter; Aerophobie; Aerophagie.
Auxine; auxotroph.
Menarche; Menopause; Menorrhoe; Menostase.
Kinetik; Kinetozilien.

2. Biogenese; Ontogenese; Histogenese; Gametogenese; Parthenogenese.
Hyalomer; Blastomer; Chromomer.
Kryoskopie; Tracheoskopie; Bronchoskopie; Gastroskopie.
Topographie; Phonographie; Tomographie; Nosographie.
Ätiologie; Andrologie; Ethologie; Deontologie; Gerontologie; Ökologie; Onkologie; Immunologie.
Photophobie; Nyktophobie; Thanatophobie.
Tracheozele; Pneumatozele; Meningozele; Pharyngozele; Varikozele.
Logorrhoe; Liquorrhoe.
Pyromanie; Kleptomanie; Onomatomanie.
Fibroblast; Lymphoblast; Neuroblast; Trophoblast.
Aktinomyzet; Schizomyzet; Askomyzet; Blastomyzet.
Sporozoen; Chlamydozoen.
Psychagogik; Pädagoge.
Sideropenie.
Kortikotropin; Choriongonadotropin; Androtropie.

3. Ergometer; Ergographie; adrenergisch.
Lithoklast; Broncholith.
Morphologie; anthropomorph; theriomorph.

Merke: *1. Der mit dem Substantiv gēnesis verwandte Adjektivstamm gēnēs tritt zu -gēn eingedeutscht als Wortendung zahlreicher adjektivischer und substantivischer Zusammensetzungen auf. Es bedeutet*

    1. erzeugend, hervorrufend   2. erzeugt, hervorgerufen
    z. B. pyrogen = fiebererzeugend
         iatrogen = durch den Arzt bzw. durch ärztliche Einwirkung hervorgerufen
         Halogene = „Salzbildner"

Zu § 25, S. 73

Erläutere:
phytogen; psychogen; neurogen; pathogen; kollagen; biogen; mutagen; branchiogen.
Fibrinogen; Androgene; Östrogene.

2. *Der vom Substantiv tröpē sich herleitende und zu -trōp eingedeutschte Wortstamm tritt als Wortendung zahlreicher adjektivischer Zusammensetzungen entgegen. Er bedeutet:*
 auf etwas einwirkend; gegen etwas gerichtet.
 z. B. ergotrop = auf eine Leistungssteigerung wirkend.

Erläutere:
dromotrop; bathmotrop; chronotrop; neurotrop; glandotrop; trophotrop.

Zu § 25

Vorbemerkung

Wie die Substantive finden auch die Adjektive der griechischen Umgangssprache in der medizinischen Terminologie weithin Verwendung. Daher können hier wieder nur ausgewählte Beispiele angeführt werden, welche ihre praktische Bedeutung aufzeigen sollen.

Praktische Anwendung anhand von terminologischen Beispielen

Moderne Wortbildungen:

Mikrometer	1. Maßeinheit (10^{-6} Meter)
	2. Glasplättchen mit eingeätzter kleiner (mikro-) Meßskala (metron)
Mikrosomen	kleine (mikro-) Körperchen (sōma) im Zellplasma
Megalozyten	abnorm große (megalo-) rote Blutkörperchen (kytos)
Megakolon	krankhaft erweiterter (mega-) Grimmdarm (kolon)
Makromoleküle	Riesenmoleküle (makro-; molecula)
Makrophagen	wörtlich: große (makro-) Freß-(phagia)zellen; am Abwehrkampf gegen die Infektionserreger beteiligte große Wanderzellen
Dolichozephalus	Langkopf (dolicho-; kephalē)
Dolichokolie	abnorme Länge (dolicho-) des Grimmdarms (kolon)
Brachybasie	kurzer, trippelnder Gang (brachy-; basis), besonders bei Greisen
Brachyzephalie	Kurzköpfigkeit (brachy-; kephalē)
Stenothorax	enger (steno-) Brustkorb (thorax)
Stenozephalie	Schädelverengerung (steno-; kephalē)
eurysom	von breitem (eury-) Körper (sōma), breitwüchsig
Bathypnoe	tiefe (bathy-) Atmung (pnoe)
Platyzephalus	Flachkopf (platy-; kephalē)

Praktische Anwendung anhand von terminologischen Beispielen

Platysma	der flache (platy-) Hautmuskel des Halses
Plethysmographie	Aufzeichnung (graphia) von Umfangveränderungen (plēthy-), z. B. an Organen
Plethora	Überfülle (plēthy-) des Körpers oder einzelner Teile an Blut
Kenophobie	Angst (phobos) vor leeren (keno-) Räumen
Ankylostoma	Hakenwurm, Wurm mit gekrümmtem (ankylo-) Mund (stoma)
ankylotisch	eine Versteifung in gekrümmter Stellung (ankylo-) zeigend
Orthodontie	Berichtigung (ortho-) angeborener Zahnanomalien (odont-)
Orthotonus	verkrampfte Spannung (tonus), bei der der Rumpf gerade (ortho-) ausgestreckt ist
Plagiozephalie	Schiefköpfigkeit (plagio-; kephalē)
Tachykardie	abnorm schnelle (tachy-) Herztätigkeit (kardia)
Tachyphagie	hastiges (tachy-) Essen (phagia)
Bradykardie	Herzschlagverlangsamung (brady-; kardia)
Bradytrophie	Verlangsamung (brady-) der Ernährungs- (trophē) bzw. Stoffwechselvorgänge
Ocytocin	die Geburt (tokos) beschleunigendes (ocy-) Peptidhormon
Presbyopie	Altersweitsichtigkeit (presby-; opsis)
Neonatus	das Neugeborene (neo-; natus)
Neoplasma	(bösartige) Gewebsneubildung (neo-; plasma)
Paläopathologie	Wissenschaft (logos) von den Krankheiten (pathos) der alten (palaio-) Zeitepochen (Fossilien, vorzeitliche Knochenfunde, Mumien, Leprafriedhöfe etc.)
Phaneroskopie	Sichtbarmachung (phanero-; skopē) von Hautveränderungen unter der Lupe mit gebündeltem Licht
Krypten	verborgene Höhlen (krypto-) z.B. an der Oberfläche der Rachenmandeln
Kryoskop	Gerät zur Bestimmung (skopē) der Gefrierpunktserniedrigung (kryo-)
Kryoglobuline	kältelabile (kryo-) Globuline
Thermometer	Wärmemesser (thermo-; metron)
Thermoplegie	Hitzschlag (thermo-; plēgē)
Psychrobakterien	Kältebakterien (psychro-; bacterium)
psychrophil	kälteliebend (psychro-; philo-)
Arteriosklerose	Verhärtung (sklēro-) der Pulsadern (arteria) durch degenerative Veränderungen
Sklerödem	ödematöse Verhärtung (sklēro-) des Unterhautfettgewebes
Osteomalazie	Knochenerweichung (osteon; malako-)
Xerodermie	Trockenheit (xēro-) der Haut (derma)

Zu § 25, S. 73

Xerostomie	abnorme Trockenheit (xēro-) der Mundhöhle (stoma)
Hygrometer	Instrument zur Messung (metron) der Luftfeuchtigkeit (hygro-)
Hygrograph	Gerät zur Aufzeichnung (graphē) des Feuchtigkeitsgehaltes (hygro-) der Luft
Kraurose	chronische Hautschrumpfung (krauro-)
Leiomyom	benigne Geschwulst aus glatten (leio-) Muskelfasern (mys)
Trachyphonie	Rauhigkeit (trachy-) der Stimme (phonē)
Lordose	Krümmung der Wirbelsäule nach vorn (lordo-)
Kyphose	Krümmung der Wirbelsäule nach hinten (kypho-)
Manometer	Druckmesser (mano-; metron), z. B. für Gase
Pyknometer	Gerät zur Dichtemessung (pykno-; metron)
Pykniker	Mensch von kräftigem und gedrungenem (pykno-) Körperbau
Araeometer	Senkspindel (araio-) zur Bestimmung (metron) des spezifischen Gewichts von Flüssigkeiten
leptosomer Typ	Menschentyp von leichtem, schmalwüchsigem (lepto-) Körperbau (sōma)
Pachymeninx	derbe (pachy-) Hirn- bzw. Rückenmarkshaut (meninx)
Leptomeninx	weiche (lepto-) Gehirn- bzw. Rückenmarkshaut (meninx)
Pachyakrie	krankhafte Verdickung (pachy-) der Körperspitzen (akros), in diesem Fall der Finger und Zehen
Glykogen	aus Glukose (glyky-) aufgebaute (-gen) tierische Stärke
Pikrinsäure	den Namen verdankt diese Säure ihrem bitteren (pikro-) Geschmack
Amblyopie	Schwachsichtigkeit (ambly-; opsis)
Oxyuren	Afterwürmer mit spitzem (oxy-) Schwanz (oura)
kinetischer Tremor	„Bewegungszittern" (kineto-; tremor)
Stereotypien	Äußerungen, oder Haltungen, die in starrer Form (stereo-; typos) über lange Zeit beibehalten werden
Isochromie	gleichmäßige Färbung (iso-; chrōma), z. B. der roten Blutkörperchen
Isotonie	gleichmäßige (iso-) osmotische Spannung (tonos) in den Geweben und Flüssigkeiten des Organismus
Anisochromie	ungleichmäßige Färbung (aniso-; chroma), z. B. der roten Blutkörperchen
Anisozytose	das Vorhandensein ungleich großer (aniso-) roter Blutkörperchen (kytos) im Blut
Kalomel	„schön schwarz" (kalo-; melas). Bezeichnung des Quecksilber(I)-chlorids, weil es sich unter Einwirkung von Ammoniak schwarz färbt
Kakodylsäure	widerwärtig (kako-) riechende (odmē) Arsenverbindung

Kachexie schlechter (kako-) Zustand (hexis) bes. des Körpers
lipophil fettliebend (lipos; philo-)
hydrophil wasserliebend (hydōr; philo-)
lipophob fettfliehend, eigentlich: -fürchtend (lipos; phobo-)
psychrophob kältefliehend (psychro-; phobo-)
Idiopathie selbständig (idio-) und unabhängig von anderen Krankheiten entstandenes Leiden (pathos)
Idioplasma Eigenplasma (idio-; plasma), Erbplasma
Xenophobie Fremdenfurcht (xeno-; phobos)
Plesiopie Nahsichtigkeit (plēsio-; opsis)
Autoplastik Wiederherstellung (plastikē) von Gewebsteilen durch körpereigenes (auto-) Gewebe
Autolyse Selbstauflösung (auto-; lysis), z. B. von Körpereiweiß nach dem Tode
Homoioplastik Wiederherstellung (plastikē) von Gewebeteilen durch arteigenes (homoio-) Gewebe
homoiomorph gleichgestaltig (homoio-; morphē)
Heteroplastik Wiederherstellung (plastikē) von Gewebeteilen durch artverschiedene (hetero-) Gewebe
Heterolyse Auflösung (lysis) von Zellen durch fremde (hetero-) Eiweißkörper
Alloplastik Wiederherstellung (plastikē), z. B. von Organteilen durch künstliche (allo-) Materialien
Allomorphie Gestaltänderung (allo-; morphē), z. B. von Zellen
Allopathie Heilverfahren, dessen Mittel den Krankheiten (pathos) entgegengesetzt (allo-) ist
Homöopathie Heilverfahren, dessen Mittel bei Gesunden ähnliche (homoio-) Krankheitserscheinungen (pathos) hervorrufen, wie die Krankheiten, gegen die sie bei Patienten angewendet werden
Homöostase (gleicher, ähnlicher Stand), Gleichgewicht (homoio-; stasis) bestimmter Körperfunktionen
Homozygot mit gleichen (homo-) Erbanlagen versehen (zygon), reinerbig
homogen aus gleichem (homo-) Stoff bestehend (-gen)
Heterozygot mit ungleichen (hetero-) Erbanlagen versehen (zygon), mischerbig
heterogen aus verschiedenartigen (hetero-) Bestandteilen bestehend (-gen)
Lithagogum steinabführendes (lithos; agogo-) Mittel
Akrozephalie Spitzköpfigkeit (*Adjekt.* akro-; kephalē,
aber: d.h. Zusammensetzung mit dem Adjektiv des Wortstammes akro-)
Akromegalie übermäßiges Größenwachstum der Körperspitzen (*Substant.* akros; megalo-,
d.h. Zusammensetzung mit dem Substantiv des Wortstammes akro-)

Zu § 26, S. 75

Koilonychie	„Hohlnagel" (koilo-; onyx), „Löffelnagel"
Meteorismus	abnorme Gasansammlung im Magen-Darm-Trakt, Blähsucht (meteoro-)
Poikilozytose	Auftreten von mannigfaltig (poikilo-) geformten Blutzellen (kytos)
Poikilodermie	Bezeichnung für Hautkrankheiten (derma) mit mannigfaltiger (poikilo-) Fleckung
Pseudomembran	scheinbare (pseudo-) Haut (membrana) als krankhafter Überzug bes. auf der Schleimhaut
Pseudogravidität	Scheinschwangerschaft (pseudo-; graviditas)
Psilose	krankhafte Kahlheit (psilo-)
Saprophyten	Kleinstlebewesen (phyton) in fauligen (sapro-) organischen Substanzen

Erläutere nachstehende, häufig verwendete Begriffe anhand der jeweiligen Wortelemente:

Mikroblast; Mikroglia; Mikrosomie
Megaloblast; Megaureter
Makroglia; Makrosomie; Makrobiotik
Brachyphalangie
Platymorphie
Orthopädie; Orthopnoe
Tachypnoe
Bradytrophie; Bradykinesie
Neostriatum; Neomortalität
kryptogenetisch
Kryochirurgie; Kryokauter
Thermokaustik; Thermotherapie
Psychroalgie
Sklerodermie
Xerasie
hygroskopisch
Leptospire

Pachydermie
Glykolyse; Glykoneogenese
stereoskopisch
Isotop; isodynamisch; isochron
anisotrop
thermophil; nukleophil
chromophob
Idiophorie
Telepathie
Autotransfusion; Autovakzine
Homöothermie
Heterochromie; Heteroplasie
Allobiose; Allergie
Akrozephalus; Akrosom
Poikilothermie
Pseudoileus; Pseudoangina; Pseudoaszites.

Zu § 26
Praktische Anwendung anhand von terminologischen Beispielen
Moderne Wortbildungen:

a. Lipämie	krankhafte Vermehrung des Blutfettgehaltes (lip-; haima)
Lipoide	lebenswichtige Stoffe, die trotz unterschiedlichem chem. Aufbau fett-(lipo-)ähnliche (-eidēs) Löslichkeitseigenschaften besitzen
Lipolyse	Fettspaltung (lipo-; lysis)
Arthropathie	Gelenkerkrankung (arthro-; pathos)
Arthrotomie	operative Eröffnung (tome) eines Gelenks (arthro-)
Nekropsie	Totenschau (nekro-; opsis)

Nekrologie	Lehre (logos) und Statistik der Todesursachen (nekro-)
Ptomain	Leichengift (ptōm-)
Trichoklasie	Brüchigkeit (klasis) der Haare (tricho-)
Sarkolemm	Muskelfaserhülle (sarko-; lemma)
Sarkoplasma	Plasma der Muskelfasern und Muskelzellen (sarko-)
Kreatin	zuerst im Fleisch (kreat-) gefundene Reststickstoffsubstanz des intermediären Stoffwechsels
Kreatinurie	Ausscheidung von Kreatin (kreat-) im Harn (our-)
Chondromalazie	Knorpelerweichung (chondro-; malako-)
Chondropathie	krankhafte Veränderung (pathos) des Knorpels (chondro-)
Zytologie	Wissenschaft und Lehre (logos) von der Zelle (kyto-)
Zytolyse	Auflösung (lysis) von Zellen (kyto-)
Keratin	Hornstoff (kerat-)
Keratitis	Hornhautentzündung (kerat-)
Somatotropin	ein das Körperwachstum (sōmat-) stimulierendes (-tropē) Hormon
Somatologie	Wissenschaft und Lehre (logos) vom menschlichen Körper (sōmat-)
Dermographismus	Hautreaktion (derm-; graphē) nach mechanischer Reizung
Dermatozoen	Tierische (zoon) Hautschmarotzer (dermat-)
Pellagra	Krankheitsbefall (agra) der Haut (pell-), Vitaminmangelkrankheit
Adenotomie	operative Ausschneidung (tome) drüsiger Wucherungen (adeno-) der Rachenmandel
Myelographie	Darstellung (graphē) des Rückenmarks (myelo-) durch Injektion von Kontrastmitteln in den Wirbelkanal
Myelozele	Rückenmarksbruch (myelo-; kēle)
Phokomelie	Robbengliedrigkeit (phok-; mel-)
Makromelie	Vergrößerung (makro-) der Gliedmaßen (mel-)
Myoklonus	Schüttelkrampf (klonus) der Muskulatur (myo-)
Myosin	Muskeleiweiß (myo-)
Inotropie	Beeinflussung der Muskelkontraktionsfähigkeit (ino-; -tropē)
Neuromyositis	Nerven- und Muskelentzündung (neuro-; myo-)
Neurilemm	Nervenscheide (neuro-; lemma)
Osteopathie	Knochenkrankheit (osteo-; pathos)
Ostealgie	Knochenschmerz (osteo-; algos)
Oogenese	Eientwicklung (oo-; genesis)
Oogamie	Eibefruchtung (oo-; gamos)
Sphygmometer	Pulsmesser (sphygmo-; metron)
Sphygmogramm	Aufzeichnung (gramma) der Pulskurve (sphygmo-)

Zu § 26, S. 75

Tenotomie	Sehnendurchschneidung (teno-; tomē)
Tenorrhaphie	Sehnennaht (teno-; rhaphē)
Angiospasmus	Gefäßkrampf (angio-; spasmus)
Phlebologie	Lehre (logos) von den Venen (phlebo-) und ihren Erkrankungen
Phlebolith	Venenstein (phlebo-; lithos)

Merke: Karyo(r)rhexis Zellkernzerreißung (karyo-; rhexis) als degenerativer Zellvorgang; ihm folgt meist die Karyolyse Auflösung (lysis) des Zellkerns (karyo-)

b. Akumeter	Meßgerät (metron) zur Überprüfung des Gehörvermögens (akou-)
Presbyakusis	Altersschwerhörigkeit (presby-; akousis)
Ageusie	Verlust der Geschmacksempfindung (α-priv.; geus-)
Hyperästhesie	Überempfindlichkeit (hyper; aisthēsis)
Haphalgesie*	durch Berührungsreiz (haph-) ausgelöste Schmerzempfindung (algesis)
Mikrosmaten	Lebewesen mit gering (mikro-) entwickeltem Geruchssinn (osme); z.B. der Mensch

Merke: * Der griechische Wortstamm haph- hapt- wird in der Fachsprache nicht nur in seiner anatomischen Bedeutung «tasten, berühren» gebraucht, sondern auch in seiner zweiten Bedeutung «haften».
Beispiel: Haptoglobin. Eiweißkörper im Blutserum (an dem Hämoglobin haftet), der Hämoglobin bindet und im Organismus transportiert.

Optometer	Meßgerät (metron) zur Bestimmung der Sehkraft (opto-)
c. Hydrozephalus	Wasserkopf (hydro-; kephalē)
Orthozephalie	normale (ortho-) Kopfform (kephalē)
Hemikranie	halbseitiger (hemi-) Kopfschmerz (krani-), Migräne
Pachymeningitis	Entzündung der harten (dicken) (pachy-) Hirnhaut (meninx), der Dura mater
Leptomeningitis	Entzündung der weichen (dünnen) (lepto-) Hirnhaut (meninx), der Pia mater
Enzephalitis	Gehirnentzündung (enkephal-)
Enzephalozele	Hirnbruch (enkephalo-; kēlē). Hervortreten von Hirnteilen
Krotaphion	Schläfenmeßpunkt (krotaph-)
Prosopoplegie	Gesichtslähmung (prosopo-; plēgē)
Metopismus	Breitstirnigkeit (metopo-) infolge Stehenbleibens der Stirnnaht
Blepharoplastik	plastische Operation (plastikē) des Augenlids (blepharo-)
Blepharoklonus	Augenlidkrampf (blepharo-; klonus)
Ophthalmoskopie	Untersuchung (skopē) des Augeninneren, insbes. des Augenhintergrundes (ophthalmo-), Augenspiegelung

Ophthalmoplegie	Augenmuskellähmung (ophthalmo-; plēgē)
Ommochrome	Augenfarbstoffe (omm-; chrōma)
Korektopie	Verlagerung (ek-, topos) der Pupille (kore)
Phakozele	Linsenvorfall (phako-; kēlē)
Otorrhagie	Zerreißung ⟨der Gefäße⟩ (rhagē) der Ohren (ōto-), d.h. Ohrbluten
Otoskopie	Inspektion (skopē) des Ohreninneren (ōto-), Ohrenspiegelung
Rhinitis	Nasenschleimhautentzündung (rhin-)
Rhinoplastik	operative Bildung (plastikē) einer künstlichen Nase (rhino-)
Stomatologie	Lehre (logos) von den Krankheiten der Mundhöhle (stomat-)
Cheiloschisis	Lippenspalte (cheilo-; schisis)
Ulitis	Zahnfleischentzündung (oul-)
Odontalgie	Zahnschmerz (odont-; algos)
Odontoblast	Zahnbeinbildner (odont-; blast-)
Glossoplegie	Zungenlähmung (glōss-; plēgē)
Glossoptose	Zurücksinken der Zunge (glōss-; ptōsis), z.B. in der Narkose
Staphylitis	Entzündung des Gaumenzäpfchens (staphylē-)
Gnathoschisis	Kieferspalte (gnatho-; schisis)
Mikrogenie	Kleinheit (mikro-) des Kinns (genei-)
Notomelus	Mißgeburt mit zusätzlichen Gliedern (melos) am Rücken (noto)
Rhachiotomie	operative Eröffnung (tomē) des Wirbelsäulenkanals (rhach-)
Rhachialgie	Schmerz (algos) im Bereich der Wirbelsäule (rhach-)
Spondylarthritis	Entzündung von Wirbelgelenken (spondyl-; arthr-)
Spondylolyse	Lockerung und Lösung (lysis) eines Wirbels (spondylo-) im Bereich des Wirbelbogens
Omarthrose	degenerative Erkrankung des Schultergelenks (ōm-; arthr-)
Omagra	Gichterkrankung (agra) eines oder beider Schultergelenke (ōm-)
Thorakometrie	Messung (metron) des Brustkorbumfanges (thōrako-)
Thorakozentese	Punktion (kentesis) des Brustfellraums (thōrako-)
Stethoskop	Hörrohr (wörtl. Brustspäher) (stetho-; skopos) zur Auskultation
Mastopathie	Erkrankung (pathos) der Brustdrüse (masto-)
Mastodynie	Schmerzhaftigkeit (odyne) der Brüste (mast-) vor der Monatsblutung
Thelitis	Entzündung der Brustwarzen (thēl-)
Thelarche	Beginn (archē) der Brustausbildung (thēl-) bei Mädchen
Endokard	Herzinnenhaut (endo-; kard-)
Pneumolyse	operative Lösung (lysis) der Lunge (pneumo-) von der Brustwand
Zöliakie	chronische Entzündung des Darmtraktes und der Bauchhöhle (koil-)

Zu § 26, S. 75

Laparotomie	Bauchschnitt (lapar-; tomē)
Laparoskop	Instrument zur Untersuchung (skopos) der Bauchhöhle (lapar-)
Omphalozele	Nabelbruch (omphalo-; kēlē)
Omphalophlebitis	Nabelvenenentzündung (omphalo-; phleb-)
Splanchnomegalie	abnorme Größe (megal-) der Eingeweide (splanchno-)
Enteritis	Dünndarmentzündung (enteron)
Enterocolitis	Dünn-(enteron) und Dickdarm-(cōlon)entzündung
Enterostenose	Darmverengung (entero-; stenosis)
Epiploitis	Entzündung des Eingeweidenetzes (epiplo-)
Epiplozele	Netzbruch (epiplo-; kēlē)
Splenovasographie	Darstellung (graphē) der Milzgefäße (splēn-; vas-) durch Kontrastmittel
Gastrotomie	operative Eröffnung (tomē) des Magens (gastro-)
Typhlitis	Blinddarmentzündung (typhl-)
Proktostase	Kotzurückhaltung (stasis) im Mastdarm (prokto-)
proktogen	vom Mastdarm (prokto-) ausgehend (-gen)
Nephrolithotomie	operative Entfernung (tomē) von Nierensteinen (nephro-; lithos)
Nephropathie	Nierenleiden (nephro-; pathos)
Pyelogramm	Röntgenbild (gramma) des Nierenbeckens (pyelo-)
Pyelitis	Nierenbeckenentzündung (pyel-)
Zystopyelitis	Entzündung von Blase (kyst-) und Nierenbecken (pyel-)
Zystospasmus	Blasenkrampf (kyst-; spasmus)
Kryptorchismus	Verborgen-, Zurückbleiben (krypto-) der Hoden (orch-) in der Bauchhöhle
Orchipexie	operatives Annähen (pēxis) des Hodens (orch-) im Hodensack
Diphallus	Mißgeburt mit angeborener Verdopplung (di-) des männlichen Gliedes (phallo-)
Balanitis	Entzündung der Eichel (balan-)
Posthitis	Entzündung der Vorhaut (posth-)
Oophoritis	Eierstockentzündung (oophor-)
oophorogen	von den Eierstöcken (oophoro-) ausgehend (-gēn)
Salpingographie	Röntgendarstellung (graphē) des Eileiters (salpingo-)
Myometritis	Entzündung der Gebärmuttermuskulatur (myo-; metr-)
Kolposkopie	direkte Untersuchung (skopē) des Scheideninneren (kolpo-)
Kolporrhexis	Scheidenriß (kolpo-; rhēxis)
Episiotomie	Scheiden-Damm-Schnitt (episio-; tomē)
Chiragra	Gicht (agra) der Hand- und Fingergelenke (cheir-)
Mikrodaktylie	abnorme Kleinheit (mikro-) der Finger und Zehen (daktyl-)

Praktische Anwendung anhand von terminologischen Beispielen

Daktylogramm	Fingerabdruck (daktylo-; gramma)
Onychophagie	krankhafte Angewohnheit, die Fingernägel (onycho-) abzukauen (phagia)
Onychie	Nagelbettentzündung (onych-)
Gonarthritis	Entzündung des Kniegelenks (gon-; arthr-)
Gonagra	Kniegicht (gon-; agra)
Podalgie	Fußschmerz (pod-; algos)
Podagra	Fußgicht (pod-; agra)
d. Hydrothorax	Ansammlung serös-wäßriger Flüssigkeit (hydro-) im Brustraum (thōrax)
Hydrämie	erhöhter Wassergehalt (hydr-) des Blutes (haim-)
Cholestase	Stauung (stasis) der Gallenflüssigkeit (chol-)
Cholesterin	„Feste Galle" (ster-; chol-), im Organismus weit verbreitetes Lipoid, z.B. Hauptbestandteil der Gallensteine
Galaktorrhoe	Milchfluß (galakto-; rhoia)
Galaktagogum	milchtreibendes Mittel (galakto-; agōg-)
Dakryozystitis	Tränensackentzündung (dakryo-; kyst-)
Dakryoadenitis	Tränendrüsenentzündung (dakryo-; aden-)
Myxoedem	„Schleimgewebsschwellung" (myx-; oedēma); Weichteilschwellung im Gesicht durch Unterfunktion der Schilddrüse
Myxadenitis	Entzündung einer Schleimdrüse (myx-; aden-)
Blennorrhoe	eitriger (blenn-) (Augen)fluß (-rhoia)
Ptyalismus	Speichelfluß (ptyal-)
Ptyalolith	Speichelstein (ptyalo-; lithos)
Sialographie	Röntgendarstellung (graphē) der Speicheldrüsen (sialo-)
Hämoglobinurie	Auftreten von Blutfarbstoff (haim-; glob-) im Urin (our-)
Hämopathie	Blutkrankheit (haim-; pathos)
Steatozele	Fettbruch (steato-; kēlē)
Stearrhoe	Fettstuhl (stear; -rhoia)
Gonadotropin	Hormon, das die Keimdrüsen (gon-aden-) anregt (-trop)
Gonadarche	Beginn (archē) der Keimdrüsenfunktion (gon-aden-)
Spermatozystitis	Entzündung der Samenblasen (spermat-; kyst-)
Spermaturie	Ausscheiden von Samen (spermat-) im Urin (our-)
Koprophagie	„Kotessen" (kopro-; phagia); Triebanomalie bei Schwachsinnigen
Koprochrom	Kotfarbstoff (kopro-; chrōma)
Hidradenitis	Entzündung einer Schweißdrüse (hidr-; aden-)
Hidrozyste	zystische Erweiterung einer Schweißdrüse (hidro-; kyst-)

Zu § 26, S. 75: Praktische Anwendung anhand von terminologischen Beispielen

Urosepsis	Vergiftung (sēpsis) durch Harnzersetzung (ouro-)
Urogramm	Röntgenkontrastdarstellung (gramma) des Harnapparates (ouro-)
Pyometra	Eiteransammlung in der Gebärmutter (pyo-; mētra)
Pyosalpinx	Eiteransammlung im Eileiter (pyo-; salpinx).

Erläutere nachstehende, häufig verwendete Begriffe anhand der jeweiligen Wortelemente:

a. Mikromelie
Adenoviren; Adenomalazie
Myospasmus; Myoglobin; myogen
Osteoblast; Osteoklast; Osteochondrolyse
Tenoplastik
Astrozyt; Histozyt; Phagozyt
Pachydermie

b. akustisch
Osmidrose; Osmologie
Anästhesie; Ästhesiometer
haptisch
Biopsie

c. Makrocheirie; Makrotie
Pachyglossie
Brachydaktylie; Brachygnathie
Ankyloblepharon; Ankylodaktylie
Mikrocheilie; Mikrognathie
isodont; Isokorie
Blepharospasmus; Blepharorrhaphie
Enterokokken; Enterorrhaphie
Glossodynie; Glossoschisis
Mastopexie
Otorhinolaryngologie
Pneumopathie; Pneumokokken
Pyelolithotomie
Rhinenzephalon
Splenohepatomegalie; Splenektomie
Splanchnoptose
Enzephalomyelozele
Megalenzephalie; Pneumozephalus
Xerophthalmie
Hämatothorax; Hämatopneumothorax
hepatogen; otogen

d. Glykosurie; Cholurie
Cholepoëse; Cholezystokinin; Choledochoduodenostomie
Dakryorrhinostomie
Pyämie; Pyurie

Zu § 27, S. 79: Praktische Anwendung anhand von terminologischen Beispielen

Uropenie; Urodynie
Hämatozele; Hydrozele
Hämatozephalus; Pyozephalus
Pyorrhoe;
pyogen; hämatogen
Hämodynamik; Hämorrhagie.

Zu § 27

1. Übungsbeispiele

bifurcatio tracheae	die Gabelung der Luftröhre
nervus octavus	der achte Hirnnerv
os triquetrum	der dreieckige Knochen
musculus bipennatus	der zweifach gefiederte Muskel
trigonum nervi vagi	das „Dreieck" des Nervus vagus
diploë, es f.	ursprünglich das aus einer zweifachen (diploë) Knochentafel bestehende Schädeldach, heute die spongiöse Substanz des Schädeldaches
prototypus hominis	das Urbild des Menschen
musculus quadriceps femoris	der vierköpfige Muskel des Oberschenkels
musculus digastricus	der zweibäuchige Muskel

Übersetze folgende Fachausdrücke:

nervus trigeminus; digitus secundus pedis sinistri; digitus quintus varus; malaria tertiana — malaria quartana — malaria quotidiana; febris quintana; dens bicuspidatus.

2. Praktische Anwendung anhand von terminologischen Beispielen

Moderne Wortbildungen:

Solitärstein	ein vereinzelt (solus) vorkommender Stein, z. B. ein einzelner Gallenstein
Totalexstirpation	vollständige (totus) operative Entfernung eines Organs
Nullipara	eine Frau, die noch kein Kind (nullus) geboren hat (partus)
Alteration	krankhafte Veränderung (alter) eines Zustandes
Neutrophile	weiße Blutkörperchen, die mit neutralen (neuter) Farbstoffen leicht färbbar sind
Neutron	Elementarteilchen, das weder negative noch positive (neuter) elektrische Ladung besitzt.
Haploidzellen	Zellen mit einfachem (haplo-) Chromosomensatz
Diploidzellen	Zellen mit doppeltem (diplo-) Chromosomensatz
Diplokokken	paarweise (diplo-) zusammenhängende kugelförmige Bakterien (coccus)

Zu § 27, S. 79

Tripelskoliose	dreifach (triplo-) geschwungene seitliche Krümmung (scoliōsis) der Wirbelsäule
Dipeptid	aus zwei (dis-) Aminosäuren bestehendes Peptid
Dikrotie	Zweigipfligkeit (dis-; krotos) des Pulses
binokuläre Diplopie	das Doppelsehen (diplo-; opia) beider Augen (bin-; oculus)
Bisexualität	das doppelgeschlechtliche Fühlen (bis; sexus)
Tripeptide	aus drei (tris-) Aminosäuren bestehende Peptide
Trikrotie	Drei-(tri-)gipfligkeit (krotos) des Pulses
Tridermom	Mischgeschwulst der drei (tris-) Keimblätter (derma)
Tetraplegie	Lähmung (plege) aller vier (tetra-) Gliedmaßen
Fallotsche Pentalogie	Fallotsche Tetralogie (Pulmonalstenose, Kammerseptumdefekt, Dextroposition der Aorta, Hypertrophie des re. Herzens) mit Vorhofseptumdefekt als fünftem Leitsymptom
Polyphagie	krankhaft gesteigerter Appetit, Vielgefräßigkeit (poly-; phagia)
Polypragmasie	Behandlung (pragmasia; vgl. praxis) von Krankheiten mit vielen (poly-) verschiedenen Methoden und Mitteln
Pleomorphismus	Mehrgestaltigkeit (pleio-; morphe), Vielgestaltigkeit
Pleiochromer Ikterus	Gelbsucht infolge vermehrter (pleio-) Sekretion von (Gallen)Farbstoff (chroma)
Oligospermie	Samenverminderung (oligo-; sperma) im Ejakulat
Monozyten	große einkernige (mono-) weiße Blutkörperchen
Monoculusverband	Rollbindenverband für ein Auge (mono-; oculus)
Pandemie	eine die gesamte Bevölkerung (pan; demos) erfassende Seuche
Pankreas	die „gänzlich aus Fleisch" bestehende (pan; kreas) Bauchspeicheldrüse
Pantothensäure	Säure, die einen ubiquitären (pantothen) Wachstumsfaktor darstellt
Holoenzym	umfassendes (holo-), d. h. aus einzelnen Teilen zusammengesetztes Enzym.

Erläutere nachstehende, häufig verwendete Begriffe:

Monochromat   Monarthritis   Monoplegie
Dichromat   Polyarthritis   Diplegie
Trichromat   Panarthritis   Triplegie

Primipara- bipara- tripara- quadripara- quinquipara- se(x)para- septempara- octopara- novempara- decempara- undecimpara.

Protoplasma; Protozoen; Protein
Dizygotie

Panmyelophthise
Diplobakterien; Diplopie
Tetravakzine
Neutropenie
Oligocholie; Oligämie; Oligodendroglia
Polychromasie; Polygalaktie; Polyopie; Polymastie
Monobrachie; Monorchidie.

Merke: *Ausgedehnte Anwendung finden die griechischen Numeralia vor allem in der chemischen und biochemischen Fachsprache:*

Cyclopentan   Cyclohexan   Cycloheptatrien   Cyclooktatetraen

Tetralin
(vierfach hydriertes Naphthalin)

Dekalin
(zehnfach hydriertes Naphthalin)

$CH_3{-}(CH_2)_{14}{-}COOH$
Hexadecansäure =
Palmitinsäure

$CH_3{-}(CH_2)_{16}{-}COOH$
Oktadecansäure =
Stearinsäure

Erläutere nachstehende Begriffe:
Protium; Deuterium; Tritium
Triose; Tetrose; Pentose; Hexose; Heptose
Tetrapeptid; Pentapeptid; Hexapeptid; Heptapeptid; Oktapeptid; Oligopeptide
Polypeptide; Makropeptide
Pentan; Hexylalkohol; Heptan; Oktylalkohol; Nonan; Decan; Undecan
Dodecylalkohol
Trijodthyronin; Tetrahydrofolsäure; Hexosediphosphat.

Zu § 28

1. Übungsbeispiele

linea alba	der weiße (Sehnen)Streifen (zwischen Brustbein und Schamfuge)
corpus albicans	der weißliche Körper (im Eierstock)
tunica albuginea	die weißliche Hülle
bilis atra	die schwarze Galle
substantia nigra	die schwarze Substanz (des Mittelhirns)
canities	das ergraute Haar

Zu § 28, S. 84

substantia grisea	die graue Substanz
stratum cinereum	die aschgraue Schicht
globus pallidus	das bleiche kugelförmige Gebilde (des Linsenkerns)
spirochaeta pallida	die bleiche Spirochäte
livor mortis	die Todesblässe
locus caeruleus	die bläuliche Stelle (in der Rautengrube)
streptococcus viridans	der (auf Blutplatten) grün wachsende Streptokokkus
nucleus ruber	der rote Kern (der Mittelhirnhaube)
naevus flammeus	das „Feuermal"
purpura senilis	die Alters-Blutfleckenkrankheit
ligamenta flava	die gelben Bänder (der Wirbelsäule)
corpus luteum	der Gelbkörper (des Eierstocks).

Übersetze folgende Begriffe:
lochia alba; albinismus circumscriptus; albinismus oculi; purpura fulminans; indusium griseum; tuber cinereum; treponema pallidum; medulla ossium rubra; medulla ossium flava; lamina fusca sclerae; tapetum nigrum retinae.

2. Praktische Anwendung anhand von terminologischen Beispielen

Moderne Wortbildungen:

Albumen	das (Hühner)Eiweiß (albumen)
Albino	Mensch oder Tier mit erblich fehlender Pigmentbildung (albus)
Candida	Gattung weißer (candidus) Sproßpilze, z. B. auf Schleimhäuten
Caesium	chemisches Element, das wegen seiner charakteristischen Linien im blauen (caesius) Spektralbereich so genannt wurde
Zäruloplasmin	kupferhaltiges (caeruleus) Globulin
Viomycin	Antibiotikum des violett (violaceus) wachsenden Strahlenpilzes (mykes)
Verdoglobin	grünes (viridis) Abbauprodukt des Hämoglobins (globus)
Bilirubin	rötlicher (ruber) Gallenfarbstoff (bilis)
Rubeolae	Röteln (ruber)
Rutilismus	krankhafte Neigung zu erröten (rutilus)
Roseola	rotfleckiger (roseus) Hautausschlag
Flavin	das „gelbe Ferment" (flavus)
Luteinzysten	mit Flüssigkeit gefüllte Zysten ⟨Bläschen⟩ (kystis) des Gelbkörpers (corpus luteum)
Aureomycin	Antibiotikum des streptomyces aureofaciens (aureus)
Fuscin	gelbbrauner Farbstoff (fuscus) der Augennetzhaut
Leukozyt	das weiße (leuko-) Blutkörperchen, die farblose Blutzelle (kytos)

2. Praktische Anwendung anhand von terminologischen Beispielen

Leukämie	krankhaftes Überwiegen der weißen Blutkörperchen (leuk-; haima); (wörtl.: „Weißblütigkeit")
Arginin	die „hellschimmernde" (argin(o)-) Aminosäure
Melanin	dunkler, schwarzer (mela-) Farbstoff der Haut
Melaena	Blutstuhl (mela-)
Amaurose	Bezeichnung für verschiedene Formen völliger Erblindung. „Schwarzer Star" (amauro-)
Poliomyelitis	Entzündung des grauen (polio-) Rückenmarks (myelos)
Polioenzephalitis	Entzündung der grauen (polio-) Hirnsubstanz (enkephalon)
Zyanose	bläuliche (kyan-) Verfärbung der Haut
Zyankali	Kaliumsalz der Blausäure (kyan-)
Pyozyaneus	Erreger blaugrünen (kyaneo-) Eiters (pyon)
Glaukom	„grüner Star" (glauko-)
Jod	zu den Halogenen zählendes chemisches Element mit veilchenblauem Dunst (iod-)
Chlor	gelbgrünes (chlor-) zu den Halogenen zählendes chemisches Element
Chlorophyll	Blattgrün (chloro-; phyllon)
Chlorose	„Bleichsucht" (chloro-), Blutarmut
Chloasma	gelblich-grüne (chloa-) Pigmentvermehrung der Haut
Zirrhose	z.B. Leberzirrhose; Gewebsumwandlung eines Organs mit Verhärtung und Verkleinerung, häufig unter Gelbfärbung (kirrho-)
Zitrin	Vitamin P, das aus den gelben (kitrin-) Zitrusschalen extrahiert wird
Ochronose	Krankheit (nosos) mit gelbschwärzlicher (ochro) Verfärbung von Knorpelgewebe und Sehnen
Xanthin	gelbes (xanth-) Abbauprodukt der Purine
Xanthelasma	gelbe (xanth-) Knötchen (elasma) an Augenlidern als Folge von Cholesterin-Einlagerung
Phaeochromozytom	Nebennierengeschwulst (kytos), die bei Einlegen in Chromlösung dunkelbraune (phaio-) Färbung (chrōma) annimmt
Phaeoderm	Braunfärbung (phaio-) der Hornhaut, der Haut (derma)
Erythrozyt	das rote (erythro-) Blutkörperchen (kytos)
Erysipel	Wundrose, charakterisiert durch umschriebene Hautrötung (erythro-; pella)
Porphyrin	purpurfarbene (porphyr-) Verbindung, z.B. im Blutfarbstoff
Porphyropsin	Purpurfarbstoff (porphyr-) der Augennetzhaut (opsis)
Pyrrhol	farblose Substanz, welche die charakteristische Fichtenspanreaktion (pyrrh-) gibt
Eosin	roter Farbstoff (eos), der vor allem zur Gewebefärbung dient

Zu § 29, S. 86

Rhodopsin   roter Farbstoff (rhod-) in den Stäben der Augennetzhaut (opsis)
Chrysoidin   orange- bis goldfarbener (chrys-) Monoazofarbstoff.

Erläutere nachstehende Fachausdrücke:
Proteinurie; Rubinikterus; Xanthochromie; Zyanoderma; Leucin; Leukoderm; Chloroleukämie; Leukozytopoese; Melanämie; Melasma; Porphyrmilz; Porphyrinurie; Erythrämie; Erythrophagen; Erythropoietin; Erythroblastopenie; Erythroklasie.

Merke: *Zu den Farbbezeichnungen zählt auch das Wort Melancholie, das einen krankhaft traurigen Gemütszustand bezeichnet. Sein Name stammt noch aus der alten humoralen Medizin, die ein Überwiegen der schwarzen (mela-) Galle (chole) für dieses Leiden verantwortlich machte.*

Zu § 29

Vorbemerkung

Da die lateinischen und griechischen Praefixbildungen in der medizinischen Fachsprache überaus zahlreich sind, kann das nachstehende Wortverzeichnis wiederum nur eine Auswahl bieten. Da ferner die lateinischen Praefixe contra-, extra-, infra-, intra-, post-, praeter- und supra- etc. in der Regel als Bestandteile wichtiger Adjektive mit Suffixendungen entgegentreten, werden sie überwiegend erst im Vokabular und in den Beispielen von § 31 berücksichtigt. Andererseits kann es bei den Übungsbeispielen dieses Paragraphen nicht ausbleiben, bereits auf Adjektive mit Suffixendungen (s. § 30) hin und wieder vorzugreifen.

1. Vocabularium

a) I.: Praefixbildungen mit lateinischen Praepositionen

ā-, (ăb-, ăbs-):

abductio, tionis f.	das Abziehen, die Bewegung von der Mittellinie nach außen	abortus, us m.	die Fehlgeburt, Frühgeburt
aberratio, tionis f.	die Abirrung, Abweichung 1. Entwicklungsanomalie 2. chrom. Aberration 3. sphär. Aberration 4. Chromosomenaberration	abrasio, sionis f.	die Abschabung, Auskratzung
		abruptio, tionis f.	die Abreißung
		abscessus, us m.	die Abscheidung, das Eitergeschwür
		absolutus, a, um	abgeschlossen, unabhängig, unbeschränkt, völlig, chem. rein
ablatio, tionis f.	1. die Abtragung, Amputation 2. krankhafte Ablösung eines Organs	absorptio, tionis f.	die Aufsaugung von Gasen, Flüssigkeiten und Strahlungsenergie
abnormis, e	von der Norm abweich.	abstinentia, ae f.	die Enthaltsamkeit, Mäßigkeit

abundantia, ae f.	der Überfluß, das Übermaß	aversio, sionis f.	die Abwendung, Abneigung
abusus, us m.	der Mißbrauch	avulsio, sionis f.	die Abreißung eines Organteils

ăd-, (ăc-, ăf-, ăg-, ăp-, ăr-, ăs-, ăt-):

acceleratio, tionis f.	die Beschleunigung	agglutinatio, tionis f.	die Verklumpung, Verklebung
accentus, us m.	der Ton, die Betonung	aggravatio, tionis f.	die Übertreibung von Beschwerden
accessus, us m.	der Zugang	aggregatio, tionis f.	die Anhäufung
accretio, tionis f.	die Anwachsung, Verwachsung	apparatus, us m.	der Organkomplex, Apparat
adaequatus, a, um	angeglichen, gleichgemacht, angemessen, entsprechend	appendix, icis f.	der Anhang, das Anhängsel
adductio, tionis f.	die Heranziehung, Bewegung von der Mittellinie nach innen	applicatio, tionis f.	die Anlegung, Verabreichung von Medikamenten
adhaesio, sionis f.	die Verwachsung, Verklebung von Organen	appositio, tionis f.	die Anlagerung
		approbatio, tionis f.	die Billigung, Zustimmung
aditus, us m.	der Zugang, Eingang	arrector, toris m.	der Aufrichter, aufrichtender Muskel
adnexum, i n.	das Anhangsgebilde	aspiratio, tionis f.	die Ansaugung von Luft oder Flüssigkeiten
adsorptio, tionis f.	die Anlagerung, Ansaugung	assimilatio, tionis f.	1. die Angleichung 2. der Aufbau von Körperstoffen aus der Nahrung
affectus, us m.	die starke Gemütsbewegung		
affixus, a, um	angeheftet, befestigt	attestatio, tionis f.	die Bezeugung, Bescheinigung, das Attest
agglomeratio, tionis f.	die Zusammenballung (z. B. von Blutzellen)		

ānte:

antebrachium, i n.	der Unterarm	antetorsio, sionis f.	die Verdrehung nach vorn
anteflexio, ionis f.	die Biegung nach vorn		
antepositio, tionis f.	die Verlagerung nach vorn	anteversio, sionis f.	die Neigung nach vorn

circum:

circumcisio, sionis f.	die Umschneidung, Beschneidung	circumductio, tionis f.	1. die kreisförmige Gelenkbewegung 2. die halbkreisförmige Führung eines gelähmten Beins

Zu § 29, S. 86

circumferentia, ae f.	der Umfang, die Ausdehnung	circumscriptus, a, um	umschrieben
circumflexus, a, um	rings um etwas herumgebogen		

cŏm-, (cō-, cŏl-, cŏn-, cŏr-):

coagulatio, tionis f.	das Zusammenlaufen, die Gerinnung einer Flüssigkeit, Ausflockung	conceptio, tionis f.	die Empfängnis, Befruchtung
		concordantia, ae f.	die Übereinstimmung, z. B. von Merkmalen
coarctatio, tionis f.	die Zusammenschnürung, Zusammendrängung	concrementum, i n.	die körnige oder steinige, aus Körperflüssigkeiten sich abscheidende Masse
cohabitatio, tionis f.	die Beiwohnung, der Beischlaf		
coitus, us m.	das Zusammenkommen, der Beischlaf	concretio, tionis f.	die Verwachsung, Verklebung
		concussio, sionis f.	die heftige Erschütterung
collapsus, us m.	der Zusammenbruch infolge Kreislaufversagens	configuratio, tionis f.	der äußere Aufbau eines Organs
colliquatio, tionis f.	die Verflüssigung, Einschmelzung	confusio, sionis f.	die Verwirrtheit, Verstörtheit
combustio, tionis f.	die Verbrennung, Hautverbrennung	congestio, tionis f.	die Anschoppung, lokale Blutüberfüllung
commissura, ae f.	die Zusammenfügung, Verbindung	conglutinatio, tionis f.	das Zusammenleimen, die Verklebung
commotio, tionis f.	die Erschütterung	coniunctiva, ae f.	die Bindehaut
compensatio, tionis f.	der Ausgleich einer gestörten Funktion	connexus, us m.	der Zusammenhang, verbindende Organteil
complicatio, tionis f.	das Zusammenfalten, die Verwicklung, Erschwerung; zu einer bestehenden Krankheit hinzukommende und sie verschlimmernde Zweiterkrankung	consistentia, ae f.	die Festigkeit, Dichte, z. B. eines Gewebes
		constantia, ae f.	die Beständigkeit
		constitutio, tionis f.	die Einrichtung, Veranlagung, Verfassung
compositus, a, um	zusammengesetzt	constrictio, tionis f.	die Zusammenschnürung durch Muskeln oder Narben
compressio, sionis f.	die Zusammendrückung, Quetschung		
		constrictor, oris m.	der Zusammenzieher (Muskel)
compressor, oris m.	der „Zusammendrücker" (Muskel)	consumptio, tionis f.	die Auszehrung, Abmagerung

contactus, us m.	die Berührung, Ansteckung	convulsio, sionis f.	der Krampf mit Schüttelbewegung
contagium, i n.	der Ansteckungsstoff	coordinatio, tionis f.	die Zusammenordnung, geordnete Zusammenwirkung von Muskeln
contaminatio, tionis f.	die Verschmutzung, Verunreinigung		
continentia, ae f.	1. die Enthaltsamkeit 2. die Fähigkeit, Urin und Stuhl zurückzuhalten	copulatio, tionis f.	die Zusammenkopplung, Verschmelzung zweier Keimzellen
continuitas, tatis f.	der Zusammenhang, die Beständigkeit, Unversehrtheit	correlatio, tionis f.	das Verhältnis, die Wechselbeziehung (zw. Organfunktionen)
contortus, a, um	zusammengedreht, gewunden	corrosio, sionis f.	die Zernagung, Gewebszerstörung
contusio, sionis f.	das Zerstoßen, Zusammendrücken, die Quetschung durch stumpfe Gewalt	corrugator, oris m.	der „Zusammenfalter", Stirnrunzler (Muskel)

dē-, (des-):

decadentia, ae f.	der Verfall, die Verschlechterung	defeminatio, tionis f.	die „Entweiblichung", der Verlust des weiblichen Geschlechtsgefühls
decapitatio, tionis f.	das Köpfen, die Enthauptung		
decapsulatio, tionis f.	1. die Abkapselung 2. die operative Entfernung der Kapsel eines Organs	deformatio, tionis f.	die Verunstaltung, Formabweichung
		dehiscentia, ae f.	das Auseinanderklaffen z. B. von Wundrändern
deciduus, a, um	abfallend, nicht bleibend	dehydratatio, tionis f.	der Entzug von Wasser
decorticatio, tionis f.	die operative Abschälung einer Rinde	dehydratio, tionis f.	der Entzug von Wasserstoff
		deletio, tionis f.	die Zerstörung, der Verlust des mittleren Chromosomenstücks
decubitus, us m.	das Wundliegen, Druckgeschwür		
defaecatio, tionis f.	die Stuhlentleerung	dementia, ae f.	der Blödsinn, erworbene Schwachsinn
defatigatio, tionis f.	die Ermüdung	denudatio, tionis f.	die Entblößung
		depilatio, tionis f.	die Enthaarung
defectus, us m.	der Mangel, Fehler, das Fehlen oder der Ausfall, z. B. eines Organs	depletio, tionis f.	die Entleerung
		depravatio, tionis f.	die Verdrehung, Verschlechterung, Entstellung

Zu § 29, S. 86

depressio, sionis f.	1. der Eindruck, die Vertiefung 2. die seel. Niedergeschlagenheit, traurige Verstimmung	desquamatio, tionis f.	die Abschuppung
		destructio, tionis f.	die Zerstörung
		detritus, us m.	das Abgeriebene, Abgenutzte, der Rest abgenutzten Gewebes
depressor, oris m.	der „Herabdrücker" (Muskel)		
		detumescentia, ae f.	die Abschwellung
derivatio, tionis f.	die Ableitung		
descensus, us m.	der Abstieg, die Senkung eines Organs	deviatio, tionis f.	die Abweichung vom Wege, Lageabweichung

ĕx-, (ē-, ĕf-):

effeminatio, tionis f.	die Verweiblichung, höchster Grad der konträren Sexualempfindung beim Mann	erectio, tionis f.	die Aufrichtung, Versteifung eines Organs
		erosio, sionis f.	die Abnagung, insbes. der Verlust der oberen Schleimhautschichten
efflorescentia, ae f.	das Aufblühen, die „Hautblüte"		
eiaculatio, tionis f.	die Auswerfung, Ausspritzung der Samenflüssigkeit	eructatio, tionis f.	das Aufstoßen
		eruptio, tionis f.	der Ausbruch
elevatio, tionis f.	die Erhebung, Erhöhung 1. das Herausheben eingedrückter Knochenteile 2. die freie Hebung des Armes nach vorn	evacuatio, tionis f.	die Ausleerung
		eventratio, tionis f.	das Heraustreten, der Vorfall der Baucheingeweide, Bauchbruch
		evolutio, tionis f.	die Entwicklung
eliminatio, tionis f.	die Vertreibung, Entfernung	exacerbatio, tionis f.	die Verschlimmerung einer Krankheit
elongatio, tionis f.	die Verlängerung	exaltatio, tionis f.	die erhöhte Erregung, Überspanntheit
emanatio, tionis f.	die Ausdünstung, Ausstrahlung	exarticulatio, tionis f.	die operative Absetzung eines Gliedes im Gelenk
eminentia, ae f.	der Vorsprung, Höcker		
emissio, sionis f.	die Aussendung 1. Entleerung von Körperflüssigkeiten 2. Aussendung, z. B. von Wellen	excavatio, tionis f.	die Aushöhlung, Ausbuchtung
		excisio, sionis f.	die Ausschneidung einer Wunde
		exclusio, sionis f.	der Ausschluß, die operative Ausschaltung eines Organs
emotio, tionis f.	die Gemütsbewegung, seelische Erregung		
enucleatio, tionis f.	die „Entkernung", operative Ausschälung z. B. des Augapfels	excoriatio, tionis f.	die Abhäutung, Hautabschürfung

excrementum, i n.	die Ausscheidung, der Auswurf
excrescentia, ae f.	die Hervorwachsung, der Auswuchs, die Wucherung
excretio, tionis f.	die Ausscheidung von wertlosen Körperstoffen
excretum, i n.	das von Drüsen ausgeschiedene wertlose Stoffwechselprodukt (Harn, Schweiß)
exfoliatio, tionis f.	die Abblätterung, Abstoßung (z. B. von Gewebsteilen)
exhalatio, tionis f.	die Ausatmung
exhumatio, tionis f.	die Wiederausgrabung einer beerdigten Leiche
exitus, us m.	der Ausgang, Tod
expansio, sionis f.	die Ausdehnung, das raumverdrängende Wachstum benigner Tumoren
expectoratio, tionis f.	das Abhusten, der Auswurf
explantatio, tionis f.	die Auspflanzung von Geweben, Gewebezüchtung außerhalb des Körpers
exploratio, tionis f.	das Auskundschaften, die Erforschung, Untersuchung
expressio, sionis f.	das Aus-, Herauspressen
exspectatio, tionis f.	das Abwarten
exspiratio, tionis f.	die Ausatmung
exstirpatio, tionis f.	die „Entwurzelung", totale operative Entfernung eines Organs
extensio, sionis f.	das Ausdehnen, die Streckung, z. B. eines verrenkten Gliedes
extractio, tionis f.	das Herausziehen, die Extraktion
exulceratio, tionis f.	die Geschwürsbildung

in-, (il-, im-, ir-):

illusio, sionis f.	die Täuschung, Sinnestäuschung
imbibitio, tionis f.	die Durchtränkung von Gewebe mit Flüssigkeit
immersio, sionis f.	das Eintauchen
immigratio, tionis f.	die Einwanderung
impetigo, inis f.	der Eitergrind
implantatio, tionis f.	1. die Einpflanzung von Gewebe 2. die Einnistung der Eizelle
impressio, sionis f.	der Eindruck, die Vertiefung
incarceratio, tionis f.	die Einschließung, Einklemmung, z. B. bei einem Bruch
incisio, sionis f.	der Einschnitt, die operative Eröffnung
incisura, ae f.	der Einschnitt, die Einbuchtung
inclinatio, tionis f.	der Neigungsgrad einer Körperlinie oder -fläche
incretio, tionis f.	Sekretabgabe nach innen, d.h. in die Blutbahn
indicatio, tionis f.	die Anzeige, Heilanzeige
induratio, tionis f.	die Verhärtung

Zu § 29, S. 86

infectio, tionis f.	das Einbringen, die Ansteckung
inflammatio, tionis f.	die Entzündung
infundibulum, i n.	der Eingießer, Trichter, trichterförmiger Körperteil
infusio, sionis f.	der Einguß, die Flüssigkeitseinführung in den Körper
infusum, i n.	der Aufguß, Infus
inhalatio, tionis f.	die Einatmung von Heilmitteln
inhibitio, tionis f.	die Hemmung
iniectio, tionis f.	die Einspritzung
inseminatio, tionis f.	die Besamung 1. natürliche Befruchtung des Eis durch den Samen 2. artifizielle Befruchtung
insertio, tionis f.	die Ansatzstelle (eines Muskels oder der Nabelschnur)
inspectio, tionis f.	die Betrachtung, Inspektion bei der Untersuchung
inspiratio, tionis f.	die Einatmung
instillatio, tionis f.	die Einträufelung, bes. von flüssigen Arzneimitteln

inter-:

intermedius, a, um	dazwischenliegend
intermissio, sionis f.	die zeitliche Unterbrechung, zwischenzeitliche Aussetzung
interpositio, tionis f.	die Zwischenlagerung (von Weichteilen zwischen zwei Knochenteile bei einer Fraktur)
interruptio, tionis f.	die Unterbrechung eines Vorgangs (z.B. der Schwangerschaft)
insufflatio, tionis f.	die Einblasung von Medikamenten
intentio, tionis f.	die Anpassung, Anstrengung 1. zweckgerichtete Bewegung 2. Wundheilungsverlauf
intumescentia, ae f.	die Anschwellung, physiol. Verdickung
invasio, sionis f.	das Eindringen von Krankheitserregern in den Organismus
inversio, sionis f.	die Eindrehung, Einstülpung
involutio, tionis f.	die „Einwicklung", Rückbildung (eines Organs)
irradiatio, tionis f.	die „Einstrahlung", Ausbreitung einer Erregung von einer direkt gereizten Stelle in die Umgebung
irrigatio, tionis f.	die Berieselung mit Flüssigkeit, Ausspülung, der Einlauf
irrigator, oris m.	ein Gerät, das eine Flüssigkeit in etwas hineinleitet, ein Gefäß für Spülungen
interstitium, i n.	der Zwischenraum (z.B. zwischen Körperorganen)
intertrigo, inis f.	das Wundsein, die Hautentzündung
intervallum, i n.	der Zwischenraum, die Zwischenzeit

1. Vocabularium

ŏb-, (ŏc-, ŏf-, ŏp-):

obductio, tionis f.	die Leicheneröffnung	obstructio, tionis f.	die Verstopfung, Verlegung (z. B. von Körperkanälen)
obduratio, tionis f.	die Verhärtung		
obesitas, tatis f.	die Fettleibigkeit, übermäßiger Fettansatz	obturatio, tionis f.	die Verstopfung, Verschließung von Körperöffnungen, -spalten und -hohlräumen
obliquus, a, um	schräg, schief verlaufend		
obliteratio, tionis f.	die Verstopfung, Verödung, z. B. von Gefäßen		
		obturator, oris m.	der Verstopfer
		occasio, sionis f.	die Gelegenheit
observatio, tionis f.	die Beobachtung	occiput, pitis n.	der Hinterkopf
		occlusio, sionis f.	der Verschluß
obsessio, sionis f.	das Besessensein, die Zwangsvorstellung	occlusus, a, um	verschlossen
		officium, ii n.	die Aufgabe, Pflicht
obsoletus, a, um	veraltet	oppositio, tionis f.	die Gegenüberstellung (z. B. des Daumens zu den übrigen Fingern)
obstetrix, icis f.	die Hebamme, Geburtshelferin		
obstipatio, tionis f.	die Zusammendrängung, Stuhlverstopfung	oppressio, sionis f.	die Niederdrückung, Beklemmung
obstipus, a, um	seitwärts geneigt, schief		

pĕr-, (pĕl-):

pellucidus, a, um	durchscheinend	perpetuus, a, um	andauernd, fortwährend
perceptio, tionis f.	die Wahrnehmung, Empfindung		
		perseveratio, tionis f.	das Verharren, Verweilen (z. B. bei einer bestimmten Handlung)
percussio, sionis f.	das Durchschlagen, Durchklopfen *(spez. in der Musik: der Tonfall, und von hier in die Medizin übernommen; mit dem Terminus Perkussion ist also der Tonfall gemeint, der durch das Beklopfen einer bestimmten Körperpartie entsteht)*		
		persistentia, ae f.	das Verharren, Fortbestehen
		perspiratio, tionis f.	die „Durch"atmung, Hautatmung
perforatio, tionis f.	die Durchbohrung, der Durchbruch	perversio, sionis f.	die Umkehrung, Verkehrung des Empfindens
perfusio, sionis f.	das Durchleiten einer Flüssigkeit durch ein Organ		

Zu § 29, S. 86

prae-:

praeceptio, tionis f.	die Vorschrift	praemenstrum, i n.	das Vorstadium der Menstruation
praecordia, ium n.	der Bezirk vor dem Herzen, die Herzgrube	praeputium, i n.	die Vorhaut, verschiebliche Hautfalte
praeformatio, tionis f.	die Vorherbildung	praescriptio, tionis f.	die Vorschrift
praematuritas, tatis f.	die Frühreife, vorzeitige Geschlechtsreife	praesenium, i n.	der Zeitraum vor Beginn des Greisenalters
praematurus, a, um	vorzeitig, verfrüht auftretend	praevius, a, um	vorausgehend, vor dem Weg liegend, versperrend
praemedicatio, tionis f.	die vorbereitende Behandlung mit Medikamenten		

prō-:

procerus, a, um	lang, dünn, schlank	proportio, tionis f.	das Verhältnis, Gleichmaß
processus, us m.	1. der Vorsprung, Fortsatz, z. B. eines Knochens 2. das Vorrücken, Fortschreiten einer Krankheit	propulsio, sionis f.	das Vorwärtsstoßen, die Gehstörung mit Neigung zum Vorwärtsfallen (beim M. Parkinson)
profundus, a, um	tief, tiefliegend	prostitutio, tionis f.	die öffentliche Preisgabe zur gewerblichen Unzucht
profusus, a, um	unmäßig, verschwenderisch, überreichlich		
progrediens, ientis	fortschreitend	protractio, tionis f.	die Verlangsamung, Verzögerung, z. B. einer Arzneimittelwirkung
prolapsus, us m.	das Herausfallen, der Vorfall von Organteilen	protrusio, sionis f.	das Vordrücken, die Hervortreibung
prominentia, ae f.	der Vorsprung, die hervorragende Stelle bes. an einem Knochen	protuberantia, ae f.	der Vorsprung, die vorragende Stelle eines Knochens
promonturium, i n.	der Bergvorsprung, die Vorwölbung	provenientia, ae f.	die Herkunft, der Ursprung
promotio, tionis f.	die Beförderung, Verleihung des Doktorgrades	provocatio, tionis f.	das künstliche Hervorrufen von Krankheitserscheinungen

rĕ-:

reactio, tionis f.	1. die auf einen Reiz erfolgende Gegenwirkung 2. jeder chem. Vorgang	receptor, toris m.	der Empfänger, das Empfangsorgan
		receptum, i n.	die Vorschrift, Verordnung

1. Vocabularium

recessus, us m.	das Zurückweichen, die Vertiefung, Ausbuchtung	remissio, sionis f.	der Rückgang, das Abklingen von Krankheitserscheinungen
reclinatio, tionis f.	das Rückwärtsbiegen	repetitio, tionis f.	die Wiederholung
reductio, tionis f.	1. die Rückführung, Reposition 2. Sauerstoffentziehung oder chem. Vorgang, bei dem ein Stoff in eine niedere Wertigkeit übergeführt wird	repositio, tionis f.	die Zurückbringung 1. Wiedereinrenkung von Knochen u. a. 2. Rücklagerung des Bruchsackinhaltes bei Eingeweidebrüchen
reflexio, ionis f.	das Zurückbeugen 1. Rückwärtsbeugung eines Organs 2. Rückwerfung, z.B. von Licht	resectio, tionis f.	das „Zurückschneiden", die teilweise Entfernung von Organen
		resistentia, ae f.	der Widerstand, die Widerstandsfähigkeit
refluxus, us m.	der Rückfluß	resonantia, ae f.	der Widerhall, Widerschall
regrediens, entis	rückschreitend, mit Tendenz zur Rückbildung	respiratio, tionis f.	die Atmung
		retardatio, tionis f.	die Verlangsamung, Hemmung, Verzögerung
regurgitatio, tionis f.	1. das Wiederauswürgen von Nahrung 2. der Blutrückfluß ins Herz bei mangelndem Schluß der Klappen	retentio, tionis f.	die Zurückhaltung, Verhaltung
		retractio, tionis f.	die Zurückziehung, Verkürzung, Schrumpfung
relaxatio, tionis f.	die Erschlaffung, Entspannung		

sŭb-, (sŭc-, sŭf-, sŭg-, sŭp-, sŭs-):

subclavius, a, um	unter dem Schlüsselbein liegend	succussio, sionis f.	das Erschüttern, Plätschergeräusch bei Flüssigkeitsansammlung im Pleuraraum
subcutis, is f.	das Unterhautzellgewebe		
sublimatio, tionis f.	das Emporheben in die Luft, die Verdampfung fester Körper	sufficientia, ae f.	das ausreichende Funktionsvermögen eines Organs
		suffocatio, tionis f.	die Erstickung
subscriptio, tionis f.	die Unterschrift, Nachschrift auf dem Rezept	suffusio, sionis f.	die Untergießung, Blutunterlaufung
		suggestio, tionis f.	die Herantragung von unten, Übertragung bestimmter Vorstellungen auf andere Personen
substantia, ae f.	der Stoff		
substitutio, tionis f.	der Ersatz, die Hilfe		

Zu § 29, S. 86

suppressio, sionis f.	die Unterdrückung, Hemmung, z.B. einer Blutung	suspensio, sionis f.	das Aufhängen 1. das Hochhängen, Hochlagern 2. die feinste Stoffverteilung
suppuratio, tionis f.	die Schwärung, Eiterung		
suspectus, a, um	Aufsehen erregend, verdächtig		

super-:

supercilium, i n.	das über dem Augenlid (cilium) liegende, die Augenbraue	superficies, iei f.	die Oberfläche
		superinfectio, tionis f.	die erneute, wiederholte Ansteckung
superductus, a, um	hinübergeführt, darüber liegend		
superfecundatio, tionis f. superf(o)etatio, tionis f.	die Überfruchtung, Überschwängerung, Nachempfängnis		

trans-:

transfixio, ionis f.	die Durchtrennung	transplantatio, tionis f.	die Überpflanzung, Verpflanzung
transformatio, tionis f.	die Umwandlung, Umbildung	transpositio, tionis f.	die Verlagerung
transfusio, sionis f.	die Übergießung, Blutübertragung	transsudatum, i n.	der nicht entzündliche Erguß in einer Körperhöhle
transpiratio, tionis f.	die Ausdünstung, Ausschwitzung		
		transversus, a, um	querlaufend

ultra-:

ultravisibilis, e   jenseits der Sichtbarkeitsgrenze eines gewöhnlichen Mikroskops

a) II.: *Praefixbildungen mit griechischen Praepositionen*

amphi-:

amphiarthrosis, is f.	das straffe Gelenk mit nur geringer Beweglichkeit	amphicrania, ae f.	der Kopfschmerz in beiden Kopfhälften
		amphimixis, is f.	die Vermischung der Erbanlagen
amphigonia, ae f.	die geschlechtliche Fortpflanzung		
		amphioxus, i m.	der Lanzettfisch

ana-:

anabolus, a, um	die Aufbauphase des Stoffwechsels betreffend	analogus, a, um	übereinstimmend, entsprechend

1. Vocabularium

analysis, is f.	die Auflösung 1. Bestimmung der Zusammensetzung eines Stoffes 2. Zergliederung in Einzelfaktoren		2. künstliche operative Verbindung
		anatomia, ae f.	das Aufschneiden, die Zergliederungskunst
anamnēsis, is f.	die Wiedererinnerung, Krankheitsvorgeschichte	aneurysma, matis n.	die Ausweitung einer Schlagader, die umschriebene Erweiterung einer Arterie
anastomōsis, is f.	1. die natürliche Verbindung, z. B. zwischen Gefäßen		

anti-, (ant-):

antagonismus, i m.	die Gegenwirkung	antidotum, i n.	die Gegengabe, das Gegenmittel
anthelix, icis f.	die Gegenwindung der Ohrmuschel	antitragus, i m.	der dem Tragus gegenüberliegende Höcker

apŏ-:

apocrinus, a, um	absondernd, ausscheidend	apoplexia, ae f.	der Schlaganfall
apophysis, is f.	der Auswuchs, Knochenfortsatz für Muskelansätze	apothēca, ae f.	die Niederlage, der Speicher, die Apotheke

dia-:

diabētes, ae m.	der Durchgang, Durchfluß, die Harnruhr	diaphragma, matis n.	die Scheidewand, das Zwerchfell
diadochus, a, um	abwechselnd, ablösend	diaphysis, is f.	der Zwischenwuchs, das Mittelstück der Röhrenknochen
dihaeresis, is f.	die Trennung, Zerreißung eines Blutgefäßes		
diagramma, matis n.	der Umriß, das Schema, die graphische Darstellung	diarrhoea, ae f.	der Durchfluß, Durchfall
		diarthrōsis, is f.	die Vergliederung, das echte Gelenk, Kugelgelenk
dialysis, is f.	die Auflösung, Trennung	diastăsis, is f.	die Spaltung, 1. die Lücke zwischen Knochen oder Muskeln 2. Abbauenzym der Kohlehydrate (α-Amylase)
diapedēsis, is f.	der Durchtritt von Blutzellen durch die intakte Gefäßwand		
diaphorēsis, is f.	die Schweißabsonderung		

Zu § 29, S. 86

diastēma, matis n.	der Abstand, Zwischenraum, die Schneidezahnlücke	diathesis, is f.	der Zustand, die Verfassung, Neigung zu krankhaften Reaktionen auf sonst unschädliche Umwelteinflüsse
diastŏle, es f.	das Auseinanderziehen, die wechselnde Erschlaffung der Herzmuskulatur		

ĕk-, (ĕx); ⟨latin. ec-⟩:

ecchymosis, is f.	die Flüssigkeitsausbreitung, der flächenhafte Bluterguß	ecthȳma, matis n.	der Hautausschlag, die Hauteiterung
		ectropium, i n.	das Nachaußengekehrtsein des Augenlids
eclampsia, ae f.	das Aufblitzen, die plötzlich auftretende schwere Schwangerschaftstoxikose mit Krämpfen	eczema, matis n.	der herausgekochte Ausschlag, die Hautentzündung
		exanthema, matis n.	das Aufgeblühte, der Hautausschlag
ecstasis, is f.	das Auseinandertreten, der Verzückungszustand	exhaeresis, is f.	die Wegnahme, operative Entfernung von Organteilen
ectasia, ae f.	die Ausdehnung, pathologische Verbreiterung	exophthalmus, i m.	das Hervortreten des Augapfels

ĕn-, (ĕm-):

embolus, i m.	der Pflock, Gefäßpfropf	endemia, ae f.	das örtlich begrenzte Auftreten einer Infektionskrankheit
empeiria, ae f.	das Erfahrungswissen		
emphysema, matis n.	die Aufblähung, Luftgeschwulst	engramma, matis n.	die bleibende Gedächtnisspur
emplastrum, i n.	das Heilpflaster	enophthalmus, i m.	die abnorme Tieflage des Augapfels
empyema, matis n.	die Eiteransammlung, das Eitergeschwür		
enanthema, matis n.	der Ausschlag auf Schleimhäuten	entropium, i n.	die Wendung des Augenlides nach innen, Lideinstülpung
enarthrosis, is f.	die Vergliederung, das Nußgelenk	enuresis, is f.	das unwillkürliche Harnlassen, Ein-, Bettnässen
encephalon, i n.	das, was im Kopf ist, das Gehirn		

ĕpi-, (ĕp-, ĕph-):

ependyma, matis n.	das Oberkleid, die Zellschicht der Hirnkammern und des Rückenmarks	ephelides, um f.	die Sommersprossen
		epicanthus, i m.	die Hautfalte am oberen Augenlid

epicardium, i n.	das viscerale, also dem Herzen aufliegende Blatt des Herzbeutels	epineurium, i n.	die dem Nerven aufliegende Schicht, die bindegewebige Hülle der Nervenstämme
epicondylus, i m.	der Vorsprung des Gelenkknorrens bei Röhrenknochen		
		epiorchium, i n.	die Hodenhülle (viszerales Bauchfellblatt)
epicrisis, is f.	die nachträgliche Beurteilung eines Krankheitsfalles		
		epiphysis, is f.	der Zuwuchs 1. Endstück der Röhrenknochen 2. Zirbeldrüse
epidemia, ae f.	das gehäufte Auftreten einer Infektionskrankheit in größeren Räumen, die Massenerkrankung		
		epiphysiolysis, is f.	die Epiphysenlösung
		epithalamus, i m.	der auf dem Sehhügel liegende Hirnabschnitt
epidermis, idis f.	die Oberhaut		
epididymis, idis f.	das Gebilde, das dem Hoden aufliegt, der Nebenhoden	epithelium, i n.	die oberste Zellschicht, das Deckgewebe
		epulis, idis f.	die dem Kiefer aufsitzende Zahnfleischgeschwulst
epigastrium, i n.	der Oberbauch		
epiglottis, idis f.	der Kehldeckel		

hypŏ-:

hypochondrium, i n.	das, was unterhalb des Rippenknorpels liegt, d.h. die seitliche Oberbauchregion	hypopharynx, gis c.	der unterste Teil des Rachens
		hypophysis, is f.	der untere Hirnanhang, die Hirnanhangsdrüse
hypogastrium, i n.	das, was unterhalb des Magens liegt, der Unterbauch	hypopyon, i n.	die Eiteransammlung am Boden der vorderen Augenkammer
hypoglossus, a, um	unter der Zunge befindlich	hypostasis, is f.	der Stillstand (des Blutes) in dem unten gelegenen Bezirk, insbes. die dadurch bedingte Blutüberfüllung in den hinteren Teilen der Lungen
ˉhypomochlion, i n.	der Unterstützungspunkt eines Hebels		
hyponychium, i n.	die Keimschicht unter dem Finger- oder Zehennagel		

Merke: *thenar, aris n.* bedeutet im Griechischen ursprünglich die Schlagfläche der Hand, d.h. den Teil zwischen Fingern und Handwurzel. Erst die anatomische Nomenklatur hat das Wort auf den Daumenballen übertragen.

hypothenar, aris n. leitet sich aber von der ursprünglichen griechischen Bedeutung ab und bezeichnet daher den Teil, der unterhalb der Schlagfläche (an der Außenseite des Handtellers) gelegen ist, und damit den Kleinfingerballen.

Zu § 29, S. 86

katạ-; ⟨latin. catạ-⟩:

catabiọsis, is f.	die Lebensminderung, der Verbrauch lebender Substanz	catarạcta, ae f.	das Herabstürzende, die Trübung der Augenlinse, der „graue Star"
catalepsịa, ae f.	die Starrsucht, Muskelverkrampfung	catạrrhus, i m.	das Herabfließende, die Schleimhautentzündung
catạlysis, is f.	die Herbeiführung, Beschleunigung oder Verlangsamung eines Vorgangs	catatonịa, ae f.	das Spannungsirresein (Unterform der Schizophrenie)

mĕtạ-, (met-):

metacạrpus, i m.	die Mittelhand	metencẹphalon, i n.	das Hinterhirn
metanẹphros, i m.	die Nachniere, Dauerniere, letzte Entwicklungsstufe des Harnapparates	mẹthodus, i f.	das Nachgehen, nach Regeln festgelegtes Verfahren, die Methode
metatạrsus, i m.	der Mittelfuß		
metathạlamus, i m.	der hinter dem Sehhügel liegende Hirnteil		

parạ-, (par-):

paracentẹsis, is f.	das Durchstechen (des Trommelfells bei Mittelohrentzündung)	paranoịa, ae f.	die Verrücktheit, Wahn-(Krankheit)
parạdoxus, a, um	wider Erwarten, unglaublich	paraplegịa, ae f.	die doppelseitige Lähmung der oberen oder unteren Extremitäten
paraesthesịa, ae f.	die abnorme krankhafte Körperempfindung	parasịtus, i m.	der „Mitesser", der Schmarotzer
parakinẹsis, is f.	die Störung der Muskelkoordination mit unregelmäßigen Bewegungen	parẹnchyma, matis n.	das Dazwischengegossene, das spezifische Organgewebe
paralgẹsis, is f.	die Störung der Schmerzempfindung	pạresis, is f.	die Erschlaffung, die unvollständige periphere oder zentrale Lähmung der motorischen Nerven
parạlysis, is f.	die Auflösung, Erschlaffung, vollständige periphere oder zentrale Lähmung der motorischen Nerven	parodọntium, i n.	das neben dem Zahn gelegene Gewebe, der Zahnhalteapparat
paramẹtrium, i n.	das zwischen den breiten Uterusbändern liegende Bindegewebe	parụlis, idis f.	der Zahnfleischabszeß

pĕri-:

pericardium, i n.	der Herzbeutel	periodus, i f.	der Umlauf 1. der Zeitraum 2. die Monatsblutung
perichondrium, i n.	das den Knorpel umgebende Bindegewebe, die bindegewebige Knorpelhülle	periorchium, i n.	die Hodenhülle, (parietales Bauchfellblatt)
		periosteum, i n.	die „Beinhaut", Knochenhaut
pericranium, i n.	die äußere Haut des Schädelknochens	peripheria, ae f.	der Umkreis, die Umgebung
perilympha, ae f.	die Flüssigkeit zwischen häutigem und knöchernem Ohrlabyrinth	peritendineum, i n.	das die Sehnen umgebende Bindegewebe
perimetrium, i n.	der Bauchfellüberzug der Gebärmutter	peritonaeum, i n.	das Bauchfell (eigentl. die Haut, die das Innere der Bauchhöhle und die Eingeweide „umspannt")
perineurium, i n.	das die Nervenfasern umgebende Bindegewebe		

prŏ-:

prodromus, i m.	der Vorbote, Vorläufer	pronephros, i m.	die Vorniere
progenesis, is f.	die vorzeitige Geschlechtsentwicklung	prophylaxis, is f.	Bezeichnung für Verhütungsmaßnahmen von Krankheiten
progenia, ae f.	das Vorstehen des Unterkiefers	prostata, ae f.	die Vorsteherdrüse
prognathia, ae f.	das Vorstehen des Oberkiefers	prothesis, is f.	der „Vorsatz", der künstliche Ersatz fehlender Teile
prognosis, is f.	das Vorherwissen, die ärztliche Vorhersage, z. B. über den Krankheitsausgang		

prŏs-:

prosthesis, is f. die Hinzufügung

Merke: *prosencephalon, i n.   das Vorhirn; wurde im 19. Jahrhundert gebildet aus: pro= vor und encephalon=Gehirn. Das -s- wurde des Wohlklangs wegen eingeschoben, hat also mit pros- nichts zu tun. Man sollte das Wort sprachlich richtiger an proso- (siehe unten) anschließen.*

syn-, (syl-, sym-, sys-):

syllaba, ae f.	die Silbe, die Sprechsilbe	symbiosis, is f.	das Zusammenleben von Organismen zum gemeinsamen Nutzen

Zu § 29, S. 86

symmetria, ae f.	die Verhältnismäßigkeit, die Gleichheit	synergia, ae f. (und synergismus, i m.)	1. das Zusammenarbeiten, Zusammenwirken mehrerer Muskeln
symphysis, is f.	das Zusammenwachsen, die Verbindung zweier Knochenflächen		2. das Zusammenwirken innersekretorischer Drüsen
symposium, i n.	das Gastmahl, die wissenschaftliche Tagung		3. das Zusammenwirken von Arzneimitteln
symptoma, matis n.	das Zusammenfallen krankhafter Vorgänge oder Veränderungen, das Krankheitszeichen	synkinesis, is f.	die unwillkürliche Mitbewegung
		synklitismus, i m.	die achsengerechte Einstellung des kindlichen Kopfes
synaesthesis, is f.	die Mitempfindung, Miterregung eines Organs	synopsis, is f.	die zusammenfassende Übersicht
synapsis, is f.	die Verbindungs-, Berührungsstelle	synostosis, is f.	die feste knöcherne Verbindung
synchondrosis, is f.	die Knorpelfuge	synthesis, is f.	die Zusammensetzung, der Aufbau
syncytium, i n.	der mehrkernige Zellverband	synuria, ae f.	die Ausscheidung von Fremdstoffen mit dem Harn
syndesmosis, is f.	die Verbindung zwischen Knochen durch Bänder		
syndrŏma, matis f.	das Zusammenlaufen mehrerer krankhafter Symptome, der Symptomenkomplex	systema, matis n.	das System, der Organkomplex mit einheitlicher Funktion
		systole, es f.	das Zusammenziehen, die Kontraktion, z. B. des Herzmuskels
synechia, ae f.	eigentl. das Zusammenhalten, die Verwachsung zwischen Iris und Cornea		

b) I.: Praefixbildungen mit lateinischen Adverbien und unselbständigen Verhältniswörtern

ambi-, (amb-):

ambidexter, (e)ra, (e)rum	auf beiden Seiten eine rechte Hand besitzend, mit beiden Händen gleich geschickt	amputatio, tionis f.	das Ringsum-Wegschneiden, die operative Absetzung einer Gliedmaße oder eines Körperteils
ambiguus, a, um	sich nach beiden Seiten neigend, unbestimmt		

dis-, (di-, dif-):

differentia, ae f.	die Verschiedenheit, der Unterschied	dissimilatio, tionis f.	die Energiegewinnung des Organismus durch Abbau von Körpersubstanz (Gegensatz von: assimilatio, ionis f. = Aufnahme, Resorption von Nahrungsstoffen und Umwandlung in Körpersubstanz)
diffractio, tionis f.	die Beugung, z. B. von Lichtwellen		
diffusio, sionis f.	die Vermischung von Stoffen bis zur Einheitlichkeit		
digestio, tionis f.	die Verdauung		
dilatatio, tionis f.	die Erweiterung, z. B. eines Hohlorgans	dissimulatio, tionis f.	die bewußte Verheimlichung von vorhandenen Krankheitssymptomen (Gegensatz von: simulatio, tionis f. = Vorschützen einer nicht vorhandenen Krankheit)
dilatator, oris m.	der „Auseinanderzieher", Erweiterer (Muskel)		
dilutio, tionis f.	die Verdünnung		
directio, tionis f.	die Richtung		
disiunctio, tionis f.	die Trennung 1. fehlende Koordination der Augenbewegung 2. Chromosomentrennung	dissolutio, tionis f.	die Auflösung, Zersetzung
		dissociatio, tionis f.	die Trennung, Zerlegung, Lockerung 1. Störung der Muskelkoordination 2. Störung von Empfindungen 3. Zerfall von Molekülen in ihre Bestandteile
dislocatio, tionis f.	die Verschiebung, Veränderung der normalen Lage		
dispersio, sionis f.	1. die Verteilung eines Stoffes in einem anderen 2. die Zerlegung von Strahlung nach Wellenlängen		
		distantia, ae f.	die Entfernung, der Abstand
		distensio, sionis f.	die Ausdehnung, Überdehnung, z. B. einer Gelenkkapsel
dispositio, tionis f.	die Anlage, Krankheitsbereitschaft, Empfänglichkeit für bestimmte Krankheiten	distorsio, sionis f.	die Verzerrung, Verstauchung eines Gelenks
		distractio, tionis f.	das Auseinanderziehen von Knochenbruchenden
dissectio, tionis f.	die Zerschneidung, Spaltung		
disseminatio, tionis f.	die Aussaat, Ausbreitung eines Krankheitsprozesses	divergentia, ae f.	das Auseinanderstreben 1. Auseinandergehen von Lichtstrahlen 2. Auswärtsabweichung der Augenachsen
disseminatus, a, um	(auseinander)gestreut (von einer Krankheit gesagt)		

Zu § 29, S. 86

intro-:

introductio, tionis f.	die Einführung	intromissio, sionis f.	das Einführen
introitus, us m.	der Eingang		

rĕtro-:

retrofixatio, tionis f.	die operative Aufrichtung des Uterushalses bei Knickung	retrognathia, ae f.	die Verkürzung des Oberkiefers oder der gesamten Kieferregion
retroflexio, ionis f.	die Abknickung von Organen oder Körperteilen nach hinten	retropositio, tionis f.	die Rückwärtsverlagerung von Organen im Körper
retrogenia, ae f.	die Verkürzung des Unterkiefers		

sē-:

seclusio, sionis f.	die Absperrung, der Abschluß	selectio, tionis f.	die Auswahl, Auslese
secretio, tionis f. } secretum, i n.	die Absonderung, Ausscheidung	separandum, i n.	das Arzneimittel, das gesondert aufbewahrt werden muß

sēmi-:

semicanalis, is m.	der Halbkanal, Teil eines Körperkanals

b) II.: *Praefixbildungen mit griechischen Adverbien und unselbständigen Verhältniswörtern*

amphŏ-:

amphotropia, ae f.	die Wirkung in beiden Richtungen, unterschiedliche Wirkungsweise eines Medikaments auf verschiedene Organe oder in verschiedenen Dosierungen

dys-:

dysbasia, ae f.	die Gehstörung	dysenteria, ae f.	der Durchfall, die Ruhr
dyscrasia, ae f.	die fehlerhafte Blutzusammensetzung (*ursprüngl. die fehlerhafte Mischung der Körpersäfte*)	dysmenorrhoea, ae f.	die schmerzhafte Regelblutung
		dysostosis, is f.	die Störung des Knochenwachstums

dyspepsia, ae f.	die Verdauungsstörung	dystopia, ae f.	die Fehllagerung eines Organs
dysphoria, ae f.	die Verstimmtheit		
dysplasia, ae f.	die Fehlentwicklung	dystrophia, ae f.	die Ernährungsstörung
dystocia, ae f.	die erschwerte Entbindung	dysuria, ae f.	die Störung der Harnentleerung
dystonia, ae f.	die Störung des Spannungszustandes		

ĕktŏ-, (ĕxŏ-); ⟨latin. ĕctŏ-⟩:

ectoderma, matis n.	die äußere Keimschicht	ectoscopia, ae f.	die Untersuchung von Krankheiten mit bloßem Auge
ectocardia, ae f.	das angeborene Freiliegen des Herzens	exohysteropexia, ae f.	die Verlagerung der Gebärmutter nach außen, nach extraperitoneal und ihre Befestigung an den Bauchdecken
ectoparasitus, i m.	der auf der Oberfläche schmarotzende Parasit		
ectoplasma, matis n. (oder exoplasma)	die äußere Plasmaschicht des Zellkörpers		

ĕndŏ-, (ĕntŏ-):

endobiosis, is f.	Wachstum eines parasitierenden Organismus in einem anderen	endoparasitus, i m.	im Innern eines Organs schmarotzender Parasit
		endoplasma, matis n.	die innere Plasmaschicht des Zellkörpers
endocardium, i n.	die Herzinnenhaut		
endocranium, i n.	die innere Knochenhaut des Schädels	endoscopia, ae f.	die Ausleuchtung von Hohlorganen und Körperhöhlen zu Untersuchungszwecken
endocrinologia, ae f.	die Lehre von der inneren Sekretion		
endolympha, ae f.	die Flüssigkeit im häutigen Labyrinth des Innenohrs		
		endosteum, i n.	die Innenauskleidung der Knochenhöhlen
endometrium, i n.	die Gebärmutterinnenhaut	endothelium, i n.	die Plattenepithelzellen der Innenfläche, z. B. von Blutgefäßen
endomysium, i n.	das Bindegewebe zwischen den einzelnen Muskelfasern	entoderma, matis n.	die innere Keimschicht
endoneurium, i n.	das Bindegewebe zwischen den einzelnen Nervenfasern		

eu-:

eubiosis, is f.	Gleichgewicht der bakt. Erreger (z. B. in der Darmflora)	eugnathia, ae f.	die normale Ausbildung des Kauapparats

Zu § 29, S. 86

eumenorrhoea, ae f.	die regelrechte, beschwerdefreie Menstruation	eutocia, ae f.	die normal verlaufende Geburt
euphoria, ae f.	die subjektiv heitere Gemütsverfassung Schwerkranker	eutonia, ae f.	der normale Spannungszustand, z. B. der Muskeln
eurhythmia, ae f.	das richtige Taktverhältnis, die regelmäßige Herzschlagfolge	eutopia, ae f.	die normale Lage von Organen
euthanasia, ae f.	die Sterbeerleichterung	eutrophia, ae f.	der ausgewogene Ernährungszustand

hēmi-:

hemianaesthesia, ae f.	die Empfindungslosigkeit einer Körperseite	hemiplegia, ae f.	die motorische Lähmung einer Körperseite, Halbseitenlähmung
hemicrania, ae f.	Halbseitenkopfschmerz, Migräne	hemispasmus, i m.	der Halbseitenkrampf
hemignathia, ae f.	das Fehlen einer Kieferhälfte	hemisphaerium, i n.	die Halbkugel, Bez. für die Groß- bzw. Kleinhirnhälften
hemiparesis, is f.	die Erschlaffung, unvollständige Halbseitenlähmung	hemisphygmia, ae f.	Zustand, bei dem nur halb so viel Pulsschläge vorhanden sind wie Herzkontraktionen

měsŏ-, (mes-):

mesencephalon, i n.	das Mittelhirn	mesometrium, i n.	Teil des breiten Uterusbandes
mesenchyma, matis n.	das embryonale Bindegewebe, das aus dem Mesoderm entsteht, Muttergewebe der verschiedenen Bindegewebsarten	mesonephros, i m.	die Zwischenniere, Urniere
		mesosalpinx, gis f.	das Eileitergekröse
		mesotendineum, i n.	das Bindegewebe zwischen parietalem und viszeralem Blatt von Sehnenscheiden
mesenterium, i n.	das Dünndarmgekröse		
mesocolon, i n.	das Dickdarmgekröse		
mesoderma, matis n.	die mittlere Keimschicht	mesothelium, i n.	die Deckzellenschicht der serösen Häute
mesogastrium, i n.	1. Mittelbauchbereich 2. Magengekröse	mesovarium, i n.	das Eierstockgekröse

Merke: *mesologia, ae f.* die Lehre vom Milieu und seinen Einwirkungen
das griech. *meson* ist hier im Sinne von lat. *medium* = der innere Raum gebraucht.

ŏpisthŏ-:
opisthogenia, ae f. das angeborene Zurücktreten des Unterkiefers

opisthognathia, ae f. das angeborene Zurückstehen des Kiefers

opisthotonus, i m. der Krampf im Bereich der Rückenmuskeln mit rückwärts verzogenem Kopf und Rumpf

prŏsō-:
prosodontia, ae f. das schräge Vorstehen der Zähne

c) Lateinische und griechische Praefixe mit besonderer Bedeutung

1. apŏ-:
aponeurosis, is f. die flächenhafte Sehnenplatte, z. B. der geraden Bauchmuskeln

2. mĕtă-:
metabolia, ae f. die Veränderung, der Stoffwechsel

metamorphosis, is f. der Gestaltwandel, die Umwandlung, z. B. von Zellen

metaplasia, ae f. die Gewebsumwandlung, Umwandlung einer Gewebsart in eine andere

metastasis, is f. das Umstellen, die Wanderung, Tochtergeschwulst

3. rĕ-:
reanimatio, tionis f. die Wiederbelebung

regeneratio, tionis f. die Wiedererzeugung, Wiederherstellung
1. Heilungsvorgang
2. Ersatz zugrunde gegangener Zellen oder Gewebe

rehabilitatio, tionis f. die Wiederherstellung, Wiedereingliederung, z. B. eines Körperbehinderten in das Berufsleben

reinfectio, tionis f. die Wiederansteckung

reluxatio, tionis f. die wiederholte Ausrenkung eines Gelenks

reorganisatio, tionis f. die Neubildung zerstörten Gewebes

reparatio, tionis f. die Wiederherstellung durch Ersatz; z. B. durch Bildung von Narbengewebe

restitutio, tionis f. die Wiederherstellung

4a) hypĕr-:
hyperaemia, ae f. die Blutüberfülle eines Körperbezirks

hyperaesthesia, ae f. die Überempfindlichkeit

Zu § 29, S. 86

hyperalgesia, ae f.	die übermäßige Schmerzempfindlichkeit	hyperthermia, ae f.	1. das hohe Fieber 2. die Wärmestauung im Körper 3. die passive Überwärmung
hyperemesis, is f.	das heftige Erbrechen		
hyperhidrosis, is f.	die übermäßige Schweißabsonderung	hypertonia, ae f.	die übermäßige Spannung 1. Bluthochdruck 2. erhöhte Muskelspannung
hyperkinesis, is f.	die übermäßige Muskeltätigkeit		
hyperphalangia, ae f.	1. Verlängerung einzelner Phalangen 2. Vermehrung der Phalangenzahl	hypertrophia, ae f.	die übermäßige Größenzunahme der spezifischen Zellen
hyperplasia, ae f.	die übermäßige Vermehrung der Zellen eines Gewebes oder Organs (im Gegensatz zu hypertrophia, ae f. siehe unten)		

super-:

superaciditas, tatis f.	die Übersäuerung, der vermehrte Säuregehalt	superregeneratio, tionis f.	die überschießende Regeneration
		supersecretio, tionis f.	die vermehrte Absonderung

per-:

peracutus, a, um	überaus heftig	permagnus, a, um	übermäßig groß
perliquidus, a, um	sehr flüssig, dünnflüssig	pertussis, is f.	der starke Husten, Keuchhusten

4b) hypŏ-, (hyp-):

hypaesthesia, ae f.	die verminderte Empfindlichkeit	hypogeusia, ae f.	die verminderte Geschmacksempfindung
hyphidrosis, is f.	die verminderte Schweißabsonderung	hypokinesis, is f.	die verminderte Bewegungsfähigkeit
hypocholia, ae f.	die verminderte Gallenabsonderung	hypomania, ae f.	leichte Form der Manie
hypochromia, ae f.	der Farbstoffmangel	hypoplasia, ae f.	die Unterentwicklung eines Gewebes, unvollkommene Ausbildung eines Organs
hypochylia, ae f.	die verminderte Magensaftabsonderung		
hypodactylia, ae f.	das Fehlen von Fingern	hyposmia, ae f.	das verminderte Riechvermögen

hyposomia, ae f.	der Kümmerwuchs		2. Abnahme der Muskelspannung
hypothermia, ae f.	1. die abnorm niedrige Körpertemperatur 2. die künstliche Unterkühlung des Körpers	hypotrophia, ae f.	die Unterernährung, der Schwund von Körpersubstanz
hypotonia, ae f.	die verminderte Spannung 1. Blutunterdruck	hypoxaemia, ae f.	Verminderung des Sauerstoffgehaltes im Blut

sub-:

subaciditas, tatis f.	die Untersäuerung, der verminderte Säuregehalt des Magens	subinvolutio, tionis f.	die mangelhafte Rückbildung
subacutus, a, um	weniger heftig verlaufend	subliquidus, a, um	weniger flüssig, dickflüssig
subicterus, i m.	die leichte Gelbsucht	subluxatio, tionis f.	die unvollständige Verrenkung

d) Praefixbildungen mit α- bzw. in- privativum

ă-, (ăn-):

abasia, ae f.	die Unfähigkeit zu gehen	agraphia, ae f.	das Unvermögen zu schreiben
abiosis, is f.	das Fehlen der Lebensvorgänge	agrypnia, ae f.	die Schlaflosigkeit
acheiria, ae f.	das angeborene Fehlen einer oder beider Hände	akinesia, ae f.	die Bewegungsunfähigkeit
		alalia, ae f.	die Sprachlosigkeit
achondroplasia, ae f.	die angeborene Störung des Wachstumsknorpels	alexia, ae f.	das Unvermögen zu lesen
		amelia, ae f.	das angeborene Fehlen einer oder mehrerer Extremitäten
achylia, ae f.	das Fehlen des Magensaftes		
adynamia, ae f.	die Kraftlosigkeit, Körperschwäche	amenorrhoea, ae f.	das Ausbleiben der Menstruationsblutung
afermentia, ae f.	das Fehlen von Fermenten	amentia, ae f.	die Unfähigkeit seinen Verstand zu gebrauchen, akute Verwirrtheit
agenesia, ae f.	das Fehlen einer Organanlage		
ageusia, ae f.	das Unvermögen zu schmecken	amicrobiosis, is f.	das Fehlen von Kleinlebewesen
agnosia, ae f.	die Unfähigkeit, Sinneswahrnehmungen zu erkennen	amnesia, ae f.	der Gedächtnisverlust
		amyelia, ae f.	das angeborene Fehlen des Rückenmarks

Zu § 29, S. 86

anaciditas, tatis f.	das Fehlen der Salzsäure im Magensaft	aplasia, ae f.	das angeborene Fehlen eines Organs
anaemia, ae f.	die Blutarmut	apnoia, ae f.	der Atemstillstand
anaesthesia, ae f.	die Ausschaltung der Schmerzempfindung, Betäubung	arhythmia, ae f.	die unregelmäßige Herzschlagfolge
		asepsis, is f.	die Keimfreiheit
anaesthesiologia, ae f.	die Lehre von der Schmerzbetäubung	asphyxia, ae f.	die Pulslosigkeit, Atemstörung, drohende Erstickung
analgesia, ae f.	die Aufhebung der Schmerzempfindlichkeit		
		asthenia, ae f.	die Kraftlosigkeit
anencephalus, i m.	die kopflose Mißgeburt	astigmatismus, i m.	eigentl. die Brennpunktlosigkeit des Auges
anhydraemia, ae f.	die Verminderung des Wassergehaltes im Blutplasma		
		ataxia, ae f.	die Störung der Muskelkoordination
anisocoria, ae f.	die ungleiche Pupillenweite	atonia, ae f.	die Spannungslosigkeit der Muskulatur
anomalia, ae f.	die Unregelmäßigkeit	atresia, ae f.	eigentl. die Lochlosigkeit, das angeborene Fehlen einer natürlichen Köperöffnung
anosmia, ae f.	der Verlust des Geruchssinns		
anoxia, ae f.	der völlige Mangel an Sauerstoff in den Geweben		
		atrophia, ae f.	der Organ- oder Gewebsschwund durch Ernährungsstörung oder Inaktivität
anuria, ae f.	die fehlende Harnabsonderung		
apathia, ae f.	die Teilnahmslosigkeit		
aphasia, ae f.	das Unvermögen zu sprechen	atrophicans, antis	zu einem Schwund führend
aphonia, ae f.	der Verlust der Stimme, die Stimmlosigkeit	azygos (Adj.)	unpaarig

in-, (im-, ir-):

immaturus, a, um	unreif, nicht voll entwickelt		2. die Zeugungsunfähigkeit des Mannes infolge Sterilität (impotentia generandi)
immunis, e	unberührt, unempfindlich, für Krankheiten unempfänglich		
		incompletus, a, um	unvollständig
impar, aris	ungleich, unpaarig	incomplicatus, a, um	unkompliziert
impotentia, ae f.	das Unvermögen 1. das Unvermögen des Mannes, den Beischlaf auszuüben (impotentia coeundi)		
		incontinentia, ae f.	das Unvermögen, Harn oder Stuhl willkürlich zurückzuhalten

individuum, i n.	das Einzelwesen (*eigentl. das Wesen, das unteilbar ist*)	informis, e	unförmig, mißgestaltig
		innocens	unschädlich
indolentia, ae f.	die Schmerzlosigkeit, Gleichgültigkeit	insipidus, a, um	ohne Geschmack, geschmacklos
infans, infantis c.	das Kind (*eigentl. das Wesen, das noch nicht sprechen kann*)	insomnia, ae f.	die Schlaflosigkeit
		insufficientia, ae f.	die ungenügende Leistung
infaustus, a, um	ungünstig	intactus, a, um	unberührt, unverletzt
infirmitas, tatis f.	die Kraftlosigkeit, Schwäche, Krankheit	integer, gra, grum	unberührt, unverletzt, unversehrt

2. Übungsbeispiele

abrasio uteri	die Ausschabung der Gebärmutter
accretio pericardii	die Verwachsung des Herzbeutels mit seiner Umgebung
anteversio uteri	die Neigung der Gebärmutter nach vorn
circumcisio praeputii	die Umschneidung, kreisrunde Abtragung der Vorhaut
compensatio cordis	der Ausgleich einer verminderten Leistung des Herzens
extractio lentis	die operative Entfernung der Augenlinse
inclinatio pelvis	die Beckenneigung, der Neigungswinkel zwischen Beckenachse und Horizontalebene
interruptio graviditatis	die Schwangerschaftsunterbrechung
caput obstipum	der Schiefhals
hydrocephalus occlusus	der Wasserkopf, der durch Liquorstauung infolge Verschlusses der Abführungswege entstanden ist
placenta praevia	der (vor dem inneren Muttermund) vorgelagerte Mutterkuchen
protrusio bulbi	die Vortreibung des Augapfels
retroflexio uteri	die abnorme Abknickung der Gebärmutter nach hinten
arteria subclavia	die Arterie, die unter dem Schlüsselbein entlangzieht
transfixio iridis	die operative Durchstechung der Regenbogenhaut des Auges
apophysis calcanei	der Knochenfortsatz des Fersenbeins
diabetes insipidus	die Wasserharnruhr, die übermäßige Harnausscheidung
ectopia lentis congenita	die angeborene Verlagerung der Linse nach außen
encephalomalacia alba	die weiße, d.h. ischämische Gehirnerweichung
emphysema pulmonum	die Auf-, Überblähung der Lungen
epiphysiolysis capitis femoris	die Epiphysenlösung des Hüftkopfes
nervus hypoglossus	der unter der Zunge gelegene Nerv (der XII. Hirnnerv)
cataracta totalis	der graue Star mit Trübung der gesamten Linse

Zu § 29, S. 86

paralysis agitans	die Schüttellähmung
periosteum humeri	die Knochenhaut des Oberarmknochens
prognosis dubia	die zweifelhafte Vorhersage
synchondrosis anterior	die vordere Verbindung zweier Knochen durch Knorpel
chirurgus ambidexter	ein Chirurg, der mit beiden Händen gleich geschickt ist
dilatatio cordis	die Herzerweiterung
distantia spinarum	der Abstand der beiden vorderen oberen Darmbeinstachel
seclusio pupillae	der Abschluß der vorderen von der hinteren Augenkammer
endothelium camerae anterioris oculi	die zellige Auskleidung der vorderen Augenkammer
hemiparesis dextra	die unvollständige rechte Halbseitenlähmung
mesocolon ascendens	das Dickdarmgekröse des aufsteigenden Kolonastes
reluxatio humeri	die Wiederausrenkung des Oberarmknochens
hyperemesis gravidarum	das übermäßige Erbrechen der Schwangeren
hypoplasia renum	die verminderte, unvollkommene Ausbildung der Nieren
appendicitis subacuta	die weniger heftig verlaufende Wurmfortsatzentzündung
amicrobiosis intestinalis	der vollständige Mangel an Kleinlebewesen im Inneren des Darms, das Fehlen der Darmflora (z. B. nach Gabe von Breitbandantibiotika)
anaemia perniciosa	die „gefährliche Blutarmut"
incontinentia urinae et alvi	das Unvermögen, Harn und Stuhl willkürlich zurückzuhalten
restitutio ad integrum	die Wiederherstellung zum „unberührten", normalen Körperzustand

Übersetze folgende anatomische Fachausdrücke:
nervus abducens; impressiones digitatae; ganglion impar; lamina affixa; descensus testis; fossa subarcuata; aditus laryngis; vena hemiazygos; incisura acetabuli; appendix epididymidis testis; musculi arrectores pilorum; semicanalis musculi tensoris tympani.

Übersetze und erläutere nachstehende Begriffe:
prolapsus uteri; retentio alvi; apoplexia cerebri; ectopia vesicae; asphyxia neonatorum; eiaculatio praecox; compressio cerebri; commotio thoracis; concretio praeputii; abortus incompletus; atresia ani.

3. Praktische Anwendung anhand von terminologischen Beispielen

Abduktion	das Wegführen, z. B. des Armes von der Medianebene, also das Heben des Armes nach außen (ab-; ductio)
Adaptation	1. die Anpassung von Organen an bestimmte Reize 2. die Anpassung des Auges an bestimmte Lichtverhältnisse 3. das operative Aneinanderfügen von Wundrändern (ad-; aptatio)

3. Praktische Anwendung anhand von terminologischen Beispielen

Akkommodation	die Einstellung des Auges auf die jeweilige Sehentfernung (ad-; commodatio = Gemessenheit)
Antefixation	die Anheftung vorn, z. B. bei der Gebärmutterknickung (ante-; fixatio)
Koinzidenz	das gleichzeitige Auftreten (co-; in-; cidentia) mehrerer Krankheiten bei einer Person
Desinfektion	die Abtötung von Erregern ansteckender Krankheiten (des-; in-; fectio)
Exkochleation	die „Auslöffelung" (ex-; cochleatio), Auskratzung eines Hohlorgans mit einem scharfen Löffel
Innervation	1. die Reizweiterleitung 2. die Versorgung eines Organs mit Nerven (in-; nervus)
Intersex	Individuum mit gleichzeitig männlichen und weiblichen Geschlechtsmerkmalen (inter-; sexus)
Persistenz	das Erhaltenbleiben eines früheren Zustandes (per|sistens = fortbestehend)
Prädisposition	die Anfälligkeit für bestimmte Krankheiten (prae-; dis-; positio)
Reflux	der Rückfluß, z. B. von Magensaft in die Speiseröhre (re-; fluxus)
Subkutis	das Unterhautzellgewebe (sub-; cutis)
Transaminierung	die Übertragung einer Aminogruppe einer Substanz auf eine andere (trans-; Aminierung)
Amphibien	Klasse von Wirbeltieren, die sowohl auf dem Lande wie auch im Wasser leben (amphi-; bios)
Anakrotie	erster Gipfel der Pulswelle bei fühlbarer Pulsverdopplung (ana-; krotos)
Antigen	Abk. f. Antisomatogen: artfremder Eiweißstoff, der gegen körpereigene Stoffe gerichtet ist (anti-; somatogen)
apoplektischer Insult	Schlaganfall (apo-; plege; insultus), Gehirnschlag
Diadochokinese	Fähigkeit, entgegengesetzte Bewegungen hintereinander geordnet auszuführen (dia-; docho-; kinesis)
Ektopie	die Organverlagerung nach außen (ek-; topos)
Embolie	die Verstopfung eines Blutgefäßes, z. B. durch einen Blutpfropf (em-; bole)
Epithelisation	die Bildung von Epithelgewebe (epi-; thele)
Hypochonder	Mensch, der aus Furcht vor Krankheit in stetiger Selbstbeobachtung lebt (hypo-; chondrium)
Katalysator	Stoff, der eine chemische Reaktion in ihrem Verlauf bestimmt (kata-; lysis)

Zu § 29, S. 86

Metamerie	Gliederung des Organismus in hintereinander liegende Segmente, z. B. bei der Rumpfmuskulatur (meta-; meros)
Paratyphus	Infektionskrankheit des Darms mit typhusähnlichem Verlauf (para-; typhus)
Perikardektomie	die operative Entfernung des Herzbeutels (peri-; kardia; ek-; tome)
Prophylaxe	die Vorbeugung, Verhütung von Krankheiten (pro-; phylaxis)
Symplasma	mehrkerniger Zellverband ohne feststellbare Grenzen (sym-; plasma)
Symptomatologie	die Lehre von den Krankheitszeichen (*früher auch Semiotik, Semiologie = Zeichenlehre genannt*)
Ambidextrie	gleich ausgeprägte Geschicklichkeit beider Hände (ambi-; dexter)
Distensionsluxation	Verrenkung (luxatio) infolge Überdehnung der Gelenkkapsel (dis-; tensio)
retrograde Amnesie	zeitlich zurückgehender (retro-; gradus) Gedächtnisverlust
Dysmenorrhoe	die erschwerte, schmerzhafte Monatsblutung (dys-; meno-; rhoia)
Ektotoxin	von Bakterien nach außen abgegebener Giftstoff (ekto-; toxon)
Endotoxin	innerhalb von Bakterien gebildeter Giftstoff, der erst nach deren Auflösung frei wird (endo-; toxon)
exotherm	chemischer oder physikalischer Prozeß, bei dem Wärme (thermo-) vom Körper nach außen (exo-) abgegeben wird
endotherm	chemischer oder physikalischer Prozeß, bei dem Wärme (thermo-) im Inneren (endo-) des Körpers gebunden wird
Hemianopsie	die Halbseitenblindheit (hemi-; an-; opsis), der Ausfall einer Gesichtsfeldhälfte
Mesenchym	das „in die Mitte hineingegossene" Gewebe (meso-; en-; chyma), aus dem sich die verschiedenen Formen des Stützgewebes differenzieren
Prosoplasie	die über das normale Maß hinausgehende Differenzierung von Zellen, z. B. bei malignen Tumoren (proso-; plasia)
Metabolit	stoffwechselwirksame Substanz (meta-; bole)
Rekonvaleszent	der Wiedererstarkende, der Genesende (re-; con-; valescentia)
Hyperglykämie	der erhöhte Blutzuckergehalt (hyper-; glyk-; haima)
Hypertensin	Substanz mit (blut)drucksteigernder Wirkung (hyper-; tensio)
Hypoxie	der Sauerstoffmangel (hypo-; oxygenium) im Gewebe

3. Praktische Anwendung anhand von terminologischen Beispielen

Achromatin	mit spezifischen Farbstoffmethoden nicht färbbarer Zellkernbestandteil (a-; chromat-)
Agalaktie	das Fehlen (a-) der Milchsekretion (galakt-) bei Wöchnerinnen
Anerythropoese	die fehlende Produktion von roten Blutkörperchen (an-; erythro-; poiesis)
Immunität	die angeborene oder erworbene Unempfänglichkeit für bestimmte Krankheitserreger (im-; munus = Pflicht) *im röm. Recht bedeutete immunitas ursprüngl. das Freisein von Tributpflichten*
indolent	keine Schmerzen spürend, schmerzunempfindlich (in-; dolens), auch gleichgültig

Erläutere nachstehende Praefixbildungen anhand der jeweiligen sprachlichen Elemente:

Abnormität; Absorption
Adrenalin; Arrosion
Kolliquationsnekrose; Dekompensation
Exsudat; Exulzeration
Inokulation; Intubation
interkurrent
Präklimakterium; Prämedikation
Reflektor
subhepatischer Abszeß
Amphiaster
Anabolie
Antisepsis; Antitoxin
Embolektomie
Epithel; Epoophoron
Katabolie; Katabiose
Metatarsalgie
Parametrium; parasympathisches System
Periodontium; Periost
Prothese
Syndesmologie; Systemerkrankung
Ambivalenz
Dissemination; retrograd
Dysmelie; Dysproteinämie
Exoallergie; exogen
Endoneurium; endogen
Eurhythmie
Hemiparese; Hemisphäre
Mesenzephalon; Mesarteriitis
Metamorphose; Methämoglobin
Revakzination; Rekanalisation
Hyperinsulinismus; Hypergenitalismus, Hyperchromie
Hypocholesterinämie; Hypokortizismus
Akinospermie; Anoxämie
Insuffizienz; Inkohärenz.

Zu § 30, S. 94

Bezeichne die Unterschiede zwischen:

Prophase	Apnoe	exokrin	Anaesthesie
Metaphase	Dyspnoe	endokrin	Paraesthesie
Anaphase	Hypopnoe	apokrin	Hyperaesthesie
Telophase	Hyperpnoe	holokrin	Hypaesthesie
Interphase	Eupnoe	merokrin	Hemianaesthesie
Perikard	Anaplasie	Epigastrium	Hyperthermie
Epikard	Kataplasie	Mesogastrium	Diathermie
Endokard	Dysplasie	Hypogastrium	Hypothermie
	Aplasie		
	Metaplasie		
	Neoplasie		

Merke: *1. Anhand der Praefixe sei noch einmal daran erinnert, daß die medizinische Fachsprache eine große Anzahl von Hybridbildungen verwendet. Häufig bestehen sie aus einem griechischen Praefix und einem lateinischen Wortstamm oder umgekehrt.*

Beispiele: Hypoventilation — die Unterbelüftung der Lunge, Herabsetzung der Atmung
Präkoma — das Vorstadium tiefer Bewußtlosigkeit

Erläutere sinngemäß:
Antikoagulantien; Antikonzeption; Dysfunktion; Hyperextension; Hyperventilation; Hypokortizismus; Periorbita; Peritendineum; Praestase; Subikterus.
2. Die lateinische Vorsilbe prae- und die griechisch-lateinische Vorsilbe pro- dienen in zahlreichen Zusammensetzungen zur Kennzeichnung eines Vorstadiums bzw. einer Vorstufe.

Beispiele: Prämenstrum — Zeit vor der Monatsregel
Prothrombin — Vorstufe des für die Blutgerinnung wichtigen Thrombins

Erläutere sinngemäß:
Präarthrose; Präsenium; Präformation; Präkanzerose
Proakzelerin; Provitamin; Proenzym; Promegaloblast; Pronukleus.

Aber:
Prolaktin — Hypophysenhormon, das u.a. die Milchabsonderung während der Stillzeit anregt und unterstützt, also für die Milchabsonderung dient.

Zu § 30

1. Vocabularium

a) I.: Lateinische Diminutive

1. -ŭlus, -ŭla, -ŭlum:

a) angulus, i m. der Winkel (z.B. von Knochenflächen)   anulus, i m. die kleine ringförmige Öffnung

bronchulus, i m.	die kleine Verzweigung des Bronchus	lobulus, i m.	das Läppchen, der lappenförmige Organteil
caliculus, i m.	der kleine Kelch, die Knospe	nodulus, i m.	das Knötchen
circulus, i m.	der kleine Kreis, Gefäßkranz	ramulus, i m.	das Ästchen, der kleine Arterienzweig
cumulus, i m.	der Hügel, die Anhäufung	sacculus, i m.	das Säckchen 1. Ausbuchtung eines Hohlorgans 2. Teil des Vestibulum im Innenohr
ductulus, i m.	der kleine Gang		
flocculus, i m.	das Flöckchen, kleiner Lappen des Kleinhirns		
		torulus, i m.	der kleine Wulst, kleine Ballen
globulus, i m.	das Kügelchen		
glomerulus, i m.	der Knäuel, Gefäßknäuel	tubulus, i m.	die kleine Röhre, der kleine Kanal
hamulus, i m.	das Häkchen, der hakenförmige Knochenfortsatz	volvulus, i m.	die kleine Drehung, Schlinge, Darmverschlingung
b) blastula, ae f.	der kleine „Blasenkeim", Stadium der Embryonalentwicklung	glandula, ae f.	die kleine Drüse
		habenula, ae f.	der kleine Zügel, kleine Streifen
capsula, ae f.	das Behältnis, die Kapsel 1. Umhüllung eines Körperorgans 2. Umhüllung eines Arzneimittels	lingula, ae f.	das Zünglein, der zungenförmige Organteil
		lunula, ae f.	das Möndchen 1. mondförmiges Gebilde 2. halbmondförmiges Feld am Nagelwall
cellula, ae f.	das Behältnis, die Zelle, kleine Körperzelle		
cupula, ae f.	die Kuppel, der kuppelförmige Teil eines Organs	macula, ae f.	der Fleck 1. Hautveränderung 2. fleckförmiger Organbezirk
fibula, ae f.	die Spange, Fibel, das Wadenbein		
		mandibula, ae f.	der Unterkiefer
fistula, ae f.	die kleine Röhre, das röhrenförmige Geschwür, die Fistel	morula, ae f.	die kleine Maulbeere 1. „Maulbeerkeim" 2. Teilungsform der Malariaplasmodien
fossula, ae f.	die kleine Grube, das Grübchen	papula, ae f.	das Bläschen, Hautknötchen, die Papel
gastrula, ae f.	der kleine Bauch, „Becherkeim"	pilula, ae f.	das Bällchen, die Pille

Zu § 30, S. 94

pustula, ae f.	das Bläschen, die Pustel, Eiterpustel	tabula, ae f.	die Tafel, das Brett, die Platte des Schädeldaches
radicula, ae f.	die kleine Wurzel	uvula, ae f.	die kleine Traube, das Zäpfchen
ranula, ae f.	das Fröschlein, die Froschgeschwulst, pralle Zyste am Mundboden	valvula, ae f.	der kleine Türflügel, die Klappe, die Schleimhautfalte
regula, ae f.	die Richtschnur, der Maßstab, die Regel	vesicula, ae f.	das Bläschen 1. blasenförmiges Organ 2. Hauteffloreszenz
scapula, ae f.	der kleine Schaft, das Schulterblatt		
scatula, ae f.	die Schachtel	zonula, ae f.	der kleine Gürtel, Aufhängeapparat der Augenlinse
scrofula, ae f.	die Halsdrüsen, Halsgeschwülste		
spatula, ae f.	der kleine Löffel, Spatel		

c) acetabulum, i n.	das Essigschälchen, die Hüftgelenkspfanne	iugulum, i n.	das kleine Joch, die Höhlung über dem Schlüsselbein, Drosselgrube
capitulum, i n.	das Köpfchen, Gelenkköpfchen		
cingulum, i n.	der Gürtel 1. Knochengürtel 2. gürtelförmiger Zug im Gehirn 3. gürtelförmiger Verband um den Brustkorb	ovulum, i n.	das kleine Ei
		septulum, i n.	die kleine Scheidewand
		speculum, i n.	der Spiegel, die Bezeichnung für Instrumente, welche die Besichtigung von Hohlräumen des Körpers gestatten
frenulum, i n.	der kleine Zügel, das Bändchen, die Haut-, Schleimhautfalte		
granulum, i n.	das Körnchen 1. Teil der körnigen Zellstruktur 2. Arzneimittelkörnchen		

d) multangulus, a, um — vielwinklig, vieleckig

2. -ŏlus, -ŏla, -ŏlum:

a) alveolus, i m.	die kleine Mulde, Wanne 1. Lungenbläschen 2. Zahnfächer	bronchiolus, i m.	die kleine Verzweigung des Bronchus

malleolus, i m.	der kleine Hammer, Fußknöchel	nucleolus, i m.	das Kernkörperchen
		petiolus, i m.	das Füßchen, der Stiel

b) areola, ae f. — der kleine Bezirk, kleine Hof
vacuola, ae f. — der kleine Plasmahohlraum, das Bläschen
arteriola, ae f. — die kleine Pulsader
variola, ae f. — die Pocken, Blattern
foveola, ae f. — die kleine Grube, das Grübchen

Im Plural begegnet:
rubeolae, arum f. — die Röteln (akute Infektionskrankheit)

c) centriolum, i n. — das Zentralkörperchen
hordeolum, i n. — das Gerstenkorn, Drüsenabszeß am Augenlid

3. -ĕllus, -ĕlla, -ĕllum:

a) gemellus, i m. — der Zwilling

b) fabella, ae f. — die kleine Bohne, Sesambein am Kniegelenk
micella, ae f. — die kleine Krume, Molekülgruppe, die am Aufbau eines Netz- bzw. Gerüstwerks beteiligt ist
fontanella, ae f. — die kleine Quelle, Knochenlücke am Schädel von Neugeborenen
mitella, ae f. — die kleine Kopfbinde, das Armtragetuch
glabella, ae f. — die kleine Glatze, Stirnglatze
patella, ae f. — die kleine Schüssel, Kniescheibe
lamella, ae f. — das Blättchen, Plättchen
tabella, ae f. — die kleine Tafel, Tabelle
varicella, ae f. — die kleinen Pocken, Windpocken, Schafpocken

c) cerebellum, i n. — das Kleinhirn
rostellum, i n. — der kleine Schnabel, Rüssel
flagellum, i n. — die Geißel, Peitsche
scalpellum, i n. — das kleine Messer, Operationsmesser

d) amarellus, a, um — bitterlich

Zu § 30, S. 94

4. -illus, -illa, -illum:

a) bacillus, i m.   das Stäbchen, Gattung stabförmiger Spaltpilze

pastillus, i m.   das Arzneiplätzchen

penicillus, i m.   das kleine Pinselchen: die Pinselarterien der Milz

Im Plural begegnet:

morbilli, orum m.   die kleine Erkrankung, Masern

b) axilla, ae f.   die Achsel, Achselhöhle

fibrilla, ae f.   das Fäserchen, Muskel- bzw. Nervenfäserchen

mamilla, ae f.   die kleine Brust, Brustwarze

maxilla, ae f.   die Kinnlade, Oberkieferbein

papilla, ae f.   die kleine Warze
1. warzenförmige Erhebung von Organen
2. Brustwarze, Zitze

pupilla, ae f.   das Püppchen, die Augenpupille

tonsilla, ae f.   die Mandel, der mandelförmige Gewebslappen eines Organs

c) spirillum, i n.   die kleine Windung, das Schraubenbakterium

penicillum, i n.   der Pinsel
aber:
penicillium, i n.   der Pinselschimmel

5. -culus, -cula, -culum:

a) articulus, i m.   das Gelenk

canaliculus, i m.   die kleine Röhre, der kleine Körperkanal

carbunculus, i m.   eine Gruppe dicht beieinander stehender Furunkel (siehe unten) *(eigentl. die kleine Kohle)*

carunculus, i m.   das kleine Stück Fleisch, Fleischwärzchen

colliculus, i m.   der kleine Hügel, kleine Vorwölbung

denticulus, i m.   das Zähnchen, Dentinneubildung im Zahninneren

fasciculus, i m.   das kleine Bündel, Muskel- bzw. Nervenbündel

folliculus, i m.   der kleine Sack, Balg
1. Drüsenschlauch
2. Zellhülle des reifen Eis

fonticulus, i m.   die kleine Quelle, Knochenlücke am Schädel von Neugeborenen

funiculus, i m.   das kleine Seil, Strick, kleiner Gewebsstrang, Nervenstrang

furunculus, i m.   der kleine Eiterpfropf, das kleine Eitergeschwür

homunculus, i m.   das Menschlein

monticulus, i m.   der kleine Berg, größter Abschnitt des oberen Kleinhirnwurms

1. Vocabularium

musculus, i m.	das Mäuslein, der Muskel	testiculus, i m.	der Hoden
orbiculus, i m.	das Scheibchen, der kleine Kreis	utriculus, i m.	der kleine Balg, Schlauch 1. sackförmiges Organ 2. Vorhofsäckchen der häutigen Bogengänge
panniculus, i m.	das Läppchen, der Fetzen		
pediculus, i m.	die Laus	ventriculus, i m.	der kleine Bauch 1. bauchartige Ausstülpung eines Organs 2. Herz- bzw. Gehirnkammer
pedunculus, i m.	der kleine Fuß, Stiel, stielartige Basis eines Organs		

b) auricula, ae f.	das äußere Ohr 1. Ohrläppchen 2. Ohrmuschel 3. ohrförmiges Anhängsel eines Organs	nubecula, ae f.	das Wölkchen 1. Hornhauttrübung 2. wolkige Trübung des Harns
		particula, ae f.	das Teilchen, die Partikel
clavicula, ae f.	der kleine Schlüssel, das Schlüsselbein	pellicula, ae f.	das Fellchen, Plasmahäutchen der Einzeller
cuticula, ae f.	das Häutchen		
lenticula, ae f.	die kleine Linse	trabecula, ae f.	der kleine Balken, das balkenartige Gewebsbündel
molecula, ae f.	die kleine Masse, das Molekül		
navicula, ae f.	das kleine Schiff, der Kahn	vallecula, ae f.	das kleine Tal, die Einsenkung

c) corpusculum, i n.	das Körperchen, kleines einheitliches Gebilde im Körper	reticulum, i n.	das kleine Netz
		tuberculum, i n.	der kleine Höcker, Buckel 1. knötchenförmige Schwellung 2. kleiner Vorsprung bes. an Knochen
gubernaculum, i n.	das Steuerruder, die Lenkung, Urnierenleitband		
operculum, i n.	der Deckel, deckelartiger Teil eines Organs	vasculum, i n.	das kleine Blutgefäß
		vehiculum, i n.	das Fahrzeug, die Transportsubstanz (*die ein Medikament an den Ort seiner Wirkung bringt*)
ossiculum, i n.	das Knöchelchen		

a) II.: Griechische Diminutive

1. -iscus

lemniscus, i m.	die kleine Schlinge, Band aus Nervenfasern, Nervenbahn	meniscus, i m.	das Möndchen, scheibenförmige Gebilde, der seitliche Schaltknorpel

Zu § 30, S. 94

obeliscus, i m.	der freistehende Spitzpfeiler, Monolith	trochiscus, i m.	das Rädchen

2. *-idium:*

balantidium, i n.	der kleine Beutel, Protozoengattung	coccidium, i n.	die kleine Beere, im Darm parasitierendes Sporentierchen
clostridium, i n.	die kleine Spindel, Gattung sporenbildender Bakterien		

b) I.: Lateinische Adjektivsuffixe

-ālis, e:

abdominalis, e	zum Bauch, zum Unterleib gehörig	cardinalis, e	wichtig, hauptsächlich
acromialis, e	zur Schulterhöhe gehörig	caudalis, e	nach dem Schwanz, dem Ende zu gelegen
		causalis, e	ursächlich
analis, e	den After betreffend	centralis, e	in der Mitte gelegen
apicalis, e	die Spitze eines Organs betreffend	cerebralis, e	das Hirn betreffend
		cerebrospinalis, e	das Hirn und Rückenmark betreffend
arachnoidalis, e	die Spinngewebshaut betreffend	cervicalis, e	1. den Nacken betreffend
arterialis, e	die Pulsschlagadern betreffend		2. den Gebärmutterhals betreffend
artificialis, e (*in zahlr. Lehr- u. Wörterbüchern fälschl.: arteficialis*)	künstlich herbeigeführt	chondralis, e	zum Knorpel gehörig
		conchalis, e	muschelförmig
autumnalis, e	herbstlich, im Herbst auftretend	cornealis, e	die Augenhornhaut betreffend
basalis, e	1. an der Grundfläche liegend 2. grundlegend	corticalis, e	zur Rinde gehörig
		costalis, e	zur Rippe gehörig
		cranialis, e	1. zum Kopf gehörig 2. kopfwärts gelegen
bicipitalis, e	zweiköpfig		
bicuspidalis, e	zweizipflig	cruralis, e	zum Unterschenkel gehörig
brachialis, e	zum Arm, Oberarm gehörig	cubitalis, e	zum Ellenbogen gehörig
bronchialis, e	zu den Bronchien gehörig	dentalis, e	die Zähne betreffend
		digitalis, e	1. mit dem Finger 2. die Finger bzw. die Zehen betreffend
buccalis, e	zur Backe, Wange gehörig		
		dorsalis, e	zum Rücken gehörig, auf der Rückseite gelegen
caecalis, e	zum Blinddarm gehörig		
cardialis, e	das Herz betreffend		

duodenalis, e	zum Zwölffingerdarm gehörig	lingualis, e	die Zunge betreffend
		localis, e	örtlich
embryonalis, e	zum Keimling gehörig, unreif	longitudinalis, e	längsgerichtet
		lumbalis, e	zu den Lenden gehörig
essentialis, e	wesentlich, lebensnotwendig, wesenseigen (s. S. 165)	lumbricalis, e	regenwurmähnlich
		manualis, e	die Hand betreffend, mit der Hand vorgenommen
ethmoïdalis, e	siebähnlich, zum Siebbein gehörig		
facialis, e	zum Gesicht gehörig	marginalis, e	randständig
femoralis, e	zum Oberschenkel gehörig	medialis, e	in der Mitte liegend
		mediastinalis, e	zum Mittelfell gehörig
fetalis, e	zum Fetus gehörig	medicinalis, e	medizinisch
focalis, e	1. den Brennpunkt betreffend 2. einen infektiösen Krankheitsherd betreffend	mentalis, e	zum Kinn gehörig
		mesialis, e	nach der Kinn- bzw. Oberkiefermitte zu gelegene Seite eines Zahns
frontalis, e	stirnwärts	mitralis, e	zur Mitralklappe gehörig
generalis, e	allgemein, generell		
genitalis, e	zu den Geschlechtsorganen gehörig	nasalis, e	zur Nase gehörig
		nervalis, e	die Nerventätigkeit betreffend
gingivalis, e	zum Zahnfleisch gehörig		
glenoidalis, e	dem glänzenden Augapfel ähnlich, den glänzenden Knorpelüberzug betreffend	neuralis, e	auf einen Nerv bezüglich
		normalis, e	regelmäßig
		nuchalis, e	zum Nacken gehörig
habitualis, e	gewohnheitsmäßig	omentalis, e	zum Netz gehörig
haemorrhoïdalis, e	zum Venengeflecht des Mastdarms gehörig	oralis, e	zum Mund gehörig
		orbitalis, e	zur Augenhöhle gehörig
inguinalis, e	zur Leistengegend gehörig		
		ovalis, e	eiförmig
intestinalis, e	zum Darmkanal gehörig	ovarialis, e	zum Eierstock gehörig
		palpebralis, e	zum Augenlid gehörig
labialis, e	zu den Lippen gehörig, lippenwärts	parietalis, e	1. seitlich 2. zum Scheitelbein gehörig
lacrimalis, e	auf die Tränen bezüglich		
lateralis, e	seitlich, seitwärts gelegen	partialis, e	teilweise, nicht vollständig
letalis, e	tödlich	pectoralis, e	zur Brust gehörig
lienalis, e	die Milz betreffend	perinealis, e	zum Damm gehörig

Zu § 30, S. 94

pinealis, e	zur Zirbeldrüse gehörig	spiralis, e	spiralförmig, gewunden
pleuralis, e	zum Brustfell gehörig	sternalis, e	zum Brustbein gehörig
portalis, e	die Leberpforte betreffend	temporalis, e	zu den Schläfen gehörig
		terminalis, e	zum Ende gehörig, an einer Grenze verlaufend
posterolateralis, e	hinten und seitlich gelegen		
primordialis, e	ursprünglich, die Anfänge der Embryonalentwicklung betreffend	thoracalis, e	zum Brustkorb gehörig
		tibialis, e	zum Schienbein gehörig
proximalis, e	der Körpermitte zu gelegen	totalis, e	gesamt
		trachealis, e	zur Luftröhre gehörig
pudendalis, e	zur Schamgegend gehörig	tricuspidalis, e	dreizipflig
		umbilicalis, e	zum Nabel gehörig
puerperalis, e	zum Wochenbett gehörig	unilateralis, e	nur eine Körperseite betreffend
pulmonalis, e	die Lunge betreffend	universalis, e	gesamt, den ganzen Körper betreffend
pyramidalis, e	pyramidenförmig		
radialis, e	zur Unterarmspeiche gehörig	urethralis, e	zur Harnröhre gehörig
		urinalis, e	den Harn betreffend
radicalis, e	mit der Wurzel, gründlich, umfassend	urogenitalis, e	zum Harn- und Geschlechtsapparat gehörig
rectalis, e	zum Mastdarm gehörig		
regionalis, e	einen bestimmten Körperbezirk betreffend	vaginalis, e	zur weiblichen Scheide gehörig
renalis, e	die Nieren betreffend	ventralis, e	1. bauchwärts gelegen 2. zum Bauch gehörig
sacralis, e	zum Kreuzbein gehörig		
sagittalis, e	pfeilartig, in der Pfeilrichtung gelegen	vertebralis, e	zu den Wirbeln gehörig
		verticalis, e	1. senkrecht 2. zum Scheitel eines Organs gehörig
scrotalis, e	zum Hodensack gehörig		
segmentalis, e	zum Segment gehörig	vesicalis, e	zur Harnblase gehörig
seminalis, e	den Samen betreffend	visceralis, e	die Eingeweide betreffend
sexualis, e	auf das Geschlecht bezogen	vitalis, e	das Leben betreffend
spinalis, e	zur Wirbelsäule gehörig	vocalis, e	die Stimme betreffend
		zonalis, e	gürtelförmig
-āris, e:			
alaris, e	flügelförmig	ampullaris, e	zur Ampulle gehörig
alveolaris, e	mit kleinen Hohlräumen versehen	angularis, e	winklig, zu einem Winkel gehörig

1. Vocabularium

anularis, e	ringförmig	macularis, e	fleckförmig, zum Fleck gehörig
articularis, e	zu einem Gelenk gehörig	malleolaris, e	zum Knöchel gehörig
auricularis, e	ohrförmig, zu den Ohren gehörig	mamillaris, e	zur Brustwarze gehörig
		mandibularis, e	zum Unterkiefer gehörig
axillaris, e	zur Achselhöhle gehörig	maxillaris, e	zum Oberkiefer gehörig
basocellularis, e	zu den Basalzellen gehörig	medullaris, e	zum Mark gehörig
		miliaris, e	hirsekornartig
biliaris, e	die Galle betreffend	molaris, e	zum Zermahlen dienend, zum Backenzahn gehörig
bilocularis, e	zweifächrig		
capillaris, e	haarfein		
capsularis, e	eine Organ- bzw. Gelenkkapsel betreffend	molecularis, e	die Moleküle betreffend
cellularis, e	die Zellen betreffend	multilocularis, e	1. an vielen Stellen auftretend 2. vielkammrig
cerebellaris, e	das Kleinhirn betreffend		
		muscularis, e	zum Muskel gehörig
ciliaris, e	zu den Augenwimpern gehörig	navicularis, e	kahnförmig
		nuclearis, e	1. zum Zellkern gehörig 2. den Atomkern betreffend
circularis, e	kreisförmig, periodisch wiederkehrend		
clavicularis, e	das Schlüsselbein betreffend	olivaris, e	olivenförmig
		orbicularis, e	kreisförmig, ringförmig
cochlearis, e	die Ohrschnecke betreffend	palmaris, e	zur Hohlhand gehörig
		papillaris, e	warzenartig
condylaris, e	den Gelenkfortsatz betreffend	patellaris, e	zur Kniescheibe gehörig
fibularis, e	zum Wadenbein gehörig	placentaris, e	den Mutterkuchen betreffend
follicularis, e	schlauchartig		
glandularis, e	zu einer Drüse gehörig	plantaris, e	zur Fußsohle gehörig
granularis, e	körnig	pupillaris, e	zur Pupille gehörig
iugularis, e	zur Drosselgrube gehörig	radicularis, e	die Nervenwurzel betreffend
		reticularis, e	netzförmig
lacunaris, e	höhlenartig, buchtig	scapularis, e	zum Schulterblatt gehörig
lenticularis, e	linsenförmig		
linearis, e	linienförmig	singularis, e	einzeln vorkommend
lobaris, e	zum Lappen gehörig	solaris, e	1. sonnenförmig 2. durch Sonnenstrahlen hervorgerufen
lobularis, e	zum Läppchen gehörig		

Zu § 30, S. 94

talaris, e	zum Sprungbein gehörig	ventricularis, e	zu einem Ventrikel gehörig
tonsillaris, e	zu den Rachen- bzw. Gaumenmandeln gehörig	vesicularis, e	blasenartig
		vestibularis, e	zum Vorhof gehörend, das Gleichgewichtsorgan betreffend
triangularis, e	dreiwinklig, dreieckig		
tubularis, e	röhrenförmig	volaris, e	auf der Seite der Hohlhand liegend
ulnaris, e	zur Elle gehörig		
vascularis, e	1. zu den Gefäßen gehörend 2. Gefäße enthaltend	vulgaris, e	gewöhnlich, alltäglich

-ārius, a, um:

alimentarius, a, um	mit der Ernährung zusammenhängend	urinarius, a, um	zum Harn gehörend
		vegetarius, a, um	sich von Pflanzen ernährend
coronarius, a, um	kranzartig		
hereditarius, a, um	erblich	vicarius, a, um	stellvertretend die Funktion eines ausgefallenen Organs übernehmend
ordinarius, a, um	ordentlich		
pituitarius, a, um	schleimig, zur Hypophyse gehörig		
		voluntarius, a, um	freiwillig
solitarius, a, um	einzeln, vereinzelt		

-ĕus, a, um:

amylaceus, a, um	aus Stärke bestehend	membranaceus, a, um	membranartig, häutig
aqueus, a, um	aus Wasser bestehend		
caesareus, a, um	kaiserlich	osseus, a, um	knöchern
carneus, a, um	fleischig	pectineus, a, um	zum Schambeinkamm gehörig
cartilagineus, a, um	knorplig		
		sebaceus, a, um	aus Talg bestehend
corneus, a, um	hörnern, aus verhornten Zellen bestehend	simultaneus, a, um	gleichzeitig stattfindend
		spontaneus, a, um	von selbst, ohne äußeren Einfluß entstehend
cutaneus, a, um	zur Haut gehörig		
eburneus, a, um	elfenbeinartig	tendineus, a, um	sehnig
felleus, a, um	zur Galle gehörig	vitreus, a, um	gläsern

-īnus, a, um:

anserinus, a, um	zur Gans gehörig, gänseähnlich	equinus, a, um	1. zum Pferd gehörig 2. spitzfüßig
calcarinus, a, um	zum Sporn gehörig	femininus, a, um	weiblich, zur Frau gehörig
caninus, a, um	zum Hund gehörig, zum Eckzahn gehörig		
		leontinus, a, um	löwenähnlich

1. Vocabularium

masculinus, a, um	männlich, zum Mann gehörig	pelvinus, a, um	zum Becken gehörig
palatinus, a, um	zum Gaumen gehörig	uterinus, a, um	zur Gebärmutter gehörig

-īlis, e:

febrilis, e	fieberhaft, fiebrig	senilis, e	greisenhaft, im hohen Lebensalter auftretend
iuvenilis, e	jugendlich, in der Jugend auftretend	virilis, e	männlich, den Mann bzw. das männliche Geschlecht betreffend
puerilis, e	kindlich, im Kindesalter auftretend		

-ĭlis, e:

deb|ilis, e	schwächlich	lab|ilis, e	schwankend, gleitend
facilis, e	leicht zu tun	similis, e	ähnlich, gleichartig
fragilis, e	zerbrechlich	sterilis, e	1. unfruchtbar
fertilis, e	fruchtbar		2. keimfrei, aseptisch
gracilis, e	dünn, schlank, schmal	utilis, e	nützlich

-bĭlis, e:

mobilis, e	beweglich	stabilis, e	fest stehend, beständig
operabilis, e	operierbar	vegetabilis, e	pflanzlich
sensibilis, e	empfindlich	visibilis, e	sichtbar
solubilis, e	löslich	vulnerabilis, e	verwundbar

-ensis, e:

forensis, e	zum Markt gehörig, gerichtlich	hortensis, e	den Garten betreffend

-fer, -fera, -ferum:

bilifer, fera, ferum	galleleitend	somnifer, fera, ferum	schlafbringend
lactifer, fera, ferum	milchführend		
seminifer, fera, ferum	samenführend	sudorifer, fera, ferum	schweißtreibend

-ōsus, a, um:

adiposus, a, um	fettleibig, verfettet	caseosus, a, um	käsig, käseartig
arteriosus, a, um	reich an Arterien	cavernosus, a, um	höhlenreich, löchrig
bullosus, a, um	blasig, blasenreich	chylosus, a, um	aus Chylus bestehend, milchig
callosus, a, um	schwielig		
carcinomatosus, a, um	krebshaltig, voller Krebs	dolorosus, a, um	schmerzlich
		dubiosus, a, um	zweifelhaft

Zu § 30, S. 94

fibrinosus, a, um	fibrinartig, fibrinhaltig	phlegmonosus, a, um	mit eitriger Entzündung einhergehend
fibrosus, a, um	faserreich		
furunculosus, a, um	voller Furunkel, mit zahlreichen Furunkeln behaftet	pigmentosus, a, um	Pigment enthaltend
		pulposus, a, um	voll von weichem Mark
gangraenosus, a, um	mit Gangränbildung einhergehend	racemosus, a, um	traubenförmig
		serosus, a, um	aus Serum bestehend, reich an Blutflüssigkeit
gelatinosus, a, um	gallertig, leimig		
glomerulosus, a, um	reich an Gefäßknäueln	spinosus, a, um	stachelig, dornig
		spongiosus, a, um	schwammig, porös
granulosus, a, um	körnerreich	squamosus, a, um	schuppig, schuppenreich
gummosus, a, um	Gummen bildend, gummenreich		
lamellosus, a, um	reich an Plättchen	tuberculosus, a, um	an Tuberkulose leidend, eine Tbc. betreffend
leprosus, a, um	an Lepra leidend, aussätzig		
maculosus, a, um	fleckenreich	tuberosus, a, um	höckrig, knotenreich
membranosus, a, um	membranreich	typhosus, a, um	typhusartig
		ulcerosus, a, um	geschwürig, geschwürreich
mucosus, a, um	schleimig, schleimabsondernd	varicosus, a, um	krampfadrig
nervosus, a, um	nervenreich	vasculosus, a, um	gefäßreich
nodosus, a, um	knotig, knotenreich	venosus, a, um	venenreich
oleosus, a, um	ölig	ventosus, a, um	voll Wind, bläschenförmig aufgetrieben
papulosus, a, um	mit Papelbildung einhergehend		
		vertiginosus, a, um	schwindelig
perniciosus, a, um	bösartig, verderblich	vesiculosus, a, um	bläschenreich
petrosus, a, um	felsig, felsenreich, zum Felsenbein gehörig	villosus, a, um	zottenreich
		vitiosus, a, um	fehlerhaft, irrig

-lentus, a, um:

faeculentus, a, um	voll Kot, kotig	sanguinolentus, a, um	voll Blut, blutig
flatulentus, a, um	voll Gas, blähsüchtig		
purulentus, a, um	voll Eiter, eitrig	virulentus, a, um	schädlich, voller Gift, aktiv krankmachend

-ōrius, a, um:

levatorius, a, um	zum Heber gehörend	olfactorius, a, um	der Geruchsempfindung dienend
motorius, a, um	der Bewegung dienend		
oculomotorius, a, um	zu den das Auge bewegenden (Muskeln) gehörend	risorius, a, um	zum Lachen dienend
		salivatorius, a, um	zum Speichel gehörend

1. Vocabularium

sartorius, a, um	zum Schneidern dienlich	sensorius, a, um	die Aufnahme von Sinnesempfindungen betreffend
scriptorius, a, um	dem Schreiben dienend	tectorius, a, um	eine Bedeckung bildend

-formis, e:

acneiformis, e	akneähnlich	herpetiformis, e	herpesähnlich
bacilliformis, e	stäbchenförmig	lentiformis, e	linsenförmig
choreiformis, e	veitstanzartig	pampiniformis, e	rankenförmig
cochleariformis, e	löffelförmig	piriformis, e	birnenförmig
cruciformis, e	kreuzförmig	pisiformis, e	erbsenförmig
cuneiformis, e	keilförmig	puriformis, e	eiterähnlich
falciformis, e	sichelförmig	restiformis, e	strangförmig
filiformis, e	fadenförmig	sacciformis, e	sackförmig
fundiformis, e	schleuderförmig	vermiformis, e	wurmförmig
fungiformis, e	pilzförmig	verruciformis, e	warzenförmig
fusiformis, e	spindelförmig	scarlatiniformis, e	scharlachartig
glomiformis, e	knäuelförmig		

-īvus, a, um:

activus, a, um	wirksam, tätig	negativus, a, um	verneinend, nicht für das Bestehen einer Krankheit sprechend
aestivus, a, um	sommerlich		
auditivus, a, um	das Gehör betreffend	palliativus, a, um	die Beschwerden, nicht die Ursache einer Krankheit bekämpfend
carminativus, a, um	„singend", zum Abgang von Blähungen anregend	passivus, a, um	untätig, unselbständig
		positivus, a, um	bejahend, für das Bestehen einer Krankheit sprechend
cumulativus, a, um	häufend, sich steigernd		
curativus, a, um	pflegend, heilend	primitivus, a, um	anfänglich, urtümlich
formativus, a, um	die Form, Gestalt betreffend	purgativus, a, um	abführend
germinativus, a, um	den Keim betreffend	sedativus, a, um	beschwichtigend, beruhigend
		sensitivus, a, um	empfindlich, der Empfindung dienend
lascivus, a, um	unanständig, schlüpfrig		
nativus, a, um	in natürlichem Zustand, angeboren, ursprünglich	vegetativus, a, um	belebend, das autonome Nervensystem betreffend

Zu § 30, S. 94

b) II.: Griechische Adjektivsuffixe

-ăcus, a, um:

aphrodisiacus, a, um	zum Liebesgenuß gehörig	coeliacus, a, um	zur Bauchhöhle gehörig
cardiacus, a, um	1. zum Herzen gehörig 2. zum Mageneingang gehörig	iliacus, a, um	zum Darmbein gehörig

-ĭcus, a, um:

allergicus, a, um	auf Allergie beruhend	diploicus, a, um	die Diploë betreffend
aorticus, a, um	die Hauptschlagader betreffend	elasticus, a, um	dehnbar, biegsam
aromaticus, a, um	aromatisch	entericus, a, um	zu den Eingeweiden gehörig
arthriticus, a, um	die Gelenkentzündung betreffend	gastricus, a, um	zum Magen gehörig
asthmaticus, a, um	das Asthma betreffend	gonorrhoicus, a, um	den Tripper betreffend
brachiocephalicus, a, um	den Arm und den Kopf betreffend	haemorrhagicus, a, um	zu Blutungen führend
caroticus, a, um	zur Kopfschlagader gehörig	hepaticus, a, um	zur Leber gehörig
		Hippocraticus, a, um	hippokratisch
causticus, a, um	brennend, ätzend	iridicus, a, um	zur Regenbogenhaut des Auges gehörend
chloricus, a, um	durch Einwirkung von Chlor entstanden, chlorsauer	ischiadicus, a, um	zum Sitzbein gehörig
		laryngicus, a, um	zum Kehlkopf gehörig
chronicus, a, um	lange dauernd, langsam verlaufend	leucaemicus, a, um	die Leukämie betreffend
colicus, a, um	zum Grimmdarm gehörig	myentericus, a, um	zur Muskulatur des Darms gehörend
conicus, a, um	kegelförmig	omphalo-entericus, a, um	zu Nabel und Darm gehörig
cotylicus, a, um	becherförmig		
cresolicus, a, um	Kresol enthaltend	ophthalmicus, a, um	zum Auge gehörig
cyclicus, a, um	periodisch wiederkehrend		
		oticus, a, um	zum Ohr gehörig
cylindricus, a, um	walzenförmig	pancreaticus, a, um	zur Bauchspeicheldrüse gehörend
cysticus, a, um	1. zur Blase gehörig 2. zystenbildend	pharyngicus, a, um	zum Schlund gehörig
digastricus, a, um	zweibäuchig (vom Muskel gesagt)	phrenicus, a, um	zum Zwerchfell gehörig
diphthericus, a, um	diphtherisch	pyloricus, a, um	den Magenausgang betreffend

rheumaticus, a, um	den Rheumatismus betreffend	stomachicus, a, um	den Magen betreffend
sardonicus, a, um	maskenartig verzerrt, grinsend	stypticus, a, um	zusammenziehend, blutstillend
spermaticus, a, um	zum Samen gehörig	thalamicus, a, um	zum Sehhügel gehörig
sphaericus, a, um	kugelrund	thoracicus, a, um	zum Brustkorb gehörig
splanchnicus, a, um	zu den Eingeweiden gehörig	trochantericus, a, um	zum Rollhügel gehörig
splenicus, a, um	zur Milz gehörig	uraemicus, a, um	auf Harnvergiftung beruhend
		uretericus, a, um	zum Harnleiter gehörig

Merke: *Folgende wichtige lateinische Wörter sind von der Fachsprache mit dem Suffix -ĭcus verbunden worden:*

luicus, a, um   die Lues (Syphilis) betreffend
(Das häufig begegnende Adjektivum lueticus a, um ist eine falsche Ableitung von lues; allein luicus, a, um ist richtig)
ovaricus, a, um   zum Eierstock gehörig
pubicus, a, um   zur Schamgegend gehörend
tabicus, a, um   zur Tabes gehörig

Gänzlich aus dem Lateinischen stammt außerdem:
pūblicus, a, um   öffentlich.

-ēus, a, um:

anconeus, a, um	zum Ellenbogen gehörig	laryngeus, a, um	zum Kehlkopf gehörig
carpeus, a, um	zur Handwurzel gehörig	meningeus, a, um	zur Hirnhaut gehörend
		oesophageus, a, um	zur Speiseröhre gehörend
coccygeus, a, um	zum Steißbein gehörig	peroneus, a, um	zum Wadenbein gehörig
condyleus, a, um	zum Condylus gehörig		
glossopharyngeus, a, um	zur Zunge und zum Schlund gehörig	phalangeus, a, um	zu einem Finger- oder Zehenglied gehörig
gluteus, a, um	zur Hinterbacke gehörig	pharyngeus, a, um	zum Schlund gehörig
		popliteus, a, um	zur Kniekehle gehörig

-ĭnus, a, um:

adamantinus, a, um	zum Zahnschmelz gehörig	chondrinus, a, um	zum Knorpel gehörig
amygdalinus, a, um	zur Mandel gehörig	crystallinus, a, um	zum Kristall gehörig

Merke: *Aus dem Lateinischen stammen die Wörter:*
bigeminus, a, um   zweimal, doppelt
trigeminus, a, um   dreimal, dreifach
quadrigeminus, a, um   viermal, vierfach.

Zu § 30, S. 94

-oideus, a, um

amygdaloideus, a, um	mandelförmig	hyoideus, a, um	ypsilonförmig, zum Zungenbein gehörig
arachnoideus, a, um	der Spinngewebshaut ähnlich	lambdoideus, a, um	dem Buchstaben Λ ähnlich
arytenoideus, a, um	gießkannenähnlich	mastoideus, a, um	warzenförmig, zum Warzenfortsatz gehörig
bulboideus, a, um	zwiebelförmig	pterygoideus, a, um	flügelförmig
chorioideus, a, um	1. zur Aderhaut des Auges gehörig 2. dem Chorion ähnlich bezüglich des Gefäßreichtums (z.B. die Adergeflechte des Gehirns)	rhomboideus, a, um	rautenförmig
		scaphoideus, a, um	kahnförmig
		sesamoideus, a, um	der Sesamschote ähnlich
clinoideus, a, um	lagerförmig, bettähnlich	sigmoideus, a, um	sigmaförmig
coracoideus, a, um	rabenschnabelähnlich	sphaeroideus, a, um	kugelförmig
coronoideus, a, um	kronenartig, kranzartig	sphenoideus, a, um	keilförmig, zum Keilbein gehörig
cricoideus, a, um	ringförmig	styloideus, a, um	griffelförmig, zum Griffelfortsatz gehörig
cuboideus, a, um	würfelförmig	thyreoideus, a, um	schildförmig
deltoideus, a, um	deltaförmig	trapezoideus, a, um	trapezförmig
hyaloideus, a, um	glasartig, zum Glaskörper des Auges gehörig	trochoideus, a, um	radförmig
		xiphoideus, a, um	schwertförmig, zum Schwertfortsatz gehörig

Merke: *Folgende Wörter sind von der anatomischen Nomenklatur substantiviert worden:*
  arachnoidea, ae f.   die spinngewebsähnliche Haut
  chorioidea, ae f.   die Aderhaut des Auges

-oïdes:

cancroides	krebsähnlich	eunuchoides	eunuchenähnlich
carcinoides	krebsartig	lichenoides	flechtenartig
cheloides	krebsscherenartig, krallenförmig	lupoides	lupusähnlich
		osteoides	knochenähnlich
cirsoides	unregelmäßig verdickt, rankenartig verzweigt	pityroides	kleieförmig
epitheloides	epithelzellenähnlich	rheumatoides	rheumatismusähnlich
erysipeloides	wundrosenartig	seborrhoides	talg-, fettartig

1. Vocabularium

Merke: *Folgende Wörter sind von der klinischen Terminologie substantiviert worden:*

Erysipeloid	ein wundrosenartiger Ausschlag, der von Rotlaufbakterien hervorgerufen wird
Kankroid	ein relativ gutartiger Hautkrebs ohne Metastasierung
Karzinoid	meist relativ gutartige Geschwülste infolge versprengten Keimgewebes, gelegentlich aber wuchernd und metastasierend; häufig im Wurmfortsatz
Keloid (urspr. Cheloid)	häufig aus einer Narbe hervorgehend
Rheumatoid	rheumatismusartige Gelenkerkrankungen, besonders im Verlauf einer Sepsis
Sarkoid	sarkomähnliche Geschwulst.

Auch die Terminologie der organischen und Biochemie substantiviert Wörter mit dieser Endung, um bestimmte, einander ähnliche Stoffe zusammenzufassen:

Karotinoide	dem Karotin ähnliche lipochrome Stoffe
Kolloide	leimähnliche, nur schwer lösliche Stoffe
Lipoide	fettähnliche Körperstoffe
Protenoide	Gerüsteiweiße etc.

-ticus, a, um:

acusticus, a, um	zum Hören befähigt	pepticus, a, um	zur Verdauung gehörig
ancylopoeticus, a, um	eine Krümmung hervorrufend	phlogisticus, a, um	entzündlich
dendriticus, a, um	verästelt, verzweigt	plasticus, a, um	verformbar, verschieblich
haemolyticus, a, um	eine Hämolyse bewirkend	septicus, a, um	1. nicht keimfrei 2. die Sepsis betreffend
histolyticus, a, um	die Histolyse bewirkend	spasticus, a, um	krampfartig, an Krämpfen leidend
hypnoticus, a, um	einschläfernd, den Willen lähmend	staticus, a, um	das Gleichgewicht betreffend
lymphaticus, a, um	die Lymphe betreffend	statoacusticus, a, um	das Gleichgewicht und das Hören betreffend
maranticus, a, um	verfallend, schwindend	syphiliticus, a, um	syphilitisch
narcoticus, a, um	betäubend, berauschend	thromboticus, a, um	die Thrombose betreffend
neuroticus, a, um	unter Neurose leidend	traumaticus, a, um	durch Verletzung entstanden, traumatisch
opticus, a, um	zum Sehen befähigt, das Sehen betreffend	zygomaticus, a, um	jochbogenähnlich, zum Jochbogen gehörig

Zu § 30, S. 94

c) *Griechische Substantiv-Suffixe*

1. -ia:

Eine Anzahl wichtiger Begriffsbildungen mit dieser Endung stammen bereits aus der hippokratischen und alexandrinischen Medizin. Dabei handelt es sich um Krankheiten, die (teils zu Recht, teils zu Unrecht) als Entzündungen angesehen wurden; zum Beispiel:

alopecia, ae f.	der Haarschwund, die Kahlheit (wörtl. *Fuchsräude*)	malacia, ae f.	die Erweichung
cachexia, ae f.	die Abzehrung, der Kräfteverfall (eigentl. *kako-* u. *hexia* = *der schlechte Zustand*)	mania, ae f.	die Raserei, psychotische Phase im Rahmen der manisch-depressiven Erkrankungen
haemorrhagia, ae f.	die Blutung	melancholia, ae f.	die Schwermut (*früher der Überschuß an schwarzer Galle*)
lethargia, ae f.	die Schlafsucht, Gleichgültigkeit gegen äußere Eindrücke	ophthalmia, ae f.	die Augenentzündung
		pneumonia, ae f.	die Lungenentzündung

Schon von der Spätantike bis in die Gegenwart wurden dann zahlreiche Wortverbindungen als Krankheitsbezeichnungen verschiedenster Art mit der Endung -ia versehen, die sich teils an antike Bildungen anlehnten, z.T. aber völlig neu geschaffen wurden; zum Beispiel:

allergia, ae f.	die Überempfindlichkeit gegen die Berührung mit bestimmten Stoffen	idiotia, ae f.	die eigentümliche, die blödsinnige Denkungsart, der Schwachsinn
diphtheria, ae f.	eine zu hautartigen Belägen (*diphthera gr.* = *die gegerbte Haut*) führende entzündliche Infektion auf Schleimhäuten (Rachen) und Wunden (das ältere Wort *Diphtheritis* ist wieder verlorengegangen)	ischaemia, ae f.	die Blutleere einzelner Organe oder Körperteile
		ischuria, ae f.	die Harnverhaltung
		myasthenia, ae f.	die Muskelschwäche, krankhafte Ermüdbarkeit bestimmter Muskeln
		nycturia, ae f.	die verstärkte Harnabsonderung bei Nacht
gynaecomastia, ae f.	die krankhafte Brustentwicklung bei Männern	onychia, ae f.	die Nagelbettentzündung
hysteria, ae f.	Psychoneurose mit krankhaften körperlichen und psychischen Zuständen	pachydermia, ae f.	die krankhaft verdickte Haut
		presbyopia, ae f.	die Alters-, Weitsichtigkeit

1. Vocabularium

syringomyelia, ae f.   die Erkrankung des grauen Rückenmarks mit röhrenförmiger Höhlenbildung

Merke: haematuria, ae f.   das Blutharnen
uraemia, ae f.   die Harnvergiftung des Blutes

quadriplegia, ae f.   völlige Lähmung sämtlicher vier Gliedmaßen
panplegia, ae f.   völlige Lähmung des gesamten Körpers

ferner: Die angeborenen Schwachsinnformen, dem Schweregrad nach aufgeführt:
     idiotia, ae f.   der hochgradige Schwachsinn
     imbecillitas, tatis f.   der mittelgradige Schwachsinn
     debilitas, tatis f.   der leichte Schwachsinn
aber: dementia, ae f.   der erworbene Schwachsinn

Eine Reihe von Ausdrücken sind durch Verbindung mit den Wortelementen:
   -algia = Schmerz   -odynia = Schmerz
   -pathia = Leiden   entstanden; zum Beispiel:

cephalalgia, ae f.   der Kopfschmerz
coxalgia, ae f.   der Hüftschmerz
ischialgia, ae f.   der Schmerz des Ischiasnerven
neuralgia, ae f.   der Nervenschmerz
notalgia, ae f.   der Rückenschmerz
tarsalgia, ae f.   der Fersenschmerz
coccygodynia, ae f. der Steißschmerz
mastodynia, ae f.   die Schmerzhaftigkeit der weiblichen Brüste
myodynia, ae f.   der Muskelschmerz

coagulopathia, ae f.   die Blutgerinnungsstörung
embryopathia, ae f. die Fruchtschädigung infolge Erkrankung der Mutter
meniscopathia, ae f.   die Erkrankung des Kniegelenks infolge Schädigung der Menisken
myopathia, ae f.   das Muskelleiden
neuropathia, ae f.   das Nervenleiden

-iasis:

ancylostomiasis, is f.   die Hakenwurmkrankheit
ascaridiasis, is f.   die Spulwurmkrankheit
cholelithiasis, is f.   das Gallensteinleiden
elephantiasis, is f.   die Verdickung der Haut und des Unterhautgewebes durch Lymphstauung

filariasis, is f.   die Fadenwurmkrankheit
helminthiasis, is f. die Erkrankung durch Eingeweidewürmer
leontiasis, is f.   das Löwengesicht (z.B. hervorgerufen durch Geschwulstbildungen bei der Lepra)

Zu § 30, S. 94

mydriasis, is f.	die reaktive oder krankhafte Erweiterung der Pupille	psoriasis, is f.	chronische Hautkrankheit mit Schuppenbildung
nephrolithiasis, is f.	das Nierensteinleiden	satyriasis, is f.	krankhaft gesteigerter männlicher Geschlechtstrieb
oxyuriasis, is f.	die Springwurmkrankheit (hervorgerufen durch Enterobien)	taeniasis, is f.	das Bandwurmleiden
		trichomoniasis, is f.	die Erkrankung durch Trichomonaden
pityriasis, is f.	Hautkrankheit mit Bildung kleieförmiger Schuppen	trypanosomiasis, is f.	die Schlafkrankheit (hervorgerufen durch Trypanosomen)

2. -itis: (Siehe auch Vokabular zu § 13 S. 155)

angiitis, itidis f.	die Blutgefäßentzündung	enteritis, itidis f.	die Dünndarmentzündung
arachn(oid)itis, itidis f.	die Spinngewebshautentzündung	enterocolitis, itidis f.	die Entzündung des Dünn- und Dickdarms
arteriitis, itidis f.	die Pulsaderentzündung	gastroenteritis, itidis f.	die Magen-Darm-Entzündung
arthritis, itidis f.	die Gelenkentzündung	glomerulonephritis, itidis f.	die Entzündung der Glomeruli der Niere
balanitis, itidis f.	die Eichelentzündung		
blepharitis, itidis f.	die Lidrandentzündung	glossitis, itidis f.	die Zungenentzündung
bronchiolitis, itidis f.	die Entzündung der kleinen Bronchien	gonitis, itidis f.	die Kniegelenkentzündung
bronchitis, itidis f.	die Schleimhautentzündung der Luftröhrenäste	ileitis, itidis f.	die Entzündung des Krummdarms
		iritis, itidis f.	die Entzündung der Regenbogenhaut
bursitis, itidis f.	die Schleimbeutelentzündung	keratitis, itidis f.	die Entzündung der Augenhornhaut
cellulitis, itidis f.	die Zellgewebsentzündung	leptomeningitis, itidis f.	die Entzündung der weichen Hirnhaut
cholangitis, itidis f.	die Entzündung der Gallenwege	lymphadenitis, itidis f.	die Lymphknotenentzündung
cholecystitis, itidis f.	die Gallenblasenentzündung	mastitis, itidis f.	die Brustdrüsenentzündung
chondritis, itidis f.	die Knorpelentzündung	mastoiditis, itidis f.	die Entzündung der Schleimhäute des Warzenfortsatzes
coxitis, itidis f.	die Hüftgelenksentzündung		
duodenitis, itidis f.	die Entzündung des Zwölffingerdarms	metritis, itidis f.	die Gebärmutterentzündung

1. Vocabularium

myelitis, itidis f.	die Rückenmarkentzündung	polymyositis, itidis f.	die Entzündung mehrerer Muskeln
myelo-meningitis, itidis f.	die Entzündung des Rückenmarks und seiner Häute	pulpitis, itidis f.	die Entzündung des Zahnmarks
myometritis, itidis f.	die Entzündung der Gebärmuttermuskulatur	pyelitis, itidis f.	die Entzündung des Nierenbeckens
		pyelonephritis, itidis f.	die Entzündung des Nierenbeckens und des Nierenparenchyms
myositis, itidis f.	die Muskelentzündung		
omarthritis, itidis f.	die Entzündung des Schultergelenks	rhinitis, itidis f.	die Nasenschleimhautentzündung, der Schnupfen
omphalitis, itidis f.	die Nabelentzündung		
oophoritis, itidis f.	die Eierstockentzündung	salpingitis, itidis f.	die Entzündung der Eileiter
osteoarthritis, itidis f.	die Knochen- und Gelenkentzündung	sigmoiditis, itidis f.	die Entzündung des colon sigmoideum
osteochondritis, itidis f.	die Knochen- und Knorpelentzündung	sinusitis, itidis f.	1. die Entzündung einer Nasennebenhöhle 2. die Entzündung eines Hirnblutleiters
osteomyelitis, itidis f.	die Entzündung des Knochenmarks		
otitis, itidis f.	die Ohrenentzündung	spondylitis, itidis f.	die Wirbelentzündung
pachymeningitis, itidis f.	die Entzündung der harten Hirn- und Rückenmarkshaut	spondylarthritis, itidis f.	die Entzündung von Wirbelgelenken
		tendovaginitis, itidis f.	die Sehnenscheidenentzündung
panarteriitis, itidis f.	die Entzündung aller drei Wandschichten einer Arterie	thrombophlebitis, itidis f.	die Venenentzündung mit Thrombose
		tonsillitis, itidis f.	die Mandelentzündung
pancreatitis, itidis f.	die Entzündung der Bauchspeicheldrüse	tracheitis, itidis f.	die Luftröhrenentzündung
phlebitis, itidis f.	die Venenentzündung	urethritis, itidis f.	die Harnröhrenentzündung
pleuritis, itidis f.	die Rippenfellentzündung	vulvovaginitis, itidis f.	die Entzündung der äußeren weibl. Schamteile und der Scheide
poliomyelitis, itidis f.	die Entzündung der grauen Rückenmarkssubstanz		

-ōsis:

akrokeratosis, is f.	abnorme Verhornung der Haut über den Akren	ancylosis, is f.	die Versteifung eines Gelenks in Beugestellung
actinomycosis, is f.	die Strahlenpilzkrankheit		

Zu § 30, S. 94

anthracosis, is f.	die Ablagerung von Kohlenstoffteilchen in Organen	kinetosis, is f.	Bewegungs- oder Reisekrankheit, z. B. Seekrankheit
arteriosclerosis, is f.	die degenerative Erkrankung der Arterien	kyphosis, is f.	die Verkrümmung der Wirbelsäule nach hinten
arthrosis, is f.	die degenerative Gelenkerkrankung	lordosis, is f.	die Verkrümmung der Wirbelsäule nach vorn
blastomycosis, is f.	Hauterkrankung, hervorgerufen durch Blastomyces	lymphocytosis, is f.	die Vermehrung der Lymphozyten im Blut
chalcosis, is f.	die Verkupferung des Auges	mononucleosis, is f.	das Überwiegen der einfachkernigen Zellen im Blut
chlorosis, is f.	„Bleichsucht", Form der Anämie		
chondrosis, is f.	1. Knorpelbildung 2. degenerative Knorpelveränderung	mycosis, is f.	die Krankheit, die von niederen Pilzen hervorgerufen wird
cirrhosis, is f.	die narbige Schrumpfung mit Gelbfärbung der Leber	myelosis, is f.	die degenerative Erkrankung des Rückenmarks
dermatosis, is f.	allg. Bez. für Hautkrankheit	necrosis, is f.	das Absterben von Gewebsteilen, der Gewebstod
dermatomycosis, is f.	durch Pilze verursachte Hautkrankheit	nephrosis, is f.	die degenerative Nierenerkrankung
erythroblastosis, is f.	die Ausschüttung unreifer Vorstufen von Erythroblasten ins Blut	ornithosis, is f.	Viruskrankheit, die von Vögeln auf Menschen übertragen wird
fibrosis, is f.	die degenerative Bindegewebsvermehrung	osteochondrosis, is f.	die degenerative Erkrankung des Knochen- und Knorpelgewebes
gestosis, is f.	die schwangerschaftsbedingte Erkrankung		
hydronephrosis, is f.	die Erweiterung des Nierenbeckens und der Kelche durch Harnstauung mit folgender Druckatrophie des Nierenparenchyms; die Harnstauungsniere oder Sackniere	osteoporosis, is f.	der Schwund des festen Knochengewebes
		phimosis, is f.	die Verengerung eines Ganges oder einer Öffnung am Körper (z. B. der Vorhaut)
ichthyosis, is f.	die Fischschuppenkrankheit der Haut	psittacosis, is f.	die Papageienkrankheit
keratosis, is f.	die Verhornung, bes. der Haut	psychosis, is f.	die Seelenstörung, Geisteskrankheit

1. Vocabularium

reticulosis, is f.	Bez. für Wucherungen, die vom retikuloendothelialen System ausgehen	spondylarthrosis, is f.	degenerative Veränderung der Wirbelgelenke
sclerosis, is f.	die krankhafte Verhärtung von Geweben und Organen	stenosis, is f.	die Verengerung, Enge von Hohlorganen, Kanälen und Mündungen
scoliosis, is f.	die seitliche Verkrümmung der Wirbelsäule	sycosis, is f.	die Bartflechte
		thrombosis, is f.	der Verschluß eines Gefäßlumens durch einen Blutpfropf
scrophulosis, is f.	Haut- und Lymphknotenerkrankung bei Kindern auf Grund einer konstitutionellen Neigung	tuberculosis, is f.	durch Tuberkel hervorgerufene chronische Infektionskrankheit
siderosis, is f.	die Ablagerung von Eisen in Geweben		

Merke: 1. *Ochronose* (vgl. S. 85 u. 197) zählt nicht zu diesen Wortbildungen; es wurde künstlich von Rudolf Virchow *(1829—1902) aus:*
ochro- und nosos zusammengesetzt.
2. *Skoliose* = path.-anatom. bedingte, nicht ausgleichbare Seitenverbiegung der Wirbelsäule;
Skoliosierung = statisch-dynamisch bedingte ausgleichbare Seitenverbiegung der Wirbelsäule.
Im nämlichen Sinn sollten auch
Kyphose — Kyphosierung
Lordose — Lordosierung
gebraucht werden.
Die Torsionsskoliose ist eine Seitenverbindung der Wirbelsäule, bei der zusätzlich die Wirbel achsenverdreht sind. Wegen der häufigen Kombination beider Fehlstellungen neigt leider die heutige Klinik dazu, auch in diesem Falle nur noch von einer Skoliose zu sprechen.

-ōma:

adenoma, matis n.	gutartige Geschwulst des Drüsenepithels	carcinoma, matis n.	die Krebsgeschwulst
angioma, matis n.	die Gefäßgeschwulst, Adergeschwulst	chondroma, matis n.	die gutartige Knorpelgeschwulst
atheroma, matis n.	der Grützbeutel 1. gutartige Talgdrüsengeschwulst 2. degenerative Gefäßwandveränderung	condyloma, matis n.	die Feigwarze
		fibroma, matis n.	die gutartige Bindegewebsgeschwulst
basalioma, matis n.	bösartiger Hauttumor der Basalzellen	glaucoma, matis n.	der grüne Star, die Steigerung des Augeninnendrucks
blastoma, matis n.	allg. Bez. für eine echte Geschwulst	glioma, matis n.	Geschwulst der Neuroglia

Zu § 30, S. 94

granuloma, matis n.	die Granulationsgeschwulst	myeloma, matis n.	die Knochenmarksgeschwulst
haematoma, matis n.	der Bluterguß	myoma, matis n.	die gutartige Geschwulst des Muskelgewebes
hygroma, matis n.	die Wasser- bzw. Schleimgeschwulst	myxoma, matis n.	die gutartige Schleimgewebsgeschwulst
insuloma, matis n.	die Inselzellengeschwulst der Bauchspeicheldrüse	nephroma, matis n.	die Nierengeschwulst
keratoma, matis n.	die Horngeschwulst, starke Verdickung der Hornschicht der Haut	neuroma, matis n.	die Geschwulst der Nervenfasern und Nervenzellen
koloboma, matis n.	die Spaltbildung der Iris	odontoma, matis n.	die Zahngeschwulst
leiomyoma, matis n.	die gutartige Geschwulst aus glatten Muskelfasern	papilloma, matis n.	die gutartige Hautgeschwulst
lipoma, matis n.	die gutartige Fettgeschwulst	psammoma, matis n.	die Sandgeschwulst an der Durainnenfläche
lymphoma, matis n.	1. bösartige Geschwulst von lymphdrüsenartigem Bau 2. gutartige entzündliche Lymphknotenschwellung	sarcoma, matis n.	die bösartige Bindegewebsgeschwulst
		teratoma, matis n.	die Wundergeschwulst, die angeborene, durch Entwicklungsstörung entstandene Geschwulst
melanoma, matis n.	die bösartige Geschwulst melaninproduzierender Zellen	trachoma, matis n.	die „Körner"krankheit der Augenbindehaut
meningioma, matis n.	die evtl. bösartige Geschwulst der Hirnhäute	xanthoma, matis n.	die gutartige gelbe Hautgeschwulst

Merke: *neuroma, matis n.*   *die Geschwulst aus Nervenfasern und Ganglienzellen*

       neurinoma, matis n.   *die Geschwulst, die von den Hüllen der Nervenfasern ausgeht*

-omatosis:

angiomatosis, is f.	die Bildung zahlreicher Gefäßgeschwülste	chondromatosis, is f.	die Bildung zahlreicher Knorpelgewebsgeschwülste
atheromatosis, is f.	die degenerative Veränderung der Arterienwand mit „breiartigen" Ablagerungen	chromatosis, is f.	zahlreiche Farbstoffablagerungen in der Haut

fibromatosis, is f.	geschwulstartige Wucherungen des Bindegewebes	sarcomatosis, is f.	die Bildung zahlreicher maligner Bindegewebsgeschwülste
granulomatosis, is f.	die Bildung zahlreicher granulomatöser Wucherungen		

2. Übungsbeispiele

angulus mandibulae	der Unterkieferwinkel
circulus vitiosus	wörtl.: der fehlerhafte Kreis, gleichzeitiges Einsetzen zweier oder mehrerer krankhafter Zustände, die sich gegenseitig immer stärker ungünstig beeinflussen
capsula glomeruli	die Kapsel des (Nieren-)Gefäßknäuels
capitulum humeri	das Oberarmköpfchen
malleolus medialis	der innere Fußknöchel
foveolae gastricae	die kleinen Vertiefungen der Magenschleimhaut
papillae fungiformes	die pilzförmigen (Zungen-)Warzen
pedunculi cerebellares	die Kleinhirnstiele
trabeculae carneae cordis	die kleinen Muskelbalken des Herzens
tuberculum mentale	der Kinnhöcker
meniscus lateralis	der seitliche Schaltknorpel
balantidium coli	das Balantidium des Dickdarms
abortus artificialis	die künstliche Schwangerschaftsunterbrechung
exitus letalis	der tödliche Ausgang
nisus sexualis	der Geschlechtstrieb
asthma cardiale	die Herzatemnot
tabes dorsalis	die Rückenmarksschwindsucht
pneumonia lobaris	die Entzündung eines Lungenlappens
adenoma tubulare ovarii	die drüsige (oder epitheliale) Eierstockgeschwulst
sectio caesarea	der Kaiserschnitt
ramus cutaneus palmaris nervi ulnaris	der zur Handfläche gehörige Hautast des Ellennerven
dentes canini	die Eckzähne
facies leontina	das Löwengesicht (z.B. der Leprakranken)
acne iuvenilis	der in den Entwicklungsjahren auftretende Finnenausschlag
ren mobilis	die Wanderniere
ductuli biliferi	die kleinen galleführenden Gänge
ulcus ventriculi callosum	das von derbem Bindegewebswall umgebene Magengeschwür

Zu § 30, S. 94

gonitis serosa	die seröse Kniegelenksentzündung
colica flatulenta	die Kolik, die mit starker Gasansammlung im Darm einhergeht
musculus sartorius	der Schneidermuskel
akrokeratosis verruciformis	die warzenähnliche Verhornung der Haut an Hand- und Fußrücken
stratum germinativum unguis	die Keimschicht des Nagels
(remedia) cardiaca	die Heilmittel für das Herz
achylia pancreatica	das Fehlen des Bauchspeicheldrüsensekrets
tinctura aromatica	der aromatische Auszug
arteria poplitea	die zur Kniekehle gehörende Arterie
scapula scaphoidea	das kahnförmige Schulterblatt
glandula thyreoidea	die Schilddrüse
dermatitis seborrhoides	die Hautentzündung mit fettartigen Ausscheidungen
icterus haemolyticus	die Gelbsucht mit vermehrtem Blutzerfall
facies hippocratica	der von Hippokrates beschriebene Gesichtsausdruck Sterbender
ischuria spastica	die durch Krampf der Blasenmuskulatur verursachte Harnverhaltung
cachexia carcinomatosa	die Abzehrung durch fortgeschrittenen Krebs
embryopathia diabetica	die Mißbildung der Leibesfrucht bei Zuckerharnruhr der Mutter
enteritis necroticans	der Darmbrand, Gangrän der Darmschlingen
mastitis puerperalis	die Brustdrüsenentzündung im Wochenbett
spondylarthritis ancylopoetica	die Wirbelentzündung, die eine Versteifung der Wirbelgelenke hervorruft
arthrosis deformans	die verformende degenerative Erkrankung eines Gelenks
mononucleosis infectiosa	die infektiöse Monozytenangina (Pfeiffersches Drüsenfieber)
carcinoma basocellulare	der Basalzellenkrebs
condylomata acuminata	die spitzen Kondylome
fibromatosis generalisata	die über den gesamten Körper ausgebreitete geschwulstartige Wucherung des Bindegewebes
granulomatosis benigna	die gutartigen granulomatösen Wucherungen

Übersetze folgende anatomische Fachausdrücke:
circulus arteriosus cerebri; vesicula seminalis; alveoli dentales; tonsilla pharyngea; corpuscula nervosa; lemniscus lateralis; nervi terminales; arcus costalis; ligamentum inguinale; corpus mamillare; gyrus angularis; arteria coronaria cordis; vesica fellea; corpus vitreum; glandulae sebaceae; pes anserinus; velum palatinum; cauda equina;

3. Praktische Anwendung anhand von terminologischen Beispielen

musculus gracilis; tubuli seminiferi contorti; nervus petrosus; capsula adiposa; fila olfactoria; plexus pampiniformis; margo falciformis; nucleus lentiformis; tuba auditiva; arteria iliaca; nervus ophthalmicus; nervus peroneus; colon sigmoideum; processus coracoideus; arteria chorioidea; ductus hepaticus.

Übersetze und erläutere nachstehende Begriffe:
purpura haemorrhagica; malum iuvenile coxae; status thymolymphaticus; ectropium senile; acne vulgaris; anthracosis pulmonum; pneumonia caseosa; acne papulosa; abortus spontaneus; myositis acuta.

eczema chronicum	ganglion ciliare	glandulae duodenales
eczema bullosum	ganglion coeliacum	glandulae lacrimales
eczema papulosum	ganglion oticum	glandulae pyloricae
eczema squamosum	ganglion pterygopalatinum	glandulae urethrales
eczema vesiculosum	ganglion spinale	
hernia inguinalis	plexus brachialis	
hernia lumbalis	plexus lienalis	
hernia perinealis	plexus myentericus	
hernia scrotalis	plexus solaris	
hernia umbilicalis	plexus venosus	

3. Praktische Anwendung anhand von terminologischen Beispielen

Moderne Wortbildungen:

Blastulation	Bildung des Blasenkeims (blastula) in der Embryonalentwicklung
Ovulationshemmer	Arzneimittel zur Unterdrückung der Reifung eines befruchtungsfähigen Eies (ovulum)
Arteriolosklerose	chronisch fortschreitende degenerative Erkrankung der kleinen Pulsadern (arteriolae)
Mizellen	stäbchenförmige Molekülaggregate (micella), z.B. als Grundgerüst der kollagenen Fibrillen
Papillennekrose	degenerative Erkrankung der Nierenpapillen (papilla)
Milztrabekel	Milzbälkchen (trabecula)
Meniskusriß	Riß des scheibenförmigen Zwischenknorpels (meniscus) des Kniegelenks
Bronchialkatarrh	Entzündung der Schleimhaut (catarrhus) der Luftröhrenäste (bronchialis)
Alveolarperiost	Knochenhaut (periosteum) der Zahnfächer (alveolaris) des Unter- und Oberkiefers
Nuklearmedizin	„Kernmedizin" (nuclearis; medicina). Zweig der Medizin, der sich mit der Erkennung und Behandlung von Krankheiten mittels Isotopen befaßt

Zu § 30, S. 94

venerische Krankheiten	Sammelbezeichnung für Krankheiten, die vornehmlich durch Geschlechtsverkehr (venus) übertragen werden
unteres Uterinsegment	der untere Abschnitt (segmentum) des Gebärmutterhalses (uterinus), der in der Schwangerschaft als Fruchthalter dient
Senilität	verstärkte Ausprägung normaler Alterserscheinungen (senilis)
Mobilisation	Maßnahmen, die ein versteiftes Gelenk wieder beweglich (mobilis) machen
phlegmonöse Angina	eitrig abszedierende (phlegmonosus) Halsentzündung (angina)
Sedativa	Beruhigungsmittel (sedativus)
Aphrodisiakum	Mittel, das den Geschlechtstrieb (aphrodisiacus) anregt
allergische Diathese	Neigung des Organismus zu allergischen Reaktionen (allergicus)
Chondrin	Interzellularsubstanz des Knorpelgewebes (chondrinus)
Osteoid	das knochenähnliche Gewebe (osteoides)
Narkotikum	Betäubungs- bzw. Rauschmittel (narcoticus)
Heredopathie	allgemeine Bezeichnung für ein familiär-erbliches Leiden (heres; -pathia)
Koronarsklerose	Verkalkung (sclerosis) der Herzkranzgefäße (coronarius)
Plasmozytom	Geschwulst der Plasmazellen (plasma; cytoma) des Knochenmarks
Kephalhämatom	Kopfblutgeschwulst (kephale; haematoma). Subperiostaler Bluterguß am kindlichen Schädel
Hämochromatose	Eisenspeicherkrankheit; Verfärbung (chromatosis) durch eisenhaltiges Pigment infolge Zerstörung von roten Blutkörperchen (haema) an Haut und Organen
Insektizid	Insektenvernichtungsmittel.

Syntheasen	synthesis = Verbindung, Verknüpfung	Enzyme, welche die Fähigkeit besitzen, neue chemische Verbindungen zu knüpfen
Hydrolasen	hydor = Wasser lysis = Lösung, Spaltung	Enzyme, die verschiedene Bindungsarten hydrolytisch, d.h. unter Wasseraufnahme spalten
Isomerasen	iso- = gleich meros = Teil	Enzyme, die intramolekulare Umlagerungen katalysieren
Transferasen	transferre = übertragen	Enzyme, welche die Übertragung von Molekülgruppen auf ein anderes Substrat katalysieren.

Erläutere nachstehende Fachausdrücke:

Kumulation
Gastrulation
Vaginalspekulum
Varizellen; Skalpell
Penizillin; Pastille
Testikelhormon; Ventrikelseptumdefekt
Molekül; Partikel
Vehikelsubstanz
Primordialfollikel; Sakralisation
Zellularpathologie; Patellarsehnenreflex
Spontanfraktur; Simultanimpfung
Stabilisation; Sterilisation
Venöses Blut
Laxativum; Palliativoperation
Hämorrhagische Diathese; allergische Reaktion
Syphiloid
Spastiker
Thrombophlebitis; Inokulationshepatitis
Silikose; Miliartuberkulose; Hämosiderose
Prostatakarzinom; Othämatom
Neurofibromatose; Lymphogranulomatose.

Zu § 31

1. Vocabularium

Aus der unendlich großen Anzahl von Wörtern mit Prae- und Suffixen kann wiederum nur eine beispielhafte Auswahl von wichtigen Ausdrücken angeführt werden, welche die Bildungsprinzipien an einzelnen Prae- und Suffixen aufzeigen.

Substantive:

abasia, ae f.	die Unfähigkeit zu gehen	antiseptica, orum n.	Mittel gegen Wundinfektionen
abortiva, orum n.	Mittel, die einen Abort herbeiführen	antispasmodica, orum n.	krampflösende Mittel
anaemia, ae f.	die Blutarmut	antisyphiliticum, i n.	Mittel gegen Syphilis
(remedium) analepticum, i n.	das anregende Mittel	aphasia, ae f.	die Sprechunfähigkeit, der Sprachverlust
anthelminthicum, i n.	das Wurmmittel		
antineuralgica, orum n.	schmerzstillende Mittel	apoplexia, ae f.	das „schlagartige" Aussetzen der Funktion eines wichtigen Organs, der Schlaganfall
antiphlogisticum, i n.	das Mittel zur örtlichen Behandlung von Entzündungen		

Zu § 31, S. 99

appendicitis, itidis f.	die Wurmfortsatzentzündung	encephalitis, itidis f.	die Gehirnentzündung
athyreosis, is f.	das Fehlen, die mangelnde Anlage der Schilddrüse	enchondroma, matis n.	die Knorpelgeschwulst an Stellen, die embryonal knorplig waren (Gegensatz: ekchondroma, matis n. = Knorpelgeschwulst an normalerweise knorpelhaltigen Stellen)
atresia, ae f.	die fehlende Öffnung, der angeborene Verschluß einer Körperöffnung		
coagulum, i n.	das Blutgerinnsel		
coniunctivitis, itidis f.	die Augenbindehautentzündung		
diverticulum, i n.	die kleine Ausstülpung der Wand eines Hohlorgans	endaortitis, itidis f.	die Entzündung der Aorteninnenwand
		endometritis, itidis f.	die Entzündung der Gebärmutterschleimhaut
diverticulitis, itidis f.	die Divertikelentzündung		
dysenteria, ae f.	die Ruhr	endomyocarditis, itidis f.	die Entzündung der Herzinnenhaut und des Herzmuskels
dysostosis, is f.	die Störung des Knochenwachstums		
		endophlebitis, itidis f.	die Entzündung der Veneninnenwand
dyspepsia, ae f.	die Verdauungsstörung		
		epicondylitis, itidis f.	die Entzündung eines Epicondylus
dysplasia, ae f.	die Mißgestalt		
		epididymitis, itidis f.	die Nebenhodenentzündung
dystonia, ae f.	die anomale Spannung		
		epilepsia, ae f.	das Anfallsleiden
dystopia, ae f.	die Verlagerung	epispadia, ae f.	die Mündung der Harnröhre auf dem Rücken des Penis
dystrophia, ae f.	die Ernährungsstörung		
eclampsia, ae f.	das „Aufblitzen", die blitzartig auftretenden Krämpfe in der Schwangerschaft, unter der Geburt und im Wochenbett	epithelioma, matis n.	die Hautgeschwulst der Epithelzellen
		exostosis, is f.	der Knochenauswuchs
		exsiccosis, is f.	die Körperaustrocknung durch Flüssigkeitsverlust
ectodermosis, is f.	die Erkrankung der vom Ektoderm abstammenden Gebilde der Haut	hyperalgesia, ae f.	die übermäßige Schmerzempfindlichkeit
		hyperkeratosis, is f.	die übermäßige Verhornung
ectopia, ae f.	die Ortsveränderung, Verlagerung nach außen	hyperlipaemia, ae f.	der übermäßige Fettgehalt des Blutes

hypernephroma, matis n.	die Geschwulst des über der Niere gelegenen Gewebes, die Nebennierengeschwulst
hypalbuminosis, is f.	der Eiweißmangelzustand
hypospadia, ae f.	die Mündung der Harnröhre an der Unterseite des Penis
hypothyreosis, is f.	die Unterfunktion der Schilddrüse (Gegensatz: hyperthyreosis)
mesaortitis, itidis f.	die Entzündung der mittleren Aortenwand
mesarteriitis, itidis f.	die Entzündung der mittleren Arterienwand
mesenteriolum, i n.	das kleine Gekröse des Wurmfortsatzes
mesogastralgia, ae f.	der Schmerz im Mesogastrium
opisthognathia, ae f.	das Zurücktreten des Unterkiefers
paraphimosis, is f.	die Einklemmung der verengten Vorhaut in der Eichelkranzfurche
paraproctitis, itidis f.	die Entzündung des neben dem Mastdarm gelegenen Bindegewebes
parodontosis, is f.	chronischer, nicht entzündlicher Krankheitsprozeß mit Lockerung der Zähne
paronychia, ae f.	die Entzündung neben dem Nagel, am Nagelfalz
periarteriitis, itidis f.	die Entzündung der äußeren Wandschicht einer Arterie
periarthritis, itidis f.	die Entzündung der Gelenkumgebung
pericarditis, itidis f.	die Herzbeutelentzündung
perimetritis, itidis f.	die Entzündung des Bauchfellüberzuges der Gebärmutter
periodontitis, itidis f.	die Entzündung der Zahnwurzelhaut
periodontosis, is f.	die degenerative Erkrankung des Zahnhalteapparates
periostitis, itidis f.	die Entzündung der Knochenhaut
peritonitis, itidis f.	die Bauchfellentzündung
perityphlitis, itidis f.	die Entzündung des Bauchfellüberzuges von Blinddarm und Wurmfortsatz bei Appendizitis
prae-eclampsia, ae f.	die drohende Eklampsie
praesclerosis, is f.	das Vorstadium der Arteriosklerose
progeria, ae f.	die vorzeitige Vergreisung
prostatitis, itidis f.	die Entzündung der Vorsteherdrüse
sustentaculum, i n.	die kleine Stütze (z.B. des Talus)
sympodia, ae f.	die Mißgeburt mit Vereinigung beider Beine
syndactylia, ae f.	die Verwachsung der Finger
synechia, ae f.	die Verwachsung

Adjektive:

abortivus, a, um	abgekürzt, nicht zur vollen Entfaltung kommend
accessorius, a, um	hinzutretend, zusätzlich, unterstützend

Zu § 31, S. 99

achresticus, a, um	unfähig, etwas zu gebrauchen	congenitalis, e	angeboren
adaptivus, a, um	Anpassung bewirkend	coniunctivalis, e	zur Bindehaut gehörig
additivus, a, um	hinzukommend, zusätzlich wirkend	conservativus, a, um	erhaltend, schonend
		contagiosus, a, um	ansteckend
adductorius, a, um	heranführend	contentivus, a, um	ruhigstellend
adhaesivus, a, um	anhaftend, verwachsend	contralateralis, e	auf der gegenüberliegenden Seite befindlich
adventitius, a, um	hinzukommend, im Sinne von: „der äußere" gebraucht	convulsivus, a, um	krampfartig zuckend
		deferentialis, e	zum Ductus deferens gehörig
affectivus, a, um	gefühlsbetont		
agastricus, a, um	ohne Magen (nach totaler Resektion)	degenerativus, a, um	entartend
		depressivus, a, um	herabdrückend, in gedrückter Stimmung
aggressivus, a, um	angriffslustig		
analyticus, a, um	die Auflösung, Zergliederung betreffend	desquamativus, a, um	abschuppend, abstoßend
		destructivus, a, um	zerstörend, bösartig
anamnesticus, a, um	die Anamnese betreffend	devitalis, e	leblos
		diabeticus, a, um	die Zuckerkrankheit betreffend
anhydricus, a, um	nicht wasserhaltig, wasserfrei		
		diagonalis, e	schräg, in schräger Richtung
antecolicus, a, um	vor dem Kolon gelegen		
associativus, a, um	anknüpfend, durch Vorstellungsverknüpfung bewirkt	diaphragmaticus, a, um	zum Zwerchfell gehörend
		difficilis, e	schwierig
		digestorius, a, um	der Verdauung dienend
catarrhalis, e	mit einem Katarrh einhergehend	dissimilis, e	unähnlich, ungleichartig
circumanalis, e	um den After herum liegend		
		distalis, e	körperfern, von der Körpermitte entfernt
collateralis, e	seitlich, anat. häufig: auf der gleichen Seite befindlich, im Gegensatz zu contralateralis		
		diureticus, a, um	harntreibend (dia-ureticus)
		dyspepticus, a, um	durch eine Verdauungsstörung hervorgerufen
commissuralis, e	den Kommissuren des Gehirns zugehörig		
		emboliformis, e	pfropfenförmig
compatibilis, e	verträglich	emotionalis, e	gefühlsbetont

encephalicus, a, um	zum Gehirn gehörend	extramuralis, e	außerhalb der Wand eines Hohlorgans gelegen
enchondralis, e	im Knorpel gelegen		
endermalis, e	in der Haut gelegen	extraperitonealis, e	außerhalb des Peritoneum gelegen
endolaryngealis, e	innerhalb des Kehlkopfes gelegen	extrapleuralis, e	außerhalb des Rippenfells gelegen
endonasalis, e	im Inneren der Nase gelegen	extrapyramidalis, e	außerhalb der Pyramidenbahn gelegen
endothoracicus, a, um	das Innere des Brustkorbes auskleidend	extrauterinus, a, um	außerhalb der Gebärmutter befindlich
endotrachealis, e	innerhalb der Luftröhre gelegen	hyperpyreticus, a, um	übermäßig fiebernd
endourethralis, e	innerhalb der Harnröhre gelegen	hypersecretorius, a, um	durch übermäßige Absonderung hervorgerufen
epicranius, a, um	auf dem Schädel liegend		
epidemicus, a, um	als Epidemie auftretend	hypochondricus, a, um	zum seitlichen Oberbauch gehörend
epiduralis, e	auf der harten Hirnhaut gelegen	hypogastricus, a, um	unter dem Magen liegend
epigastricus, a, um	in der Oberbauchregion gelegen	hypophrenicus, a, um	unter dem Zwerchfell gelegen
epiglotticus, a, um	zum Kehldeckel gehörend	hypostaticus, a, um	durch Blutüberfüllung hervorgerufen
epiploicus, a, um	zum großen Netz gehörig	hypothalamicus, a, um	unter dem Sehhügel liegend
epitympanicus, a, um	auf dem Kehldeckel liegend	immobilis, e	unbeweglich
		impermeabilis, e	undurchdringlich, undurchlässig
erosivus, a, um	mit Erosionsbildung verbunden	impulsivus, a, um	triebartig
		inactivus, a, um	unwirksam, untätig
excretorius, a, um	der Ausscheidung dienend	incisivus, a, um	einschneidend
		incompatibilis, e	unverträglich
exfoliativus, a, um	„herausblätternd", abschilfernd	incurabilis, e	unheilbar
		infantilis, e	kindlich
exsudativus, a, um	ausschwitzend	infectiosus, a, um	ansteckend
extracapsularis, e	außerhalb der Kapsel eines Organs gelegen	infraclavicularis, e	unterhalb des Schlüsselbeins gelegen
extraduralis, e	außerhalb der Dura mater gelegen	infraglenoidalis, e	unterhalb der Gelenkpfanne liegend

Zu § 31, S. 99

infraorbitalis, e	unterhalb der Augenhöhle liegend	intervenosus, a, um	zwischen den Venen gelegen
infrascapularis, e	unterhalb des Schulterblattes liegend	intraabdominalis, e	im Bauchraum gelegen
infrasternalis, e	unterhalb des Brustbeins liegend	intraalveolaris, e	innerhalb der Zahnalveolen gelegen
infratemporalis, e	unterhalb der Schläfe gelegen	intracorporalis, e	innerhalb des Körpers gelegen, im Körper ablaufend
initialis, e	anfänglich, im Anfangsstadium	intrauterinus, a, um	innerhalb der Gebärmutter
inoperabilis, e	nicht operierbar	intravasalis, e	innerhalb eines Gefäßes gelegen
insanabilis, e	unheilbar		
insensibilis, e	unempfindlich	invisibilis, e	unsichtbar
insolubilis, e	unlöslich	irregularis, e	unregelmäßig
instabilis, e	unbeständig	irreponibilis, e	nicht zu reponieren
interalveolaris, e	zwischen den Zahnhöhlen liegend	irreversibilis, e	nicht umkehrbar
		irritabilis, e	reizbar
interarytaenoideus, a, um	zwischen den Gießbeckenknorpeln liegend	irritativus, a, um	einen Reiz verursachend
		mesencephalicus, a, um	zum Mittelhirn gehörend
intercostalis, e	zwischen den Rippen liegend	mesentericus, a, um	zum Gekröse gehörend
interdigitalis, e	zwischen den Fingern oder Zehen gelegen	metacarpalis, e	zur Mittelhand gehörend
interlobaris, e	zwischen den Lappen liegend	metastaticus, a, um	den Standort wechselnd, an eine andere Stelle des Körpers verschleppt
interlobularis, e	zwischen den Läppchen liegend		
intermembranaceus, a, um	zwischen den Häuten liegend	metatarseus, a, um	zum Mittelfuß gehörend
interphalangeus, a, um	zwischen den Phalangen liegend	obstructivus, a, um	verstopfend
interpubicus, a, um	zwischen den Schambeinen liegend	obturatorius, a, um	zum Musculus obturator gehörend
interstitialis, e	im Zwischenraum liegend	occipitalis, e	zum Hinterhaupt gehörig
intertransversarius, a, um	zwischen den Querfortsätzen der Wirbel liegend	occlusivus, a, um	verschließend, abschließend
interuretericus, a, um	zwischen den Harnleitern gelegen	officinalis, e	in der Apotheke gebräuchlich, offizinell

paracentralis, e	neben den Zentralwindungen des Gehirns liegend	perivascularis, e	in der Umgebung eines Gefäßes gelegen
paracolicus, a, um	neben dem Kolon gelegen	permeabilis, e	durchgängig
		pernasalis, e	durch die Nase
paralyticus, a, um	gelähmt	peroralis, e	durch den Mund
paramastoideus, a, um	neben dem Warzenfortsatz des Schläfenbeins liegend	perpendicularis, e	senkrecht
		postapoplecticus, a, um	nach einem Schlaganfall auftretend
paranephriticus, a, um	neben der Niere, im Bereich der Nierenkapsel gelegen	postcenalis, e	nach einer Mahlzeit auftretend
		postcentralis, e	hinter den Zentralwindungen des Gehirns liegend
paraportalis, e	an der Leber vorbei, unter Umgehung der Leber		
		postmortalis, e	nach dem Tod auftretend
parateminalis, e	neben dem Ende gelegen	postoperativus, a, um	nach einer Operation auftretend
parathyreoideus, a, um	neben der Schilddrüse gelegen	postnatalis, e	nach einer Geburt auftretend (auf das Kind bezogen)
parenchymatosus, a, um	reich an Parenchym	postpartalis, e	(auf die Mutter bezogen)
parenteralis, e	neben dem Darm, unter Umgehung des Darms	posttraumaticus, a, um	nach einer Verletzung entstanden
paroxysmalis, e	anfallsweise		
perianalis, e	das Gebiet um den Anus betreffend	praeliminaris, e	vorhergehend, einleitend
periapicalis, e	in der Umgebung der Wurzelspitze eines Zahnes liegend	praemolaris, e	vor den Mahlzähnen gelegen
		praemortalis, e	dem Tode vorangehend
pericardiacus, a, um	zum Herzbeutel gehörend	praeoperativus, a, um	vor einer Operation
periglandularis, e	in der Umgebung einer Drüse gelegen	praepatellaris, e	vor der Kniescheibe gelegen
perilymphaticus, a, um	mit Perilymphe gefüllt	praeperitonealis, e	vor dem Bauchfell gelegen
perinatalis, e	um den Zeitpunkt der Geburt	praepuberalis, e	vor der Pubertät
		praeputialis, e	zur Vorhaut gehörig, an der Vorhaut gelegen
peritonealis, e	zum Bauchfell gehörig		
peritonsillaris, e	um die Mandeln herum gelegen	praepyloricus, a, um	vor dem Magenpförtner gelegen

Zu § 31, S. 99

praesacralis, e	vor dem Kreuzbein gelegen	retrocaecalis, e	hinter dem Blinddarm gelegen
praeservativus, a, um	vorbeugend, verhütend	retrohyoideus, a, um	hinter dem Zungenbein gelegen
praeternaturalis, e	widernatürlich, künstlich gebildet	retrolentalis, e	hinter der Linse gelegen
prodromalis, e	der eigentlichen Krankheit vorausgehend	retropharyngeus, a, um	hinter dem Schlund gelegen
productivus, a, um	hervorbringend, neu bildend	retroperitonealis, e	hinter dem Bauchfell gelegen
prognosticus, a, um	die Vorhersage, die Prognose betreffend	retropubicus, a, um	hinter dem Schambein gelegen
		reversibilis, e	umkehrbar
progressivus, a, um	fortschreitend, sich verschlimmernd	selectivus, a, um	auswählend, trennend
prophylacticus, a, um	vorbeugend, prophylaktisch	semicircularis, e	halbkreisförmig
		semilateralis, e	halbseitig
prostaticus, a, um	zur Vorsteherdrüse gehörend	semilunaris, e	halbmondförmig
provocativus, a, um	reizend, durch Reizung hervorgerufen	semimembranosus, a, um	halbhäutig, zur Hälfte aus Sehne bestehend
reactivus, a, um	zurückwirkend, gegenwirkend	semipermeabilis, e	halbdurchlässig
		semitendinosus, a, um	halbsehnig, zur Hälfte aus Sehne bestehend
recessivus, a, um	zurücktretend, verdeckend		
		separabilis, e	trennbar
recidivus, a, um	rückfällig, wiederkehrend	subacromialis, e	unter dem Akromion liegend
refractarius, a, um	widerspenstig, unempfindlich	subapicalis, e	unter der Spitze gelegen
regressivus, a, um	sich zurückbildend	subclavius, a, um	unter dem Schlüsselbein gelegen
relativus, a, um	zurückbezogen, verhältnismäßig, bedingt	subcutaneus, a, um	unter der Haut liegend
reponibilis, e	zurückführbar, einrichtbar	subduralis, e	unter der harten Hirnhaut liegend
residualis, e	1. als Reserve zurückbleibend 2. als Dauerfolge einer Krankheit zurückbleibend	subfascialis, e	unter der Muskelbinde, der Faszie gelegen
		sublingualis, e	unter der Zunge liegend

submucosus, a, um	unter der Schleimhaut gelegen	supravaginalis, e	oberhalb der Scheide befindlich
suboccipitalis, e	unter dem Hinterhaupt liegend	symphysialis, e	zur Schamfuge gehörend
subperiostalis, e	unter der Knochenhaut gelegen	symptomaticus, a, um	ein Krankheitszeichen betreffend, als Symptom auftretend
subscapularis, e	unter dem Schulterblatt gelegen		
subungualis, e	unter dem Nagel gelegen	transabdominalis, e	auf dem Weg über die Bauchhöhle, durch die Bauchhöhle hindurch
succedaneus, a, um	nachfolgend		
suppurativus, a, um	eiternd, eitrig	transcorticalis, e	die Verbindung zwischen den einzelnen Feldern der Hirnrinde betreffend
suspensorius, a, um	zum Aufhängen dienend		
superciliaris, e	zur Augenbraue gehörend	transperitonealis, e	durch das Bauchfell bzw. die Bauchhöhle hindurch
superficialis, e	oberflächlich		
supraarticularis, e	über der Gelenkpfanne gelegen	transthoracalis, e	auf dem Weg über den Brustkorb
supraclavicularis, e	über dem Schlüsselbein liegend	transurethralis, e	durch die Harnröhre in die Harnblase
supramalleolaris, e	oberhalb des Fußknöchels gelegen	transversalis, e	1. querverlaufend 2. zum Proc. transversus oder M. transversus gehörend
supramarginalis, e	über dem Rand liegend		
supraopticus, a, um	oberhalb des Sehnerven gelegen	transversarius, a, um	quer verlaufend
supraorbitalis, e	über der Augenhöhle gelegen	ultravisibilis, e	jenseits der Sichtbarkeitsgrenze des gewöhnlichen Mikroskops, durch ein gewöhnliches Mikroskop nicht mehr sichtbar
suprapubicus, a, um	oberhalb der Schambeinfuge		
suprarenalis, e	über der Niere gelegen, die Nebenniere betreffend		

2. Übungsbeispiele

abasia choreiformis	die Gehstörung mit tanzartigen Beinbewegungen
angina phlegmonosa peritonsillaris retropharyngea	die Halsangina an der hinteren Wand des Schlundes mit phlegmonöser Einschmelzung der Tonsillenumgebung
anus praeternaturalis	der widernatürliche, künstliche After

Zu § 31, S. 99

appendices epiploicae	die zum großen Netz gehörenden Anhangsgebilde
athyreosis congenitalis	der angeborene Mangel der Schilddrüsenanlage
atrophia musculorum progressiva	die fortschreitende Ernährungsstörung, der fortschreitende Schwund der Muskeln
bursa infrapatellaris profunda	der tiefe unter der Kniescheibe gelegene Schleimbeutel
coniunctivitis purulenta	die eitrige Augenbindehautentzündung
dens incisivus	der Schneidezahn
ectropion paralyticum	die Umstülpung des Augenlids nach außen infolge einer Fazialislähmung
emphysema subcutaneum	das Eindringen von Luft in das Unterhautzellgewebe, das Luftemphysem
epicondylitis radialis humeri	die Entzündung des radialen Epikondylus am Oberarm
epithelioma contagiosum	die ansteckende Epithelzellengeschwulst
fascia transversalis	die zum Musculus transversus gehörende Faszie
gastroenterostomia antecolica	operative Magen-Dünndarmverbindung, die vor dem Colon transversum angelegt wird
glandula parathyreoidea superior	die obere Nebenschilddrüse
hemiatrophia facialis progressiva	die fortschreitende einseitige Gesichtsatrophie
hydrocephalus hypersecretorius	der durch vermehrte Liquorproduktion hervorgerufene Wasserkopf
hypospadia glandis	die Mündung der (männlichen) Harnröhre an der Unterseite der Eichel
ileus paralyticus	der durch Darmlähmung verursachte Darmverschluß
margo supraorbitalis	der über der Augenhöhle gelegene Rand
mesaortitis luica	die Entzündung der mittleren Aortenschicht auf syphilitischer Grundlage
musculi interossei plantares	die zur Fußsohle gehörenden zwischen den Knochen gelegenen Muskeln
nervus sublingualis	der untere Zungennerv
noduli valvularum semilunarium	die Knötchen der halbmondförmigen Klappen
panaritium subunguale	die eitrige Entzündung unter dem Fingernagel
parametritis sinistra	die Entzündung des Beckenzellgewebes links neben der Gebärmutter
pars prostatica urethrae	der im Prostatabereich liegende Teil der Harnröhre
periarthritis humeroscapularis	die Entzündung in der Umgebung des Schultergelenks
periostitis syphilitica	die Knochenhautentzündung auf syphilitischer Grundlage

plexus venosus suboccipitalis — das venöse Geflecht, das unter dem Hinterhaupt gelegen ist

pneumonia catarrhalis — die mit einem Katarrh einhergehende Lungenentzündung

prurigo symptomatica — Juckblattern, die für bestimmte Krankheiten symptomatisch sind

recessus retrocaecalis — die hinter dem Blinddarm gelegene Vertiefung

sanguinatio posttraumatica — die Blutung nach einer Verletzung

sectio caesarea abdominalis extraperitonealis — die vom Abdomen her, aber außerhalb des Bauchfells (prä- oder retroperitoneal) vorgenommene Kaiserschnittentbindung

spatium retropubicum — der hinter dem Schambein gelegene Raum

sulcus collateralis — die beidseitige Furche

tuberculum infraglenoidale — der unterhalb der Gelenkpfanne liegende kleine Höcker.

Übersetze folgende anatomische Fachausdrücke:
mesenteriolum appendicis vermiformis; lien accessorius; nervus peroneus superficialis; os metatarsale; bursa subcutanea praepatellaris; musculi intercostales interni; rami subscapulares arteriae axillaris; plexus mesentericus inferior systematis sympathici; glandulae praeputiales; sustentaculum talare; tunica adventitia; musculus epicranius.

Übersetze und erläutere nachstehende Begriffe:
hepatitis epidemica; haematoma epidurale; pneumonia hypostatica; canalis adductorius; sanguinatio intraabdominalis; amputatio uteri supravaginalis; endophlebitis acuta; encephalitis epidemica; pericarditis adhaesiva; pleuritis exsudativa; coma diabeticum; lipomata epiploica.

3. Praktische Anwendung anhand von terminologischen Beispielen

endoplasmatisches Retikulum — Bezeichnung für die mit Ribosomen besetzte Netzstruktur (reticulum) im Zellplasma (endo-; plasma)

motorische Aphasie — Sprachverlust oder -störung (aphasia), durch Lähmung oder Fehlkoordination der Sprechmuskeln (motorius) bedingt

refraktäre Phase — Phase der Nichterregbarkeit (refractarius) einer erregbaren Substanz

präganglionäre Nervenfaser — eine Nervenfaser, die vor dem Ganglion liegt (praeganglionaris), d. h. die an das Ganglion heranführt

subperiostaler Abszeß — ein Abszeß, der unter der Knochenhaut liegt (subperiostalis)

pertrochantäre Femurfraktur — ein Knochenbruch des Oberschenkels (fractura femoris), der durch den Rollhügel (pertrochantericus) verläuft

Zu § 31, S. 99

perorale Applikation	die Gabe und Anwendung eines Medikaments durch den Mund (peroralis)
Endotrachealtubus	ein Tubus, der in das Innere der Luftröhre (endotrachealis) eingeführt wird zur künstlichen Beatmung
intravesikale Form der Prostatahypertrophie	Vergrößerung (hypertrophia) der Prostata ins Blaseninnere hinein (intravesicalis)
Subokzipitalpunktion	Punktion unterhalb des Hinterhauptes (suboccipitalis) zur Gewinnung von Liquor cerebrospinalis
supramalleoläre Unterschenkelfraktur	ein Knochenbruch der Unterschenkelknochen oberhalb der Malleoli (supramalleolaris)
Interdigitalmykose	eine Pilzerkrankung, die zwischen den Zehen oder Fingern (interdigitalis) angesiedelt ist
hyperpyretische Temperaturen	abnorm hohes Fieber (hyperpyreticus)
Präkanzerose	ein krankhafter Zustand, der einer Krebsbildung vorangeht
Agranulozytose	der Mangel an Granulozyten
devitale Zahnpulpa	lebloses, abgestorbenes (devitalis) Zahnmark
postvakzinale Enzephalitis	z.B. nach einer Pockenschutzimpfung (postvaccinalis) (als schwerste Komplikation) auftretende Gehirnentzündung
Extrauteringravidität	die Schwangerschaft außerhalb des Uterus (extrauterinus), die „Bauchhöhlenschwangerschaft"
agastrische Anämie	die Blutarmut nach operativer Entfernung des gesamten Magens (agastricus)
adhäsive Pleuritis	eine Rippenfellentzündung, bei der im Ausheilungsstadium beide Pleurablätter miteinander verkleben (adhaesivus) und eine Schwarte bilden
Antihistaminikum	ein Medikament, das die Wirkung des Histamins aufhebt
suprapubische Prostatektomie	operative Entfernung der (vergrößerten) Vorsteherdrüse, bei der man oberhalb der Schamfuge (suprapubicus) eingeht
postapoplektische Hemiparese	eine Halbseitenlähmung nach einem Schlaganfall (postapoplecticus)
paranephritischer Abszeß	ein Abszeß im Bereich der Nierenkapsel und des umgebenden Bindegewebes (paranephriticus)
Kollateralkreislauf	der seitliche (collateralis) Umgehungskreislauf
irreponible Inguinalhernie	ein herausgetretener Leistenbruch, der sich nicht wieder zurückführen läßt (irreponibilis)
parenterale Ernährung	Ernährung unter Umgehung des Magen- und Darmkanals (parenteralis)

3. Praktische Anwendung anhand von terminologischen Beispielen

metastatische Geschwulstknoten   von einer Primärgeschwulst an eine andere Stelle des Körpers verschleppte (metastaticus) Tochtergeschwülste
Korektopie   Verlagerung (ek-; topos) der Pupille (kore)
retrozäkal gelegene Appendix vermiformis   ein hinter dem Blinddarm gelegener (retrocaecalis) Wurmfortsatz (als eingedeutschtes Adjektiv auch: retrozökal)
Initialstadium   Anfangsstadium (initialis) z.B. einer Krankheit

Merke: Hyper|glyk|äm|ie   erhöhter Zuckergehalt im Blut
Hypo|glyk|äm|ie   erniedrigter Zuckergehalt im Blut
endo|somat|ischer Vorgang   ein Vorgang, der sich im Inneren des Organismus abspielt
exo|somat|ischer Vorgang   ein Vorgang, der sich außerhalb des Organismus abspielt
Endo|tox|in   ein im Inneren des Bakterium gebildeter Giftstoff
Ekto|tox|in   ein vom Bakterium nach außen abgegebener Giftstoff (vgl. S. 226)

ferner:
rect|alis   zum Rektum, Mastdarm gehörig   rektale Untersuchung = Untersuchung des Mastdarms oder auf dem Weg über das Mastdarmende

aber:
para|rect|alis   neben dem Musculus rectus abdominis gelegen   *Pararektalschnitt = Bauchdeckenschnitt seitlich des geraden Bauchmuskels*

Erläutere nachstehende, häufig verwendete Begriffe anhand der jeweiligen Wortelemente:

Hypovitaminosen — Hypervitaminosen; Infektiosität; Blasendivertikel; Infantilismus; Präkordialangst; Prodromalstadium; semipermeable Membran; Residualluft; postmortale Veränderungen; Interkostalneuralgie; Okklusivverband.

Zu § 31, S. 99

Praktische Anwendung am anatomischen Bild:

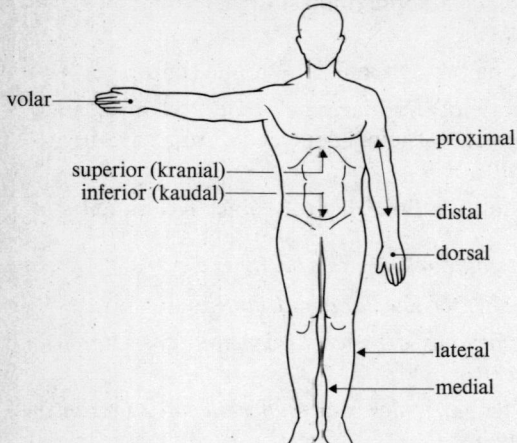

Abb. 15. Orts- und Richtungsbezeichnungen am Menschen

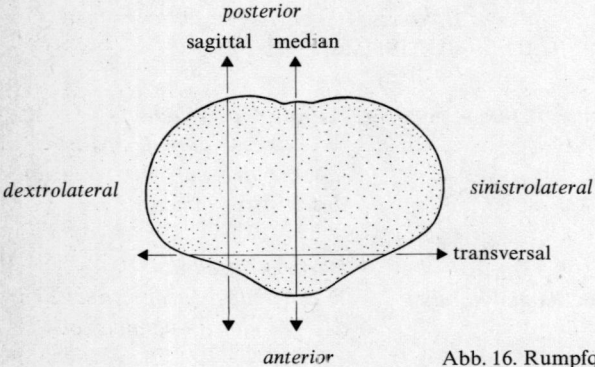

Abb. 16. Rumpfquerschnitt mit Orientierungsbezeichnungen

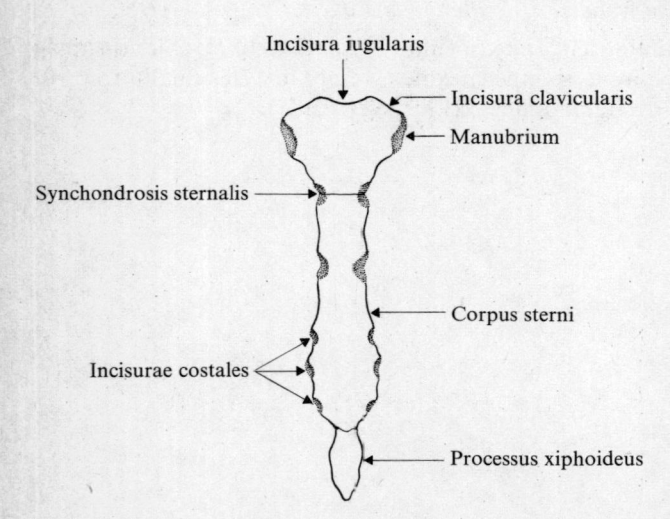

Abb. 17. Brustbein: von ventral

Praktische Anwendung am anatomischen Bild

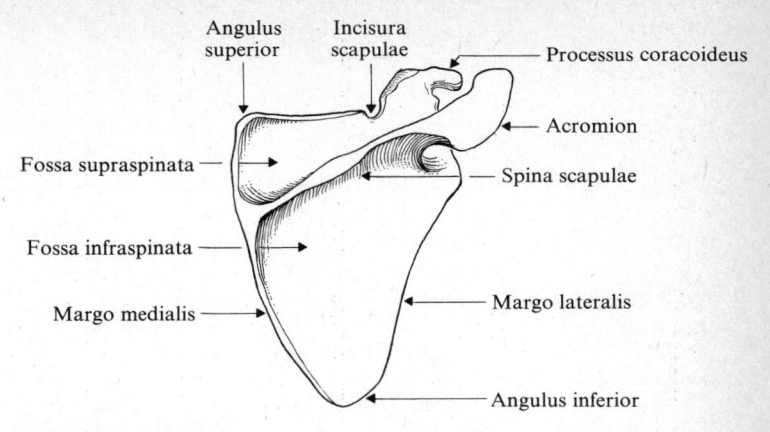

Abb. 18. Rechtes Schulterblatt: von dorsal

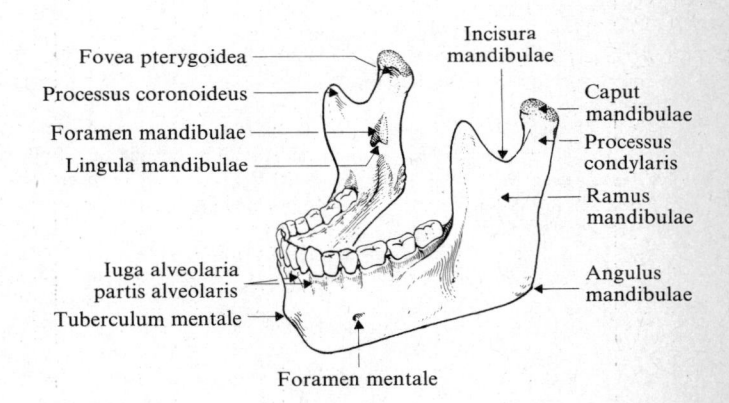

Abb. 19. Unterkiefer

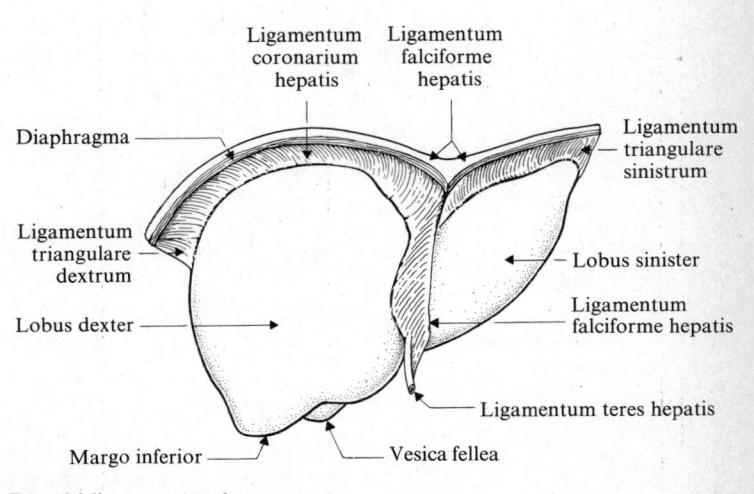

Abb. 20. Leber mit Teil des Zwerchfells: von ventral

Literatur

I. Lehrbücher der medizinischen Fachsprache

AGARD, W.R., HOWE, H.M.: Medical Greek and Latin at a glance, 3rd ed. New York 1967
AHRENS, G.: Naturwissenschaftliches und medizinisches Latein, 5. Aufl. Leipzig 1975
BENDZ, G.: Latin för medicinare, 3. Aufl. Lund 1964
BOLLO, L.E.: Introduction to medicine and medical terminology. Philadelphia, London 1961
CHABNER, D.-E.: The language of medicine. A worktext explaining medical terms. Philadelphia 1976
CHEVALLIER, J.: Précis de terminologie médicale. Paris 1970
DILG, P., JÜTTNER, G.: Pharmazeutische Terminologie. Die Fachsprache des Apothekers, 3. Aufl. Frankfurt am Main 1980
HENKE, M., TROJAN, G., FRICK, E.: Latein für Mediziner. München 1933
HÜGEL, H.: Kurze Einführung in die pharmazeutische und medizinische Terminologie. Stuttgart 1973
JAEGER, E.C., PAGE, J.H.: A source-book of medical terms. Springfield (Illinois) 1953
KÜMMEL, FR.W., SIEFERT, H.: Kursus der medizinischen Terminologie, 3. Aufl. Stuttgart-New York 1980
MCCULLOCH, J.A.: A medical greek and latin workbook, 2nd ed. Springfield (Illinois) 1970
SCHNEIDER, I.: Lingua Latina medicinalis. Lateinisches Lehrbuch für Mediziner, 4. Aufl. München 1970
SMITH, G.L., DAVIS, PH.E.: Quick medical Terminology. New York 1972
WERNER, FL.CL.: Die Benennung der Organismen und Organe. Halle 1970
WOLF, J.H.: Kompendium der medizinischen Terminologie. München 1974

II. Medizinisch-terminologische Nachschlagewerke

ABDERHALDEN, R.: Medizinische Terminologie. Basel 1948
ALVERDES, K.: Grundlagen der Anatomie. Leipzig 1959
BLANCARD, ST.: Lexicon medicum. Halle 1748
BRANDEIS, H.: Medizinisches Wörterbuch, 2. Aufl. Tübingen 1820
CASTELLI, B.: Lexicon medicum. Genf 1746
DE TERRA, P.: Vademecum anatomicum. Kritisch etymologisches Wörterbuch der systematischen Anatomie. Jena 1913
DONÁTH, T.: Erläuterndes anatomisches Wörterbuch. Budapest 1960
DONÁTH, T.: Anatomical dictionary with nomenclatures and explanatory notes, English edition by G.N.C. Crawford. Oxford 1969
DUDEN: Wörterbuch medizinischer Fachausdrücke, 3. Aufl. Stuttgart 1979
FALLER, A.: Die Fachwörter der Anatomie, Histologie und Embryologie. Ableitung und Aussprache, begr. von H. TRIEPEL, H. STIEVE und R. HERRLINGER, 29. Aufl. bearb. von A. FALLER. München 1978
HARING, C., LEICKERT, K.H.: Wörterbuch der Psychiatrie und ihrer Grenzgebiete. Stuttgart-New York 1968
HENSS, D., CIBA, W., GLOTZBACH, H.: Fremdwörterbuch naturwissenschaftlicher Begriffe. Köln 1966
HIRSCHBERG, J.: Wörterbuch der Augenheilkunde. Leipzig 1887
HOFFMANN-AXTHELM, W.: Zahnärztliches Lexikon, 5. Aufl. München 1968
HUNNIUS, C.: Pharmazeutisches Wörterbuch, 5. Aufl. Berlin-New York 1975
KNACKSTEDT, C.E.H.: Medicinisch-chirurgisch-terminologisches Wörterbuch, 4. Aufl. Erfurt 1821
KOPSCH, F., KNESE, K.H.: Nomina Anatomica, Vergleichende Übersicht der Basler, Jenenser und Pariser Nomenklatur, 5. Aufl. Stuttgart 1957
KRAUS, L.A.: Kritisch-etymologisches medizinisches Wörterbuch, 3. Aufl. Göttingen 1844
KRÜGER, G. (Hrsg): Veterinärmedizinische Terminologie, 3. Aufl. Leipzig 1968
KRÜGER, G.: Der anatomische Wortschatz, 11. Aufl. Darmstadt 1976
LEIBER, B., OLBRICH, G.: Die klinischen Syndrome, 6. Aufl. München-Berlin-Wien 1980
LEUTERT, G.: Die anatomischen Nomenklaturen von Basel, Jena und Paris in dreifacher Gegenüberstellung. Leipzig 1963

NOMINA ANATOMICA: Nomina Anatomica, fourth edition, approved by the Tenth International Congress of Anatomists at Tokyo, together with Nomina Histologica and Nomina Embryologica. Amsterdam-Oxford 1977
PSCHYREMBEL, W.: Klinisches Wörterbuch, 253. Aufl. Berlin 1977
SCHULZE, P.: Kleines erläuterndes Wörterbuch der Anatomie, 2. Aufl. Leipzig 1970
SKINNER, H.A.: The origin of medical terms, 2. Aufl. Baltimore 1961, Nachdruck New York 1970
TRIEPEL. H., HERRLINGER, R.: Die anatomischen Namen. Ihre Ableitung und Aussprache, 27. Aufl. München 1965
TUTSCH, D.: Lexikon der Medizin. München-Berlin-Wien 1975
VOLKMANN, H.: Medizinische Terminologie, 32. Aufl. Berlin-Wien 1944
WERNER, FR.CL.: Wortelemente lateinisch-griechischer Fachausdrücke in den biologischen Wissenschaften, 3. Aufl. Halle 1968 (1. westdeutsche Auflage Frankfurt/M. 1972)
ZETKIN, M., SCHALDACH, H.: Wörterbuch der Medizin, 6. Aufl. Berlin 1978 (1. westdeutsche Auflage Stuttgart 1974)

III. Mehrsprachige Wörterbücher der medizinischen Fachsprache

ARNAUDOV, G.D.: Terminologia Medica Polyglotta. Medizinische Terminologie in sechs Sprachen. Lateinisch-Bulgarisch-Russisch-Englisch-Französisch-Deutsch. Sofia 1964
BUNJES, W.E.: Medical and pharmaceutical dictionary. English-German, 3rd ed. Stuttgart 1974
JUNGHANNS, H.: Nomenclatura Columnae Vertebralis. Wörterbuch der Wirbelsäule. Die Termini in der Fachsprache und in sechs lebenden Sprachen. Deutsch-Englisch-Französisch-Italienisch-Russisch-Spanisch. Stuttgart 1977
LEJEUNE, F., BUNJES, W.E.: Deutsch-Englisches Wörterbuch für Ärzte, 2. Aufl. Stuttgart 1968
SCHLEGELMILCH, A., MACHNIK, G.: Medizinisches Wörterbuch. Französisch-Deutsch. Leipzig 1968
SCHOBER, P.: Medizinisches Wörterbuch der deutschen und französischen Sprache, 6. Aufl. Stuttgart 1942
SLIOSBERG, A. (Hrsg): Elsevier's medical dictionary in five languages. English/American, French, Italian, Spanish and German, 2nd ed. Amsterdam 1975
UNSELD, D.W.: Medizinisches Wörterbuch der deutschen und englischen Sprache. Medical dictionary of the English and German languages, 7. Aufl. Stuttgart 1978
VEILLON-NOBEL: Medizinisches Wörterbuch. Dictionnaire médical. Medical dictionary, 6. Aufl. Bern-Stuttgart-Wien 1977. Spanisches Supplement 1972. Italienisches Supplement 1976
ZLONICKI, B. (Hrsg): Lexicon medicum. Englisch, Russisch, Französisch, Deutsch, Lateinisch, Polnisch. Stuttgart-New York 1971

IV. Linguistische Lexika

BOISACQ, E.: Dictionnaire étymologique de la langue grecque, 4. Aufl. Heidelberg 1950
ERNOUT, A., MEILLET, A.: Dictionnaire étymologique de la langue latine, 3. Aufl. Paris 1951
FRISK, H.: Griechisch etymologisches Wörterbuch, Bd. 1 1960; Bd. 2 1970, Heidelberg
GEORGES, K.E.: Ausführliches deutsch-lateinisches Handwörterbuch, 2 Bde., 7. Aufl. Leipzig 1882
GEORGES, K.E., GEORGES, H.: Ausführliches lateinisch-deutsches Handwörterbuch, 2 Bde., 11.Aufl. Basel 1962
HOFMANN, J.B.: Etymologisches Wörterbuch des Griechischen. München 1950
LEWIS, CH.T., SHORT, CH.: A Latin dictionary. Oxford 1962
LIDDEL, H.G., SCOTT, R.: A Greek-English Lexicon, 9. ed. Oxford 1953
PAPE, W.: Handwörterbuch der griechischen Sprache, 3. Aufl. Braunschweig 1902
PAPE, W., SENGEBUSCH, M.: Deutsch-griechisches Handwörterbuch, 2. Aufl. Braunschweig 1865
PRELLWITZ, H.: Etymologisches Wörterbuch der griechischen Sprache, 2. Aufl. Göttingen 1905
TUCKER, T.G.: A concise etymological dictionary of Latin. Halle 1931
WALDE, A., HOFMANN, J.B.: Lateinisches etymologisches Wörterbuch, Bd. 1 1938; Bd. 2 1954, Heidelberg

V. Historische Literatur

CROSLAND, M.P.: Historical studies in the language of chemistry. London 1962
HINTZSCHE, E.: Die Galenische Anatomie. Ciba-Z. (Basel) 96, 3410ff. (1944)
HINTZSCHE, E.: Die Überwindung der galenischen Anatomie. Ciba-Z. (Basel) 101, 3654ff. (1946)
HYRTL, J.: Das Arabische und Hebräische in der Anatomie. Wien 1879
HYRTL, J.: Onomatologia anatomica. Geschichte und Kritik der anatomischen Sprache der Gegenwart. Wien 1880
HYRTL, J.: Die alten deutschen Kunstworte in der Anatomie. Wien 1884
MICHLER, M.: Die Mittelhand bei Galen und Vesal. Sudhoffs Arch. 48 (1964) 200–215
MICHLER, M.: Karpos-‚Frucht' eine Metapher für Handwurzel. Hermes 94 (1966) 314–319

Literatur

MICHLER, M.: Zur Toposforschung in der medizinischen Literatur. Festschrift für Erna Lesky, hrsg. v. K. GANZINGER, M. SKOPEC, H. WYKLICKY. Wien 1981, p. 57–65

SAVORY, TH. H.: The language of science, its growth, character and usage. London 1953

SINGER, CH.: A short history of anatomy from the Greeks to Harvey. New York 1957

SINGER, CH.: A history of biology, 3. ed. London 1962

SONTAG, S.: Krankheit als Metapher. München-Wien 1978

STEUDEL, J.: Die Fachsprache der Medizin. Studium Generale 4 (1951) 154–161

STEUDEL, J.: Der vorvesalische Beitrag zur anatomischen Nomenklatur. Arch. Gesch. Med. 36, 1–42 (1943)

STEUDEL, J.: Vesals Reform der anatomischen Nomenklatur. Zum Vierhundertjahr-Jubiläum der Fabrica. Z. Anat. Entwickl.-Gesch. 112, 675ff. (1943)

TÖPLY, R. v.: Geschichte der Anatomie. In: Handbuch der Geschichte der Medizin, begr. v. TH. PUSCHMANN, hrsg. v. M. NEUBURGER u. J. PAGEL, Bd. 2, S. 155—326. Jena 1903

Ferner die nachstehenden, unter J. STEUDEL *gearbeiteten Dissertationen:*

BRIEFS, A.: Die Nomina anatomica des Charles Estienne. Diss. Bonn 1953 (Maschschr.)

BRÜSSELER, H.: Celsus und Plinius als Quelle der anatomischen Nomenklatur. Diss. Bonn 1943 (Maschschr.)

EFFERTZ, H.-W.: Caspar Bauhins Beitrag zur anatomischen Nomenklatur. Diss. Bonn 1953 (Maschschr.)

FISCHER, K.: Die Nomina anatomica in den Isagogae des Berengario da Carpi. Diss. Leipzig 1943

GRABERT, K.-W.: Die Nomina anatomica bei den deutschen Wundärzten Hieronymus Brunschwig und Hans von Gersdorff, ihre Beziehungen zu Guy de Chauliac und ihr Verhältnis zu den Jenenser Nomina anatomica des Jahres 1935. Diss. Leipzig 1943 (Handschr.)

KLOSE, W.: Die anatomische Nomenklatur Adriaan van den Spieghels. Diss. Bonn 1971

LEMAITRE, M.: Die anatomische Nomenklatur der Chirurgie des 13. und 14. Jahrh. Diss. Bonn 1951 (Maschschr.)

MARCHEL, E.: Galens anatomische Nomenklatur. Diss. Bonn 1951 (Maschschr.)

NEUMANN, E. F.: Die anatomische Nomenklatur des Ruphos und ihre Beziehung zur JNA. Leipzig 1943 (Handschr.)

RATH, G.: Die Anatomie des Avicenna und die Nomina anatomica in der Canonübersetzung des Gerhard von Cremona. Diss. Bonn 1948 (Maschschr.)

ZOSKE, H.: Die Osteologie Vesals. Heilkunde und Geisteswelt, Bd. 3. Hannover 1951

Wortregister

Die Ziffern beziehen sich auf die Seitenzahlen

A

a(-), ab(-) = von, weg(-), ab(-) 62, 86, 177, 224
a-, an- (gr.) = un- 91 f., 221, 227
abasia, ae f. = Unfähigkeit zu gehen 221, 257, 265
abdomen, minis n. = Bauch, Unterleib 143, 148, 177
abdominalis, e = zum Bauch, zum Unterleib gehörig 21, 234, 267
abducens, entis = abziehend, wegziehend 164, 169, 224
abductio, tionis f. (Abduktion) = Bewegung nach außen, Wegführen von der Medianebene 198, 224
aberrans, antis = abirrend, abweichend 162
aberratio, tionis f. = Abirrung, Abweichung
  1. Entwicklungsanomalie
  2. chromatische Aberration
  3. sphärische Aberration
  4. Chromosomenaberration 198
abiosis, is f. = Fehlen der Lebensvorgänge 221
ablatio, tionis f. = Abtragung, Amputation, Ablösung 86, 198
abnormis, e = von der Norm abweichend 198
Abnormität, die = Abweichung von der Norm 227
abortiva, orum n. = Mittel, die einen Abort herbeiführen 257
abortivus, a, um = abgekürzt, nicht zur vollen Entfaltung kommend 259
abortus, us m. = Fehlgeburt, Frühgeburt 198, 224, 253, 255
abrasio, sionis f. = Abschabung, Auskratzung 198, 223
abruptio, tionis f. = Abreißung 198
abscessus, us m. (Abszeß) = Abscheidung, Eitergeschwür 25, 78, 86, 198, 227, 267, 268
absolutus, a, um = abgeschlossen, unabhängig, unbeschränkt; chem. rein 198
absorbens, entis = aufsaugend, verschluckend 164
absorptio, tionis f. (Absorption) = Aufsaugung von Gasen, Flüssigkeiten und Strahlungsenergie, wörtl. das Wegsaugen, das Aufsaugen;
  1. Lösung eines Gases in einer Flüssigkeit oder in einem festen Körper
  2. Schwächung der Strahlungsintensität durch Aufsaugen von Lichtstrahlen in einem festen Körper
  3. serologisch: Absättigung eines Antikörpers mit dem gelösten homologen Antigen 198, 227
abstinens, entis = sich mäßigend, enthaltend, abstinent 164
abstinentia, ae f. (Abstinenz) = Enthaltsamkeit, Mäßigkeit 198
abundans, antis = überflutend, übermäßig, reichlich 162
abundantia, ae f. = Überfluß, Übermaß 199
abusus, us m. = Mißbrauch 199
acarus, i m. = Milbe 111, 175
accelerans, antis = beschleunigend 162, 169
acceleratio, tionis f. = Beschleunigung 199
accentus, us m. = Ton, Betonung 199
accessorius, a, um = hinzutretend, zusätzlich, unterstützend 259, 267
accessus, a, um = hinzugetreten, hinzugekommen 168
accessus, us m. = Zugang 199
accidens, entis = anfallend, begegnend, zufällig eintretend 164
accretio, tionis f. = Anwachsung, Verwachsung 199, 223
accretus, a, um = zugewachsen, angewachsen 168, 170
acer, is, e = rauh, scharf, stechend 51, 57, 58, 66, 160, 162
acetabulum, i n. = Essigschälchen, Hüftgelenkspfanne 17, 19, 175, 224, 230
acetum, i n. = Essig 17, 115
acheiria, ae f. = angeborenes Fehlen einer oder beider Hände 221
Achillessehnenreflex, der = Senkung des Fußes durch Zusammenziehung der Wadenmuskulatur bei Beklopfen der Achillessehne 22
Achillodynie, die = Achillessehnenschmerz 22
Achillotenotomie, die = Durchschneidung der Achillessehne zwecks Verlängerung 22
achondroplasia, ae f. = angeborene Störung des Wachstumsknorpels 221

Wortregister

achresticus, a, um = unfähig, etwas zu gebrauchen 260
Achromatin, das = mit spezifischen Farbstoffmethoden nicht färbbarer Zellkernbestandteil 227
achylia, ae f. = Fehlen des Magensaftes 221, 254
acidum, i n. = Säure 115
acidus, a, um = sauer 125
acies, ei f. = Schärfe 175
acinus, i m. = Beere, beerenförmiges Endstück von Drüsen 111
acne, es f. = Finnenausschlag, Akne 110, 170, 253, 255
acneiformis, e = akneähnlich 241
aconitum, i n. = Gattung der Eisenhutgewächse 115, 121
acro, onis m. = Trieb, Spitze der Gliedmassen 132
acroceratosis s. akrokeratosis
Acrolein, das = stechend scharf riechender Aldehyd 162
acromialis, e = zur Schulterhöhe gehörig 234
acromioclavicularis, e = das Schulter-Schlüsselbein (gelenk) betreffend 19
acromion, i. n. = Schulterhöhe 15, 19, 124
actinomycosis, is f. = Strahlenpilzkrankheit 249
actio, tionis f. = Tätigkeit, Handlung, Leistung 41, 136
activitas, tatis f. = Wirksamkeit, Wirkungsvermögen 140
activus, a, um = wirksam, tätig 241
acumen, minis n. = Spitze 143, 149
acuminatus, a, um = zugespitzt 166, 254
acus, us f. = Nadel, Spitze 173
acusticus, a, um = zum Hören befähigt 98, 245
acutus, a, um = scharf, akut 125, 157, 177, 255, 267
ad(-) = an(-), hinzu(-) 60, 86, 177, 224, 225
adaequatus, a, um = angemessen, entsprechend 199
adamantinus, a, um = (stählern), zum Zahnschmelz gehörig 97, 243
adamas, antis m. = Stahl, Diamant 97, 151
Adaptation, die = 1. Anpassung von Organen an bestimmte Reize
2. operatives Aneinderfügen von Wundrändern 224
adaptivus, a, um = Anpassung bewirkend 260
additivus, a, um = hinzukommend, zusätzlich wirkend 260
adducens, entis = heranführend, heranziehend 164
adductio, tionis f. = Heranziehung, Bewegung nach innen 199
adductorius, a, um = heranführend 260, 267
adelphos m. = Bruder 67
aden f. = Drüse 76, 187, 191
adenoma, matis n. = gutartige Geschwulst des Drüsenepithels 251, 253

Adenomalazie, die = Drüsenerweichung 192
Adenotomie, die = operative Ausschneidung drüsiger Wucherungen der Rachenmandel 76, 187
Adenoviren, die = in Tonsillen, also in Drüsengewebe lokalisierte Viren, die Krankheiten der Atemwege erregen 192
adeps, ipis c. = Fett 75, 133
adhaesio, sionis f. = Verwachsung, Verklebung 86, 199
adhaesivus, a, um (adhäsiv) = anhaftend, verwachsend 260, 267, 268
adipositas, tatis f. = Fettsucht, Fettleibigkeit 140
adiposus, a, um = fettleibig, verfettet 239, 255
aditus, us m. = Zugang, Eingang 177, 199, 224
adiuvans, antis = helfend, unterstützend 162
Adiuvantia, die = Mittel, die die übrigen therapeutischen Maßnahmen unterstützen 171
adnexum, i n. = Anhangsgebilde 199
adolescens, entis c. = heranwachsender Junge, Jüngling, heranwachsendes Mädchen, Jungfrau 171
Adrenalin, das = Hormon des Nebennierenmarks 227
adrenergisch = auf Adrenalin ansprechend 181
adsorbens, entis = ansaugend, verschluckend 164
adsorptio, tionis f. = Anlagerung, Ansaugung 199
adstringens, entis = straff anziehend, zusammenziehend 164
Adstringentia, die = zusammenziehend wirkende Mittel 171
adultus, a, um = herangewachsen, erwachsen 168
adventitius, a, um = von außen kommend, hinzukommend, im Sinne von: der äußere gebraucht 260, 267
adynamia, ae f. = Kraftlosigkeit, Körperschwäche 221
aeger, gra, grum = krank 129
aegritudo, dinis f. = Krankheit 135
aegrotus, a, um = krank, gebrechlich 125
aequator, toris m. = Gleichmacher, größter Kreisumfang eines kugeligen Organs 29, 131
aequor, oris n. = Ebene, Fläche 143
aequus, a, um = eben, gleichmäßig 125
aer, eris m. = Luft 67, 132
Aerobakter, die = Luftsauerstoff benötigende Bakteriengattung 181
Aerobier, die = Mikroorganismen, die zum Leben Sauerstoff brauchen 92, 181
Aerophagie, die = krankhaftes bzw. unbewußtes Luftschlucken 181
Aerophobie, die = krankhafte Luftscheu 181
aes, aeris n. = Erz, Bronze 42, 143
aestas, tatis f. = Sommer 140, 149
Ästhesiometer, das = Instrument zur Prüfung der Sensibilität 192
aestivus, a, um = sommerlich 241

aetas, tatis f. = Zeitalter, Lebensalter 140, 149
aether, eris m. = Himmelsluft, Äther 132
Ätiologie, die = Lehre von den Krankheitsursachen 25, 181
afermentia, ae f. = Fehlen von Fermenten 221
affectivus, a, um = gefühlsbetont 260
affectus, us m. = starke Gemütsbewegung 199
afferens, entis = zuführend, hinführend 164, 170
affixus, a, um = angeheftet, befestigt 168, 170, 199, 224
agastricus, a, um (agastrisch) = ohne Magen (nach totaler Resektion) 260, 268
Agalaktie, die = Fehlen der Milchsekretion bei Wöchnerinnen 227
agenesia, ae f. = Fehlen einer Organanlage 221
agens, entis = handelnd, wirkend 164
Agentia, die = medizinisch oder chemisch wirksame Stoffe 171
ageusia, ae f. (Ageusie) = Unvermögen zu schmecken, Verlust der Geschmacksempfindung 76, 188, 221
agitans, antis = antreibend, schüttelnd, körperliche Erregung bewirkend 162, 224
agger, eris m. = Damm, (Nasen) Schleimhautwulst 132
Agglomerat, das = Haufen zusammengeballter Zellen, z.B. „Geldrollen" der roten Blutkörperchen 171
agglomeratio, tionis f. = Zusammenballung (z.B. von Blutzellen) 199
agglomeratus, a, um = aneinandergerollt, zusammengeballt 166, 171
agglutinatio, tionis f. = Verklebung, Zusammenballung 86, 199
aggravatio, tionis f. = Übertreibung von Beschwerden 199
aggregatio, tionis f. = Anhäufung 199
aggregatus, a, um = angehäuft, zusammengeschart 166
aggressivus, a, um = angriffslustig 260
agoge f. = Führung, Leitung 67
agogo- = führend, treibend 75, 185, 191
agonia, ae f. (Agonie) = Todeskampf 67
agonistes m. (Agonist) = Wettkämpfer, einer von paarweise arbeitenden Muskeln 67, 179
agnosia, ae f. = Unfähigkeit, Sinneswahrnehmungen zu erkennen 221
agra, ae f. = Fangen, Zange, Gicht 67, 189, 190, 191
Agranulozytose, die = Mangel an Granulozyten 268
agraphia, ae f. = Unvermögen zu schreiben 221
agricola, ae m. = Landwirt, Bauer 108
agrypnia, ae f. = Schlaflosigkeit 221
aisthesis f. = Empfindung, Gefühl 76, 188
aither m. = obere Luft, Äther 67
aitia f. = Ursache, Grund 67
aix f. = Ziege 67

akantha f. = Dorn, Stachel 67
akari n. = Milbe 67
akinesia, ae f. (Akinesie) = Bewegungsunfähigkeit 221
Akinospermie, die = Unbeweglichkeit der männlichen Samenfäden bei mikroskopischer Untersuchung 227
akis f. = Spitze, Nadel 67
Akkommodation, die = Einstellung des Auges auf die jeweilige Sehentfernung 225
Akonitin, das = Alkaloid aus den Wurzeln des Eisenhuts 121
akouein = hören 98
akousis f. = das Hören 76, 188
akro- = in eine Spitze auslaufend, äußerst, oberst 75
akrokeratosis, is f. = abnorme Verhornung der Haut über den Akren 249, 254
Akromegalie, die = übermäßiges Größenwachstum der Körperspitzen 185
akros m. = äußerstes Ende, Spitze 67, 184, 185
Akrosom, das = (spitzer Körper), Apikalkörper des Spermienfadens 186
Akrozephalie, die = Spitzköpfigkeit 185
Akrozephalus, der = Spitzkopf 75, 186
Aktinomyzet, der = Strahlpilz 181
aktis f. = Strahl, Röntgenstrahl 67
Akumeter, das = Meßgerät zur Überprüfung des Hörvermögens 76, 188
akustisch = auf das Gehör bezüglich, Gehör- 192
ala, ae f. = Flügel 103, 148
alalia, ae f. = Sprachlosigkeit 221
alaris, e = flügelförmig 236
albicans, antis = weißlich, weiß schimmernd 84, 162, 195
Albinismus, der = angeborener Pigmentmangel der Augen 179, 196
Albino, der = Mensch oder Tier mit erblich fehlender Pigmentbildung 84, 196
albugineus, a, um = weißlich 18, 84, 195
albugo, ginis f. = weißer Fleck der Hornhaut 135
albumen, minis n. (Albumen) = Weißes, Eiweiß 84, 143, 149, 196
Albumin, das = wasserlöslicher Eiweißkörper 149
albus, a, um = weiß 33, 84, 195, 223
alcohol, is m. (Alkohol) = Alkohol 6, 50
aleiphar n. = Salböl, Fett 67
aleuron n. = Weizenmehl, Reserveeiweiß der Pflanzen 67
alexia, ae f. = Unvermögen zu lesen 221
algesis f. = Schmerz 67, 188
algor, oris m. = Kälte, Kältegefühl 130, 148
algos n. = Schmerz 67, 187, 189, 191
alimentarius, a, um = mit der Ernährung zusammenhängend 238

Wortregister

alimentum, i n. = Nahrungsmittel 115
Alkali, das = alkalisch reagierender Stoff 6
Allantois, die = Urharnsack. Ausstülpung des embryonalen Enddarms 179
allas m. = Wurst, wurstähnliche Haut 67, 179
Allergene, die = Stoffe, die zur Sensibilisierung mit Antikörpern führen 24
allergia, ae f. (Allergie) = veränderte Reaktionsweise des Organismus auf eine bestimmte Substanz (durch Überempfindlichkeit gegen bestimmte Stoffe) 186, 246
allergicus, a, um (allergisch) = auf Allergie beruhend 242, 256, 257
allo- = anders, fremd 74, 185
Allobiose, die = Verhaltensänderung von Organismen unter geänderten Bedingungen 186
Allomorphie, die = Gestaltänderung z.B. von Zellen 185
Allopathie, die = Heilverfahren, dessen Mittel den Krankheiten entgegengesetzt ist 74, 185
Alloplastik, die = Wiederherstellung z.B. von Organteilen durch künstliche Materialien 74, 185
aloe, es f. = Aloepflanze 110
alopecia, ae f. = Haarschwund, Kahlheit 246
alopex m. = Fuchs 67
alter, era, erum = der eine von beiden, der andere 62, 81, 193
alterans, antis = ändernd, umstimmend 162
Alteration, die = krankhafte Veränderung eines Zustandes 81, 193
alternans, antis = abwechselnd, zeitweilig wechselnd, die Seite wechselnd 162, 174
altus, a, um = hoch, tief 125, 148
alumen, minis n. = Alaun 143, 148, 149
alveolaris, e = mit kleinen Hohlräumen versehen 236, 255
Alveolarperiost, das = Knochenhaut der Zahnfächer des Unter- und Oberkiefers 255
alveolus, i m. = kleine Mulde, Wanne
  1. Lungenbläschen
  2. Zahnfächer 230, 254
alveus, i m. = Mulde, Wanne, Ausbuchtung eines Organs 111, 123
alvus, i c. = Eingeweide des Unterleibs, Darmkanal, Exkremente 123, 224
amarellus a, um = bitterlich 95, 231
amarus, a, um = bitter 95, 125, 128
amauro- = schwarz, dunkel 85, 197
Amaurose, die = Bezeichnung für verschiedene Formen völliger Erblindung, „schwarzer Star" 85, 197
ambi- = beid- 90, 226
ambidexter, (e)ra, (e)rum = mit beiden Händen gleich geschickt 214, 224
Ambidextrie, die = gleich ausgeprägte Geschicklichkeit beider Hände 226

ambiens, ientis = herumgehend, umgebend 164, 170
ambiguus, a, um = sich nach beiden Seiten neigend, unbestimmt 90, 125, 128, 214
Ambivalenz, die = Doppelwertigkeit, Nebeneinanderbestehen gegensätzlicher Antriebe 227
ambly(o)- = stumpf 74, 184
Amblyopie, die = „Schwachsichtigkeit" 74, 184
ambulans, antis = umhergehend 162
amelia, ae f. = angeborenes Fehlen einer oder mehrerer Extremitäten 221
amenorrhoea, ae f. (Amenorrhoe) = Ausbleiben der Menstruationsblutung 221
amentia, ae f. = Unfähigkeit, seinen Verstand zu gebrauchen, akute Verwirrtheit 221
amica, ae f. = Freundin 171
amicitia, ae f. = Freundschaft 103
amicrobiosis, is f. = Fehlen von Kleinlebewesen 221, 224
amicus, i m. = Freund 111, 171
amnesia, ae f. (Amnesie) = Gedächtnisverlust 221, 226
amnion, i n. = Schafshaut, Embryonalhülle des Menschen 18, 124
amoibe f. = Wechsel, Änderung 67
amor, oris m. = Liebe 130
amphi(-) = beidseits, um-, ringsherum 88, 225
amphiarthrosis, is f. = straffes Gelenk mit nur geringer Beweglichkeit 208
Amphiaster, der = Doppelstern bei der Kernteilung 227
Amphibien, die = Klasse von Wirbeltieren, die sowohl auf dem Lande wie auch im Wasser leben 225
amphicrania, ae f. = Kopfschmerz in beiden Kopfhälften 208
amphigonia, ae f. = geschlechtliche Fortpflanzung 208
amphimixis, is f. = Vermischung der Erbanlagen 208
Amphioxus lanceolatus = Lanzettfisch 88, 208
ampho- = beid- 90
amphotrope Arzneiwirkung = Wirkung in beiden Richtungen, d.h. entgegengesetzte Wirkung großer und kleiner Gaben desselben Arzneistoffes 90
amphotropia, ae f. = unterschiedliche Wirkungsweise eines Medikamentes auf verschiedene Organe oder in verschiedenen Dosierungen 216
amplitudo, dinis f. (Amplitude) = Größe, Weite, Wellenhöhe eines schwingenden Systems 135
amplus, a, um = umfangreich 125
ampullaris, e = zur Ampulle gehörig 236
amputatio, tionis f. (Amputation) = operative Absetzung einer Gliedmasse oder eines Körperteils 26, 214, 267
amyelia, ae f. = angeborenes Fehlen des Rückenmarkes 221

amygdala, ae f. = Frucht des Mandelbaums, Mandel 103, 109, 120
Amygdalin, das = Glykosid der bitteren Mandelkerne 109
amygdalinus, a, um = zur Mandel gehörig 243
amygdaloideus, a, um = mandelförmig 244
amylaceus, a, um = aus Stärke bestehend 238
amylum, i n. = Stärke 115
ana(-) = hinauf-, auf-, gegen-, pharm. je 62, 88, 177, 225
Anabolie, die = Aufbaureaktion des Organismus 227
anabolus, a, um = die Aufbauphase des Stoffwechsels betreffend 208
anaciditas, tatis f. = Fehlen der Salzsäure im Magensaft 222
anaemia, ae f. (Anämie) = Blutarmut 222, 224, 257, 268
Anaerobier, die = Bakterienarten, die in Abwesenheit von O_2 wachsen 92
anaesthesia, ae f. (Anästhesie) = Ausschaltung der Schmerzempfindung, Betäubung, Empfindungslosigkeit 192, 222, 228
anaesthesiologia, ae f. = Lehre von der Schmerzbetäubung 222
Anakrotie, die = erster Gipfel der Pulskurve 225
analepticum, i n. = anregendes Mittel 257
analgesia, ae f. (Analgesie) = Aufhebung der Schmerzempfindlichkeit 222
analis, e = den After betreffend 234
analogus, a, um = übereinstimmend, entsprechend 208
analysis, is f. = Auflösung
1. Bestimmung der Zusammensetzung eines Stoffes
2. Zergliederung in Einzelfaktoren 63, 88, 209
analyticus, a, um = die Auflösung, Zergliederung betreffend 260
anamnesis, is f. (Anamnese) = Wiedererinnerung, Krankheitsvorgeschichte 209
anamnesticus, a, um = die Anamnese betreffend 260
Anaphase, die = Phase der Kernteilung, bei der die Chromosomenhälften an die entgegengesetzten Pole hinaufrücken 228
Anaplasie, die = Bildung nur wenig differenzierter Tochterzellen aus höher differenzierten Mutterzellen 228
Anasarka, die = (Wassersucht auf dem Fleisch: ana sarka), ausgedehntes Ödem des Unterhautzellgewebes 177
anastomosis, is f. = 1. natürliche Verbindung z.B. zwischen Gefäßen
2. künstliche operative Verbindung 209
anatomia, ae f. = Aufschneiden, Zergliederungskunst 209

anceps, cipitis = doppelköpfig, zweischneidig, zweifelhaft 53, 161
anconeus, a, um = zum Ellenbogen gehörend 243
ancylopoeticus, a, um = eine Krümmung hervorrufend 245, 254
ancylosis, is f. = Versteifung eines Gelenks in Beugestellung 249
ancylostomiasis, is f. = Hakenwurmkrankheit 247 (weitere Wortzusammensetzungen s. auch unter ankylo-)
Androgene, die = männliche Sexualhormone 182
Androgynie, die = Auftreten männlicher sekundärer Geschlechtsmerkmale bei Frauen 180
Andrologie, die = Männerheilkunde, besonders die Genitalorgane betreffend 181
Androtropie, die = Auftreten einer Krankheit, die vorwiegend das männliche Geschlecht befällt 181
anencephalus, i m. = kopflose Mißgeburt 222
aner m. = Mann 67, 180
Anerythropoese, die = fehlende Produktion von roten Blutkörperchen 227
aneurysma, matis n. = Ausweitung einer Schlagader, umschriebene Erweiterung einer Arterie 209
angiitis, itidis f. = Blutgefäßentzündung 248
angina, ae f. (Angina) = Halsenge
1. Angst-, Beengungsgefühl
2. Infektionskrankheit im Rachen-Gaumenbereich 95, 103, 148, 159, 169, 177, 256, 265
angioma, matis n. = Gefäßgeschwulst, Adergeschwulst 251
angiomatosis, is f. = Bildung zahlreicher Gefäßgeschwülste 252
angion n. = Gefäß 76, 188
Angiospasmus, der = Gefäßkrampf 76, 188
angor, oris m. = Enge 95
angularis, e = winklig, zu einem Winkel gehörig 236, 254
angulus, i m. = Winkel (z.B. von Knochenflächen) 95, 228, 253
angustia, ae f. = Enge 103
angustus, a, um = eng 125
anhydraemia, ae f. = Verminderung des Wassergehaltes im Blutplasma 222
anhydricus, a, um = nicht wasserhaltig, wasserfrei 260
anima, ae f. = Seele 103
animal, alis n. = beseeltes Geschöpf, Tier 46, 147
animus, i m. = Geist, Sinn, Gemüt 111
aniso- = ungleich 74, 184
Anisochromie, die = ungleichmäßige Färbung z.B. der roten Blutkörperchen 74, 184
anisocoria, ae f. = ungleiche Pupillenweite 222
anisotrop = (nicht gleich gerichtet), Erscheinung, bei der Licht mit unterschiedlicher Geschwindigkeit in verschiedene Richtungen gebrochen wird 186

Wortregister

Anisozytose, die = das Vorhandensein ungleich großer roter Blutkörperchen im Blut 184
ankylo- = krumm 73, 183
  (einzelne Wortzusammensetzungen s. auch unter ancylo-)
Ankyloblepharon, das = Verwachsung der Lidränder 192
Ankylodaktylie, die = angeborene Gelenkversteifung der Finger in Beugestellung 192
Ankylostoma, das = Hakenwurm mit hakenförmigen Zähnen im Bereich des Mundes 73, 183
ankylotisch = eine Versteifung in gekrümmter Stellung 183
annus, i m. = Jahr 61, 63, 111, 120
annuus, a, um = jährlich, einjährig 125
anomalia, ae f. = Unregelmäßigkeit 222
anosmia, ae f. = Verlust des Geruchssinns 222
Anoxämie, die = Sauerstoffmangel im Blut 227
anoxia, ae f. = völliger Mangel an Sauerstoff in den Geweben 222
ansa, ae f. = Henkel, Öse, Schlinge 103
anser, eris c. = Gans 132
anserinus, a, um = zur Gans gehörig, gänseähnlich 238, 254
antagonismus, i m. = Gegenwirkung 209
ante(-) = vor(-) 60, 64, 86, 176, 177, 225
antea = vorher 66
antebrachium, i n. = Unterarm 199
antecolicus, a, um = vor dem Kolon gelegen 260, 266
Antefixation, die = Anheftung vorn, z.B. bei der Gebärmutterknickung 225
anteflexio, ionis f. = Beugung nach vorn 86, 199
antepositio, tionis f. = Verlagerung nach vorn 199
anterior = der vordere 64, 178, 224
antetorsio, sionis f. = Verdrehung nach vorn 199
anteversio, sionis f. = Neigung nach vorn 199, 223
anthelix, icis f. = Gegenwindung der Ohrmuschel 209
anthelminthicum, i n. = Wurmmittel 257
anthos n. = Blüte, Blume 67
anthropomorph = menschengestaltig 181
anthropos m. = Mensch 67
anthracosis, is f. = Ablagerung von Kohlenstoffteilchen in Organen 250, 255
anthrax, acis m. = Kohle, fressendes Geschwür, Milzbrand 152
anti(-) = gegen- 89, 225
antidotum, i n. = Gegengabe, Gegenmittel 89, 209
Antigen, das = artfremder Eiweißstoff, der gegen körpereigene Stoffe gerichtet ist 225
Antihistaminikum, das = Medikament, das die Wirkung des Histamins aufhebt 268
Antikoagulantien, die = blutgerinnungshemmende bzw. -verzögernde Mittel 228

Antikonzeption, die = Empfängnisverhütung 228
antineuralgicum, i n. (Antineuralgikum) = schmerzstillendes Mittel 100, 257
antiphlogisticum, i n. (Antiphlogistikum) = Mittel zur örtlichen Behandlung von Entzündungen 257
antipyreticum, i n. (Antipyretikum) = gegen Fieber gerichtetes Medikament 100
antiquus, a, um = alt, vormalig 125
antrum, i n. = Grotte, Höhle, Körper-, Organhöhle 115, 177
antisepticum, i n. = Mittel gegen Wundinfektionen 257
Antisepsis, die = Vernichtung von Krankheitskeimen mit chem. Mitteln 35, 227
antispasmodicum, i n. = krampflösendes Mittel 257
antisyphiliticum, i n. = Mittel gegen Syphilis 257
Antitoxin, das = Antikörper des Blutserums, das gegen bestimmte Toxine gerichtet ist 227
antitragus, i m. = der dem Tragus gegenüberliegende Höcker 209
anularis, e = ringförmig 237
anulatus, a, um = mit einem Ring versehen, ringförmig 166, 170
anulus, i m. = kleine ringförmige Öffnung 17, 94, 228
anuria, ae f. = fehlende Harnabsonderung 222
anus, i m. = ringförmige Öffnung, After 17, 55, 61, 77, 94, 111, 120, 157, 224, 265
anus, us f. = alte Frau, Greisin 55, 120, 173
anxietas, tatis f. = Ängstlichkeit, Furchtsamkeit 140
aorta, ae f. = Hauptschlagader, Aorta 49, 103, 108, 120, 121, 129, 170, 174, 194
Aortenvitien, die = organische Fehler oder Defekte der Hauptschlagader 121
aorticus, a, um = die Hauptschlagader betreffend 242
aortitis, itidis f. = Entzündung der Aorta 49, 155
apathia, ae f. = Teilnahmslosigkeit 222
apertura, ae f. = Öffnung 103
apertus, a, um = geöffnet, offen 168
apex, icis m. = äußerste Spitze, spitzgeformtes Ende eines Organs 133, 148
aphasia, ae f. = Sprechunfähigkeit, Sprachverlust 222, 257, 267
aphonia, ae f. = Verlust der Stimme, Stimmlosigkeit 222
Aphrodisiakum, das = Mittel, das den Geschlechtstrieb anregt 256
aphrodisiacus, a, um = zum Liebesgenuß gehörig 242, 256
aphrodisiasmos m. = Liebesgenuß 67
aphthae, arum f. = Schwämmchen, Sauggeschwüre der Säuglinge 108

apicalis, e = die Spitze eines Organs betreffend 234
apis, is f. = Biene 145
aplasia, ae f. (Aplasie) = angeborenes Fehlen eines Organs 222, 228
apnoia, ae f. (Apnoe) = Atemstillstand 222, 228
apo(-) = ab(-), weg(-) u. im Sinne einer Ausbreitung 89, 91, 225
apocrinus, a, um = absondernd, ausscheidend 209, 228
Apoenzym, das = Eiweißträgergruppe 84
aponeurosis, is f. = flächenhafte Sehnenplatte 91, 219
apophysis, is f. (Apophyse) = Auswuchs, Knochenfortsatz für Muskelansätze 16, 22, 209, 223
apoplektisch = zum Schlaganfall neigend 225
apoplexia, ae f. = Schlaganfall 89, 209, 224, 257
apotheca, ae f. = Niederlage, Speicher, Apotheke 209
apparatus, us m. = Organkomplex, Apparat 199
appendicitis, itidis f. = Wurmfortsatzentzündung 224, 258
appendix, icis f. (Appendix) = Anhangsgebilde 86, 199, 224, 266, 267, 269
applicatio, tionis f. = Anlegung, Verabreichung von Medikamenten 199
appositio, tionis f. = Anlagerung 199
approbatio, tionis f. = Billigung, Zustimmung 199
apud = bei 60
aqua, ae f. = Wasser 60, 79, 103, 108, 170
aquaeductus, us m. = Wasserleitung, anatom. Bezeichnung für einen Verbindungskanal zwischen flüssigkeitsgefüllten Hohlräumen 172, 174
aqueus, a, um = aus Wasser bestehend 238
arachne, es f. = Spinne 110
arachnoidalis, e = die Spinngewebshaut betreffend 234
arachnoidea, ae f. = spinngewebsähnliche Haut 244
arachnoideus, a, um = der Spinngewebshaut ähnlich 244
arachn(oid)itis, itidis f. = Spinngewebshautentzündung 248
Araeometer, das = Senkspindel zur Bestimmung des spezifischen Gewichts von Flüssigkeiten 74, 184
araio- = locker, dünn 74, 184
aranea, ae f. = Spinne 103, 108
arbitrium, i n. = Entscheidung 115
arbor, oris f. = Baum, Bild eines Kleinhirnmedianschnittes 143, 150
arborescens, entis = baumartig wachsend, sich verzweigend 164
Arborisation, die = baumartige Verzweigung 150
Arborisationsblock, der = Reizleitungsstörung im Bereich der Verzweigungen des His'schen Bündels am Herzen 150

arcanum, i n. = Geheimnis, Geheimmittel 115
arche, es f. = Anfang, Beginn 67, 110, 124, 189, 191
archiater, tri m. = Oberarzt, Leibarzt 115
Archineuron, das = Nervenzelle der motorischen Hirnrinde, bei der die Erregungsleitung ihren Anfang nimmt 124
architectonice, es f. (Architektonik) = Baukunst, struktureller Aufbau eines Organsystems 110, 111
arcuatus, a, um = gebogen, bogenförmig 166, 169
arcus, us m. = Bogen, bogenförmiger Teil eines Organs 172, 174, 254
ardor, oris m. = Brand, Hitze, Brennen, brennender Schmerz 130
area, ae f. = Fläche, Bezirk 94, 103
areatus, a, um = flächenartig begrenzt, umschrieben 166
arena, ae f. = Sand, Arena 103, 108
areola, ae f. = kleiner Bezirk, kleiner Hof 94, 231
arg(e)- = weiß glänzend 85
argentum, i n. = Silber 115
argia f. = Trägheit, Untätigkeit 67
Arginin, das = „hellschimmernde" Aminosäure 85, 197
argin(o)- = weiß schimmernd 85, 197
argyron n. = Silber 67
arhythmia, ae f. = unregelmäßige Herzschlagfolge 222
arithmos m. = Zahl 67
aroma, matis n. = wohlriechendes Gewürz, Bezeichnung für organisch-chemische Verbindungen mit z.T. chrakteristischen Gerüchen 153
aromaticus, a, um = aromatisch 242, 254
arrector, toris m. = Aufrichter, aufrichtender Muskel 199, 224
Arrosion, die = das Anfressen, Zerstörung von Gewebe oder Gefäßen durch geschwürige Vorgänge 227
ars, artis f. = Kunst, Kunstfertigkeit 62, 147, 171
Artefakt, der = künstlich hervorgerufene Veränderung, Kunstprodukt 171
arteria, ae f. = Pulsschlagader, Arterie 14, 103, 108, 119, 128, 161, 169, 174, 177, 178, 183, 223, 254, 255, 267
arterialis, e = die Pulsschlagadern betreffend 234
arteriitis, itidis f. = Pulsaderentzündung 248
Arteriogramm, das = Röntgenbild einer Arterie 159
arteriola, ae f. = kleine Pulsader 231, 255
Arteriolosklerose, die = degenerative Erkrankung der kleinen Pulsadern 255
arteriosclerosis, is f. (Arteriosklerose) = degenerative Veränderung der Arterien durch Ablagerung von Lipiden 74, 183, 250
arteriosus, a, um = arterienreich 239, 254

281

arthriticus, a, um = die Gelenkentzündung betreffend 242
arthritis, itidis f. = Gelenkentzündung 248
arthron n. = Gelenk 75, 186, 189, 191
Arthropathie, die = Gelenkerkrankung 75, 186
arthrosis, is f. = degenerative Gelenkerkrankung 250, 254
Arthrotomie, die = operative Eröffnung eines Gelenks 186
articularis, e = zu einem Gelenk gehörig 237
articulatio, tionis f. = bewegliche Knochenverbindung, Gelenk 19, 61, 75, 136
articulus, i m. = Gelenk 19, 232
artificialis, e = künstlich herbeigeführt 234, 253
arva, ae f. = Feld, Flur 103
arytaena, ae f. = Gießkanne 103
arytenoideus, a, um = gießkannenähnlich 244
ascaridiasis, is f. = Spulwurmkrankheit 247
ascaris, idis f. = Eingeweidewurm 139
ascendens, entis = aufsteigend, von unten nach oben verlaufend, in aufsteigender Verwandtschaftslinie 164, 170, 224
ascites, ae m. = Bauchwassersucht, Aszites 110, 177
asepsis, is f. = Keimfreiheit 222
asinus, i m. = Esel 111
askesis f. = Übung 67
Askomyzet, der = Schlauchpilz 181
askos m. = Schlauch 67
asper, era, erum = rauh, aufgerauht 129, 130
asphyxia, ae f. = Pulslosigkeit, Atemstörung, drohende Erstickung 222, 224
aspiratio, tionis f. = Ansaugen von Luft oder Flüssigkeiten 86, 199
assimilatio, tionis f. = 1. Angleichung
2. Aufbau von Körperstoffen aus der Nahrung 199, 215
associativus, a, um = knüpfend, durch Vorstellungsverknüpfung bewirkt 260
aster, eris m. = Stern 67, 132
asthenia, ae f. = Kraftlosigkeit 222
asthma, matis n. = schweres Atemholen, Atemnot, Atembeklemmung 153, 253
asthmaticus, a, um = das Asthma betreffend 242
astigmatismus, i m. = eigentl. die Brennpunktlosigkeit des Auges 222
astron n. = Stern 67
Astrozyt, der = Nervenzelle mit sternförmigen Fortsätzen 192
atavus, i m. = Urahn 111
ataxia, ae f. = Störung der Muskelkoordination 222
ater, atra, atrum = schwarz 84, 195
athere f. = Grütze 67
atheroma, matis n. = Grützbeutel
1. gutartige Talgdrüsengeschwulst
2. degenerative Gefäßwandveränderung 251

atheromatosis, is f. = degenerative Veränderung der Arterienwand mit „breiartigen" Ablagerungen 252
athletes m. = Wettkämpfer, Athlet 67
athyreosis, is f. = Fehlen, mangelnde Anlage der Schilddrüse 258, 266
atlas, antis m. = 1. Name des Himmelsträgers der griech. Sage: Atlas
2. anat. Bezeichnung für den ersten Halswirbel 18, 47, 151, 157
atmos m. = Dampf, Rauch 67
atonia, ae f. = Spannungslosigkeit 92, 222
atresia, ae f. = fehlende Öffnung, angeborener Verschluß einer Körperöffnung 222, 224, 258
atrium, i n. = Vorhalle, Vorhof, Vorkammer eines Hohlorgans 115, 120, 129, 130
atrophia, ae f. = Organ- oder Gewebsschwund durch Ernährungsstörung oder Inaktivität 222, 266
atrophicans, antis = zu einem Schwund führend 222
attestatio, tionis f. = Bezeugung, Bescheinigung, Attest 199
auchen m. = Nacken 67
auctus, a, um = vermehrt, vergrößert 168, 170
audire = hören 54
auditio, tionis f. = das Hören 136
auditivus a, um = das Gehör betreffend 21, 241, 255
auditus, a, um = gehört 54
auditus, us m. = Gehör, Hörvermögen 76, 172, 174
aula, ae f. = Hof, Halle 103
aura, ae f. = Vorbote, Vorgefühl 103
Aureomycin, das = Antibiotikum des streptomyces aureofaciens 85, 196
aureus, a, um = golden, goldgelb 85, 196
auricula, ae f. = äußeres Ohr
1. Ohrläppchen
2. Ohrmuschel
3. ohrförmiges Anhängsel eines Organs 233
auricularis, e = ohrförmig, zu den Ohren gehörig 237
auris, is f. = Ohr 63, 77, 145, 148, 174
aurum, i n. = Gold 63, 115
auscultatio, tionis f. = Abhören von Körpergeräuschen mittels Ohr oder Hörrohr 136
auto- = selbst, eigen 74, 185
Autolyse, die = Selbstauflösung z.B. von Körpereiweiß nach dem Tode 185
autonom = eigengesetzlich, selbständig 100
Autoplastik, die = Wiederherstellung von Gewebsteilen durch körpereigenes Gewebe 74, 185
Autotransfusion, die = Transfusion mit Eigenblut 186
Autovakzine, die = Eigenimpfstoffe 186

autumnalis, e = herbstlich, im Herbst auftretend 234
autumnus, i m. = Herbst 111
auxilium, i n. = Hilfe 115
Auxine, die = Pflanzenwuchsstoffe 181
auxis f. = Zunahme, Vermehrung 67
auxotroph = wachstumsfördernd 181
avena, ae f. = Hafer 103, 108
aversio, sionis f. = Abwendung, Abneigung 86, 199
avis, is f. = Vogel 145, 148
avulsio, sionis f. = Abreißung eines Organteils 199
axia f. = Wert, Wirkung 67, 180
axilla, ae f. = Achsel, Achselhöhle 232
axillaris, e = zur Achselhöhle gehörig 237, 267
axioma, matis n. = Grundsatz, Satz, der keines Beweises bedarf 153
axis, is m. = Achse, Mittellinie eines Organs, anat. Bez. für den zweiten Halswirbel 145, 148
axon, onis n. = Wagenachse, Achsenzylinder 49
azygos (adj.) = unpaarig 222

B

bacilliformis, e = stäbchenförmig 241
bacillus, i m. = Stäbchen, Gattung stabförmiger Spaltpilze 94, 232
bacterium, i n. = Bakterium 95, 115, 124, 180, 183
baculus, i m. = Stab 94, 111
Bakterioklasie, die = Bakterienzerfall durch Bakteriophagen 180
Bakteriophagen, die = virusähnliche Lebewesen, die Bakterien „aufzufressen" vermögen 180
Bakteriostase, die = Hemmung des Wachstums und der Vermehrung von Bakterien 158
baktron n. = Stab 67, 95
balanitis, itidis f. (Balanitis) = Eichelentzündung 77, 190, 248
balanos m. = Eichel 77, 190
balantidium, i n. = kleiner Beutel, Protozoengattung 95, 234, 253
balantion n. = Beutel 95
balbus, a, um = stammelnd, lallend 125
balneum, i n. = Bad 63, 115
balsamum, i n. = dickflüssiges Gemisch aus Harzen und Ölen, Balsam 115
barba, ae f. = Bart 103
Barorezeptoren, die = Ganglienzellen, die auf Druck bzw. Dehnungsänderungen antworten 180
baros n. = Schwere, Gewicht 67, 180
basalioma, matis n. = bösartiger Hauttumor der Basalzellen 251
basalis, e = 1. an der Grundfläche liegend
 2. grundlegend 234

basis, is f. = Sockel, Grundlage
 1. unterster Teil eines Organs
 2. menschlicher Gang 156, 157, 180, 182
basocellularis, e = zu den Basalzellen gehörig 237, 254
bathmos m. = Stufe, Schwelle 67
bathmotrop = auf die Erregbarkeit des Herzens einwirkend 182
bathos n. = Tiefe 67
bathron n. = Schwelle, Bank 67
bathy- = tief 73, 182
Bathypnoe, die = tiefe Atmung 73, 182
bellum, i n. = Krieg 116
benignus, a, um = gütig, gutartig 125, 254
benzoe, es f. = Benzoeharz 110
Benzol, das = einfachster aromatischer Kohlenwasserstoff 6
bestia, ae f. = wildes Tier, Bestie 103
beta, ae f. = Rübe, Beete 103, 109
Betain, das = Verbindung, die vornehmlich in der Zuckerrübe begegnet 109
biceps, cipitis = zweiköpfig, zweigipflig z.B. von einem Muskel gesagt 53, 161
bicipitalis, e = zweiköpfig 234
bicuspidalis, e = zweizipflig 234
bicuspidatus, a, um = zweihöckriger (wörtl zweizipfliger) Zahn (zusätzlicher Ausdruck für die Prämolaren) 193
biennium, i n. = Zeitraum von zwei Jahren 62
bifurcatio, tionis f. = Gabelung 193
bigeminus, a, um = zweimal, doppelt 243
biliaris, e = die Galle betreffend 237
bilifer, fera, ferum = galleleitend 239, 253
Bilirubin, das = rötlicher Gallenfarbstoff 85, 196
bilis, is f. = Galle 79, 84, 145, 195, 196
bilocularis, e = zweifächrig 237
binokulär = zweiäugig, auf beiden Augen 194
biogen = von lebenden Stoffen erzeugt, von organischer Substanz stammend, oder: Lebendes erzeugend, für den Aufbau organischer Stoffe wichtig 182
Biogenese, die = Entwicklungsgeschichte der Lebewesen 181
Biopsie, die = Untersuchung von Gewebe, das am Lebenden entnommen ist 192
bios m. = Leben 67, 180
biosis f. = Leben 67
Biotin, das = für Wachstumsvorgänge lebenswichtiger Stoff des Organismus 180
Bipara, die = Frau, die zwei Kinder geboren hat 194
bipennatus, a, um = zweifach gefiedert 193
Bisexualität, die = doppelgeschlechtliches Fühlen 194
blandus, a, um = zärtlich, schmeichelnd, mild, reizlos 125, 128

Wortregister

Blasendivertikel, das = pathologische Ausstülpung der Blasenwand 269
Blasenmole, die = Entartung der Zottenbäumchen der Plazenta zu blasigen Auftreibungen, die zur Auflösung der Leibesfrucht führen 109
blastema n. = Keim, Sproß, Trieb 68
blastoma, matis n. = allg. Bez. für eine echte Geschwulst 251
Blastomer, der = (wörtl. Keimteil), durch Eifurchung entstehende Furchungszelle 181
blastomycosis, is f. = Hauterkrankung, hervorgerufen durch Blastomyces 250
Blastomyzet, der = Sproßpilz (Hefepilz) 181
blastos m. = Keim, Sproß, Trieb 68, 189
blastron n. = Keim, Sproß, Trieb 68
blastula, ae f. = kleiner „Blasenkeim", Stadium der Embryonalentwicklung 229, 255
Blastulation, die = Bildung des Blasenkeims in der Embryonalentwicklung 255
blenna f. = schleimigeitrige Absonderung 79, 191
Blennorrhoe, die = eitriger Augenfluß 79, 191
blepharitis, itidis f. = Lidrandentzündung 248
Blepharoklonus, der = Augenlidkrampf 188
blepharon n. = Augenlid 76, 188
Blepharoplastik, die = plastische Operation des Augenlids 76, 188
Blepharorrhaphie, die = operatives Vernähen der Lidspalte 192
Blepharospasmus, der = Augenlidkrampf 192
bole f. = Wurf 68, 225, 226
bolos m. = Wurf 68
bōlus, i f. = Ton, Lehm 37, 123
bōlus, i m. = 1. Bissen 2. große Pille 111, 123
bombus, i m. = dumpfer Ton, Ohrensausen, Darmkollern 111
bonus, a, um = gut 39, 59, 125
borax, acis m. = kristallines Natriumsalz der Borsäure 152
bos, bovis c. = Rind, Ochse 134
bothrion n. = Grube, Vertiefung 58
Botulismus, der = Wurstvergiftung 121
botulus, i m. = Darm, Wurst 111, 121
boule f. = Wille 68
bous c. = Rind 68
brachialis, e = zum Arm, Oberarm gehörig 234, 255
brachiocephalicus, a, um = den Arm und den Kopf betreffend 242
brachium, i n. = Arm, Oberarm armförmiges Gebilde 116, 161
brachy- = kurz 73, 182
Brachybasie, die = kurzer, trippelnder Gang, besonders bei Greisen 73, 182
Brachydaktylie, die = angeborene Kurzfingrigkeit 192

Brachygnathie, die = angeborene Kürze des Unterkiefers 192
Brachyphalangie, die = angeborene Verkürzung der Finger- oder Zehenknochen 186
Brachyzephalie, die = Kurzköpfigkeit 182
brady- = langsam 73, 183
Bradykardie, die = Herzschlagverlangsamung 73, 183
Bradykinesie, die = verlangsamter Bewegungsablauf 186
Bradytrophie, die = allgemeine Verlangsamung des Stoffwechsels 183, 186
branchia n. = Fischkiemen 68
branchiogen = von den Kiemenspalten ausgehend 182
bregma, matis n. = Aufguß, weicher Vorderkopf bei Kindern 153
brevis, e = kurz 57, 60, 65, 160, 161
bronchialis, e = zu den Bronchien gehörig 234, 255
Bronchialkatarrh, der = Entzündung der Schleimhaut der Luftröhrenäste 255
bronchiolitis, itidis f. = Entzündung der kleinen Bronchien 248
bronchiolus, i m. = kleine Verzweigung des Bronchus 230
bronchitis, itidis f. = Schleimhautentzündung der Luftröhrenäste 248
Bronchogramm, das = Röntgenaufnahme der mit einem Kontrastmittel gefüllten Luftröhrenäste 159
Broncholith, der = Verkalkungskonkrement in den Luftröhrenästen 181
Bronchoskopie, die = Betrachtung und Untersuchung der Luftröhrenäste mit Hilfe eines Bronchoskops 181
bronchulus, i m. = kleine Verzweigung des Bronchus 229
bronchus, i m. = Hauptast der Luftröhre 111
bubo, onis m. = Leiste, Schamgegend, entzündliche Lymphknotenschwellung der Leistenbeuge 132
bucca, ae f. = Backe 103
buccalis, e = zur Backe, Wange gehörig 234
buc(c)inator, toris m. = Hornbläser, Bläser-, Wangenmuskel 131, 148
bulboideus, a, um = zwiebelförmig 244
bulbus, i m. = Zwiebel, zwiebelförmige Auftreibung eines Organs
  1. Augapfel
  2. verlängertes Rückenmark 111, 119, 178, 179, 223
bulla, ae f. = Blase, Buckel 103
bullosus, a, um = blasig, blasenreich 239, 255
bursa, ae f. = Börse, Beutel, Gewebstasche, Schleimbeutel 103, 124, 266, 267
bursitis, itidis f. = Schleimbeutelentzündung 248

Bursogramm, das = Röntgenbild eines Schleimbeutels 159
butyrum, i n. = Butter 116

C

cachexia, ae f. = Abzehrung, Kräfteverfall 246, 254
cadaver, eris n. = Leichnam, Leiche 75, 141, 149
Cadaverin, das = Substanz, die bei Fäulnis von Eiweißstoffen entsteht und früher als Leichengift bezeichnet wurde 149
caducus, a, um = hinfällig, vergänglich 125
caecalis, e = zum Blinddarm gehörig 234
caecus, a, um = blind, blind endend 77, 125, 129, 148
caelum, i n. = Himmel 63, 116
caeruleus, a, um = himmelblau 85, 196
caesareus, a, um = kaiserlich 238, 253, 267
Caesium, das = chemisches Element, das wegen seiner charakteristischen Linien im blauen Spektralbereich so benannt wurde 85, 196
caesius, a, um = blaugrau 85, 196
calamitas, tatis f. = Unglück, Unheil 140
calamus, i m. = Rohr, Schreibfeder, schreibrohrartiger Teil eines Organs 111
calcaneus, i m. (auch adjektivisch gebraucht) = Fersenbein 22, 30, 111, 223
calcar, aris n. = Sporn 46, 147, 148
calcarinus, a, um = zum Sporn gehörig 238
calciferans, antis = zur Ablagerung von Kalk führend, zur Verkalkung führend 162
calcificatus, a, um = verkalkt 163
calcium, i n. = Kalk, Kalzium 116
caliculus, i m. = kleiner Kelch, Knospe 229
cal(i)dus, a, um = warm, heiß 125
calix, icis m. = Becher, Schale, Kelch, Teil eines Hohlorgans 133
callositas, tatis f. = Hautschwiele 140
callosus, a, um = schwielig 239, 253
callus, i m. = Schwiele, Knochenschwiele 111, 170
calor, oris m. = Wärme, Hitze 130, 149
calvaria, ae f. = Schädeldach 103
calvities, ei f. = Kahlköpfigkeit 175
calx, calcis f. = Kalkstein 146
calx, calcis f. = Ferse 45, 146, 177
camera, ae f. = Kammer, Augenkammer 103, 119, 178, 224
canaliculus, i m. = kleine Röhre, kleiner Körperkanal 232
canalis, is m. = Rinne, Röhre, röhrenförmiger Körperkanal 145, 267
cancer, cri m. = Krebs, Krebskrankheit 29, 115
cancroides = krebsähnlich 244
Candida, die = Gattung weißer Sproßpilze, z.B. auf Schleimhäuten, Soor 84, 196

candidus, a, um = weiß 84, 196
caninus, a, um = zum Hund gehörig, zum Eckzahn gehörig 96, 148, 238, 253
canis, is c. = Hund, Hündin 45, 96, 145, 172
canities, ei f. = Ergrauen der Haare 84, 175, 195
cantharis, idis f. = Name der spanischen Fliege
1. Weichkäfer
2. getrocknete spanische Fliegen als Salbe und Pflaster 139
canthus, i m. = Augenwinkel 111
canus, a, um = grau 84
capacitas, tatis f. = Fassungsvermögen, Fähigkeit 140
capax, acis = fassungsfähig, umfassend, geräumig 160
capillaris, e = haarfein 237
capillus, i m. = Kopf-, Barthaar (auch im Plural verwendet) 75, 111, 122
capistrum, i n. = Zaum, Halfter, der Kopf-Binden-Verband 116
capitatus, a, um = mit einem Kopf bzw. Gelenkkopf versehen 166, 169
capitulum, i n. = Köpfchen, Gelenkköpfchen 230, 253
capra, ae f. = Ziege 103, 109
capsula, ae f. = Behältnis, Kapsel
1. Umhüllung eines Körperorgans
2. Umhüllung eines Arzneimittels 229, 253, 255
capsularis, e = eine Organ- bzw. Gelenkkapsel betreffend 237
caput, itis n. = Haupt, Kopf, Gelenk- und Muskelkopf 19, 42, 43, 76, 144, 148, 161, 170, 177, 223
carbo, onis m. = Holz-, Knochenkohle 132, 150
carbunculus, i m. = Gruppe dicht beieinander stehender Furunkel 232
carcer, eris m. = Gefängnis 132
carcinoides = krebsartig 244
carcinoma, matis n. (Karzinom) = Krebsgeschwulst 251, 254
carcinomatosus, a, um = krebshaltig, voller Krebs 239, 254
cardia, ae f. = oberer Magenmund, Herz 77, 97, 109, 111, 121, 125, 183, 189, 226
cardiacus, a, um = 1. zum Herzen gehörig
2. zum Mageneingang gehörig 97, 242, 254
cardialis, e = das Herz betreffend 234, 253
Cardinalia = Grundzahlen (lat.) 79f. 81f.
Cardinalia = Grundzahlen (gr.) 82f.
cardinalis, e = wichtig, hauptsächlich 234
carens, entis = sich enthaltend, entbehrend 164
carentia, ae f. = Enthaltsamkeit, Verzicht 103
caries, ei f. = Fäulnis, Knochenfraß, zerstörender Knochenprozeß 175
carina, ae f. = Kiel, Vorsprung eines Organs 103
carinatus, a, um = gekielt, kielförmig 166, 169
carmen, minis n. = Gesang, Lied 42, 143

carminativus, a, um = „singend", zum Abgang von Blähungen anregend 241
carneus, a, um = fleischig 238, 253
Carnosin, das = Bestandteil des Skelettmuskelfleisches 149
caro, carnis f. = Fleisch 41, 75, 135, 149
carota, ae f. = Möhre, Karotte 103, 109
caroticus, a, um = zur Kopfschlagader gehörig 242
carotis, idis f. = Bez. für die Art. carotis 139
carpeus, a, um = zur Handwurzel gehörig 243
carpus, i. m. = Handwurzel 12, 30, 111
carrus, i m. = Wagen, Karre 111
cartilagineus, a, um = knorplig 238
cartilago, ginis f. = Knorpel 19, 75, 135, 148
carunculus, i m. = kleines Stück, Fleisch, Fleischwärzchen 232
carus, a, um = teuer, lieb 125
caseosus, a, um = käsig, käseartig 239, 255
caseus, i m. = Käse 111
castratio, tionis f. = Verschneidung, Entfernung der Keimdrüsen 136
casus, us m. = Fall, Krankheitsfall 172, 174, 175
catabiosis, is f. = Lebensminderung, Verbrauch lebender Substanz 212
catalepsia, ae f. = Starrsucht, Muskelverkrampfung 212
catalysis, is f. = Herbeiführung, Beschleunigung oder Verlangsamung eines Vorgangs 212
cataracta, ae f. = Herabstürzendes, Trübung der Augenlinse, „grauer Star" 212, 223
catarrhalis, e = mit einem Katarrh einhergehend 260, 267
catarrhus, i m. = Herabfließendes, Schleimhautentzündung 212, 255
catatonia, ae f. = Spannungsirresein 212
catheter, eris m. = Sonde, Röhre zur Einführung in Körperorgane 152
cauda, ae f. = Schwanz, Endstück eines Organs 29, 103, 170, 254
caudalis, e = nach dem Ende zu gelegen 234
caudatus, a, um = geschwänzt, schwanzförmig 166, 170
causa = wegen, halber 64
causa, ae f. = Grund, Ursache 64, 103, 151
causalis, e = ursächlich 234
causis, eos f. = Brennen, Ausbrennen 156
causticus, a, um = brennend, ätzend 242
cauter, eris m. = Brenneisen 152
cauterium, i n. = Brenn-, Glüheisen 116, 150
cautus, a, um = vorsichtig 125
cavatio, tionis f. = Höhle, Höhlung 136
caverna, ae f. = Höhle 103
cavernosus, a, um = höhlenreich, löchrig 239
cavitas, tatis f. = Höhle, Hohlraum 41, 43, 140
cavum, i n. = Höhlung, Körperhohlraum 116, 120

cavus, a, um = hohl 125, 127, 174, 178
cele s. kele
celer, is, e = schnell 51, 57, 58, 65, 66, 160, 174
celeritas, tatis f. = Geschwindigkeit 140
cella, ae f. = abgeschlossener Hohlraum, Zelle 75, 103
cellula, ae f. = Behältnis, Zelle, kleine Körperzelle 229
cellularis, e = die Zellen betreffend 237
cellulitis, itidis f. = Zellgewebsentzündung 248
cementum, i n. = Zement 116, 148
cena, ae f. = Mahlzeit 61, 62, 103, 108
centesis, eos f. = Stechen, Durchstechen 156
centralis, e = in der Mitte gelegen 234
centriolum, i n. = Zentralkörperchen 231
centrum, i n. = Mitte, Mittelpunkt 116
cephalalgia, ae f. = Kopfschmerz 247
cephalicus, a, um = zum Kopf gehörend 17
cera, ae f. = Wachs 103, 108
ceras, s. keras
ceratosis s. keratosis
ceratum, i n. = Wachssalbe 116
ceratus, a, um = gewachst, wächsern 166, 170
cerebellaris, e = das Kleinhirn betreffend 237, 253
cerebellum, i n. = Kleinhirn 94, 231
cerebralis, e = das Hirn betreffend 234
cerebrospinalis, e = das Hirn und Rückenmark betreffend 234
cerebrum, i n. = Gehirn, Großhirn 30, 76, 94, 116, 119, 128, 170, 174, 178, 224, 254
certus, a, um = sicher, fest 125
cerumen, minis n. = Ohrenschmalz 143
cervicalis, e = 1. den Nacken betreffend 2. den Gebärmutterhals betreffend 234
cervix, icis f. = Nacken, Hals, halsförmiger Abschnitt eines Organs 41, 140, 148
cessatio, tionis f. = Aufhören, Ausbleiben, Stillstand 136
cetaceum, i n. = Walrat 116
cetus, i m. = Wal 111
chaite f. = Haar 68
chalazias, ae m. = kleines Hagelkorn, entzündliche Anschwellung am Augenlid 109, 111
Chalazion, das = erbsengroße entzündliche Anschwellung einer Meibom-Drüse am Augenlid mit Sekretstauung 111
chalcosis, is f. = Verkupferung des Auges 250
chalkos m. = Bronze, Erz, Metall 68
charakter, eris m. = eingeritztes Zeichen, Züge, Gepräge 152
charta, ae f. = Papier 103, 170
cheilos n. = Lippe 77, 189
Cheiloschisis, die = Lippenspalte 77, 189
cheir f. = Hand 78, 190
Chelat, das = Komplexverbindung, bei welcher der Ligand das Zentralatom wie eine Krebsschere umfaßt 111

chele, es f. = Krebsschere, Klaue 68, 110, 111
cheloides = krebsscherenartig, krallenförmig 244
chiasma, matis n. = Gestalt des griech.
 Buchstaben X
 1. Chromosomenüberkreuzung
 2. anat. Bezeichnung für Kreuzungsstelle 153
Chiragra, die = Gicht der Handgelenke 78, 190
chirurgia, ae f. = Chirurgie 109
chirurgus, i m. = Wundarzt, Chirurg 111, 224
chiton f. = Gewand, Hülle 68
Chlamydozoen, die = Einschlußkörperchen (Viruserkrankungen) 181
chlamys f. = Mantel, Umhüllung 68
chloa(no)- = grüngelb, blattgrün 85
chloasma, matis n. (Chloasma) = Sprossen junger gelblich-grüner Keime, gelb-brauner Pigmentfleck der Haut 85, 153, 175, 197
Chlor, das = gelbgrünes zu den Halogenen zählendes chemisches Element 85, 97, 197
chloricus, a, um = durch Einwirkung von Chlor entstanden, chlorsauer 97, 242
chlor(o)- = gelbgrün, blaßgrün 85, 197
Chloroleukämie, die = Leukämieform mit Ablagerung eines grünlichen Farbstoffes in den infiltrierten Geweben 198
Chlorophyll, das = „Blattgrün" 85, 197
chlorosis, is f. (Chlorose) = „Bleichsucht", Form der Anämie 85, 197, 250
choana, ae f. = hintere Nasenöffnung, Choane 103
cholangitis, itidis f. = Entzündung der Gallenwege 248
chole f. = Galle 79, 191, 198
cholecystitis, itidis f. = Gallenblasenentzündung 248
Choledochus, der = die Gallenflüssigkeit aufnehmender Gang 75
Choledochoduodenostomie, die = durch Operation künstlich hergestellte Verbindung (Mündung) zwischen Gallenausführungsgang und Zwölffingerdarm 192
cholelithiasis, is f. = Gallensteinleiden 247
Cholepoese, die = Gallenbildung durch die Leberzellen 192
cholera, ae f. = Choleraerkrankung 103, 128, 148
Cholestase, die = Stauung der Gallenflüssigkeit 79, 191
Cholesterin, das = „Feste Galle", Hauptbestandteil der Gallensteine 191
Cholezystokinin, das = Wirkstoff, der „die Gallenblase bewegt", der Kontraktion und Entleerung der Gallenblase reguliert 192
Cholurie, die = Vorkommen von Gallebestandteilen im Harn 192
chondralis, e = zum Knorpel gehörig 234
Chondrin, das = Interzellularsubstanz des Knorpelgewebes 256

chondrinus, a, um = zum Knorpel gehörig 243, 256
chondritis, itidis f. = Knorpelentzündung 248
chondrium s. chondros
chondroma, matis n. = gutartige Knorpelgeschwulst 251
Chondromalazie, die = Knorpelerweichung 75, 187
chondromatosis, is f. = Bildung zahlreicher Knorpelgewebsgeschwülste 252
Chondropathie, die = krankhafte Veränderung des Knorpels 187
chondros m. = Korn, Graupe, Knorpel (urspr. spez. Brustknorpel) 68, 75, 78, 180, 187, 225
chondrosis, is f. = 1. Knorpelbildung
 2. degenerative Knorpelveränderung 250
chorda, ae f. = Strang
 1. Vorstufe der Wirbelsäule
 2. Nervenstrang 103, 111, 119
Chordotomie, die = Unterbrechung der Schmerzleitung im Rückenmark mittels Durchtrennung der Schmerzbahnen 111
chorea, ae f. = Tanz, Tanzwut, Veitstanz 30, 104, 148
choreiformis, e = veitstanzartig 241, 265
chorioidea, ae f. = Aderhaut des Auges 244
chorioideus, a, um = 1. zur Aderhaut des Auges gehörig
 2. chorionähnlich 244, 255
chorion, i. n. = Haut, Hülle, äußerste Haut des Keimlings 124, 161
Choriongonadotropin, das = Hormon der Zottenhaut, das auf die Funktion der Keimdrüsen einwirkt 181
chroma, matis n. = Haut, Hautfarbe, Farbe 68, 153, 159, 184, 189, 191, 194, 197, 227
chromatosis, is f. = zahlreiche Farbstoffablagerungen in der Haut 252, 256
Chromomer, der = (wörtl. Farbteil), stark färbbare Struktur des Chromosomendoppelfadens 181
Chromonema, das = während der Zellkernteilung zu beobachtendes spiralisiertes Fadenelement des Chromosomenfadens 159
chromophob = (Farbe scheuend), schwer bzw. nicht färbbar 186
Chromosomen, die = stark färbbare Zellkernkörperchen 159
Chronaxie, die = Zeit, die ein elektrischer Strom (von doppelter Rheobase) wirken muß, um eine Erregung hervorzurufen 180
chronicus, a, um = lange dauernd, langsam verlaufend 242, 255
chronos m. = Zeit 68, 180
chronotrop = auf die Schlagfrequenz des Herzens einwirkend 182
chrys(eo)- = golden 85, 198

Chrysoidin, das = orange bis goldfarbener Monoazofarbstoff 85, 198
chrysos m. = Gold 68
chylosus, a, um = aus Chylus bestehend, milchig 239
chylus, i m. = „Milchsaft", Darmlymphe 111, 119, 120
chymus, i m. = Saft, Speisebrei 111, 120
cibus, i m. = Speise, Nahrung 112
cicatricans, antis = Narben hinterlassend, unter Narbenbildung heilend 162
cicatrix, icis f. = Narbe 140
ciliaris, e = zu den Augenwimpern gehörig 237, 255
cilium, i n. = Wimper
  1. Augenwimper
  2. Flimmerhaar 116, 122
cimex, icis m. = Wanze 134
cinereus, a, um = aschgrau 84, 196
cingulum, i n. = Gürtel
  1. Knochengürtel
  2. gürtelförmiger Zug im Gehirn
  3. gürtelförmiger Verband um den Brustkorb 230
cinis, eris m. = Asche 134, 149
circularis, e = kreisförmig, periodisch wiederkehrend 237
circulus, i. m. = kleiner Kreis, Gefäßkranz 229, 253, 254
circum, circa = ringsherum, ungefähr 61
circum(-) = um(-) 86
circumanalis, e = um den After herum liegend 260
circumcisio, sionis f. = Umschneidung, Beschneidung 86, 199, 223
circumductio, tionis f. = 1. kreisförmige Gelenkbewegung
  2. halbkreisförmige Führung eines gelähmten Beines 199
circumferentia, ae f. = Umfang, Ausdehnung 200
circumflexus, a, um = herumgebogen, bogenförmig 168, 169, 178, 200
circumscriptus, a, um = umschrieben 196, 200
circumvallatus, a, um = rings umwallt, ringsherum von einem Wall umgeben 166, 170
circus, i m. = Kreis, Ring 112
cirrhosis, is f. = narbige Schrumpfung mit Gelbfärbung (der Leber) 250
cirsoides = unregelmäßig verdickt, rankenartig verzweigt 244
cis, citra = diesseits 61, 64, 92
cisterna, ae f. = Zisterne 104, 119, 128, 170
cito = schnell 33, 66, 179
citreum, i n. = Zitrone 116, 120
Citrin, s. Zitrin
citrus, i f. = Zitronenbaum 123
clarus, a, um = berühmt 125

claudicatio, tionis f. = Hinken 136, 169
claudus, a, um = lahm, hinkend 125
claustrum, i.n. = Verschluß, Schranke, „Riegel" im Großhirn 116
clava, ae f. = Keule 104, 120
clavicula, ae f. = kleiner Schlüssel, Schlüsselbein 19, 233
clavicularis, e = das Schlüsselbein betreffend 237
clavis, clavis f. = Schlüssel, Riegel 144
clavus, i m. = Nagel
  1. umschriebene Hornzellenwucherung auf der Haut
  2. Hühnerauge 112, 120
clima, matis n. = Himmelsgegend, Zustand von Witterungserscheinungen 153
climacterium, i.n. = Wechseljahre der Frau 116
clinice, es f. = Klinik 110
clinoideus, a, um = lagerförmig, bettähnlich 244
clitoris, idis f. = kleiner Hügel, Kitzler am Vorderende der kleinen Schamlippen 139
clivus, i m. = Abhang, Hügel 112, 120
cloaca, ae f. = Schleuse, Kloake 104
clonus, i m. = Schüttelkrampf 112, 120, 187, 188
clostridium, i n. = kleine Spindel, Gattung sporenbildender Bakterien 234
clunis, is f. = Gesäßbacke
Plural:
  clunes, ium f. = Gesäß 145, 178
clysma, matis n. = Spülflüssigkeit, Klistier, Einlauf 153
clyster, eris m. = 1. Spülflüssigkeit, Einlauf
  2. Klistierspritze 152
coagulans, antis = gerinnungsfördernd, gerinnungsbeschleunigend 162
Coagulantia, die = Mittel, welche die Blutgerinnung fördern bzw. beschleunigen 171
coagulatio, tionis f. = Gerinnung einer Flüssigkeit, Ausflockung 200
coagulopathia, ae f. = Blutgerinnungsstörung 247
coagulum, i n. = Blutgerinnsel 258
coarctatio, tionis f. = Zusammenschnürung, Zusammendrängung 200
coccidium, i n. = kleine Beere, im Darm parasitierendes Sporentierchen 234
coccus, i m. = Kern, Beere, Kugelbakterium 112, 121, 180, 193
coccygeus, a, um = zum Steißbein gehörig 243
coccygodynia, ae f. = Steißschmerz 247
cochlea, ae f. = Schnecke, Innenohrschnecke 20, 104, 108
cochlear, aris n. = Löffel 147
cochleariformis, e = löffelförmig 241
cochlearis, e = die Ohrschnecke betreffend 237
cochleatio, tionis f. = Höhlung 225
coctus, a, um = gekocht 168
coecus s. caecus

Wortregister

coeliacus, a, um = zur Bauchhöhle gehörig 242, 255
cohabitatio, tionis f. = Beiwohnung, Beischlaf 86, 200
coincidens, entis = zusammenfallend, zusammentreffend 164
coitus, us m. = Zusammenkommen, Beischlaf 200
colchicum, i n. = (Herbst)Zeitlose 116, 121
colica, ae f. = Kolik 104, 254
colicus, a, um = zum Grimmdarm gehörig 97, 242
colitis, itidis f. = Entzündung des Dickdarms 155
collapsus, us m. = Zusammenbruch infolge Kreislaufversagens 200
collateralis, e = seitlich, anat. häufig: auf der gleichen Seite befindlich 260, 267, 268
collega, ae c. = Kollege, Kollegin 39, 108, 129
colliculus, i m. = kleiner Hügel, kleine Vorwölbung 232
colliquatio, tionis f. = Verflüssigung 86, 200
collis, is m. = Hügel 145
collum, i n. = Hals, sich verjüngender Teil eines Organs oder Knochens 30, 116, 119, 128, 148
colon, i n. = Hauptteil des Dickdarms, Grimmdarm 37, 97, 124, 125, 129, 130, 170, 182, 190, 253, 255
color, oris m. = Farbe 130, 149
colostrum, i n. = Vormilch, Brustsekret 116, 119
colpitis, itidis f. = Entzündung der Scheide 155
colpos, i m. = Busen, Bucht, Scheide 77, 124, 125, 159, 190
columba, ae f. = Taube 104
columna, ae f. = Säule, Leiste 23, 77, 104, 108
com- = zusammen-, mit- (co-, con-, coll- etc.) 86, 225, 226
coma, ae f. = Haar, Haarschmuck 104, 122
coma, matis n. = tiefer Schlaf, Zustand tiefer Bewußtlosigkeit 154, 158, 267
combustio, tionis f. = Verbrennung 61, 200
comedo, onis m. = Mitesser 86, 132
comitans, antis = begleitend 162, 169
comitatus, a, um = begleitet 166, 170
comma, matis n. = Beistrich, Gestalt der Choleravibrionen 154, 158
commissura, ae f. = Zusammenfügung, Verbindung 200
commissuralis, e = den Kommissuren des Gehirns zugehörig 260
commodatio, tionis f. = Gemessenheit 225
commotio, tionis f. = Erschütterung 200, 224
communicans, antis = verbindend, eine Verbindung zwischen Leitungssystemen herstellend 162
compatibilis, e = verträglich 260
compensatio, tionis f. = Ausgleich einer gestörten Funktion 200, 223

complicatio, tionis f. = Verwicklung, zu einer bestehenden Krankheit hinzukommende und sie verschlimmernde Zweiterkrankung 200
complicitus, a, um = zusammengefaltet, kompliziert 167
compositus, a, um = zusammengesetzt 171, 200
compressio, sionis f. = Zusammendrückung, Quetschung 200, 224
compressor, oris m. = „Zusammendrücker" (Muskel) 200
conamen, minis n. = Versuch 143, 148
conceptio, tionis f. = Empfängnis, Befruchtung 200
concha, ae f. = Muschel, Nasen-, Ohrmuschel 104, 120
conchalis, e = muschelförmig 234
concordans, antis = übereinstimmend, konkordant 162
concordantia, ae f. = Übereinstimmung, z.B. von Merkmalen 200
concrementum, i n. = körnige oder steinige, aus Körperflüssigkeiten sich abscheidende Masse 200
concretio, tionis f. = Verwachsung, Verklebung 200, 224
concretus, a, um = zusammengewachsen, verwachsen, verklebt 168
concussio, sionis f. = heftige Erschütterung 200
condylaris, e = den Gelenkfortsatz betreffend 237
condyleus, a, um = zum Condylus gehörig 243
condyloma, matis n. = Feigwarze 251, 254
condylus, i m. = Gelenkfortsatz 112
configuratio, tionis f. = äußerer Aufbau eines Organs 200
confluens, entis = zusammenfließend 164
confusio, sionis f. = Verwirrtheit, Verstörtheit 200
congenitalis, e = angeboren 260, 266
congenitus, a, um = zusammen-, angeboren 168, 170, 223
congestio, tionis f. = Anschoppung, lokale Blutüberfüllung 200
conglobatus, a, um = zusammengeknäult, zu einer Masse vereinigt 166, 170
conglutinatio, tionis f. = Zusammenleimen, Verklebung 200
conicus, a, um = kegelförmig 242
coniugatus, a, um = zusammengejocht, zusammengepaart 166, 170
conium, i n. = Schierlingskraut 116, 121
coniunctiva, ae f. = Bindehaut 200
coniunctivalis, e = zur Bindehaut gehörig 260
coniunctivitis, itidis f. = Augenbindehautentzündung 258, 266
connexus, us m. = Zusammenhang, verbindender Organteil 200

conservativus, a, um = erhaltend, schonend 260
consilium, i n. = Rat, Beratung, Entschluß 116
consistens, entis = fest, beständig, konsistent 164
consistentia, ae f. = Festigkeit, Dichte z.B. eines Gewebes 200
constans, antis = gleichbleibend, beständig 162
constantia, ae f. = Beständigkeit 200
constitutio, tionis f. = Einrichtung, Veranlagung, Verfassung 200
constrictio, tionis f. = Zusammenschnürung durch Muskeln oder Narben 200
constrictor, oris m. = Zusammenzieher (Muskel) 200
consumptio, tionis f. = Auszehrung, Abmagerung 200
contactus, us m. = Berührung, Ansteckung 201
contagiosus, a, um = ansteckend 260, 266
contagium, i n. = Ansteckungsstoff 201
contaminatio, tionis f. = Verschmutzung, Verunreinigung 201
contentivus, a, um = ruhigstellend 260
continentia, ae f. = 1. Enthaltsamkeit
2. Fähigkeit, Urin und Stuhl zurückzuhalten, Kontinenz 201
continuitas, tatis f. = Zusammenhang, Beständigkeit, Unversehrtheit 201
contortus, a, um = zusammengedreht, gewunden 201, 255
contra(-) = gegen- 61, 86
contralateralis, e = gegenseitig, auf der entgegengesetzten Seite gelegen 86, 260
contusio, sionis f. = Zusammenquetschung 86, 201
convalescens, entis = sich erholend, zu Kräften kommend 164
convergens, entis = sich hinneigend, nahekommend, einwärtsschielend 164, 169
convulsio, sionis f. = Krampf mit Schüttelbewegung 201
convulsivus, a, um = krampfartig zuckend 260
conus, i m. = Kegel, kegelförmiger Teil eines Organs 112, 121
coordinatio, tionis f. = Zusammenordnung, geordnete Zusammenwirkung von Muskeln 201
copia, ae f. = Menge 104
copulatio, tionis f. = Verkettung, Verschmelzung zweier Keimzellen bei der Befruchtung 136, 201
cor, cordis n. = Herz 29, 42, 77, 144, 148, 176, 223, 224, 253, 254
coracoideus, a, um = rabenschnabelähnlich 244, 255
coram = in Gegenwart von 62
corium, i n. = Haut, Fell, Lederhaut 116
cornea, ae f. = Hornhaut des Auges 104, 119, 169, 170
cornealis, e = die Augenhornhaut betreffend 234

corneus, a, um = hörnern, aus verhornten Zellen bestehend 238
cornu, us n. = Horn 55, 75, 173
cornutus, a, um = gehörnt 125, 148
corona, ae f. = Kranz, Krone 30, 96, 104, 148, 170
coronarius, a, um = kranzartig 96, 238, 254, 256
coronoideus, a, um = kronenartig 244
corpus, oris n. = Körper, Hauptteil eines Organs 75, 84, 142, 148, 170, 177, 195, 196, 254
corpusculum, i n. = Körperchen, kleines einheitliches Gebilde im Körper 233, 254
correlatio, tionis f. = Verhältnis, Wechselbeziehung (zw. Organfunktionen) 201
corrigens, entis = gerade richtend, verbessernd 164
Corrigentia, die = geschmacksverbessernde Zusätze zu Arzneien 171
corrosio, sionis f. = Zernagung, Gewebszerstörung 201
corrugator, oris m. = „Zusammenfalter", Stirnrunzler (Muskel) 201
cortex, icis m. = Rinde, Borke
1. äußere Zellschicht eines Organs
2. Kurzbezeichnung für cortex cerebri 134, 148, 149
corticalis, e = zur Rinde gehörig 234
Cortison, das = Hormon der Nebennierenrinde 149
corynebacterium, i n. (Korynebakterium) = größere Gruppe von keulenförmig aussehenden grampositiven Stäbchen, zu denen auch der Diphtheriebazillus gehört 180
coryza, ae f. = Schnupfen, Nasenschleimhautentzündung 104
costa, ae f. = Rippe 61, 104, 119, 128, 148, 170
costalis, e = zur Rippe gehörig 234, 254
cotyledon, s. kotyledon
cotylicus, a, um = becherförmig 242
coxa, ae f. = Hüfte 78, 104, 111, 120, 128, 255
coxalgia, ae f. = Hüftschmerz 247
coxitis, itidis f. = Hüftgelenksentzündung 248
crampus, i m. = unwillkürliche schmerzhafte Zusammenziehung eines Muskels, Krampf 112
cranialis, e = 1. zum Kopf gehörig
2. kopfwärts gelegen 234
cranium s. kranion
cras = morgen 66
crassitudo, dinis f. = Dicke 135
crassus, a, um = dick, stark 125, 129
crataegus, i f. = Weißdorn 39, 123
creas, atis n. = Fleisch, Muskelfleisch 153
cremaster, eris m. = Aufhänger, Muskel, der die Haut des Hodensackes spannt 152
cremor, oris m. = dicker Saft, Brei Salbe 130
crena, ae f. = Einschnitt, Einkerbung 104
crepitans, antis = knarrend, knisternd 162, 169
crepitare = knarren, knistern 54

crepitatio, tionis f. = Knistern, Rasseln bei Lungenentzündung, Knochenbrüchen und Sehnenveränderungen 136, 148, 161
crepitus, a, um = geknarrt, geknistert 54, 167
Cresol, das = fäulnishemmendes Mittel 97
cresolicus, a, um = Cresol enthaltend 97, 242
cribrum, i n. = Sieb 116
cricoideus, a, um = ringförmig 244
crinis, is m. (auch im Plural verwendet) = Haar, Kopfhaar, Schamhaar 29, 44, 122, 145
crisis, is f. = Entscheidung, Wende, Krise 156
crista, ae f. = Tierkamm, Leiste, Kante eines Organs 104, 119, 148, 170
criterium, i n. = entscheidendes Kennzeichen 116
cruciatus, a, um = gekreuzt, kreuzförmig 166
cruciformis, e = kreuzförmig 31, 241
crudus, a, um = roh, zäh, unverdaut 125
cruentus, a, um = blutig, mit Blut vermischt 125
cruor, oris m. = geronnenes Blut, Blutkuchen 130
cruralis, e = zum Unterschenkel gehörig 234
crus, cruris n. = 1. Schenkel, Unterschenkel 2. schenkelartiger Teil eines Organs 142, 148, 161
crux, crucis f. = Kreuz, Not, Schwierigkeit 31, 41, 43, 139, 148
crypta, ae f. = Gruft, unterirdischer Gang, Einsenkung der Schleimhaut 104
crystallinus, a, um = zum Kristall gehörig 243
crystallus, i m. = Kristall 29
cubitalis, e = zum Ellenbogen gehörig 234
cubitus, i m. = Ellenbogen 112
cuboideus, a, um = würfelförmig 244
cubus, i m. = Würfel 112
culex, icis m. = Mücke, Schnake 134
culmen, minis n. = Gipfel, höchster Punkt 143
culpa, ae f. = Schuld 104
cultura, ae f. = Bearbeitung, Kultur 104
cum (Konjunktion) = als, da 33
cum (Präposition) = mit (als Präfix s. unter com-) 62, 86, 177
cumulatio, tionis f. = Vermehrung, zunehmende Wirkung eines Arzneimittels bei fortgesetzter Verabreichung 136
cumulativus, a, um = häufend, sich steigernd 241
cumulus, i m. = Hügel, Anhäufung 229
cuneatus, a, um = gekeilt, keilförmig 166, 170
cuneiformis, e = keilförmig 241
cuneus, i m. = Keil, Zwickel 112, 120
cunnus, i m. = weibl. Scham 112, 120
cuprum, i n. = Kupfer 116
cupula, ae f. = Kuppel, kuppelförmiger Teil eines Organs 229
cura, ae f. = Fürsorge, Kur 104, 178
curativus, a, um = pflegend, heilend 241
cursus, us m. = Fahrt, Lauf, Umlauf, Kurs 172
curvatura, ae f. = Bogen, Krümmung 29, 104

cuspidatus, a, um = zugespitzt, zipflig 166
cuspis, idis f. = Spitze, Zipfel 41, 139
cutaneus, a, um = zur Haut gehörig 96, 238, 253
cuticula, ae f. = Häutchen 233
cutis, is f. = Haut, äußere Haut des menschlichen Körpers 64, 76, 96, 145, 148, 170, 225
cyclicus, a, um = periodisch wiederkehrend 242
Cycloheptatrien, das = ungesättigter Kohlenwasserstoffring mit 7 C-Atomen und 3 Doppelbindungen 195
Cyclohexan, das = gesättigter Kohlenwasserstoffring mit 6 C-Atomen 195
Cyclooktatetraen, das = ungesättigter Kohlenwasserstoffring mit 8 C-Atomen und 4 Doppelbindungen 195
Cyclopentan, das = gesättigter Kohlenwasserstoffring mit 5 C-Atomen 195
cyclus s. kyklos
cylindricus, a, um = walzenförmig 242
cyma s. kyma
cypressus, i f. = Zypresse 123
cysticus, a, um = 1. zur Blase gehörig 2. zystenbildend 18, 242
cystis s. kystis
cystitis, itidis f. = Entzündung der Harnblase 155
cytoma, matis n. = Zellengeschwulst 256
cytus, i m. = Zelle 75

D

Dakryoadenitis, die = Tränendrüsenentzündung 191
dakryon n. = Träne 79, 191
Dakryo(r)rhinostomie, die = durch Operation künstlich hergestellte Verbindung (Mündung) zwischen Tränensack und Nasenhöhle 192
Dakryozystitis, die = Tränensackentzündung 79, 191
Daktylogramm, das = Fingerabdruck 191
daktylos m. = Finger, Zehe 78, 98, 191
de(-) = über, betreffs, herab(-), ent- 63, 86
debilitas, tatis f. = Schwäche, leichter Schwachsinn 140, 148, 247
debilis, e = schwächlich 239
decadens, entis = verfallend, sich verschlechternd 164
decadentia, ae f. = Verfall, Verschlechterung 201
decalvans, antis = kahlmachend, Haarausfall bewirkend 162, 170
Decan, das = gesättigter Kohlenwasserstoff mit 10 C-Atomen 195
decapitatio, tionis f. = Köpfen, Enthauptung 201
decapsulatio, tionis f. = 1. Abkapselung 2. operative Entfernung der Kapsel eines Organs 201

Wortregister

Decempara, die = Frau, die zehn Kinder geboren hat 194
deciduus, a, um = abfallend, nicht bleibend 201
declive, is n. = Abhang, Teil des Kleinhirnwurms 147
decorticatio, tionis f. = operative Abschälung einer Rinde 201
decubitus, us m. = Wundliegen, Druckgeschwür 201
defaecatio, tionis f. = Stuhlentleerung 201
defatigatio, tionis f. = Ermüdung 201
defectus, us m. (Defekt) = Mangel, Fehler, Fehlen oder Ausfall eines Organs 171, 201
defeminatio, tionis f. = „Entweiblichung", Verlust des weiblichen Geschlechtsgefühls 201
deferens, entis = hinabführend, abwärts führend 165, 174
deferentialis, e = zum Ductus deferens gehörig 260
defloratus, a, um = der Blüten beraubt, „entjungfert" 166
deformans, antis = verformend, verunstaltend, entstellend 162, 254
deformatio, tionis f. = Verunstaltung, Formabweichung 201
degener = entartet 53, 161, 162
Degeneration, die = 1. Anhäufung ungünstiger Erbmerkmale
2. Rückbildung von Organen im Lauf der Stammesgeschichte
3. durch Alter bzw. Krankheit auftretende Entartung von Zellen, Organen und Körperteilen mit allgemeiner Funktionsminderung der betroffenen Teile 162
degenerativus, a, um = entartend 260
deglutitus, a, um = hinuntergeschluckt, verschlungen 168
dehiscens, entis = auseinanderklaffend 165
dehiscentia, ae f. = Auseinanderklaffen z.B. von Wundrändern 201
dehydratatio, ionis f. = Entzug von Wasser aus den Körpergeweben,
oder: Abspaltung von lose gebundenem Wasser bei enzymatischen Prozessen 86, 201
dehydratio, tionis f. = Entzug von Wasserstoff 201
Dehydrierung, die = Entzug von Wasserstoff 87
Dehydroxylierung, die = Entzug von OH-Gruppen 87
Dekalin, das = zehnfach hydriertes Naphthalin 195
Dekompensation, die = Herabminderung oder Wegfall der Ausgleichsfunktion bei einer bestehenden Organstörung 227
delere = zerstören 54
deletio, tionis f. = Zerstörung, Verlust des mittleren Chromosomenstücks 201

deletus, a, um = zerstört 54, 167
delirans, antis = von der geraden Linie abweichend, verrückt sein, delirant 162
delirium, i n. = die Geistesverwirrung, akute körperlich begründbare Geistesstörung 116, 128, 170
deltoideus, a, um = deltaförmig 244
dementia, ae f. = Blödsinn, erworbener Schwachsinn 201, 247
demos m. = Volk 68, 194
demos m. = Fett, Talg 68
Dendrit, der = baumartig verästelter Zytoplasmafortsatz einer Nervenzelle 179
dendriticus, a, um = verästelt, verzweigt 245
dendron n. = Baum 68, 179
dens, dentis m. = Zahn 45, 77, 148, 170, 174, 175, 177, 193, 253, 266
densus, a, um = dicht, gehäuft 125
dentalis, e = die Zähne betreffend 234, 254
dentatus, a, um = gezähnt, mit Zähnen versehen 166, 170
denticulatus, a, um = feingezähnt, mit Zähnchen versehen 166, 170
denticulus, i m. = Zähnchen, Dentinneubildung im Zahninnern 232
dentinum, i n. = Grundsubstanz des Zahnkörpers, Zahnbein 116
dentitio, tionis f. = Zahnen, Zahndurchbruch 136
denudatio, tionis f. = Entblößung 201
deon n. = Pflicht 68
Deontologie, die = ärztliche Pflichtenlehre 181
depilatio, tionis f. = Enthaarung 201
depilatus, a, um = enthaart 166
depletio, tionis f. = Entleerung 201
depravatio, tionis f. = Verdrehung, Verschlechterung, Entstellung 201
depravatus, a, um = verdorben, schlecht 166, 174
depressio, sionis f. = 1. Eindruck, Vertiefung
2. seelische Niedergeschlagenheit, traurige Verstimmung 202
depressivus, a, um = herabdrückend, in gedrückter Stimmung 260
depressor, oris m. = „Herabdrücker" (Muskel) 202
Depurantia, die = Reinigungs-, Abführmittel 171
depurans, antis = säubernd, entleerend 162
depuratus, a, um = gereinigt 166
derivans, antis = ableitend 162
Derivat, das = chemische Verbindung, die von einer anderen abgeleitet ist 170
derivatio, tionis f. = Ableitung 202
derivatus, a, um = abgeleitet 166, 170
derma, matis n. = Haut, Lederhaut 76, 154, 183, 186, 187, 194, 197
dermatitis, itidis f. = Hautentzündung 155, 254
dermatomycosis, is f. = durch Pilze verursachte Hautkrankheit 250

dermatosis, is f. = allg. Bezeichnung für Hautkrankheit 250
Dermatozoen, die = tierische Hautschmarotzer 187
Dermographismus, der = Hautreaktion nach mechanischer Reizung 76, 187
des- = ent- 87, 225
Desaminierung, die = Entzug der Amino-(NH_2) gruppe 87
descendens, entis = absteigend, von oben nach unten verlaufend, in absteigender Verwandtschaftslinie 165, 170, 174
descensus, us m. = Abstieg, Senkung eines Organs 202, 224
Desinfektion, die = Abtötung von Erregern ansteckender Krankheiten 87, 225
desinficiens, ientis = keimtötend 165
desmos m. = Band, Binde, Fessel 68, 179
Desmosom, das = „Verbindungskörper" zwischen benachbarten Epithelzellen 179
desodorans, antis = schlechten Geruch beseitigend 163
Desodorantia, die = Mittel, die schlechten Geruch beseitigen bzw. überdecken 171
desolatus, a, um = verlassen, hoffnungslos, trostlos 166
desorientiert = verwirrt, ohne Orientierungsvermögen 87
desquamatio, tionis f. = Abschuppung 202
desquamativus, a, um = abschuppend, abstoßend 260
destillatus, a, um = herabgeträufelt, destilliert 60, 166, 170
destructio, tionis f. = Zerstörung 202
destructivus, a, um = zerstörend, bösartig 260
detergens, entis = abwischend, reinigend 165
Detergentia, die = reinigende, desinfizierende Mittel 171
determinans, antis = bestimmend, festlegend 163, 170
Determinante, die = Faktor des Keimplasmas, der für die Keimentwicklung bestimmend ist 170
detritus, us m. = Abgeriebenes, Abgenutztes, der Rest abgenutzten Gewebes 202
detumescentia, ae f. = Abschwellung 202
Deuterium, das = schwerer Wasserstoff, zweites H Isotop 195
deviatio, tionis f. = Abweichung vom Wege, Lageabweichung 202
devitalis, e (devital) = leblos 260, 268
dex m. = Holzwurm 68
dexter, t(e)ra, t(e)rum = rechts 39, 129, 130, 148, 224, 226
dextropositio, tionis f. (Dextroposition) = Rechtsverlagerung 148
Dextrose, die = veraltete, aber trotzdem vielfach verwendete Bezeichnung für den rechtsdrehenden Traubenzucker 130

dia(-) = durch-, zwischen-, auseinander-, verschieden-, unterschiedlich 89, 93, 225
diabetes, ae m. = Durchgang, Harnruhr 35, 110, 209, 223
diabeticus, a, um = die Zuckerkrankheit betreffend 254, 260, 267
Diadochokinese, die = Fähigkeit, entgegengesetzte Bewegungen hintereinander geordnet auszuführen 225
diadochus, a, um = abwechselnd, ablösend 209
diaeta, ae f. = Kostanordnung, Diät 104, 128
diagnosis, is f. = Diagnose 50, 156
diagonalis, e = schräg, in schräger Richtung 260
diagramma, matis n. = Umriß, Schema, graphische Darstellung 209
dialysis, is f. = Auflösung, Trennung 209
diameter, diametri f. = Durchmesser 37, 39, 89, 123, 170
diapedesis, is f. = Durchtritt von Blutzellen durch die intakte Gefäßwand 209
diaphoresis, is f. = Schweißabsonderung 209
diaphragma, matis n. = Scheidewand, Zwerchfell 209
diaphragmaticus, a, um = zum Zwerchfell gehörend 260
diaphysis, is f. (Diaphyse) = Zwischenwuchs, Mittelstück der Röhrenknochen 16, 22, 209
diarrhoea, ae f. = Durchfluß, Durchfall 209
diarthrosis, is f. = Vergliederung, echtes Gelenk, Kugelgelenk 209
diastasis, is f. = Spaltung,
1. Lücke zwischen Knochen und Muskeln
2. Abbauenzym der Kohlehydrate 209
diastema, matis n. = Abstand, Zwischenraum, Schneidezahnlücke 210
diastole, es f. = Auseinanderziehen, wechselnde Erschlaffung der Herzmuskulatur 210
Diathermie, die = Anwendung von Hochfrequenzströmen zur therapeutischen Durchwärmung von Geweben 228
diathesis, is f. (Diathese) = Neigung zu krankhaften Reaktionen auf Umwelteinflüsse 210, 256, 257
dicere = sagen 54
Dichromat, der = Zweifarbenseher, der nur zwei der drei Grundfarben erkennt 194
dictus, a, um = gesagt 54, 168
dies, ei m. = Tag 56, 63, 175
differentia, ae f. = Verschiedenheit, Unterschied 215
difficilis, e = schwierig, schwer 59, 260
diffractio, tionis f. = Beugung z.B. von Lichtwellen 215
diffusio, sionis f. = Vermischung von Stoffen bis zur Einheitlichkeit 215
digastricus, a, um = zweibäuchig (vom Muskel gesagt) 193
digestio, tionis f. = Verdauung 215

digestorius, a, um = der Verdauung dienend 260
digitalis, e = 1. mit dem Finger
    2. die Finger bzw. die Zehen betreffend 234
Digitation, die = fingerartige Ausbreitung 150
digitatus, a, um = gefingert, mit Fingern versehen 166, 224
digitus, i m. = Finger, Zehe 78, 112, 120, 128, 150, 176, 193
dignitas, tatis f. = Würde, Wert, Bedeutung 140
dignus, a, um = würdig 125
dihaeresis, is f. = Trennung, Zerreißung eines Blutgefäßes 209
Dikrotie, die = Zweigipfligkeit des Pulses 83, 194
diktyon n. = Netz 68
dilatatio, tionis f. = Erweiterung z.B. eines Hohlorgans 90, 215, 224
dilatator, oris m. = „Auseinanderzieher", Erweiterer (Muskel) 215
dilutio, tionis f. = Verdünnung 215
dimidiatus, a, um = halbiert, halbseitig auftretend 166
Dipeptide, die = aus zwei Aminosäuren bestehende Peptide 83, 194
Diphallus, der = Mißgeburt mit angeborener Verdopplung des männlichen Gliedes 77, 190
diphtheria, ae f. = eine zu hautartigen Belägen führende Infektion auf Schleimhäuten (Rachen) und Wunden 180, 246
diphthericus, a, um = diphtherisch 242
Diplegie, die = doppelseitige Lähmung 194
diplo- = zweifach 83, 193
Diplobakterien, die = Bakterien, die sich paarweise zusammenlagern 195
diploë, es f. = ursprünglich das aus einer zweifachen Knochentafel bestehende Schädeldach, heute die spongiöse Substanz des Schädeldaches 193, 194
diploïcus, a, um = die Diploe betreffend 242
diploid = zweifach 83
Diploidzellen, die = Zellen mit doppeltem Chromosomensatz 193
Diplokokken, die = paarweise zusammenhängende kugelförmige Bakterien 83, 193
Diplopie, die = gleichzeitiges Sehen zweier Bilder von einem einzigen Gegenstand („Doppelsehen") 194, 195
dipsos n. = Durst 68
directio, tionis f. = Richtung 215
directus, a, um = unmittelbar, direkt 125, 128,
di(s)- = auseinander- 90, 194, 225, 226
disciplina, ae f. = Unterricht, Wissenschaft 104, 110
discordans, antis = nicht übereinstimmend, diskordant 163
discus, i m. = Scheibe, Gelenk-, Zwischenknorpelscheibe 112, 121

disiunctio, tionis f. = Trennung
    1. fehlende Koordination der Augenbewegung
    2. Chromosomentrennung 215
Diskushernie, die = Hernie der Zwischenwirbelscheiben, Bandscheibenvorfall 121
dislocatio, tionis f. = das Auseinandertreten, die Lageveränderung zweier Knochenbruchstücke bei einer Fraktur 60, 90, 213
dispersio, sionis f. = 1. Verteilung eines Stoffes
    2. Zerlegung von Strahlen nach Wellenlängen 215
dispersus, a, um = ausgestreut, verbreitet, fein verteilt 168
dispositio, tionis f. = Anlage, Krankheitsbereitschaft, Empfänglichkeit für bestimmte Krankheiten 215
dissecans, antis = zerschneidend, durchschneidend, trennend 163
dissectio, tionis f. = Zerschneidung, Spaltung 215
disseminatio, tionis f. (Dissemination) = Aussaat, Ausbreitung eines Krankheitsprozesses 215, 227
disseminatus, a, um = (auseinander) gestreut (von einer Krankheit gesagt) 215
dissimilatio, tionis f. = Energiegewinnung des Organismus durch Abbau von Körpersubstanz 215
dissimilis, e = unähnlich, ungleichartig 59, 260
dissimulatio, tionis f. = bewußte Verheimlichung von vorhandenen Krankheitssymptomen 215
dissociatio, tionis f. (Dissoziation) = Trennung, Zerlegung, Lockerung
    1. Störung der Muskelkoordination
    2. Störung von Empfindungen
    3. Zerfall von Molekülen in ihre Bestandteile 215
dissolutio, tionis f. = Auflösung, Zersetzung 215
distalis, e = körperfern, von der Körpermitte entfernt 260
distans, antis = auseinanderstehend, getrennt, entfernt 163
distantia, ae f. = Entfernung, Abstand 215, 224
distensio, sionis f. = Ausdehnung, Überdehnung z.B. einer Gelenkkapsel 215
Distensionsluxation, die = Verrenkung infolge Überdehnung der Gelenkkapsel 226
distinctus, a, um = ausgesondert, unterschieden 168
distorsio, sionis f. = Verzerrung, Verstauchung eines Gelenks 215
distractio, tionis f. = Auseinanderziehen von ineinandergeschobenen Knochenbruchenden 215
Distributiva (lat.) = Verteilungszahlen 79 f.
diureticus, a, um = harntreibend 260
diurnus, a, um = täglich 125
divergens, entis = auseinanderstrebend, entgegengesetzt verlaufend, auswärtsschielend 165, 170
divergentia, ae f. = Auseinanderstreben
    1. Auseinandergehen von Lichtstrahlen
    2. Auswärtsabweichung der Augenachsen 215

Wortregister

diverticulitis, itidis f. = Divertikelentzündung 99, 258
diverticulum, i n. (Divertikel) = kleine Ausstülpung der Wand eines Hohlorgans 4, 258
dividens, entis = zerteilend, trennend 165, 170
divitiae, arum f. = Reichtum 108
Dizygotie, die = Zweieiigkeit 194
docho- = aufnehmend 75, 225
doctrina, ae f. = Unterricht, Gelehrsamkeit 104
Dodecylalkohol, der = höherer Alkohol mit 12 C-Atomen 195
dogma, matis n. = festgelegte Lehrmeinung, ungeprüft hingenommene Behauptung 154
dolens, entis = schmerzend, schmerzhaft 164, 227
dolicho- = lang 73, 182
Dolichokolie, die = abnorme Länge des Grimmdarms 182
Dolichozephalus, der = Langkopf 73, 182
dolor, oris m. = Schmerz 41, 42. 64, 130
dolorosus, a, um = schmerzreich 239
dolus, i m. = Absicht, List 63
dominans, antis = beherrschend, vorherrschend, überdeckend, dominant 163, 170
Dominante, die = vorherrschendes, die Entwicklung eines Lebewesens bestimmendes Erbmerkmal 170
domus, us f. = Haus 55, 63, 173
dorsalis, e = zum Rücken gehörig, auf der Rückseite gelegen 234, 253
dorsum, i n. = Rücken, Rückseite 77, 116, 175
dosis, eos f. = Gabe, zugemessene Arzneigabe, verabreichte Strahlenmenge 63, 68, 156, 176
draco, onis m. = Drache, Schlange 132
dromos m. = Lauf 68
dromotrop = auf die Erregungsleitung des Herzens einwirkend 182
dubiosus, a, um = zweifelhaft 239
dubius, a, um = zweifelhaft 125, 224
ductio, tionis f. = das Führen, Ziehen 224
ductulus, i m. = kleiner Gang 229, 253
ductus, us m. = Gang, Verbindungsgang 87, 172, 174, 177, 255
dulcis, e = süß, freundlich, gefällig 160
duodenalis, e = zum Zwölffingerdarm gehörig 235, 255
duodenitis, itidis f. = Entzündung des Zwölffingerdarms 248
Duodenostomie, die = operative Anlegung einer künstlichen Zwölffingerdarmöffnung nach außen 158
duodenum, i n. = Zwölffingerdarm 15, 30, 116, 120, 129, 148
duplicatus, a, um = verdoppelt 166
duplicitas, tatis f. = doppeltes Vorhandensein, Zwillingsbildung 140
dura mater = harte Hirnhaut 18, 76, 174, 188
duratio, tionis f. = Dauer 177

durities, ei f. = Härte 175
durus, a, um = hart, fest 125, 128, 174
dynamis f. = Kraft, Gewalt 68
dys- = miß- 90, 226
dysbasia, ae f. = Gehstörung 216
dyscrasia, ae f. (Dyskrasie) = fehlerhafte Blutzusammensetzung 23, 216
dysenteria, ae f. = Durchfall, Ruhr 216, 258
Dysfunktion, die = Funktionsstörung 25, 228
Dysmelie, die = Mißbildung der Gliedmaßen 90, 227
Dysmenorrhoe, die = erschwerte, schmerzhafte Monatsblutung 216, 226
dysostosis, is f. = Störung des Knochenwachstums 216, 258
dyspepsia, ae f. = Verdauungsstörung 90, 217, 258
dyspepticus, a, um = durch eine Verdauungsstörung hervorgerufen 260
dysphoria, ae f. = Verstimmtheit 217
dysplasia, ae f. = Fehlentwicklung 217, 228, 258
Dyspnoe, die = erschwertes Atmen, Atemnot 228
Dysproteinämie, die = krankhafte Verschiebung innerhalb der Zusammensetzung der Bluteiweißkörper 227
dystocia, ae f. = erschwerte Geburt 217
dystonia, ae f. = Störung des Spannungszustandes 217, 258
dystopia, ae f. = Verlagerung, Fehllage 217, 258
dystrophia, ae f. = Ernährungsstörung 217, 258
dysuria, ae f. = Störung der Harnentleerung 217

E

e(-), ex(-) = aus(-) 63, 87, 177, 225
ebrietas, tatis f. = Trunkenheit 140
ebur, oris n. = Elfenbein 143, 150
Eburneation, die = elfenbeinartige Verdickung von Knochengewebe 150
eburneus, a, um = elfenbeinartig 238
ecchymosis, is f. = Flüssigkeitsausbreitung, flächenhafter Bluterguß 210
Echinokokkus, der = „Igelkorn". Bandwurmgattung, die wegen des stachligen Aussehens der Brutkapseln so genannt wurde 121
echinus, i m. = Igel 112, 121
echo f. = Widerhall, Echo 68, 181
Echolalie, die = sinnloses Nachsprechen vernommener Wörter bei Geisteskranken 181
eclampsia, ae f. = Aufblitzen, plötzlich auftretende schwere Schwangerschaftstoxikose mit Krämpfen 210, 258
ecstasis, is f. = Auseinandertreten, Verzückungszustand 210
ectasia, ae f. = Ausdehnung, pathologische Verbreiterung 210

ecthyma, matis n. = Hautausschlag, Hauteiterung 210
ectocardia, ae f. = angeborenes Freiliegen des Herzens 217
ectoderma, matis n. = äußere Keimschicht 217
ectodermosis, is f. = Erkrankung der vom Ektoderm abstammenden Gebilde der Haut 258
ectoparasitus, i m. = auf der Oberfläche schmarotzender Parasit 217
ectopia, ae f. = Ortsveränderung, Verlagerung nach außen 223, 224, 258
ectoplasma, matis n. (oder exoplasma) = äußere Plasmaschicht des Zellkörpers 217
ectoscopia, ae f. = Untersuchung von Krankheiten mit bloßem Auge 217
ectropium, i n. (auch ectropion) = Nachaußengekehrtsein des Augenlids 210, 255, 266
eczema, matis n. (Ekzem) = herausgekochter Ausschlag, Hautentzündung 210, 255
effeminatio, tionis f. = Verweiblichung, höchster Grad der konträren Sexualempfindung beim Mann 202
efferens, entis = herausführend, von einem Organ kommend 87, 165, 170
efficiens, ientis = bewirkend, hervorrufend 165
efflorescentia, ae f. = Aufblühen, „Hautblüte" 202
eiaculatio, tionis f. = Auswerfung, Ausspritzung der Samenflüssigkeit 202, 224
-eides = aussehend wie, ähnlich 20, 186
eidos n. = Gestalt, Form, Abbild 68
ek(-), ex(-) = aus (-) 89, 189, 225, 226, 269
ektasis f. (Ektasie) = Ausdehnung, Erweiterung 68, 89
ekto-, exo- = außen- 6, 90, 224, 269
Ektokardie, die = Außenverlagerung des Herzens 90
Ektopie, die = Organverlagerung nach außen 225
Ektotoxin, das = von Bakterien nach außen abgegebener Giftstoff 226, 269
elasma n. = Platte, plattenförmiges Gebilde 68, 197
elasticus, a, um = dehnbar, biegsam 242
electrum, i n. = Bernstein 116, 119
Elektrizität, die = die Bedeutungsübertragung bezieht sich auf die Reibungselektrizität, die man zuerst am Bernstein beobachtete 121
Elektroenzephalogramm, das = Aufzeichnung der Aktionsströme des Gehirns (EEG) 159
Elektrokardiogramm, das = Aufzeichnung der Aktionsströme bei der Herztätigkeit (EKG) 159
Elektroretinogramm, das = elektrische Aufzeichnung der bei Belichtung vom Auge ableitbaren Aktionsströme (ERG) 159
Elektrotomie, die = Gewebedurchtrennung mittels einer Hochfrequenzfunkenentladung (Schmelzschnitt) 158

Elektrotonus, der = Bezeichnung für die jeweilige Spannungsänderung eines von gleichbleibendem elektrischen Strom durchflossenen reizbaren Gewebes 121
elementum, i n. = Urstoff, Grundstoff 116
elephantiasis, is f. = Verdickung der Haut und des Unterhautgewebes durch Lymphstauung 247
elephantus, i m. = Elefant 112
elephas, antis m. = Elefant 151
elevatio, ticnis f. = Erhebung, Erhöhung
  1. Heraushebung eingedrückter Knochenteile
  2. freie Hebung des Armes nach vorn 202
elevatus, a, um = heraus-, emporgehoben 166
eliminatio, tionis f. = Vertreibung, Entfernung 202
elixir, is n. = Elixier 50
elongatio, tionis f. = Verlängerung 202
em- s. en-
emanatio, tionis f. = Ausdünstung, Ausstrahlung 202
Embolektomie, die = operative Entfernung (wörtl. Herausschneidung) eines Gefäßpfropfes 227
Embolie, die = Verstopfung eines Blutgefäßes z.B. durch einen Blutpfropf 225
emboliformis, e = pfropfenförmig 260
embolus, i m. = Gefäßpfropf 89, 210
embryo, onis m. = ungeborene Leibesfrucht 132
Embryokardie, die = 1. Herzschlagfolge wie beim Embryo
  2. Formenkreis angeborener Herzfehler mit Stehenbleiben der Herzentwicklung auf embryonaler Stufe 125
Embryologie, die = Lehre von der Entwicklung im Mutterleib 12
embryon, i n. = ungeborene Leibesfrucht 125
embryonalis, e = zum Keimling gehörig, unreif 235
embryopathia, ae f. = Fruchtschädigung infolge Erkrankung der Mutter 247, 254
emesis, eos f. = Erbrechen 156
eminens, entis = herausragend, sich vorwölbend 54, 164
eminentia, ae f. = Vorsprung, Höcker 202
eminere = hervorragen 54
emissio, sionis f. = Aussendung
  1. Entleerung von Körperflüssigkeiten
  2. Aussendung z.B. von Wellen 202
emolliens = erweichend 54, 164
Emollientia, die = erweichende Mittel 171
emollire = erweichen 54
emotio, tionis f. = Gemütsbewegung, seelische Erregung 202
emotionalis, e = gefühlsbetont 260
empeiria, ae f. = Erfahrungswissen 68, 210
emphysema, matis n. = Aufblähung, Luftgeschwulst 210, 223, 266
emplastrum, i n. = Heilpflaster 210

empyema, matis n. = Eiteransammlung, Eitergeschwür 210
en(-), em(-) = in(-), ein(-) 89, 225, 226
enamelum, i n. = Zahnschmelz 116
enanthema, matis n. = Ausschlag auf Schleimhäuten 210
enantio- = entgegengesetzt 92
enarthrosis, is f. = Vergliederung, Nußgelenk 210
encephalicus, a, um = zum Gehirn gehörend 261
encephalitis, itidis f. (Enzephalitis) = Gehirnentzündung 76, 188, 258, 267, 268
encephalomalacia, ae f. = Gehirnerweichung 223
encephalon, i n. = Gehirn 76, 188, 197, 210
enchondralis, e = im Knorpel gelegen 261
enchondroma, matis n. = Knorpelgeschwulst an Stellen, die embryonal knorpelig waren 258
endaortitis, itidis f. = Entzündung der Aorteninnenwand 258
endemia, ae f. = örtlich begrenztes Auftreten einer Infektionskrankheit 210
endermalis, e = in der Haut gelegen 261
endo-, ento- = innen- 6, 91, 189, 226, 267, 269
endobiosis, is f. = Wachstum eines parasitierenden Organismus in einem anderen 217
endocarditis, itidis f. = Herzinnenhautentzündung 99
endocardium, i n. (Endokard) = Herzinnenhaut 77, 99, 189, 217, 228
endocranium, i n. = innere Knochenhaut des Schädels 217
endocrinologia, ae f. (Endokrinologie) = Lehre von der inneren Sekretion 91, 217
endogen = im Körperinneren entstehend 227
endokrin = nach innen in die Blutbahn ausgeschieden 228
endolaryngealis, e = innerhalb des Kehlkopfes gelegen 261
endolympha, ae f. = Flüssigkeit im häutigen Labyrinth des Innenohres 217
endometritis, itidis f. = Entzündung der Gebärmutterschleimhaut 258
endometrium, i n. = Gebärmutterinnenhaut 217
endomyocarditis, itidis f. = Entzündung der Herzinnenhaut und des Herzmuskels 258
endomysium, i n. = Bindegewebe zwischen den einzelnen Muskelfasern 217
endonasalis, e = im Inneren der Nase gelegen 261
endoneurium, i n. (Endoneurium) = Bindegewebe zwischen den einzelnen Nervenfasern 217, 227
endoparasitus, i m. = im Innern eines Organs schmarotzender Parasit 217
endophlebitis, itidis f. = Entzündung der Veneninnenwand 258, 267
endoplasma, matis n. = innere Plasmaschicht des Zellkörpers 217

endoplasmatisches Retikulum, das = Bezeichnung für die mit Ribosomen besetzte Netzstruktur im Zellplasma 267
endoscopia, ae f. = Ausleuchtung von Hohlorganen und Körperhöhlen zu Untersuchungszwecken 217
endosomatischer Vorgang, der = Vorgang, der sich im Inneren des Organismus abspielt 269
endosteum, i n. = Innenauskleidung der Knochenhöhlen 217
endothelium, i n. = Plattenepithelzellen der Innenfläche z.B. von Blutgefäßen 217, 224
endotherm = chemischer oder physikalischer Prozeß, bei dem Wärme gebunden wird 226
endothoracicus, a, um = das Innere des Brustkorbes auskleidend 261
Endotoxin, das = ein im Inneren des Bakterium gebildeter Giftstoff 226, 269
endotrachealis, e = innerhalb der Luftröhre gelegen 261, 268
Endotrachealtubus, der = Tubus, der in das Innere der Luftröhre eingeführt wird zur künstlichen Beatmung 268
endourethralis, e = innerhalb der Harnröhre gelegen 261
endyma n. = Kleid 68
energeia f. = Wirksamkeit, Kraft 68
engramma, matis n. = bleibende Gedächtnisspur 210
enkephalon s. encephalon
enophthalmus, i m. = abnorme Tieflage des Augapfels 210
ens, entis = seiend 165
entericus, a, um = zu den Eingeweiden gehörig 242
enteritis, itidis f. (Enteritis) = Dünndarmentzündung 77, 190, 248, 254
enterocolitis, itidis f. = Entzündung des Dünn- und Dickdarms 190, 248
Enterokokken, die = zur Darmflora zählende Darmbakterien 192
enteron n. = Darm 77, 190
Entero(r)rhaphie, die = Darmnaht 192
Enterostenose, die = Darmverengung 190
Enterozele, die = Darmbruch, Darm als Bruchsackinhalt 23
ento- s. endo-
entoderma, matis n. (Entoderm) = innere Keimschicht 91, 217
entropium, i n. = Wendung des Augenlides nach innen, Lideinstülpung 210
enucleatio, tionis f. = Ausschälung 87, 202
enuresis, is f. = unwillkürliches Harnlassen, Ein-, Bettnässen 89, 210
Enzephalomyelozele, die = „Bruch" des Hirns und Rückenmarks 192
Enzephalozele, die = Hirnbruch, Hervortreten von Hirnteilen 188

Enzephalozystozele, die = Hirnbruch mit Zystenbildung 4
Enzym, das = Verbindung, die Stoffwechselvorgänge katalysiert 90, 99, 194
eos f. = Morgenröte 85, 197
Eosin, das = roter Farbstoff, der vor allem zur Gewebefärbung dient 85, 197
ependyma, matis n. = Oberkleid, Zellschicht der Hirnkammern und des Rückenmarks 210
ephelides, um f. = Sommersprossen 210
epi(-) = auf(-), über(-) 15, 89, 93, 225
epicanthus, i m. = Hautfalte am oberen Augenlid 210
epicardium, i n. (Epikard) = viszerales, dem Herzen aufliegendes Blatt des Herzbeutels 211, 228
epicondylitis, itidis f. = Entzündung eines Epicondylus 258, 266
epicondylus, i m. = Vorsprung des Gelenkknorrens bei Röhrenknochen 211, 266
epicranius, a, um = auf dem Schädel liegend 261, 267
epicrisis, is f. = nachträgliche Beurteilung eines Krankheitsfalles 211
epidemia, ae f. = gehäuftes Auftreten einer Infektionskrankheit in größeren Räumen, Massenerkrankung 211
epidemicus, a, um = als Epidemie auftretend 261, 267
epidermis, idis f. = Oberhaut 211
epididymis, idis f. = Gebilde, das dem Hoden aufliegt, Nebenhoden 15, 211, 224
epididymitis, itidis f. = Nebenhodenentzündung 258
epiduralis, e = auf der harten Hirnhaut gelegen 261, 267
epigastricus, a, um = in der Oberbauchregion gelegen 261
epigastrium, i n. (Epigastrium) = Oberbauch 89, 211, 228
epiglotticus, a, um = zum Kehldeckel gehörend 261
epiglottis, idis f. = Kehldeckel 211
epilepsia, ae f. = Anfallsleiden 258
epimeres = gliedervertauscht 93
Epimerie, die = Umkehr der sterischen Anordnung an einem C-Atom 93
epineurium, i n. = dem Nerven aufliegende Schicht, bindegewebige Hülle der Nervenstämme 211
epiorchium, i n. = Hodenhülle (viszerales Bauchfellblatt) 211
epiphysiolysis, is f. = Epiphysenlösung 211, 223
epiphysis, is f. = Zuwuchs
 1. Endstück der Röhrenknochen
 2. Zirbeldrüse 16, 22, 211

epiploicus, a, um = zum großen Netz gehörig 261, 266, 267
Epiploitis, die = Entzündung des Eingeweidenetzes 77, 190
epiploon n. = Netz 77, 190
Epiplozele, die = Netzbruch 190
epision n. = Schamgegend 78, 190
Episiotomie, die = Scheiden-Damm-Schnitt bei der Geburt 78, 190
epispadia, ae f. = Mündung der Harnröhre auf dem Rücken des Penis 258
epistropheus, epistrophei m. = 2. Halswirbel 18, 37, 123
epithalamus, i m. = auf dem Sehhügel liegender Hirnabschnitt 211
epithelioma, matis n. = Hautgeschwulst der Epithelzellen 258, 266
Epithelisation, die = Bildung von Epithelgewebe 225
epithelium, i n. (Epithel) = oberste Zellschicht, Deckgewebe 211, 227
epitheloides = epithelzellenähnlich 244
epitympanicus, a, um = auf dem Kehldeckel liegend 261
Epoophoron, das = wörtl. Gebilde, das auf dem Eierstock gelegen ist, Nebeneierstock 227
epulae, arum f. = Essen, Mahlzeit 108
epulis, idis f. = dem Kiefer aufsitzende Zahnfleischgeschwulst 211
Equator s. aequator
equinus, a, um = 1. zum Pferd gehörig
 2. spitzfüßig 238, 254
equus, i m. = Pferd 112
erectio, tionis f. = Aufrichtung, Versteifung eines Organs 202
Ergographie, die = Aufzeichnung der Arbeitsleistung 181
Ergometer, der = Apparat zur Messung der Arbeitsleistung von Muskeln 181
ergon n. = Tat, Werk, Arbeit, Handlung 68
ergotrop = auf eine Leistungssteigerung hinwirkend 182
eros m. = Liebe 68
erosio, sionis f. = Abnagung, insbes. der Verlust der oberen Schleimhautschichten 202
erosivus, a, um = mit Erosionsbildung verbunden 261
eructatio, tionis f. = Aufstoßen 202
eruptio, tionis f. = Ausbruch 202
erysipelas, atis n. (Erysipel) = Wundrose, ansteckende Hautentzündung, die durch eine scharf begrenzte Rötung und Schwellung gekennzeichnet ist 85, 153, 169, 197
erysipeloides = wundrosenartig 244
Erysipeloid, das = wundrosenartiger Ausschlag, der von Rotlaufbakterien hervorgerufen wird 245

erythema, matis n. = Rötung, entzündliche Hautrötung 154, 157, 161, 170
Erythrämie, die = Bezeichnung für Blutkrankheiten mit Wucherung der Erythroblasten im Knochenmark 198
ery(thro)- = tiefrot 85, 197, 227
Erythroblastopenie, die = Mangel der Bildungs- oder Jugendformen der roten Blutkörperchen im Knochenmark 198
erythroblastosis, is f. = Ausschüttung unreifer Vorstufen von Erythroblasten ins Blut 250
Erythroklasie, die = Auseinanderbrechen der roten Blutkörperchen 198
Erythrophagen, die = Freßzellen, die bei bestimmten Blutkrankheiten die roten Blutkörperchen abbauen 198
Erythropoietin, das = in der Niere gebildeter Stoff, der die Erythropoese steuert 198
Erythrozyt, der = rotes Blutkörperchen 85, 197
eschara, ae f. = Herd, Brandschorf 104
esophagus s. oesophagus
essens, entis = wesentlich seiend 165
essentia, ae f. = Wesen, Essenz 104, 165
essentialis, e = wesentlich, lebensnotwendig, essentiell 165, 235
ethmoidalis, e = siebähnlich, zum Siebbein gehörig 235
ethnos n. = Volk, Volksstamm 68
Ethologie, die = Lehre von den Verhaltensweisen der Lebewesen 181
ethos n. = sittliche Grundhaltung, Sitte, Gewohnheit 68
eu- = gut- 91
eubiosis, is f. = Gleichgewicht der bakteriellen Erreger 217
eugnathia, ae f. = normale Ausbildung des Kauapparates 217
eumenorrhoea, ae f. = regelrechte, beschwerdefreie Menstruation 218
eunuchoides = eunuchenähnlich 244
eunuchus, i m. = entmannter, kastrierter Mann 112
euphoria, ae f. = subjektiv heitere Gemütsverfassung Schwerkranker 218
Eupnoe, die = regelmäßige Atmung 228
Eurhythmie, die = guter Rhythmus des Pulses 91, 218, 227
eury- = weit 73, 182
eurysom = von breitem Körper, breitwüchsig 73, 182
euthanasia, ae f. = Sterbeerleichterung 218
eutocia, ae f. = normal verlaufende Geburt 218
eutonia, ae f. = normaler Spannungszustand z.B. der Muskeln 218
eutopia, ae f. = normale Lage von Organen 218
eutrophia, ae f. = ausgewogener Ernährungszustand 218

evacuatio, tionis f. = Ausleerung 202
eventratio, tionis f. = Heraustreten, Vorfall der Baucheingeweide, Bauchbruch 202
evolutio, tionis f. = Entwicklung 202
exacerbatio, tionis f. = Verschlimmerung einer Krankheit 202
exaltatio, tionis f. = erhöhte Erregung, Überspanntheit 202
examen, minis n. = Untersuchung, Prüfung 143
exanthema, matis n. = Aufgeblühtes, Hautausschlag 89, 210
exarticulatio, tionis f. = operative Absetzung eines Gliedes im Gelenk 202
excavatio, tionis f. = Aushöhlung, Ausbuchtung 87, 202
excavatus, a, um = ausgehöhlt, hohl 166
excisio, sionis f. = Ausschneidung einer Wunde 202
excitans, antis = antreibend, anregend, belebend 163
exclusio, sionis f. = Ausschluß, operative Ausschaltung eines Organs 202
excoriatio, tionis f. = Abhäutung, Hautabschürfung 202
excoriatus, a, um = abgehäutet, abgeschürft 166, 170
excrementum, i n. = Ausscheidung, Auswurf 203
excrescens, entis = herauswachsend, herauswuchernd 165
excrescentia, ae f. = Hervorwachsung, Auswuchs, Wucherung 203
excretio, tionis f. = Ausscheidung von wertlosen Körperstoffen 203
excretorius, a, um = der Ausscheidung dienend 261
excretum, i n. = von Drüsen ausgeschiedenes wertloses Stoffwechselprodukt (Harn, Schweiß) 203
exemplum, i n. = Beispiel, Muster 64, 116
exfoliatio, tionis f. = Abblätterung, Abstoßung (z.B. von Gewebsteilen) 203
exfoliativus, a, um = „herausblätternd", abschilfernd 261
exhaeresis, is f. (Exhairese) = Wegnahme, operative Entfernung von Organteilen 210
exhalatio, tionis f. = Ausatmung 203
exhumatio, tionis f. = Wiederausgrabung einer beerdigten Leiche 203
exitus, us m. = Ausgang, Tod 60, 172, 203, 253
Exkochleation, die = „Auslöffelung", Auskratzung eines Hohlorgans mit einem scharfen Löffel 225
Exoallergie, die = Allergie, bei der die Allergene von außen auf den Körper eindringen 227
exogen = von außen hervorgerufener Schaden 24, 227
exohysteropexia, ae f. = Verlagerung der Gebärmutter nach außen, nach extraperitoneal, und ihre Befestigung an den Bauchdecken 217

exokrin = Drüse, die ihren Inhalt unmittelbar an die Hautoberfläche abgibt (Schweißdrüse) 228
Exopeptidase, die = eiweißspaltendes Ferment, das „von außen", d.h. von den Enden der Molekülketten her Aminosäuren abspaltet 90
exophthalmus, i n. = Hervortreten des Augapfels 210
exosomatischer Vorgang, der = Vorgang, der sich außerhalb des Organismus abspielt 269
exostosis, is f. = Knochenauswuchs 258
exotherm = chemischer oder physikalischer Prozeß, bei dem Wärme nach außen abgegeben wird 226
expansio, sionis f. = Ausdehnung, raumverdrängendes Wachstum benigner Tumoren 203
expectoratio, tionis f. = Abhusten, Auswurf 203
explantatio, tionis f. = Auspflanzung von Geweben, Gewebezüchtung außerhalb des Körpers 203
exploratio, tionis f. = Auskundschaften, Erforschung, Untersuchung 203
expressio, sionis f. = Aus-, Herauspressen 203
exsiccans, antis = austrocknend 163
exsiccosis, is f. = Körperaustrocknung durch Flüssigkeitsverlust 258
exspectatio, tionis f. = Abwarten 203
exspiratio, tionis f. = Ausatmung 203
exstirpatio, tionis f. = „Entwurzelung", totale operative Entfernung eines Organs 203
exsudare = ausschwitzen 97
Exsudat, das = entzündlicher Erguß in eine Körperhöhle 227
exsudativus, a, um = ausschwitzend 97, 261, 267
exsudatus, a, um = ausgeschwitzt 97, 166
extensio, sionis f. = Ausdehnen, Streckung z.B. eines verrenkten Gliedes 203,
externus, a, um = der, die, das äußere 64, 157, 177
extra(-) = außer-, außerhalb 61, 64, 87
extracapsularis, e = außerhalb der Kapsel eines Organs gelegen 261
extractio, tionis f. = Herausziehen, Extraktion 60, 203, 223
extraduralis, e = außerhalb der Dura mater gelegen 261
extramuralis, e = außerhalb der Wand eines Hohlorgans gelegen 261
extraperitonealis, e = außerhalb des Peritoneum gelegen 261, 267
extrapleuralis, e = außerhalb des Rippenfells gelegen 261
extrapyramidalis, e = außerhalb der Pyramidenbahn gelegen 261
extrasystole, ae f. = Systole, die außerhalb der regulären Systolen des Herzens stattfindet 87
Extrauteringravidität, die = Schwangerschaft außerhalb des Uterus, „Bauchhöhlenschwangerschaft" 268

extrauterinus, a, um = außerhalb der Gebärmutter befindlich 261, 268
extremitas, tatis f. (Extremität) = äußerer Umkreis, anatom. Gliedmaße 140, 178
extremus, a, um = der, die, das äußerste 64, 178
exuberans, antis = reichlich hervorkommend, stark wuchernd 163
exulceratio, tionis f. (Exulzeration) = Geschwürsbildung 203, 227

F

faba, ae f. = Bohne 104
fabella, ae f. = kleine Bohne, Sesambein am Kniegelenk 231
faber, bri m. = Handwerker 115
fabrica, ae f. = Bau, Bearbeitung, Werkstatt 104
facialis, e = zum Gesicht gehörig 235, 266
facies, ei f. = Aussehen
  1. Gesicht
  2. Außenfläche von Organen oder Knochen 76, 175, 178, 253, 254
facilis, e = leicht zu tun 59, 239
factitius, a, um = nicht natürlich, künstlich 125
factus, a, um = gemacht, getan, geschaffen 168, 171
facultas, tatis f. = Möglichkeit, Befähigung, Talent 140
faeculentus, a, um = voll Kot, kotig 240
faex, faecis f. = Bodensatz, Hefe (*pharm.*)
  Plural: faeces, faecum f. = Kot, Stuhl 139
fagus, i f. = Buche 123
falciformis, e = sichelförmig 21, 241, 255
fallax, acis = trügerisch 160
Fallot'sche Pentalogie, die = Fallot'sche Tetralogie (Pulmonalstenose, Kammerseptumdefekt, Dextraposition der Aorta, Hypertrophie des re. Herzens) mit Vorhofseptumdefekt als fünftem Leitsymptom 83, 195
falsus, a, um = falsch, fehlerhaft 126
falx, falcis f. = Sichel, sichelförmige Bindegewebsplatte 146
fames, is f. = Hunger, Hungerkur 145
familia, ae f. = Familie 104
famula, ae f. = Gehilfin 171
famulus, i m. = Diener, Gehilfe 112, 171
fascia, ae f. (Faszie) = Binde, Bindegewebshülle 104, 108, 110, 120, 128, 148, 266
fasciculus, i m. = kleines Bündel, Muskel- bzw. Nervenbündel 232
fascis, is m. = Bündel, Paket 145
fastidium, i n. = Ekel, Widerwille 116, 120
fastigium, i n. = Gipfel
  1. Dach des 4. Hirnventrikels
  2. Höhepunkt einer Krankheit, insbes. des Fiebers 116, 120

Wortregister

fauces, faucium f. = Schlund 46, 146, 148
fauna, ae f. = Tierwelt 104
faustus, a, um = glücklich, günstig 92, 126
favus, i m. = Wachsscheibe, Erbgrind 112
febrilis, e = fieberhaft, fiebrig 239
febris, febris f. = Fieber, fieberhafte Erkrankung 44, 144, 170, 193
fecundus, a, um = fruchtbar 126
fel, fellis n. = Gallenblase, Galle 42, 79, 143
felix, icis = glücklich 160
felleus, a, um = zur Galle gehörig 157, 238, 254
femina, ae f. = Frau 104
femininus, a, um = weiblich, zur Frau gehörig 238
femoralis, e = zum Oberschenkel gehörig 235
femur, femoris n. = Oberschenkel 19, 42, 43, 143, 148, 161, 169, 193, 223, 267
fenestra, ae f. = Fenster, fensterartige Öffnung 104, 108
feriae, arum f. = Ferien 108
fermentum, i n. (Ferment) = Gärung, Gärstoff 116
ferrugineus, a, um = braunrot, auch eisengrau 85
ferrum, i n. = Eisen 116
fertilis, e = fruchtbar 239
fertilitas, tatis f. = Fruchtbarkeit 140
ferus, a, um = wild 126
festinatio, tionis f. = Hast, Eile, unwillkürliche Gangbeschleunigung 136
fetalis, e = zum Fetus gehörig 235
fetus, us m. = Leibesfrucht 172, 177
fibra, ae f. = Faser 98, 104, 109, 170
fibrilla, ae f. = Fäserchen, Muskel- bzw. Nervenfäserchen 232
Fibrin, das = „Faserstoff". Eiweißstoff des Blutes, der bei der Blutgerinnung entsteht 109
Fibrinogen, das = fibrinerzeugender Stoff, Fibrinbildner, Vorstufe des Fibrins 182
Fibrinolyse, die = Auflösung eines Fibringerinnsels durch Enzyme 158
fibrinosus, a, um = fibrinartig, fibrinhaltig 240
Fibroblast, der = Bildungszelle des Faserbindegewebes 181
fibrocartilago, ginis f. = Faserknorpel 135
fibroma, matis n. (Fibrom) = Fasergeschwulst, gutartige Bindegewebsgeschwulst 49, 98, 251
fibromatosis, is f. = geschwulstartige Wucherungen des Bindegewebes 98, 253, 254
fibrosis, is f. = degenerative Bindegewebsvermehrung 250
fibrosus, a, um = faserreich 240
fibula, ae f. = Spange, Fibel, Wadenbein 229
fibularis, e = zum Wadenbein gehörig 237
ficus, i f. = Feigenbaum 123
figura, ae f. = Gestalt, Figur 104
filamentum, i n. = fadenförmiges Gebilde, Filament 116

filariasis, is f. = Fadenwurmkrankheit 247
filia, ae f. = Tochter 54, 104, 171
filiformis, e = fadenförmig 241
filius, i m. = Sohn 54, 112, 171
filix, icis f. = Farnkraut 140
filum, i n. = Faden, Nervenfaser 116, 255
fimbria, ae f. = Franse, bandartiger Besatz 104, 108, 120
fimbriatus, a, um = gefranst, mit Fransen versehen 166
finis, is m. = Grenze, Ziel, Lebensende Plural: fines, ium m. = Gebiet, Land 60, 61, 62, 145
firmus, a, um = fest, stark 126
fissura, ae f. = Spalte, Fissur 104, 108, 120, 178
fistula, ae f. = kleine Röhre, röhrenförmiges Geschwür, Fistel 229
fixatio, tionis f. (Fixation) = Befestigung, Ruhigstellung z.B. von Knochenbrüchen 150, 225
fixus, a, um = geheftet, befestigt, fest verbunden 126, 150, 168
flaccidus, a, um = schlaff, welk 126
Flagellat, der = Einzeller, der zum Zweck der Fortbewegung mit Geißeln ausgestattet ist 170
flagellatus, a, um = begeißelt, mit Geißeln versehen 166, 170
flagellum, i n. = Geißel, Peitsche 231
flamma, ae f. = Flamme 104
flammeus, a, um = feuerrot 85, 196
flatulentus, a, um = voll Gas, blähsüchtig 240, 254
flatus, us m. = das Blasen des Windes, Blähung 172
Flavin, das = „gelbes Ferment" 85, 196
flavus, a, um = gelb 85, 196
flexibilitas, tatis f. = Biegsamkeit 140
flexio, ionis f. = Biegung, Abknickung, Beugung 136, 149
flexor, oris m. = Beuger, Beugemuskel 130, 148
flexura, ae f. = Biegung 104, 130
flexus, a, um = gebeugt, gebogen 168
flocculus, i m. = Flöckchen, kleiner Lappen des Kleinhirns 229
flora, ae f. = Pflanzenwelt 104
floridus, a, um = blühend, voll ausgeprägt, stark entwickelt 126, 157
flos, floris m. = Blume, Blüte 41, 43, 134
fluctuans, antis = wogend, schwappend 163, 170
fluctuatio, tionis f. = schwappende Bewegung einer Körperflüssigkeit 136
fluidus, a, um = flüssig 126
flumen, minis n. = Fluß 149
fluor, oris m. = Fließen, flüssiger Zustand
  1. Ausfluß
  2. Element Fluor 130
fluxio, ionis f. = Fließen, Strömung, Blutwallung, Blutandrang 136
fluxus, us m. = das Fließen, Fluß 225

Wortregister

focalis, e = 1. den Brennpunkt betreffend
  2. einen infektiösen Krankheitsherd betreffend 235
focus, i m. = Herd
  1. Brennpunkt
  2. Krankheitsherd 112
foetidus, a, um = stinkend, übelriechend 126
foetor, toris m. = übler Geruch, Gestank 63, 131
foliatus, a, um = mit Blättern, besetzt, blattförmig 166
folium, i n. = Blatt
  1. Pflanzenblatt
  2. blattförmiges anat. Gebilde 116
follicularis, e = schlauchartig 237
folliculus, i m. = kleiner Sack, Balg
  1. Drüsenschlauch
  2. Zellhülle des reifen Eis 232
fomentatio, tionis f. = Bähung, Anwendung warmer Körperumschläge 136
fomentum, i n. = warmer Umschlag 116
fons, ntis m. = Quelle 146
fontanella, ae f. = kleine Quelle, Knochenlücke am Schädel von Neugeborenen 231
fonticulus, i m. = kleine Quelle, Knochenlücke am Schädel von Neugeborenen 232
foramen, minis n. = Loch, Lücke, Öffnung 143, 148, 170
forceps, ipis c. = 1. (geburtshilfliche) Zange
  2. Balkenzwinge des Gehirns 41, 43, 133, 176
forensis, e = zum Markt gehörig, gerichtlich 96, 239
forma, ae f. = Gestalt, Form 31, 104, 177
formans, antis = bildend, formend 163
formatio, tionis f. = Ausbildung, Ausformung 136
formativus, a, um = die Form, Gestaltung betreffend 241
Formiat, das = Salz der Ameisensäure 109
formica, ae f. = Ameise 104, 109
formicatio, tionis f. = Ameisenlaufen, Hautkribbeln 136
-formis, e = -förmig 21, 96, 241
fornicatus, a, um = gewölbt, mit einer Wölbung versehen 166
fornix, icis m. = Wölbung, Gewölbebogen 134, 148
fortis, e = stark, kräftig, laut 160, 174, 175
fortuna, ae f. = Schicksal, Zufall, Glück 104
forum, i n. = Markt, Gerichtsplatz 96
fossa, ae f. = Graben, Vertiefung 61, 62, 104, 108, 120, 128, 224
fossula, ae f. = kleine Grube, Grübchen 229
fovea, ae f. = Grube 104
foveola, ae f. = kleine Grube, Grübchen 231, 253
fractio, tionis f. = Unterteilung 136
fractura, ae f. = Bruch, Knochenbruch 96, 104, 108, 124, 157, 179, 268
fractus, a, um = gebrochen 54

fragilis, e = zerbrechlich 96, 239
fragilitas, tatis f. = Brüchigkeit, Zerbrechlichkeit 140, 148
fragmentum, i n. = Bruchstück, Fragment 117
frangere = brechen 54
frater, tris m. = Bruder 132
fremitus, us m. = dumpfes Tönen, schwirrendes, knarrendes Geräusch 172, 174
frenulum, i n. = kleiner Zügel, Bändchen, Haut-, Schleimhautfalte 230
frequens, entis = häufig, zahlreich, beschleunigt 52, 57, 66, 160, 174
frequentia, ae f. = Häufigkeit 104
frictio, tionis f. = Reiben, Frottieren
  1. Salbenreibung
  2. Massage 136
frictus, a, um = eingerieben, abgerieben, massiert 167
frigiditas, tatis f. = Gefühlskälte, Unvermögen der Frau zur vollen geschlechtlichen Hingabe infolge krankhafter Störungen 141
frigidus, a, um = kühl, kalt, geschlechtlich kalt 126
frigus, oris n. = Kälte 142
frons, frontis f. = Stirn, Stirnbein 76, 146
frontalis, e = stirnwärts 235
fructus, us m. = Ertrag, Frucht einer Pflanze 172, 174
Fruktose, die = Fruchtzucker 128, 174
frustra = irrtümlich, vergeblich 66
fuga, ae f. = Flucht 104
fugax, acis = flüchtig, rasch, schnell verlaufend 160, 161
fulgur, uris n. = Blitz, Blitzen 142
fuligo, ginis f. = Ruß, rußartiger Belag auf Lippen oder Zunge bei Fieber 135
fulmen, minis n. = Blitz 149
fulminans, antis = blitzend, blitzartig auftretend, heftig verlaufend 163, 169, 196
fumigatio, tionis f. = Räucherung 136
fumus, i m. = Rauch 112
functio, tionis f. = Verrichtung, Aufgabe eines Organs 136, 170, 177
funda, ae f. = Schleuder, Schleuderverband 104
fundiformis, e = schleuderförmig 241
fundus, i m. = Boden, Grund eines Organs 112
fungiformis, e = pilzförmig 96, 241, 253
fungizid = pilztötend, pilzvernichtend entspr.: das Fungizid = pilzvernichtendes Mittel 97
fungus, i m. = Erdschwamm
  1. schwammige Geschwulst
  2. syst. Bezeichnung für echte Pilze 96, 112
funiculus, i m. = kleines Seil, Strick, kleiner Gewebsstrang, Nervenstrang 232
funis, is m. = Seil, Tau, Stock, Strang, Schnur 145
furca, ae f. = Gabel 105

furfur, uris m. = Kleie, Hautschuppe, Schorf, Kopfschuppe 142
furibundus, a, um = rasend, tobsüchtig 126, 128
furor, oris m. = Zorn, Wut, Raserei 130
furunculosus, a, um = voller Furunkel, mit zahlreichen Furunkeln behaftet 240
furunculus, i m. = kleiner Eiterpfropf, kleines Eitergeschwür 232
Fuscin, das = gelbbrauner Farbstoff der Augennetzhaut 85, 196
fuscus, a, um = braun, von der Sonne gebräunt 85, 196
fusiformis, e = spindelförmig 241
fusio, sionis f. = Gießen, Verschmelzen, Vereinigung von Chromosomenbruchstücken 138
fusus, i m. = Spindel 112

G

gala, galakto- n. = Milch 79, 191, 227
Galaktagogum, das = milchtreibendes Mittel 191
Galaktorrhoe, die = Milchfluß 79, 191
galea, ae f. = Helm, Haube 105
gallus, i m. = Hahn 112, 119
Gamet, der = männliche bzw. weibliche Geschlechtszelle 17
gametes m. = Gatte 68, 179
Gametogenese, die = Entstehung der männlichen bzw. weiblichen Geschlechtszelle 181
gamos m. = Hochzeit, Ehe 68, 187
ganglion, i n. = Nervenknoten, Ganglion 124, 128, 178, 224, 255
gangraena, ae f. = fressendes Geschwür, Brand 105
gangraenosus, a, um = mit Gangränbildung einhergehend 240
gargarisma, matis n. = Gurgeln, Gurgelmittel 154
gaster, gastro- f. = Magen, Bauch
  latin. gaster, t(e)ris f. 77, 132, 149, 157, 158, 190
gastricus, a, um = zum Magen gehörig 18, 242, 253
Gastrin, das = Gewebshormon der Magenschleimhaut 149, 158
gastritis, itidis f. = Magenschleimhautentzündung 155
gastrocnemius (musc.) = der bauchige Wadenmuskel 18
gastroenteritis, itidis f. = Magen-Darmentzündung 248
gastroenterostomia, ae f. = Magendarmfistel 266
Gastrolyse, die = operative Lösung des Magens aus Verwachsungen 157
Gastropexie, die = Annähung des Magens an die Bauchwand 158
Gastroptose, die = Senkung bzw. Tiefstand des Magens 158

Gastro(r)rhexie, die = Magenzerreißung z.B. durch Gewalteinwirkung 158
Gastroskopie, die = Betrachtung und Untersuchung des Mageninneren mit Hilfe eines Gastroskops 181
Gastrostomie, die = operative Anlegung einer Magenöffnung 158
Gastrotomie, die = operative Eröffnung des Magens 77, 158, 190
gastrula, ae f. = kleiner Bauch, „Becherkeim" 229
Gastrulation, die = Bildung der Becherkeime in der Entwicklung vielzelliger Tiere 257
gaudium, i n. = Freude 117
ge f. = Erde 68
gelasma, matis n. = Lachen, Lachkrampf 154
gelatinosus, a, um = gallertig, leimig 240
gelu, us n. = Kälte, Frost 173
gemellus, i m. = Zwilling
  Plural: gemelli, orum m. = Zwillinge 94, 128, 231
geminus, a, um = zugleich geboren, gepaart, Zwillings- 94, 126
gemini, orum m. = 1. Zwillinge
  2. gepaarte Chromosomen vor der Reduktionsteilung 115
geneion n. = Kinn 77, 189
generalis, e = allgemein, generell 235
generalisatus, a, um = verbreitet, ausgedehnt, allgemein vorhanden 166, 254
generatio, tionis f. = Zeugung, Fortpflanzung, Folge von Nachkommenschaft 136
genesis, is bzw. eos f. = Entstehung, Ursprung
  1. entwicklungsgeschichtlicher Vorgang
  2. Entwicklung (einer Krankheit) 68, 156, 159, 181, 187
geniculatus, a, um = mit Knoten versehen, knotenförmig 166, 170
genitalis, e = zu den Geschlechtsorganen gehörig 235
gens, gentis f. = Geschlecht, Stamm 146
genu, us n. = Knie 78, 173, 174, 178
genus, eris n. = Geschlecht, Gattung, Ordnungsbegriff der syst. Biologie 141
geriatria, ae f. = Greisenheilkunde 109, 110
germinativus, a, um = den Keim betreffend 241, 254
geron m. = Greis 68
Gerontologie, die = Lehre von der Alterungsvorgängen 181
gestatio, tionis f. = Schwangerschaft 136
gestosis, is f. = schwangerschaftsbedingte Erkrankung 250
geusis f. = Geschmack 76, 188
gibbus, a, um = gewölbt, bucklig 126
gibbus, i m. = Buckel 112
Gigantosomie, die = krankhafter Riesenwuchs des Körpers 159

gigas, antis m. = Riese, Gigant 151, 159
gingiva, ae f. = Zahnfleisch 77, 105, 159
gingivalis, e = zum Zahnfleisch gehörig 235
gingivitis, itidis f. = Zahnfleischentzündung 61
Gingivostomatitis, die = gleichzeitige Entzündung des Zahnfleisches und der Mundschleimhaut 159
ginglymus, i m. = Scharniergelenk 112
glabella, ae f. = kleine Glatze, Stirnglatze 231
glaber, bra, brum = kahl, glatt 129, 130
gladius, i m. = Schwert 112
glandotrop = auf Drüsen einwirkend 182
glandula, ae f. = kleine Drüse 177, 229, 254, 266, 267
glandularis, e = zu einer Drüse gehörig 237
glans, glandis f. = Kernfrucht, Eichel, eichelförmiger Körper, Drüse 45, 77, 146, 148, 266
glaucoma, matis n. (Glaukom) = grüner Star 85, 197, 251
glauko- = meeresblau 85, 197
glene f. = Augapfel, Pupille 68
glenoidalis, e = dem glänzenden Augapfel ähnlich, den glänzenden Knorpelüberzug betreffend 235
glia, ae f. = Leim, bindegewebige Stützsubstanz des ZNS, Glia 109, 110, 125, 170
glioma, matis n. = Geschwulst der Neuroglia 251
globulus, i m. = Kügelchen 229
globus, i m. = Kugel, Kloß 6, 84, 112, 191, 196
glomerulonephritis, itidis f. = Entzündung der Glomeruli der Niere 248
glomerulosus, a, um = reich an Gefäßknäueln 240
glomerulus, i m. = Knäuel, Gefäßknäuel 95, 229, 253
glomiformis, e = knäuelförmig 241
glomus, eris n. = Knoten, Knäuel 95, 141, 150
Glomustumoren, die = gutartige Geschwülste der arteriovenösen Knäuelgebilde an Fingern und Zehen 150
glossa f. = Zunge 77, 189
glossitis, itidis f. = Zungenentzündung 248
Glossodynie, die = (neuralgischer) Zungenschmerz 192
glossopharyngeus, a, um = zur Zunge und zum Schlund gehörig 243
Glossoplegie, die = Zungenlähmung 77, 189
Glossoptose, die = Zurücksinken der Zunge z.B. in der Narkose 189
Glossoschisis, die = Spaltbildung der Zunge 192
glottis, idis f. = Flötenmundstück, Stimmritzenkörper des Kehlkopfs 139, 157, 159
Glottisödem, das = ödematöse Anschwellung im Bereich des Stimmritzenkörpers 159
Glukose, die = Traubenzucker 130, 184
glut(a)eus, a, um = zur Hinterbacke gehörig 176, 243
gluten, inis n. = Leim, Klebstoff 144

Glykogen, das = aus Glukose aufgebaute tierische Stärke 74, 184
Glykolyse, die = Aufspaltung des Traubenzuckers 186
Glykoneogenese, die = Neubildung von Zucker aus Nichtzuckerstoffen 186
Glykosurie, die = Ausscheidung von Zucker im Harn 192
glyky- = süß 74, 184, 226
gnathos c. = Kiefer, eigentl. der Kinnbacken 77, 189
Gnathoschisis, die = Kieferspalte 77, 189
gnosia f. = Erkennen 68, 180
gnosis f. = Erkennen 68
gomphosis, eos f. = Einzapfung nach Art eines Nagels, Zahnbefestigung 156
Gonadarche, die = Beginn der Keimdrüsenfunktion 191
Gonadotropin, das = Hormon, das die Keimdrüsen anregt 79, 191
Gonagra, die = Kniegicht 191
Gonarthritis, die = Entzündung des Kniegelenks 78, 191
gone f. = Erzeugung 68, 79, 180
gonitis, itidis f. = Kniegelenksentzündung 248, 254
Gonorrhoe, die = Tripper 79
gonorrhoicus, a, um = den Tripper betreffend 242
gony n. = Knie 78, 191
gracilis, e = dünn, schlank, schmal 59, 239, 255
gracilitas, tatis f. = Zartheit, Schlankheit 141
gradus, us m. = Schritt, Stufe, Richtung 172, 226
gramma, matis n. = Schriftzeichen, Aufzeichnung, Aufnahme, Röntgenbild 154, 159, 187, 190, 191
grandis, e = groß, hoch, bejahrt 160
granularis, e = körnig 237
Granulation, die = Körnelung
 1. bei der Wundheilung entstehendes Binde- bzw. Narbengewebe = Granulationsgewebe
 2. Granulationen der Spinnwebenhaut des Gehirns = zottenartige gefäßlose Wucherungen 150
granuloma, matis n. = Granulationsgeschwulst 252
granulomatosis, is f. = Bildung zahlreicher granulomatöser Wucherungen 253, 254
Granulopoese, die = Ausbildung und Entwicklung der Erythrozyten 158
granulosus, a, um = körnerreich 240
granulum, i n. = Körnchen
 1. Teil der körnigen Zellstruktur
 2. Arzneimittelkörnchen 94, 230
granum, i n. = Korn 94, 150
graphe f. = Schrift, Aufzeichnung, Beschreibung 68, 183, 184, 187, 190, 191
graphia, ae f. = Schrift, Aufzeichnung 183

gratia, ae f. = Dank, Ansehen 105
gratia = wegen, um willen 64
gratis = umsonst, unentgeltlich 66
gravedo, inis f. = das Benommensein im Schädelbereich 149
graviditas, tatis f. = Leibschwere, Schwangerschaft 141, 148, 186, 223
gravidus, a, um = schwanger 126, 128, 174, 224
gravis, e = schwer 52, 66, 160, 161, 162
gravitas, tatis f. = Schwere, Wucht 141, 162
gravitatio, tionis f. (Gravitation) = Schwerkraft, Anziehungskraft 149, 162
griseus, a, um = grau 84, 136, 196
gubernaculum, i n. = Steuerruder, Lenkung, Urnierenleitband 233
gumma, matis n. = Gummi, Gummigeschwulst 154
gummosus, a, um = Gummen bildend, gummenreich 240
gurges, itis m. = Strudel, Schlund 134
gustus, us m. = Geschmack, Geschmackssinn 76, 172, 174
gutta, ae f. = Tropfen 105
guttatus, a, um = tropfenförmig 166, 170
guttur, uris n. = Kehle 42, 43, 142
gymnasia f. = sportliche Übung 68
gynaecomastia, ae f. = krankhafte Brustentwicklung bei Männern 246
gyne f. = Weib, Frau 68, 180
gyrus, i m. = Windung, Gehirnwindung 112, 120, 127, 170, 254

H

habena, ae f. = Zügel 105
habenula, ae f. = kleiner Zügel, kleiner Streifen 229
habitualis, e = gewohnheitsmäßig 235
habitus, us m. = Gehabe, Haltung, Körperbeschaffenheit 172
haema s. haima
hämatogen = 1. vom Blut stammend
 2. blutbildend 193
haematoma, matis n. = Bluterguß 252, 256, 267
Hämatopneumothorax, der = Bluterguß und Luftansammlung im Brustfellraum 192
Hämatothorax, der = Bluterguß in den Thorax-, Rippenfellraum 192
Hämatozephalus, der = Blutansammlung bes. in den Hirnkammern 193
Hämatozele, die = Ansammlung geronnenen Blutes in einer Höhle („Blutbruch") 193
haematuria, ae f. = Blutharnen 247
Hämochromatose, die = Hautverfärbung durch eisenhaltiges Pigment, Eisenspeicherkrankheit 256

Hämodynamik, die = Lehre von den physikalischen Kräften der Blutströmung 193
Hämoglobin, das = roter Blutfarbstoff 6
Hämoglobinurie, die = Auftreten von Blutfarbstoff im Harn 79, 191
haemolyticus, a, um = eine Hämolyse bewirkend 245, 254
Hämopathie, die = Blutkrankheit 191
haemorrhagia, ae f. (Hämorrhagie) = Blutung 177, 193, 246
haemorrhagicus, a, um (hämorrhagisch) = zu Blutungen führend 242, 255, 257
haemorrhoidalis, e = zum Venengeflecht des Mastdarms gehörig 235
haemorrhoides, dum f. = krampfaderähnliche Erweiterungen des Venengeflechts an Mastdarm und After, Hämorrhoiden 139
Hämosiderose, die = bei bestimmten Krankheiten zu beobachtende Ablagerung von Hämosiderin in den inneren Organen (Leber) 257
haima s. = Blut
 latin. haema, matis n. 6, 79, 186, 191, 197, 226, 256
hairesis f. = Nehmen 69
halitus, us m. = Hauch, Atem, Ausdünstung, Geruch 172
hallux, ucis m. = Großzehe 65, 134, 148
Halogene, die = „Salzbildner" 181
hals n. = Salz 9
hamamelis, idis f. = Hamamelispflanze 139
hamartia f. = Fehler, Versagen 69
hamatus, a, um = mit einem Haken versehen, hakenförmig 166, 169
hamulus, i m. = Häkchen, hakenförmiger Knochenfortsatz 229
hamus, i m. = Haken 112
Haphalgesie, die = durch Berührungsreiz ausgelöste Schmerzempfindung 76, 188
haphe f. = Berührung, Verknüpfung 69, 76, 188
haplo- = einfach 83, 193
Haploidzellen, die = Zellen mit einfachem Chromosomensatz 83, 193
hapsis f. = Berührung, Verknüpfung 69
haptisch = den Tastsinn betreffend 192
Haptoglobin, das = Eiweißkörper im Blutserum, der Hämoglobin bindet und im Organismus transportiert 188
haustrum, i n. = Schöpfrad, Schöpfeimer, halbkugelige Ausbuchtung in der Wand des Grimmdarms 117, 124
hebe f. = 1. Schamgegend
 2. Zeit der Mannbarkeit, Jugend-, Pubertätsalter 78
Hebephrenie, die = Jugendirresein 78
hebes, betis = stumpf, schwach 161
Hebetomie, die = Durchsägung des Schambeinknochens 78

hebetudo, dinis f. = Stumpfheit, verminderte Leistungsfähigkeit 135, 148
hedera, ae f. = Efeu 105
hedone f. = Lust, Freude 69
hedra f. = Sitz (einer Krankheit), Gesäß 69
Helikotrema, das = Schneckenloch (Verbindung zwischen scala tympani und scala vestibuli) 158
helios m. = Sonne 69, 180
Heliotherapie, die = Behandlung mit Sonnenlicht 180
helix, icis f. = Windung, Schraubenlinie
 1. Ohrleiste, Ohrkrempe
 2. Molekülstruktur 41, 140, 148, 158
helleborus, i m. = Nieswurz 112
helmins f. = Wurm, Eingeweidewurm 69, 98
helminthiasis, is f. = Erkrankung durch Eingeweidewürmer 98, 247
hemera f. = Tag 69
hemi- = halb- 76, 91, 188, 226
hemianaesthesia, ae f. = Empfindungslosigkeit einer Körperseite 218, 228
Hemianopsie, die = Halbseitenblindheit, Ausfall einer Gesichtsfeldhälfte 226
hemiatrophia, ae f. = Halbseitenatrophie 266
hemiazygos (vena) = die halbunpaare Vene 224
hemicrania, ae f. (Hemikranie) = Halbseitenkopfschmerz, Migräne 76, 188, 218
hemignathia, ae f. = Fehlen einer Kieferhälfte 218
hemiparesis, is f. (Hemiparese) = Erschlaffung, unvollständige Halbseitenlähmung 218, 224, 227, 268
hemiplegia, ae f. = Halbseitenlähmung 91, 218
hemispasmus, i m. = Halbseitenkrampf 218
hemisphaerium, i n. (Hemisphäre) = Halbkugel, Bezeichnung für die Groß- bzw. Kleinhirnhälften 218, 227
hemisphygmia, ae f. = Zustand mit halb so viel Pulsschlägen wie Herzkontraktionen 218
hepar, aris u. atis n. = Leber 147, 148, 158, 159, 161, 169
Heparin, das = speziell in der Leber vorkommender Stoff, der die Blutgerinnung hemmt 158
hepaticus, a, um = zur Leber gehörig 242, 255
Hepatisation, die = leberähnliche Beschaffenheit der Lunge infolge entzündlicher Veränderungen 159
hepatitis, itidis f. = Leberentzündung 24, 155, 267
hepatogen = von der Leber ausgehend 192
Hepatoptose, die = Senkung der Leber 158
Heptan, das = gesättigter Kohlenwasserstoff mit 7 C-Atomen 195
Heptapeptid, das = Peptid, das aus 7 Aminosäuren besteht 195
Heptose, die = Monosaccharid mit 7 C-Atomen 195
herba, ae f. = Kraut 34, 38, 62, 105
hereditarius, a, um = erblich 238

hereditas, tatis f. = Erblichkeit, Vererbbarkeit 141, 157
Heredopathie, die = allgemeine Bezeichnung für ein erbliches Leiden 256
heres, edis c. = Erbe, Erbin 172, 256
Hermaphroditismus, der = Zwittertum, Phänomen des Vorhandenseins von primären und sekundären Geschlechtsmerkmalen beider Geschlechter in einem Individuum 122
hermaphroditus, i m. = Zwitter, Hermaphrodit 112
hernia, ae f. = Bruch, Vorfall eines Organs oder Gewebes 105, 121, 128, 157, 169, 174, 179, 255
Herpangina, die = Viruserkrankung mit Rachen- und Gaumenentzündung sowie Bläschenbildung in der Mundhöhle 159
herpes, etis m. = kriechendes Geschwür, Bezeichnung für entzündliche Hauterkrankung mit Bläschen, die sich zusammenschließen 48, 152, 157, 159, 161, 169, 177
herpetiformis, e = herpesähnlich 241
hetero- = der eine von beiden, der andere 74, 185
Heterochromie, die = verschiedene Färbung z.B. beider Regenbogenhäute 186
heterogen = aus verschiedenartigen Bestandteilen bestehend 185
Heterolyse, die = Auflösung von Zellen durch fremde Eiweißkörper 185
Heteroplasie, die = (andersartige Bildung), atypisches Wachstum von Zellen bzw. Geweben (Tumoren) 186
Heteroplastik, die = Wiederherstellung von Gewebeteilen durch artverschiedene Gewebe 74, 185
Heterozygot, der = mit ungleichen Erbanlagen versehen, mischerbig 74, 185
Hexadecansäure, die = Palmitinsäure 195
Hexapeptid, das = Peptid, das aus 6 Aminosäuren besteht 195
hexis, eos f. = Körperzustand 69, 156, 185
Hexose, die = Monosaccharid mit 6 C-Atomen 195
Hexosediphosphat, das = Monosaccharid mit 6 C-Atomen und 2 Phosphatgruppen 195
Hexylalkohol, der = höherer Alkohol mit 6 C-Atomen 195
hiatus, us m. = Öffnung, Schlund, Muskelspalt, Knochenlücke 172, 174
Hiatushernie, die = Durchtritt von Magenteilen aus der Bauch- in die Brusthöhle durch den Spalt des Zwerchfells 174
Hibernation, die = Winterschlaf 150
hibernus, a, um = winterlich 126, 150
hibrida, ae c. = Mischling, Bastard, Hybride 105
hic, haec, hoc = dieser, diese, dieses 33
Hidradenitis, die = Entzündung einer Schweißdrüse 79, 191
hidros m. = Schweiß 79, 191

Hidrozyste, die = zystische Erweiterung einer Schweißdrüse 191
hiem(p)s, hiem(p)is f. = Winter 139
hilus, i m. = kleine Einbuchtung, Austrittsstelle für Gefäße, Nerven und Röhrensysteme 112
hippocampus, i m. (Hippokampus) = eigentl. Seepferdchen; Wulst im Seitenventrikel des Gehirns 20, 112, 120, 150
Hippocraticus, a, um = hippokratisch 29, 242, 254
hirci, orum m. = Haarwuchs der Achselhöhlen 115, 122
hirsuties, ei f. = übermäßig starke Behaarung 175
hirsutus, a, um = zottig, behaart 126
Hirudin, das = im Speichelsekret der Blutegel enthaltener Stoff, der die Blutgerinnung hemmt 149
hirudo, dinis f. = Blutegel 41, 43, 135, 149
histion n. = Gewebe 69
Histogenese, die = 1. Ausbildung und Entwicklung von Organgewebe
 2. Entstehung von Krankhaftem Gewebe 181
Histologie, die = Lehre von den Körpergeweben 12
histolyticus, a, um = die Auflösung des Gewebes bewirkend 245
Histozyt, der = Gewebszelle („Wanderzelle") 192
hodos f. = Weg 69
holo- = ganz, gesamt 84, 194
Holoenzym, das = umfassendes, d.h. aus einzelnen Teilen zusammengesetztes Enzym 84, 194
holokrin = vollständig sezernierende Drüse, deren Zellen sich gänzlich auflösen (Talgdrüse) 84, 228
homo- = gleich 74, 185
homo, hominis m. = Mensch, Mann 41, 42, 133, 193
Homöopathie, die = Heilverfahren, dessen Mittel bei Gesunden ähnliche Krankheitserscheinungen hervorruft, wie die Krankheiten, gegen die sie bei Patienten angewendet werden 74, 185
Homöostase, die = Gleichgewicht bestimmter Körperfunktionen 185
Homöothermie, die = Konstanz der Körpertemperatur unabhängig von der Außentemperatur („Warmblütigkeit") 186
homogen = aus gleichem Stoff bestehend 185
homoio- = ähnlich, von der gleichen Art 74, 185
homoiomorph = gleichgestaltig 185
Homoioplastik, die = Wiederherstellung von Gewebeteilen durch arteigenes Gewebe 74, 185
Homozygot, der = mit gleichen Erbanlagen versehen 74, 185
homunculus, i m. = Menschlein 232
honor, oris m. = Ehre, Anerkennung 64, 130
hora, ae f. = Stunde 61, 63, 105
hordeolum, i n. = Gerstenkorn, Drüsenabszeß am Augenlid 94, 231

hordeum, i n. = Gerste 94
horkos m. = Eid 69
hormon n. = Antriebsstoff, Botenstoff 69
horror, oris m. = Schauder, Scheu 130, 148
hortensis, e = den Garten betreffend 239
hortus, i m. = Garten 60, 61, 62, 112
humanitas, tatis f. = Menschlichkeit 141
humanus, a, um = menschlich 126
humeroscapularis, e = den Oberarm und das Schulterblatt betreffend 266
humerus, i m. = Oberarmknochen 19, 30, 77, 112, 120, 169, 178, 224, 253, 266
humidus, a, um = feucht, naß 126, 128, 157, 175
humilis, e = niedrig 59
humor, oris m. = Flüssigkeit, Körpersaft 130
humus, i f. = Boden 37, 123
hyaloideus, a, um = glasartig, zum Glaskörper des Auges gehörig 244
Hyalomer, der = (wörtl. gläsern-durchsichtiger Teil), durchsichtige, schwach färbbare Oberflächenschicht der Blutplättchen 181
Hyaloplasma, das = flüssige, glasklare Grundsubstanz des Zellplasma 180
hyalos f. = Glas 69, 180
hydatis, idis f. (Hydatide) = Wasserblase
 1. Bläschen am oberen Hodenpol
 2. Finne des Hundebandwurms 79, 139
hydor n. = Wasser 79, 185, 188, 191, 256
Hydrämie, die = erhöhter Wassergehalt des Blutes 191
hydrocephalus, i m. (Hydrozephalus) = Wasserkopf 76, 79, 188, 223, 266
Hydrolasen, die = Enzyme, die verschiedene Bindungsarten hydrolytisch spalten 256
hydronephrosis, is f. = Erweiterung des Nierenbeckens und der Kehle durch Harnstauung mit folgender Druckatrophie des Nierenparenchyms 250
hydrophil = wasserliebend 185
hydrops, pis m. = Wassersucht 47, 152, 157, 177
Hydrothorax, der = Ansammlung seröswäßriger Flüssigkeit im Brustraum 191
Hydrozele, die = Ansammlung seröser Flüssigkeit zwischen Gewebsschichten („Wasserbruch") 23, 193
hygieia f. = Gesundheit 69
hygro- = feucht 74, 184
Hygrograph, der = Meßgerät zur Bestimmung der Luftfeuchtigkeit 184
hygroma, matis n. = Wasser- bzw. Schleimgeschwulst 252
Hygrometer, das = Instrument zur Messung der Luftfeuchtigkeit 74, 184
hygroskopisch = Feuchtigkeit anziehend 186
hyle f. = Materie, Stoff 69, 110
hymen, hyminis m. = Häutchen, Jungfernhäutchen 133, 169

Wortregister

hyoideus, a, um = ypsilonförmig, zum Zungenbein gehörig 15, 16, 244
hypaesthesia, ae f. (Hypästhesie) = verminderte Empfindlichkeit 220, 228
hypalbuminosis, is f. = Eiweißmangelzustand 259
hyper(-) = über(-), übermäßig 89, 91, 188, 226
hyperaemia, ae f. = Blutüberfülle eines Körperbezirks 219
hyperaesthesia, ae f. (Hyperästhesie) = Überempfindlichkeit 76, 188, 219, 228
hyperalgesia, ae f. = übermäßige Schmerzempfindlichkeit 220, 258
Hyperchromie, die = Farbstoffüberschuß 227
hyperemesis, is f. = heftiges Erbrechen 220, 224
Hyperextension, die = Überstreckung (Gelenk) 228
Hypergenitalismus, der = übermäßige oder vorzeitige Entwicklung der Geschlechtsmerkmale 227
Hyperglykämie, die = erhöhter Blutzuckergehalt 226, 269
hyperhidrosis, is f. = übermäßige Schweißabsonderung 220
Hyperinsulinismus, der = übermäßige Insulinbildung 227
hyperkeratosis, is f. = übermäßige Verhornung 258
hyperkinesis, is f. = übermäßige Bewegung, Bewegungsunruhe 220
hyperlipaemia, ae f. = übermäßiger Fettgehalt des Blutes 258
hypernephroma, matis n. = ursprgl. bösartige Nebennierengeschwulst 89, 259
hyperphalangia, ae f. = 1. Verlängerung einzelner Phalangen
2. Vermehrung der Phalangenzahl 220
hyperplasia, ae f. = übermäßige Vermehrung der Zellen eines Gewebes oder Organs 220
Hyperpnoe, die = verstärkte Atmung 228
hyperpyreticus, a, um = von abnorm hohem Fieber 261, 268
hypersecretorius, a, um = durch übermäßige Absonderung hervorgerufen 261, 266
Hypertensin, das = Substanz mit (blut)drucksteigernder Wirkung 226
hyperthermia, ae f. (Hyperthermie) = 1. hohes Fieber
2. Wärmestauung im Körper 220, 228
hypertonia, ae f. = übermäßige Spannung
1. Bluthochdruck
2. erhöhte Muskelspannung 91, 220
hypertrophia, ae f. (Hypertrophie) = übermäßige Größenzunahme der spezifischen Zellen 220, 268
Hyperventilation, die = übermäßige Atmung 228
Hypervitaminosen, die = Erscheinungen bei erhöhter Aufnahme eines Vitamins, Schädigung durch zu hohe Vitamingaben 269

hyphe f. = Geflecht, Gespinst 69
hyphidrosis, is f. = verminderte Schweißabsonderung 220
hypnos m. = Schlaf 69
hypnoticus, a, um = einschläfernd, hypnotisch 245
hypo(-) = unter(-), zu wenig 78, 89, 91, 225, 226
Hypocholesterinämie, die = Verminderung des Cholesterins im Blut 227
hypocholia, ae f. = verminderte Gallenabsonderung 220
Hypochonder, der = Mensch, der aus Furcht vor Krankheit in stetiger Selbstbeobachtung lebt 225
hypochondricus, a, um = zum seitlichen Oberbauch gehörend 261
Hypochondrie, die = die Einbildung krank zu sein 79
hypochondrium, i n. = das, was unterhalb des Rippenknorpels liegt, d.h. die seitliche Oberbauchregion 78, 211
hypochromia, ae f. = Farbstoffmangel 220
hypochylia, ae f. = verminderte Magensaftabsonderung 220
hypodactylia, ae f. = Fehlen von Fingern 220
hypogastricus, a, um = unter dem Magen liegend 261
hypogastrium, i n. = Unterbauch 89, 211, 228
hypogeusia, ae f. = verminderte Geschmacksempfindung 220
hypoglossus, a, um = unter der Zunge befindlich 211, 223
Hypoglykämie, die = erniedrigter Zuckergehalt im Blut 269
hypokinesis, is f. (Hypokinese) = verminderte Bewegungsfähigkeit 220
Hypokortizismus, der = Unterfunktion der Nebennierenrinde 227, 228
hypomania, ae f. = leichte Form der Manie 220
hypomochlion, i n. = Unterstützungspunkt eines Hebels 211
hyponychium, i n. = Keimschicht unter dem Finger- oder Zehennagel 211
hypopharynx, gis c. = unterster Teil des Rachens 211
hypophrenicus, a, um = unter dem Zwerchfell gelegen 261
hypophysis, is f. = unterer Hirnanhang, Hirnanhangsdrüse 211
hypoplasia, ae f. = Unterentwicklung eines Gewebes, unvollkommene Ausbildung eines Organs 220, 224
Hypopnoe, die = verminderte Atmung 228
hypopyon, i n. = Eiteransammlung am Boden der vorderen Augenkammer 211
hyposmia, ae f. = vermindertes Riechvermögen 220

hyposomia, ae f. = Kümmerwuchs 221
hypospadia, ae f. = Mündung der Harnröhre an der Unterseite des Penis 259, 266
hypostasis, is f. = Blutüberfüllung der unteren (hinteren) Lungenanteile 211
hypostaticus, a, um = durch Blutüberfüllung (der hinteren Lungenabschnitte) hervorgerufen 261, 267
hypothalamicus, a, um = unter dem Sehhügel liegend 261
hypothalamius, a, um = zum Hypothalamus gehörig 97
hypothalamus, i m. = Sehhügel 97
hypothenar, aris n. = Kleinfingerballen 211
hypothermia, ae f. (Hypothermie) = 1. abnorm niedrige Körpertemperatur
2. künstliche Unterkühlung des Körpers 221, 228
hypothyreosis, is f. = Unterfunktion der Schilddrüse 259
hypotonia, ae f. = verminderte Spannung
1. Blutunterdruck
2. Abnahme der Muskelspannung 91, 221
hypotrophia, ae f. = Unterernährung, Schwund von Körpersubstanz 221
Hypoventilation, die = Herabsetzung der Atmung 228
Hypovitaminosen, die = Erscheinungen bei zu geringer Aufnahme eines Vitamins, Vitaminmangelkrankheiten 269
hypoxaemia, ae f. = Verminderung des Sauerstoffgehaltes im Blut 221
Hypoxie, die = Sauerstoffmangel 226
hypsos n. = Höhe 69
hystera f. = Gebärmutter 78
hysteria, ae f. (Hysterie) = Psychoneurose mit krankhaften körperlichen und psychischen Zuständen 78, 246
Hysterektomie, die = Entfernung des Uterus 78
hystrix f. = Stachelschwein 69

I

ianua, ae f. = Eingang, Tür 105
iatrogen = durch den Arzt bzw. durch ärztliche Einwirkung hervorgerufen 181
iatros m. = Arzt 69
ichnos n. = Spur, Fährte 69
ichthyosis, is f. = Fischschuppenkrankheit der Haut 250
ichthys m. = Fisch 69, 181
Ichthyismus, der = Fischvergiftung 181
icterus, i m. (Ikterus) = Pirol
1. Gelbsucht bei Leberschaden
2. physiol. Hautgelbfärbung bei Neugeborenen 30, 112, 121, 161, 170, 254

ictus, us m. = Schlag, Stoß
1. plötzliches Krankheitszeichen
2. stoßartige Erschütterung 172, 174
idio- = eigen, eigentümlich 74, 185
Idiopathie, die = selbständig und unabhängig von anderen Krankheiten entstandenes Leiden 74, 185
Idiophorie, die = (das eigene „Weiterübertragen"), Vererbung 186
Idioplasma, das = Eigenplasma, Erbplasma 185
Idiosynkrasie, die = angeborene Überempfindlichkeit gegenüber exogenen Allergenen 24
idiotia, ae f. = Schwachsinn 246, 247
idoneus = geeignet 59
iecur, oris n. = Leber 143
ieiunum, i n. = Leerdarm 29, 117, 129
ieiunus, a, um = nüchtern, leer 126
ignis, ignis m. = Feuer 144, 148
ile, is n. = Unterleib
Plural: ilia, ium n. = Weiche, Region zwischen Rippenbogen und Leiste 20, 147, 148
ileitis, itidis f. = Entzündung des Krummdarms 248
ileocoecalis, e = den Übergang vom Ileum zum Coecum bildend 11
ileum, i n. = Krummdarm 117, 129
ileus, a, um = krumm 126
ileus, i m. = Darmverschluß 112, 130, 150, 266
ilia s. ile
iliacus, a, um = zum Darmbein gehörig 242, 255
Iliosakralgelenk, das = Kreuzdarmbeingelenk 26
Iliosakralarthrose, die = Verschleißerkrankung des Kreuzdarmbeingelenks 26
illusio, sionis f. = Täuschung, Sinnestäuschung 203
imaginatio, tionis f. = Vorstellung, Einbildungskraft 136
imago, ginis f. = 1. Bild, Vorstellung
2. geschlechtsreifes Insekt 135
imbecillitas tatis f. = Schwäche, Schwachsinn 141, 247
imbibitio, tionis f. = Durchtränkung von Gewebe mit Flüssigkeit 203
imbibitus, a, um = eingetränkt, eingesogen 168
immaturus, a, um = unreif, nicht voll entwickelt 222
immersio, sionis f. = Eintauchen 203
immigratio, tionis f. = Einwanderung 87, 203
imminens, entis = drohend, nahe bevorstehend 164
immobilis, e = unbeweglich 261
immunis, e = unberührt, unempfindlich, für Krankheiten unempfänglich 222
immunitas, tatis f. (Immunität) = angeborene oder erworbene Unempfänglichkeit für bestimmte Krankheitserreger 227

Immunologie, die = Lehre von der Unempfindlichkeit gegenüber Infektionen und den immunbiologischen Reaktionen des Organismus 181
impar, aris = ungleich, unpaarig 222, 224
impermeabilis, e = undurchdringlich, undurchlässig 99, 261
impetigo, ginis f. = Eitergrind 203
implantatio, tionis f. = 1. Einpflanzung von Gewebe
2. Einnistung der Eizelle 203
implicitus, a, um = eingewickelt, angelegt 167
impotentia, ae f. = Unvermögen 222
impressio, sionis f. = Eindruck, Vertiefung 203, 224
impulsivus, a, um = triebartig 261
in (Präpos.) m. Akk. = in Richtung auf, hinein
in (Präpos.) m. Abl. = in, an, auf,
in- (Praefix) = hinein-, ein 63, 87, 177, 225
in- (priv.) = un- 91, 227
inactivus, a, um = unwirksam, untätig 261
incarceratio, tionis f. = Einschließung, Einklemmung z.B. bei einem Bruch 203
incarceratus, a, um = eingekerkert, eingeklemmt 166, 169
incarnatus, a, um = ins Fleisch eingewachsen 166, 170
incipere = beginnen 53
incipiens, ientis = anfangend, beginnend 53, 165
incisio, sionis f. = Einschnitt, operative Eröffnung 203
incisivus, a, um = einschneidend 261, 266
incisura, ae f. = Einschnitt, Einbuchtung 203, 224
inclinatio, tionis f. = Neigungsgrad einer Körperlinie oder -fläche 203, 223
incompatibilis, e = unverträglich 261
incompletus, a, um = unvollständig 222, 224
incomplicatus, a, um = unkompliziert 222
incontinentia, ae f. = Unvermögen, Harn oder Stuhl willkürlich zurückzuhalten 222, 224
incretio, tionis f. = Sekretabgabe nach innen, d.h. in die Blutbahn 203
incurabilis, e = unheilbar 261
incus, udis f. = Amboß, mittleres Gehörknöchelchen 41, 140, 148, 161
index, icis m. = Anzeiger
1. Zeigefinger
2. Meßzahl für den Wirkungsgrad eines Stoffes
3. Meßwert der Kraniometrie
4. Inhaltsverzeichnis 134
indicans, antis = anzeigend, hinweisend 163
indicatio, tionis f. = Anzeige, Heilanzeige 203
individuum, i n. = Einzelwesen 223
indolent = keine Schmerzen spürend, schmerzunempfindlich 227
indolentia, ae f. = Schmerzlosigkeit, Gleichgültigkeit 223
induratio, tionis f. = Verhärtung 203

induratus, a, um = verhärtet, hart 166, 169, 170
indusium, i n. = obere Schicht, Schleier 117, 196
indux, ucis = auf einen Krankheitsbeginn hinweisend 160, 161
infans, infantis c. = Kind 172, 223
infantilis, e = kindlich 261
Infantilismus, der = körperliches und geistiges Zurückbleiben auf kindlicher Stufe 269
infar(c)tus, a, um = hineingestopft, verstopft 168
infaustus, a, um = ungünstig 92, 223
infectio, tionis f. = Einbringen, Ansteckung 204
infectiosus, a, um = ansteckend 254, 261
Infektiosität, die = erhöhte Ansteckungsgefahr 269
inferior, ius = der, die, das untere 14, 65, 178, 267
infirmitas, tatis f. = Kraftlosigkeit, Schwäche, Krankheit 223
inflammatio, tionis f. = Entzündung 25, 204
inflammatus, a, um = angezündet, entzündet 166
informis, e = unförmig, mißgestaltig 223
infra (Präpos.) = unterhalb
infra(-) (Praefix) = unter(-) 61, 65, 87
infraclavicularis, e = unterhalb des Schlüsselbeins gelegen 261
infraglenoidalis, e = unterhalb der Gelenkpfanne liegend 261, 267
infraorbitalis, e = unter der Augenhöhle gelegen 87, 262
infrapatellaris, e = unterhalb der Kniescheibe gelegen 266
infrascapularis, e = unterhalb des Schulterblattes liegend 262
infrasternalis, e = unterhalb des Brustbeins liegend 262
infratemporalis, e = unterhalb der Schläfe gelegen 262
infundibulum, i n. = Eingießer, Trichter, trichterförmiger Körperteil 18, 204
infusio, sionis f. = Einguß, Flüssigkeitseinführung in den Körper 204
infusum, i n. = Aufguß 30, 204
ingens, entis = überaus, groß, gewaltig, ungeheuer 160
inguen, inis n. = Leistengegend 42, 43, 144
Inguinalhernie, die = Leistenbruch 268
inguinalis, e = zur Leistengegend gehörig 17, 235, 254
inhalatio, tionis f. = Einatmung von Heilmitteln 204
inhibitio, tionis f. = Hemmung 204
inhibitus, a, um = angehalten, gehemmt 168
iniectio, tionis f. = Einspritzung 204
inion, i n. = Genick, vorspringende Stelle am Hinterkopf 124
initialis, e = anfänglich, im Anfangsstadium 261, 269

Initialstadium, das = Anfangsstadium einer Krankheit 269
Inkohärenz, die = fehlender Zusammenhang innerhalb von Gedankenabläufen 227
Innervation, die = 1. Reizweiterleitung
  2. Versorgung eines Organs mit Nerven 225
innocens, entis = unschädlich 223
Inokulation, die = Einimpfung 227
Inokulationshepatitis, die = Leberentzündung, bei der die Krankheitserreger durch Blutentnahme unbeabsichtigt übertragen werden 257
inoperabilis, e = nicht operierbar 261
Inotropie, die = Beeinflussung der Muskelkontraktionsfähigkeit 76, 187
insanabilis, e = unheilbar 261
Insektizid, das = Insektenvernichtungsmittel 256
inseminatio, tionis f. = Besamung, Befruchtung (natürliche und artifizielle) 204
insensibilis, e = unempfindlich 261
insertio, tionis f. = Ansatzstelle (eines Muskels oder der Nabelschnur) 204
insertus, a, um = hineingefügt, angefügt, angesetzt 168
insipidus, a, um = ohne Geschmack, geschmacklos 223
insolubilis, e = unlöslich 261
insomnia, ae f. = Schlaflosigkeit 223
inspectio, tionis f. = Betrachtung, Inspektion bei der Untersuchung 204
inspiratio, tionis f. = Einatmung 204
instabilis, e = unbeständig 261
instillatio, tionis f. = Einträufelung, bes. von flüssigen Arzneimitteln 204
insufficientia, ae f. (Insuffizienz) = ungenügende Leistung 223, 227
insufflatio, tionis f. = das Einblasen 87, 204
insula, ae f. = Insel 105, 108, 109, 148
Insulin, das = Hormon der Inselzellen der Bauchspeicheldrüse 109
insuloma, matis n. = Inselzellengeschwulst der Bauchspeicheldrüse 252
insultus, us m. = plötzlicher Angriff, Anfall 172, 225
intactus, a, um = unberührt, unverletzt 223
integer, gra, grum = unberührt, unverletzt 223, 224
intentio, tionis f. = Anpassung, Anstrengung
  1. zweckgerichtete Bewegung
  2. Wundheilungsverlauf 177, 204
inter(-) = zwischen(-) 61, 87, 204, 225
interalveolaris, e = zwischen den Zahnhöhlen liegend 262
interarytaenoideus, a, um = zwischen den Gießbeckenknorpeln liegend 262
intercostalis, e = zwischen den Rippen liegend 18, 262, 267

intercurrens, entis (interkurrent) = dazwischenkommend, hinzutretend (von einer zweiten Krankheit gesagt) 165, 174, 227
interdigitalis, e = zwischen den Fingern oder Zehen gelegen 262, 268
Interdigitalmykose, die = Pilzerkrankung, die zwischen den Zehen angesiedelt ist 268
interior, ius = der, die, das innere 64
Interkostalneuralgie, die = Schmerz, der an den Zwischenrippennerven auftritt 269
interlobaris, e = zwischen den Lappen liegend 262
interlobularis, e = zwischen den Läppchen liegend 262
intermedius, a, um = dazwischenliegend 204
intermembranaceus, a, um = zwischen den Häuten liegend 262
intermissio, sionis f. = zeitliche Unterbrechung, zwischenzeitliche Aussetzung 204
intermittens, entis = zeitweilig aussetzend, zwischenzeitlich nachlassend, wechselnd 165, 169, 170, 174
internus, a, um = der, die, das innere 64, 177, 267
interosseus, a, um = zwischen den Knochen gelegen 266
interphalangeus, a, um = zwischen den Phalangen liegend 262
Interphase, die = Zwischenraum zwischen der Reduktionsphase und der Prophase 228
interpositio, tionis f. = Zwischenlagerung (von Weichteilen zwischen zwei Knochenteile bei einer Fraktur) 204
interpubicus, a, um = zwischen den Schambeinen liegend 262
interruptio, tionis f. = Unterbrechung (der Schwangerschaft) 87, 204, 223
interscapulothoracalis, e = zwischen Schulterblatt und Brustkorb gelegen 26
Intersex, der = Individuum mit gleichzeitig männlichen und weiblichen Geschlechtsmerkmalen 225
interstitialis, e = im Zwischenraum liegend 262
interstitium, i n. = Zwischenraum (z.B. zwischen Körperorganen) 204
intertransversarius, a, um = zwischen den Querfortsätzen der Wirbel liegend 262
intertrigo, ginis f. = Wundsein, Hautentzündung 204
interuretericus, a, um = zwischen den Harnleitern gelegen 262
intervallum, i n. = Zwischenraum, Zwischenzeit 204
intervenosus, a, um = zwischen den Venen gelegen 262
intestinalis, e = zum Darmkanal gehörig 224, 235

intestinum, i n. = Darm 18, 25, 117, 129, 161
intimus, a, um = der, die, das innerste 64, 178
intra(-) = innerhalb(-) 61, 64, 87
intraabdominalis, e = im Bauchraum gelegen 262, 267
intraalveolaris, e = innerhalb der Zahnalveolen gelegen 262
intracorporalis, e = innerhalb des Körpers gelegen, im Körper ablaufend 262
intramuralis, e = innerhalb der Wand eines Organs gelegen 87
intrauterinus, a, um = innerhalb der Gebärmutter 262
intravasalis, e = innerhalb eines Gefäßes gelegen 99, 262
intravesicalis, e (intravesikal) = innerhalb der Blase gelegen 268
intro(-) = hinein(-) 90
introductio, tionis f. = Einführung 216
introitus, us m. = Eingang 172, 216
intromissio, sionis f. = das Einführen 90, 216
Intubation, die = Einführung einer Röhre in den Kehlkopf 227
intumescentia, ae f. = Anschwellung, physiol. Verdickung 204
invaginans, antis = einscheidend, einschließend, umhüllend 163
invasio, sionis f. = Eindringen von Krankheitserregern in den Organismus 204
inversio, sionis f. = Eindrehung, Einstülpung 204
inversus, a, um = umgekehrt, verdreht 168, 174
invisibilis, e = unsichtbar 262
involutio, tionis f. = „Einwicklung", Rückbildung (z.B. eines Organs) 204
iod(e)- = veilchenblau 85, 197
ion n. = das Wandernde, wanderndes Teilchen 69
ios m. = Gift 69
ira, ae f. = Zorn 61, 103
iracundus, a, um = jähzornig 126
iridicus, a, um = zur Regenbogenhaut des Auges gehörend 242
iris, idis f. = Regenbogen, Regenbogenhaut des Auges 139, 157, 223
iritis, itidis f. = Entzündung der Regenbogenhaut 248
irradiatio, tionis f. = „Einstrahlung", Ausbreitung einer Erregung von einer direkt gereizten Stelle in die Umgebung 204
irregularis, e = unregelmäßig 262
irreponibilis, e (irreponibel) = nicht zu reponieren 262, 268
irreversibilis, e = nicht umkehrbar 262
irrigatio, tionis f. = Berieselung mit Flüssigkeit, Ausspülung, Einlauf 204
irrigator, oris m. = Gerät, das eine Flüssigkeit in etwas hineinleitet, Gefäß für Spülungen 204

irritabilis, e = reizbar 262
irritans, antis = reizend, Juckreiz ausübend 163
irritativus, a, um = einen Reiz verursachend 262
is f. = Muskel 76, 187
ischaemia, ae f. = Blutleere einzelner Organe oder Körperteile 246
ischiadicus, a, um = zum Sitzbein gehörig 242
ischialgia, ae f. = Schmerz des Ischiasnerven 247
ischias, adis f. = Hüftweh, Hüftschmerz 153
ischion n. = Hüftgelenk, Gesäß 78
Ischiopagus, der = Doppelmißgeburt mit Verschmelzung der Becken und Gesäße 78
Ischiophthisis, die = tuberkulöse Karies des Hüftgelenks 78
ischiorektal = sich vom Sitzbein bis zum Rektum erstreckend 25
ischium, i n. = Gesäß, Hüfte 117, 148
ischuria, ae f. = Harnverhaltung 246, 254
iso- = gleich 74, 92, 184, 256
Isochromie, die = gleichmäßige Färbung (z.B. der roten Blutkörperchen) 74, 184
isochron = (von gleicher Zeitdauer), von gleich langer Erregungszeit 186
isodont = Zähne von gleicher Größe, Form und Farbe 192
isodynam = (von gleicher Kraft), von gleichem Energiegehalt (Nahrungsstoffe) 186
Isokorie, die = Pupillengleichheit 192
Isomerasen, die = Enzyme, die intramolekulare Umlagerungen katalysieren 256
Isomerie, die = Gleichgliedrigkeit 92f.
Isotonie, die = gleichmäßige osmotische Spannung in den Geweben und Flüssigkeiten 184
Isotop, der = gleichartig hinsichtlich des Ortes
1. Chem.: Element, das mit einem anderen an der gleichen Stelle des Periodensystems steht;
2. Chir.: die Einpflanzungsstelle eines Transplantates in der Umgebung seiner Entnahmestelle 186
isthmus, i m. = schmaler Zugang, schmale Verbindung, verengerte Stelle 112, 148
iter, itineris n. = Weg, Reise 141
iucundus, a, um = angenehm 126, 179
iugularis, e = zur Drosselgrube gehörig 96, 237
iugulum, i n. = kleines Joch, Höhlung über dem Schlüsselbein, Drosselgrube 96, 230
iugum, i n. = Joch, Kamm, Leiste 29, 117
iunctura, ae f. = Verbindung, Junktur 105
iunctus, a, um = verbunden, verknüpft 168
iuniperus, i f. = Wacholderbaum 123
ius, iuris n. = Recht 61, 142
iuvans, antis = helfend 63
iuvenilis, e = jugendlich, in der Jugend auftretend 239, 253, 255
iuvenis, is c. = junger Mann, junge Frau 45, 145, 172
iuxta = neben 61

J

Jod, das = zu den Halogenen zählendes chemisches Element mit veilchenblauem Dunst; vgl. iod(e) 85, 197

K

Kachexie, die = schlechter Zustand 185
kako- = schlecht, häßlich 74, 184, 185
Kakodylsäure, die = widerwärtig riechende Arsenverbindung 74, 184
Kalendae, arum f. = Monatserster 108
Kallikrein, das = Gewebshormon der Bauchspeicheldrüse 180
kallos n. = Schönheit 69, 180
kalo- = schön 74, 184
Kalomel, das = Bezeichnung für das Quecksilber(I)-chlorid 74, 85, 184
Kalorimeter, der = Meßinstrument zur quantitativen Bestimmung der Wärmemenge 149
Kammerseptumdefekt, der = Defekt der Scheidewand zwischen rechter und linker Herzkammer, meist offenes Foramen ovale 194
kampsis f. = Biegung, Krümmung 69
Kankroid, das = relativ gutartiger Hautkrebs ohne Metastasierung 245
kapnos m. = Rauch, Dampf 69
Kapronsäure, die = höhere Fettsäure, die in der Ziegenbutter vorliegt 109
Karbonisation, die = Verkohlung; stärkster Körperverbrennungsgrad = Verbrennung 4. Grades 150
kardia s. cardia
Kardiolyse, die = operative Ablösung der Brustwand bei Herzbeutelverwachsungen (Panzerherz) 158
Kardiospasmus, der = Krampf der Mageneingangsmuskulatur 121
Kardiotomie, die = operative Spaltung der Wand des Magenmundes 111
karkinos m. = Krebs 69
Karotin, das = der Name der Verbindung weist auf ihr Vorkommen in den Mohrrüben hin 109, 245
Karotinoide, die = dem Karotin ähnliche lipochrome Stoffe 245
Karyolyse, die = Auflösung des Zellkerns 188
karyon n. = Kern 76, 124, 188
Karyo(r)rhexis, die = Zellkernzerreißung 76, 188
Karzinoid, das = meist relativ gutartige Geschwulst infolge versprengten Keimgewebes, gelegentlich aber wuchernd und metastasierend; häufig im Wurmfortsatz 245
Kasuistik, die = Beschreibung von Krankheitsfällen 174
kata(-) = hinab(-) 89, 225

katabiosis, eos f. (Katabiose) = Lebensminderung, Verbrauch lebender Substanz innerhalb des physiol. Zellabbaus 89, 227
Katabolie, die = Abbaureaktion des Stoffwechsels 227
Katalysator, der = Stoff, der eine chemische Reaktion in ihrem Verlauf bestimmt 225
Kataplasie, die = Rückbildung, retrograde Metamorphose 228
katharsis f. (Katarrh) = Reinigung 23, 69
kathisis f. = das Sitzen 69
Kausalität, die = Ursächlichkeit; Zusammenhang von Ursache und Wirkung 151
kausis f. = Brennen 69
Kauterisation, die = operative Verbrennung kranken Gewebes mittels eines Glühbrenners 150
kele f., latin. cele, verdeutscht zele = Bruch, Geschwulst 23, 69, 187, 188, 189, 190, 191
Keloid, das = hornartige Hautgeschwulst, die meist aus einer Narbe hervorgeht 245
keno- = leer 73, 183
Kenophobie, die = Angst vor leeren Räumen 73, 183
kentesis f., verdeutscht zentese = Stich 189
kephale f. = Kopf, Haupt 76, 182, 185, 188, 256
Kephalhämatom, das = Kopfblutgeschwulst; subperiostaler Bluterguß am kindlichen Schädel 256
keras, atis n. = Horn 69, 75, 98, 153, 187
Keratin, das = Hornstoff 75, 187
Keratitis, die = Hornhautentzündung 187, 248
keratoma, matis n. = Horngeschwulst, starke Verdickung der Hornschicht der Haut 252
keratosis, is f. (Keratose) = Verhornung bes. der Haut 98, 250
kerkos m. = Schwanz 69
kinesis, eos f. = Bewegung 69, 156, 180, 225
Kinetik, die = Lehre von der Bewegung 181
kinetisch = die Bewegung betreffend 74, 184
kine(to)- = beweglich 74, 184
kinetosis, is f. = Bewegungs- oder Reisekrankheit, z.B. Seekrankheit 250
Kinetozilien, die = Flimmerhaare 181
kirrho- = gelb 85
kitrin(o)- = zitronengelb, blaßgelb 85
klasis f. = das Zerbrechen, Bruch 69, 180, 187
kleis f. = Schlüssel 69
kleptes m. = Dieb 69
Kleptomanie, die = krankhafter Trieb zum Stehlen 181
kline f. = Bett, Lager 69
klon m. = Sprößling, Zweig 69
klonus s. clonus
kneme f. = Stab, Schiene 69
Koenzym, das = spezifische Wirkungsgruppe eines Enzyms 84
koilia f. = Bauch, Bauchhöhle, Magen und Gedärme 77, 189

koilo- = hohl 75, 186
Koilonychie, die = „Hohlnagel", „Löffelnagel" 75, 186
Koinzidenz, die = gleichzeitiges Auftreten mehrerer Krankheiten bei einer Person 225
kokkyx m. = Kuckuck 69
Kolchizin, das = Spindelgift der (Herbst)Zeitlose 121
kolla f. = Leim 69
kollagen = Leim erzeugend, leimbildend 182
Kollateralkreislauf, der = seitlicher Umgehungskreislauf 268
Kolliquationsnekrose, die = Absterben von Gewebe durch Verflüssigung von Zellen und Geweben 227
Kolloide, die = leimähnliche, schwerlösbare Stoffe 245
koloboma, matis n. = Spaltbildung der Iris 252
kolon s. colon
Kolotyphus, der = Unterleibstyphus, bei dem insbesondere der Dickdarm befallen ist 125
Kolpo(r)rhaphie, die = operative Verengerung der Scheide durch Ausschneiden eines Schleimhautstückes und anschließende Naht 125
Kolpo(r)rhexis, die = Scheidenriß 190
kolpos s. colpos
Kolposkopie, die = direkte Untersuchung des Scheideninnern 77, 190
Kolpozystitis, die = gleichzeitige Entzündung der Scheide und der Harnblase 159
koma s. coma
Kompositum, das = Arzneimittel, das aus mehreren Bestandteilen zusammengesetzt ist 171
Koniin, das = Alkaloid aus den Früchten des Schierlings 121
Koniotomie, die = Luftröhrenschnitt im Bereich des unteren Kehlkopfes 121
konis f. = Staub 69
Koprochrom, das = Kotfarbstoff 191
Koprolithe, die = Kotsteine 79
Koprophagie, die = „Kotessen", Triebanomalie bei Schwachsinnigen 79, 191
kopros f. = Schmutz, Kot 69, 79, 191
kore f. = Pupille 77, 189, 269
Korektopie, die = Verlagerung der Pupille 77, 189, 269
kormos m. = Klotz, Rumpf 69
Koronarsklerose, die = verbrauchs- und altersbedingte Degeneration der Herzkranzgefäße 256
Kortikotropin, das = Hormon, das auf die Funktion der Nebennierenrinde einwirkt 181
koryne f. = Keule, Kolben 69, 180
Korynebakterien, die = Gattung keulenförmiger Bakterien 180
kosmos m. = Weltall 69
kotyledon f. = Becher, Saugnapf, Saugwarze 49, 69, 179

Kotyledonen, die = 1. Zottenbüschel des Chorions 2. Teil der Plazenta 49, 179
Koxotomie, die = operative Eröffnung des Hüftgelenks 111
Kraniometer, das = Gerät zur Schädelvermessung 121
kranion n., latin. cranium, i n. = knöcherner Schädel 76, 116, 120, 128, 149, 157, 188
Kraniorhachischisis, die = angeborene Spaltbildung am Schädel und an der Wirbelsäule 158
Kraniotabes, die = Erweichung der Knochen des Schädeldaches 149
krasis f. = Mischung (der Säfte) 69
krauro- = trocken, spröde 74, 184
Kraurose, die = chronische Hautschrumpfung 74, 184
kreas, kreat(o)- n., latin. creas = Fleisch, Muskelfleisch 75, 158, 179, 185, 194
Kreatin, das = zuerst im Fleisch gefundene Reststickstoffsubstanz des intermediären Stoffwechsels 158, 187
Kreatinurie, die = Ausscheidung von Kreatin im Harn 75, 187
krikos m. = Kreis, Ring 69, 181
Krikotomie, die = operative Spaltung des Ringknorpels bei Erstickungsgefahr 181
Krotaphion, das = Schläfenmeßpunkt 76, 188
krotaphoi m. (Plur.) = Schläfen 76, 188
krotos m. = das Schlagen, Geräusch 69, 194, 225
kryo- = eiskalt 74, 183
Kryochirurgie, die = operative Anwendung der Kältetechnik 186
Kryoglobuline, die = kältelabile Globuline 183
Kryokauter, der = chirurgisches Instrument zur Kälteverschorfung 186
kryos n. = Kälte 69
Kryoskop, das = Gerät zur Bestimmung der Gefrierpunktserniedrigung 74, 183
Kryoskopie, die = Messung der Gefrierpunktserniedrigung 181
Krypten, die = verborgene Höhlen in der Oberfläche der Rachenmandeln 74, 183
krypto- = verborgen, versteckt 74, 183, 190
kryptogenetisch = von verborgenem Ursprung 186
Kryptorchismus, der = Verborgen-, Zurückbleiben der Hoden in der Bauchhöhle 77, 190
Kumulation, die = wachsende, sich häufende Wirkung eines fortgesetzt verabreichten Arzneimittels 257
kyano(eo)- = azurblau 85, 197
kybernesis, eos f. = Steuerung, Regelung 69, 156, 180
Kybernetik, die = Lehre von den Steuerungsvorgängen 180
kyklos m., latin. cyclus, i m. = Kreis, Umlauf 70, 112

kylindros m. = Zylinder, Walze 70
kyma n., latin. cyma, matis n. = Woge, Welle 70, 154
Kymogramm, das = Röntgenbild mit der Darstellung von Organbewegungen 159
kyniklos m. = Kaninchen 70
kyon c. = Hund, Hündin 70
kypho- = rückwärts gekrümmt 74, 184
Kyphosierung, die = ausgleichbare Verkrümmung der Wirbelsäule nach hinten 251
kyphosis, is f. (Kyphose) = Verkrümmung der Wirbelsäule nach hinten 74, 184, 250, 251
kystis f., latin. cystis, ios bzw. eos f. = Beutel, blasenförmiges Organ
  1. anat. Harn-, Gallenblase
  2. patholog. ein- oder mehrkammeriger Hohlraum mit fester Wand und flüssigem Inhalt 77, 156, 158, 159, 190, 191, 196
kytos m. = Zelle 75, 182, 184, 186, 187, 196, 197

L

labialis, e = zu den Lippen gehörig, lippenwärts 235
labilis, e = schwankend, gleitend 239
labium, i n. = Lippe, Rand
  1. Randleiste eines Knochens oder Organs
  2. weibl. Schamlippe 77, 78, 117, 176
labor, oris m. = Anstrengung, Arbeit, Mühe 130, 169
laboratorium, i n. = Arbeitsraum 117
labrum, i n. = Lippe, lippenförmiger Rand einer Gelenkpfanne 117
labyrinthicus, a, um = zum Labyrinth gehörend 22
labyrinthus, i m. = Irrgang, Labyrinth 21, 112
lac, lactis n. = Milch 42, 79, 96, 144, 149, 150
lacer, era, erum = zerrissen 129
laceratio, tionis f. = Zerreißung, Einriß 136, 148
laceratus, a, um = zerfetzt, zerrissen, eingerissen 166, 170
lacertus, i m. = Muskelzug, Faserzug am Oberarm 30, 113
lacinia, ae f. = Zipfel 105
lacrima, ae f. = Träne 79, 105
lacrimalis, e = auf die Tränen bezüglich 235, 255
lactatio, tionis f. (Laktation) = 1. Milchabsonderung der Brustdrüse,
  2. Stillen des Säuglings 136, 150
lactifer, fera, ferum (auch lactiferus) = milchführend 96, 239
lacuna, ae f. = Vertiefung, Lücke 105
lacunaris, e = höhlenartig, buchtig 237
laesio, sionis f. = Verletzung, Funktionsstörung eines Organs oder Körperteils 41, 138
laesus, a, um = gestört, verletzt 54, 168, 170, 177

laetus, a, um = froh, freudig 126
laevis, e = glatt, unbehaart 160, 161
Lävulose, die = veraltete, aber trotzdem vielfach verwendete Bezeichnung für den linksdrehenden Fruchtzucker 128
laevus, a, um = links 126, 128, 161
lagos m. = Hase 70
Laktat, das = Salz der Milchsäure 149
lalia f. = Gerede, Geschwätz 70, 181
lambdoideus, a, um = dem Buchstaben Lambda ähnlich 244
Lamblia, ae f. = Lamblie 35
lamella, ae f. = Blättchen, Plättchen 231
lamellosus, a, um = reich an Plättchen 240
lamina, ae f. = Blattspreite, Platte, Gewebsschicht 105, 108, 170, 196, 224
lampsis f. = das Leuchten, Glänzen 70
lana, ae f. = Wolle 105
lanceolatus, a, um = lanzettförmig 166
languor, oris m. = Erschöpfung 130
lanolinum, i n. = Wollfett 117
lanugo, ginis f. = Wollhaar, Flaum, Haarkleid der Neugeborenen 135
lapara f. = Bauch 77, 190
Laparoskop, das = Instrument zur Untersuchung der Bauchhöhle 190
Laparotomie, die = Bauchschnitt 77, 190
lapis, idis m. = Stein 139
lapsus, us m. = Gleiten, Fall, Versehen, Irrtum 172, 174
laqueus, i m. = Schlinge, Schleife 113
larix, icis f. = Lärche 140
larva, ae f. = Maske 105
larvatus, a, um = maskiert, versteckt, verborgen 167, 169, 170
laryngeus, a, um = zum Kehlkopf gehörig 243
laryngicus, a, um = zum Kehlkopf gehörig 242
laryngitis, itidis f. = Kehlkopfentzündung 155
Laryngoptose, die = Herabsinken des Kehlkopfes (Alterserscheinung) 158
larynx, gis m. = Kehle, Schlund, Kehlkopf 152, 157, 158, 224
lascivus, a, um = unanständig, schlüpfrig 241
lassitudo, dinis f. = Erschöpfung 135
lassus, a, um = matt, müde 126
latens, entis = verborgen, kaum in Erscheinung tretend, latent 164
lateralis, e = seitlich, seitwärts gelegen 149, 235, 253, 254
Lateroflexion, die = Seitwärtsbeugung 149
latus, a, um = breit 60, 126, 128, 148, 175
latus, eris n. = Seite, Flanke, seitliche Teile eines Organs 141
laus, laudis f. = Lob, Auszeichnung 62, 134
laxans, antis = schlaff machend, lockernd, abführend 163, 175
Laxantia, die = Abführmittel 171

Wortregister

laxus, a, um = schlaff, locker, schlapp 126, 148
Leberkoma, das = Zustand tiefer Bewußtlosigkeit bei Leberinsuffizienz 158
lectus, i m. = Bett 113
legumen, minis n. = Hülsenfrucht 143
leimax c. = Schnecke 70
leio- = glatt 74, 184
leiomyoma, matis n. (Leiomyom) = gutartige Geschwulst aus glatten Muskelfasern 74, 184, 252
lekithos f. = Eidotter 70, 180
lemma n. = Rinde, Schale 70, 154, 158, 187
lemniscus, i m. = kleine Schlinge, Band aus Nervenfasern, Nervenbahn 94, 233, 254
lemnos m. = Schlinge 94
lenis, e = mild 160
lens, ntis f. = Linse, Augenlinse 77, 146, 148, 223
lenticula, ae f. = kleine Linse 233
lenticularis, e = linsenförmig 237
lentiformis, e = linsenförmig 241, 255
lentigo, ginis f. = Linsenmal, linsenförmiges pigmenthaltiges Hautgebilde 135
lentus, a, um = langsam, lange andauernd, lange anhaltend 126, 157
leo, onis m. = Löwe 132
leon m. = Löwe 70
leontiasis, is f. = Löwengesicht (hervorgerufen durch Geschwulstbildungen bei der Lepra) 247
leontinus, a, um = löwenähnlich 238, 253
lepra, ae f. = Aussatz 105, 170
leprosus, a, um = an Lepra leidend, aussätzig 240
lepsis, eos f. = Empfangen, Anfall 70, 156
lepto- = dünn, fein, zart 74, 184, 188
leptomeningitis, itidis f. (Leptomeningitis) = Entzündung der weichen Hirnhaut 76, 188, 248
leptomeninx f. (Leptomeninx) = weiche Hirn- und Rückenmarkshaut 74, 76, 184
leptosom = von leichtem Körperbau, schmalwüchsig 74, 184
Leptospire, die = (eigentlich dünne Schraube), Schraubenbakterium 186
lepus, oris m. = Hase 142
letalis, e = tödlich 235, 253
Letalität, die = Verhältnis der Todesfälle zur Zahl der Erkrankungsfälle 151
lethargia, ae f. = Schlafsucht, Gleichgültigkeit gegen äußere Eindrücke 246
letum, i n. = Tod 117, 151
leucaemicus, a, um = die Leukämie betreffend 242
Leucin, das = weiß-gelbliche Kugelkristalle, Aminosäure, die bei bestimmten Lebererkrankungen im Harn auftritt 198
Leukämie, die = krankhaftes Überwiegen der weißen Blutkörperchen (wörtl. „Weißblütigkeit") 85, 197
leuk(o)- = weiß 85, 181, 196, 197

Leukoderm, das = Auftreten weißer Flecken in der Haut infolge Pigmentschwund 198
Leukopenie, die = Verminderung der weißen Blutkörperchen, der Leukozyten 181
Leukozyt, der = weißes Blutkörperchen 85, 181, 196
Leukozytopoese, die = Bildung weißer Blutkörperchen 198
levator, toris m. = Heber, Muskel mit hebender Wirkung 131, 148
levatorius, a, um = zum Heber gehörend 240
levis, e = leicht, drucklos 160, 161
levitas, tatis f. = Leichtigkeit 141
lex, legis f. = Gesetz 139
lexis, is bzw. eos f. = Wort, Rede, Sprechen 70, 156
Lezithin, das = Substanz im Eidotter 180
liber, bera, berum = frei 129, 130, 148
liberi, orum m. = Kinder 115, 130
liber, bri m. = Bast, Buch 36, 115, 130, 177
libido, dinis f. = Lust, Geschlechtstrieb 135
libitus, us m. = Belieben 60, 173, 177
libra, ae f. = Waage, Pfund 105, 130
lichen, lichenis m. = Flechte, Ausschlag 98, 135
lichenoides = flechtenartig 98, 244
lien, lienis m. = Milz 41, 42, 77, 133, 148, 174, 267
lienalis, e = die Milz betreffend 235, 255
ligamentum, i n. = festes Band bes. an Gelenken 19, 85, 117, 119, 120, 128, 148, 161, 170, 196, 254
ligatura, ae f. = Unterbindung von Gefäßen, Ligatur 105, 108
lignum, i n. = Holz 117
limbus, i m. = Saum, Rand eines Organs 113, 119, 120
limen, minis n. = Schwelle, Rand, Grenzlinie eines Organs 143, 148, 149
limes, limitis m. = Grenze 41, 43, 134
limitans, antis = begrenzend, eine Grenzfläche bildend 163, 170
limos m. = Hunger 70
linea, ae f. = Linie 84, 105, 108, 130, 195
linearis, e = linienförmig 237
lingua, ae f. = Zunge, Sprache 64, 77, 105, 108, 120, 128, 130, 148, 170, 174, 175
lingula, ae f. = Zünglein, zungenförmiger Organteil 229
lingualis, e = die Zunge betreffend 235
linimentum, i n. = flüssiges Einreibemittel, Liniment 117
linum, i n. = Lein, Flachs 117
Lipämie, die = krankhafte Vermehrung des Blutfettgehaltes 75, 186
Lipoide, die = Körperstoffe mit fettähnlichen Löslichkeitseigenschaften 186, 245

Lipolyse, die = Fettspaltung 186
lipoma, matis n. = gutartige Fettgeschwulst 252, 267
lipophil = fettliebend 74, 185
lipophob = fettabstoßend 74, 185
lipos n. = Fett, Schmalz 75, 185, 186
lippitudo, dinis f. = Triefauge, eitrige Absonderung der Augenbindehaut 135
liquidus, a, um = flüssig 126
liquor, oris m. = Flüssigkeit
  1. flüssiges Arzneimittel
  2. seröse Körperflüssigkeit 130, 268
Liquorrhoe, die = Liquorfluß, Herausfließen von Zerebrospinalflüssigkeit aus Nase oder Ohr bei Schädelbasisbrüchen 181
Listeria, ae f. = Listerie 35
Lithagogum, das = steinabführendes Mittel 75, 185
Lithoklast, der = Instrument zur Zertrümmerung von Blasensteinen 181
lithos m. = Stein 70, 185, 188, 190, 191
litrum, i n. = Liter 117
littera, ae f. = Buchstabe
  Plural: litterae, arum f. = Wissenschaft, Bildung, Brief 3, 34, 61, 105, 108
livedo, dinis f. = netzförmige, blaurote Hautverfärbung 135
lividus, a, um (livid) = blaugrau, bleifarben, blaß 85, 126
livor, oris m. = rotblauer Fleck, Totenfleck 85, 130, 148, 196
lobaris, e = zum Lappen gehörig 237, 253
lobatus, a, um = gelappt, lappenförmig 167, 170
lobularis, e = zum Läppchen gehörig 237
lobulus, i m. = Läppchen, läppchenförmiger Organteil 229
lobus, i m. = Lappen, lappenförmiger Teil eines Organs oder einer Drüse 113, 148
loca s. locus
localis, e = örtlich 235
localisatus, a, um (lokalisiert) = örtlich begrenzt 167
lochia, ae f. = Wochenfluß 105, 196
loci s. locus
locus, i m. = Ort, Stelle
  1. Plural: loci, orum m. = Stellen in Büchern
  2. Plural: loca, orum n. = Gegend, Körperbezirk 36, 85, 113, 123, 150, 176, 195
logismos m. = Vernunftschluß 70
Logo(r)rhoe, die = krankhafter Redefluß 181
logos m. = Rede, Lehre, Vernunft 70, 183, 187, 188, 189
Lokalisation, die = Festlegung des Ortes; z.B. Beschränkung eines Krankheitsherdes auf ein bestimmtes Körpergebiet 150
Lokomotion, die = Fortbewegung von einem Ort zum anderen; menschlicher Gang 150

longitudinalis, e = längsgerichtet 235
longitudo, dinis f. = Länge 135
longus, a, um = lang 56, 57, 58, 65, 126, 128, 148, 177
lordo- = vorwärts gekrümmt 74, 184
Lordosierung, die = ausgleichbare Verkrümmung der Wirbelsäule nach vorn 251
lordosis, is f. (Lordose) = Verkrümmung der Wirbelsäule nach vorn 74, 184, 250
lotio, tionis f. = (Gesichts-)Reinigungswasser 137
lucidus, a, um = hell, leuchtend 126, 128
ludus, i m. = Spiel 113
lues, is f. = Seuche, Syphilis 45, 146
luicus, a, um = die Lues (Syphilis) betreffend 243, 266
lumbago, ginis f. = Lendenschmerz, „Hexenschuß" 135
lumbalis, e = zu den Lenden gehörig 235, 255
lumbricalis, e = regenwurmähnlich 235
lumbus, i m. = Lende 113, 120, 169
lumen, minis n. = Licht, lichte Weite, Innendurchmesser 143, 149
luminescens, entis = leuchtend, aufleuchtend 165
luna, ae f. = Mond 105
lunatus, a, um = mondförmig 167, 169, 175
lunula, ae f. = Möndchen,
  1. mondförmiges Gebilde
  2. halbmondförmiges Feld am Nagelwall 229
lupoides = lupusähnlich 244
lupus, i m. = Wolf, fressende Flechte 113
lusus, us m. = Spiel, Spielart 173
Luteinzysten, die = mit Flüssigkeit gefüllte Zysten des Gelbkörpers 85, 196
luteus, a, um = gelb 85, 196
lux, lucis f. = Licht 139
luxatio, tionis f. = Verrenkung, Ausrenkung eines Gelenks 137, 150, 226
luxurians, antis = üppig werdend, wuchernd 163, 170
Lyasen, die = Enzyme, welche die Spaltung verschiedener Bindungen katalysieren 99
lykos m. = Wolf 70
lympha, ae f. = Lymphe 105
lymphadenitis, itidis f. = Lymphknotenentzündung 248
lymphaticus, a, um = die Lymphe betreffend 245
Lymphoblast, der = Bildungszelle der Lymphozyten, Jugendform der weißen Blutkörperchen 181
lymphocytosis, is f. = Vermehrung der Lymphozyten im Blut 250
Lymphogranulomatose, die = Auftreten bösartiger Geschwulstbildungen des lymphatischen Gewebes 257
lymphoma, matis n. = 1. bösartige Geschwulst von lymphdrüsenartigem Bau
  2. gutartige entzündliche Lymphknotenschwellung 252

lymphonodus, i m. = Lymphknoten 113
Lymphopoese, die = Ausbildung und Entwicklung der Lymphozyten 158
Lymphostase, die = Lymphstauung 158
lysis, eos f. = Lösung, Auflösung
 1. langsamer Fieberabfall
 2. Zellauflösung
 3. operative Loslösung 156, 158, 185, 186, 187, 225, 256
Lysosomen, die = Zellkörperchen, deren Inhalt lytische Aktivität besitzt 159
lyssa, ae f. = Wölfin, Wutkrankheit, Tollwut 105

M

maceratio, tionis f. = 1. Erweichung von Geweben durch Einwirkung von Flüssigkeit oder Fäulnis 2. Auszug löslicher Stoffe aus zerkleinerten Pflanzenteilen 137
maceratus, a, um = zermürbt, aufgeweicht 167
macies, ei f. = Magerkeit 175
machina, ae f. = Maschine 105
macula, ae f. = Fleck
 1. Hautveränderung
 2. fleckförmiger Organbezirk 229
macularis, e = fleckförmig, zum Fleck gehörig 237
maculatus, a, um = gefleckt, befleckt 167
maculosus, a, um = fleckenreich 240
madescens, entis = nässend 165, 170
magis = mehr 59
magister, tri m. = Lehrer 115, 171
magistra, ae f. = Lehrerin 171
magma, matis n. = gekneteter Brei, Salbe, homogene Masse 154
magnitudo, dinis f. = Größe 135
magnus, a, um = groß 40, 59, 126, 128, 148
maior, ius = der, die, das größere 59, 176
makro- = groß, lang 73, 182, 187
Makrobiotik, die = die Kunst, das Leben zu verlängern 186
Makrocheirie, die = angeborene abnorme Größe der Hände 192
Makroglia, die = große Gliazellen, z.B. Astrozyten 186
Makromelie, die = Vergrößerung der Gliedmaßen 187
Makromoleküle, die = Riesenmoleküle 73, 182
Makropeptide, die = Peptide, die aus über 100 Aminosäuren bestehen 195
Makrophagen, die = wörtlich: große Freßzellen; am Abwehrkampf gegen die Infektionserreger beteiligte große Wanderzellen 182
makroskopisch = „im Großen", mit bloßem Auge sichtbar 11

Makrosomie, die = Riesenwuchs des Körpers 186
Makrotie, die = angeborene abnorme Größe der Ohren 192
mala, ae f. = Wange, Kinnbacke 95, 105, 120
malacia, ae f. = Erweichung 246
malako- = weich 74, 183, 187
malaria, ae f. = Sumpf-, Wechselfieber, Malaria 105, 169, 193
Malat, das = Salz der Apfelsäure 120
malignus, a, um = bösartig 126, 128, 177
malleolaris, e = zum Knöchel gehörig 237
malleolus, i m. = kleiner Hammer, Fußknöchel 94, 231, 253
malleus, i m. = Hammer 94, 113, 120
Maltose, die = Malzzucker 121
maltum, i n. = Malz 117, 121
mălum, i n. = Übel, Gebrechen, Krankheit 117, 120, 169, 255
mālum, i n. = Apfel 117, 120
malus, a, um = schlecht, böse, schlimm 37, 38, 59, 126, 179
malus, i f. = Apfelbaum 123
mamilla, ae f. = kleine Brust, Brustwarze 77, 94, 232
mamillaris, e = zur Brustwarze gehörig 237, 254
mamma, ae f. = Brustdrüse 77, 94, 105, 170
mandibula, ae f. = Unterkiefer 77, 120, 229, 253
mandibularis, e = zum Unterkiefer gehörig 237
mania, ae f. = Raserei, psychotische Veränderung im Rahmen der manisch-depressiven Erkrankung 246
manifestatio, tionis f. = Zutagetreten, Offenbarwerden 137
manifestus, a, um = auf der Hand liegend, offenkundig 126
mano- = dünn, durchlässig 74, 184
Manometer, das = Druckmesser z.B. für Gase 74, 184
manualis, e = die Hand betreffend, mit der Hand vorgenommen 235
manubrium, i n. = Stiel, Handgriff, handgriffartig geformter Teil eines Knochens 117, 119
manus, us f. = Hand 55, 60, 78, 173, 174
Manuskript, das = handschriftliche Ausarbeitung 174
maranticus, a, um = verfallend, schwindend 245
mare, is n. = Meer 62, 147
marginalis, e = randständig 235
marginatus, a, um = gerändert 167, 170
margo, ginis m. = Rand, Begrenzungslinie, Randleiste eines Organs 135, 148, 255, 266
maritimus, a, um = zum Meer gehörig 126
marmor, oris n. = Marmor 42, 143
marmoratus, a, um = marmoriert 167, 170
massa, ae f. = Masse 105, 157
masseter, eris m. = Kneter, Kauer, Kaumuskel 14, 152

Wortregister

mastitis, itidis f. = Brustdrüsenentzündung 248, 254
mastodynia, ae f. = Schmerzhaftigkeit der weiblichen Brüste 189, 247
mastoideus, a, um = warzenförmig, zum Warzenfortsatz gehörig 244
mastoiditis, itidis f. = Entzündung der Schleimhäute des Warzenfortsatzes 248
Mastopathie, die = Erkrankung der Brustdrüse 77, 189
Mastopexie, die = operatives Heben und Straffen einer Hängebrust 192
mastos m. = Brust, Mutterbrust 77, 189
masturbatio, tionis f. = geschlechtl. Selbstbefriedigung 137
mater, tris f. = Mutter, Umhüllung, Bez. für Hirnhäute 76, 132, 174
materia, ae f. = Stoff, Materie 105
maternus, a, um = zur Mutter gehörig 126
matrix, icis f. = Mutter, Erzeugerin, Keimschicht eines Organs 140, 148
maturitas, tatis f. = Reife, Reifezustand 141
maturus, a, um = reif 126
maxilla, ae f. = Oberkiefer 95, 232
maxillaris, e = zum Oberkiefer gehörig 237
Maximaldosis, die = höchste Gabe eines Arzneimittels 176
maxime = sehr 59
maximus, a, um = der, die, das größte 59, 176
meatus, us m. = Weg, Gang, Verbindungsgang, Körperkanal 173, 174, 177
meconium, i n. = Mohnsaft, Kindspech, Darminhalt des Neugeborenen 117
medialis, e = zur Mitte liegend 235, 253
medianus, a, um = in der Mitte liegend, mittlerer 39, 126, 128
mediastinalis, e = zum Mittelfell gehörig 235
mediastinum, i n. = Mittelfell 18, 117
medica, ae f. = Ärztin 171
medicamen, minis n. = Arzneimittel 143
medicamentum, i n. = Arznei-, Heilmittel, Medikament 117
medicina, ae f. = Medizin 63, 105, 255
medicinalis, e = medizinisch 60, 63, 235
medicus, i m. = Arzt 60, 113, 148, 171
medicus, a, um = zum Heilen gehörig, medizinisch 126
medium, i n. = innerer Raum 218
medius, a, um = in der Mitte befindlich, mittlerer 63, 126, 128, 174, 177
medulla, ae f. = Mark, Rückenmark 76, 105, 196
medullaris, e = zum Mark, zum Rückenmark gehörig 237
Medusa, ae f. = weibl. Ungeheuer der griech. Sage, Krampfadergeflecht im Bereich der Nabelvenen 105, 148
mega(lo)- = groß, gewaltig 73, 182, 185, 190

Megakolon, das = krankhaft erweiterter Grimmdarm 182
Megalenzephalie, die = abnorme Vergrößerung des Gehirns 192
Megaloblast, der = Vorstufe des Megalozyten 186
Megalozyt, der = abnorm großes rotes Blutkörperchen 73, 182
Megaureter, der = stark erweiterter Harnleiter 186
meio- = weniger 84
mel, mellis n. = Honig 143
mela- = schwarz 85, 184, 197, 198
Melaena, die = Blutstuhl 85, 197
Melanämie, die = Auftreten dunkler Pigmentkörperchen im Blut 198
melancholia, ae f. (Melancholie) = (früher: Überschuß an schwarzer Galle), Schwermut 198, 246
Melanin, das = dunkler, schwarzer Farbstoff der Haut 85, 197
melanoma, matis n. = bösartige Geschwulst melaninproduzierender Zellen 252
Melasma, das = Bezeichnung für Hautveränderungen mit Schwarzfärbung 198
melior, ius = der, die, das bessere 59
mellitus, a, um = honigsüß, süß 126
melos n. = Glied 76, 187, 189
membrana, ae f. = dünne Haut, Membran 105, 110, 124, 148, 170, 186, 269
membranaceus, a, um = membranartig, häutig 238
membranosus, a, um = membranreich 240
membrum, i n. = Glied, Extremität 76, 117
memor, oris = eingedenk, mit einem guten Gedächtnis begabt 161
memoria, ae f. = Erinnerung, Gedächtnis 105
men, meno- m. = Mond, Monat 70, 226
Menarche, die = erster Eintritt der Monatsblutung 181
meningeus, a, um = zur Hirnhaut gehörend 243
meningioma, matis n. = evtl. bösartige Geschwulst der Hirnhäute 252
meningitis, itidis f. = Hirnhautentzündung 155, 177
Meningozele, die = Vorfall der Hirnhäute bzw. Rückenmarkshäute 181
meninx, gis f. = Haut, Hirnhaut, Rückenmarkshaut 48, 152, 184, 188
meniscopathia, ae f. = Erkrankung des Kniegelenks infolge Schädigung der Menisken 247
meniscus, i m. = Möndchen, scheibenförmiges Gebilde, seitlicher Schaltknorpel 233, 253, 255
Meniskusriß, der = Riß des scheibenförmigen Zwischenknorpels des Kniegelenks 255
Menopause, die = Aufhören der Regelblutungen in den Wechseljahren der Frau 181
Menorrhoe, die = Monatsblutung der Frau 181

Wortregister

Menostase, die = Ausbleiben der Monatsblutung 181
mens, ntis f. = Verstand, Denkvermögen 146, 177
mensa, ae f. = Tisch, Essen 105
mensis, is m. = Monat
 Plural:
 menses, ium m. = monatliche Regel, Monatsfluß 145
menstruatio, tionis f. = Monatsblutung der Frau 137
mentalis, e = zum Kinn gehörig 235, 253
mentum, i n. = Kinn 77, 117
mercurius, i m. = Quecksilber 113
meridianus, a, um = mittäglich 126
meridies, ei m. = Mittag 56, 175, 177
merokrin = Drüse, die nur einen Teil ihres Inhalts abgibt 228
meros n. = Anteil, Teil 70, 92, 93, 226, 256
mesaortitis, itidis f. = Entzündung der mittleren Aortenwand 259, 266
Mesarteriitis, die = Entzündung der mittleren Wandschicht der Arterien 227, 259
mesencephalicus, a, um = zum Mittelhirn gehörend 262
mesencephalon, i n. (Mesenzephalon) = Mittelhirn 218, 227
mesenchyma, matis n. (Mesenchym) = embryonales Bindegewebe, das aus dem Mesoderm entsteht, Muttergewebe der verschiedenen Bindegewebsarten 218, 226
mesentericus, a, um = zum Gekröse gehörend 262, 267
mesenteriolum, i n. = kleines Gekröse des Wurmfortsatzes 259, 267
mesenterium, i n. = Dünndarmgekröse 218
mesialis, e = nach der Kinn- bzw. Oberkiefermitte zu gelegene Seite eines Zahns 235
meso- = mitten-, zwischen- 91, 93, 226
mesocolon, i n. = Dickdarmgekröse 218, 224
mesoderma, matis n. (Mesoderm) = mittlere Keimschicht 91, 218
mesogastralgia, ae f. = Schmerz im Mesogastrium 259
mesogastrium, i n. = 1. Mittelbauchbereich 2. Magengekröse 218, 228
mesologia, ae f. = Lehre vom Milieu und seinen Einwirkungen 218
Mesomerie, die = die Mitte zwischen Teilen 93
mesometrium, i n. = Teil des breiten Uterusbandes 218
mesonephros, i m. = Zwischenniere, Urniere 218
mesosalpinx, gis f. = Eileitergekröse 218
mesotendineum, i n. = Bindegewebe zwischen parietalem und viszeralem Blatt von Sehnenscheiden 218
mesothelium, i n. = Deckzellenschicht der serösen Häute 218

mesovarium, i n. = Eierstockgekröse 218
meta(-) = zwischen-, mitten-, nach-, einen Wechsel ausdrückend 89, 91, 93, 226
metabolia, ae f. = Veränderung, Stoffwechsel 219
Metabolit, der = stoffwechselwirksame Substanz 91, 226
metacarpalis, e = zur Mittelhand gehörend 262
metacarpus, i m. = Mittelhand 14, 89, 212
metallum, i n. = Metall 117
Metamerie, die = Gliederung des Organismus in hintereinanderliegende Segmente z.B. bei der Rumpfmuskulatur 226
metamorphosis, is f. (Metamorphose) = Gestaltwandel, Umwandlung z.B. von Zellen 219, 227
metanephros, i m. = Nachniere, Dauerniere, letzte Entwicklungsstufe des Harnapparates 212
Metaphase, die = mittlere oder Zwischenphase der Kernteilung 228
metaphysis, is f. = Zwischenstück zwischen Diaphyse und Epiphyse am Röhrenknochen 89
metaplasia, ae f. (Metaplasie) = Umwandlung einer Gewebsart in eine andere verwandte 91, 219, 228
metastasis, is f. = Umstellen, Wanderung, Tochtergeschwulst 219
metastaticus, a, um = den Standort wechselnd, an eine andere Stelle des Körpers verschleppt 262, 269
metastatische Geschwulstknoten = an eine andere Stelle des Körpers verschleppte Tochtergeschwülste, die von einer Primärgeschwulst ausgehen 269
Metatarsalgie, die = Schmerz im Bereich der Mittelfußknochen 227
metatarsalis, e = im Bereich des Mittelfußes gelegen 267
metatarseus, a, um = zum Mittelfuß gehörend 262
metatarsus, i m. = Mittelfuß 14, 212
metathalamus, i m. = hinter dem Sehhügel liegender Hirnteil 212
metencephalon, i n. = Hinterhirn 212
meteorismus, i m. = Aufblähung, abnorme Gasansammlung im Magen-Darmtrakt 75, 113, 186
meteoro- = schwebend 75, 186
meteoron, n. = Himmels-, Lufterscheinung 70
Methämoglobin, das = Oxydationsform des roten Blutfarbstoffs 227
methe f. = Trunkenheit 70
methodice, es f. = Methodik 110
methodus, i f. = Nachgehen, nach Regeln festgelegtes Verfahren, Methode 212
methy n. = Wein 70
Metopismus, der = Breitstirnigkeit infolge Stehenbleibens der Stirnnaht 76, 188
metopon n. = Stirn 76, 188
metra f. = Gebärmutter 77, 190, 192

metritis, itidis f. = Gebärmutterentzündung 190, 248
metron n. = Maß, Meter
latin. metrum, i n. 70, 117, 121, 128, 149, 182, 183, 184, 187, 188, 189, 192
miasma, matis n. = frühere Bezeichnung für einen krankheitsverursachenden Stoff der Luft bzw. der Erde, ansteckender Krankheitsstoff 154
mica, ae f. = Krume 105
micella, ae f. = kleine Krume, Molekülgruppe, die am Aufbau eines Netz- bzw. Gerüstwerks beteiligt ist 231, 255
mictio, tionis f. = Harnlassen 137
Migräne, die = Halbseitenkopfschmerz, anfallsweise, auch z.B. mit Übelkeit und Erbrechen 188
migrans, antis = wandernd, auf andere Organe übergreifend 163, 169, 170
mikro- = klein 73, 182, 188, 189, 190
Mikroblast, der = Vorstufe des Mikrozyten, eines abnorm kleinen roten Blutkörperchens 186
Mikrocheilie, die = angeborene (Kleinheit) Unterentwicklung der Lippen 192
Mikrodaktylie, die = abnorme Kleinheit der Finger und Zehen 78, 190
Mikrogenie, die = Kleinheit des Kinns 77, 189
Mikroglia, die = kleine Nervenkittsubstanz 186
Mikrognathie, die = angeborene (Kleinheit) Unterentwicklung des Unterkiefers 192
Mikromelie, die = angeborene (Kleinheit) Verkümmerung der Extremitäten 192
Mikrometer, das = 1. Maßeinheit (10^{-6} m), 2. Glasplättchen mit eingeätzter kleiner Meßskala, 73, 182
Mikrosmat, der = Lebewesen mit gering ausgebildetem Geruchsvermögen 76, 188
Mikrosomen, die = kleine Körperchen im Zellplasma 182
Mikrosomie, die = Kleinwuchs des Körpers 186
miliaris, e = hirsekornartig 237
Miliartuberkulose, die = progrediente Ausbreitung der Tuberkulose mit hirsekornähnlichem Befall über größere Teile eines oder mehrerer Organe 257
milium, i n. = Hirse, Hirsekorn, Hautgrieß 117
Milztrabekel, die = Milzbälkchen 255
mimesis f. = Nachahmung 70
Minimalvolumen, das = kleinste Menge an Gas, die zusammen mit dem Kollapsvolumen das Residualvolumen der Lunge bildet 176
minimus, a, um = der, die das kleinere 59, 176
minister, tri m. = Diener 115
minor, ius = der, die, das kleinste 59, 78, 176
Miosis, die = Verkleinerung (der Pupille) 84
miscere = mischen 54
miser, era, erum = elend, schlecht 39, 56, 58, 65, 129, 130

Miserere, das = Koterbrechen beim Ileus (wörtl.: Erbarme dich; Verbform) 130
miseria, ae f. = Unglück, Elend 105, 130
misos n. = Haß 70
missio, sionis f. = Entsendung, Entlassung 138, 148
mitella, ae f. = kleine Kopfbinde, Armtragetuch 94, 231
mitigans, antis = mildernd 163
Mitigantia, die = Mittel zur Milderung, Abschwächung 171
mitigatio, tionis f. = Abschwächung, Milderung 137
mitis, e = milde, gelinde z.B. von einem Krankheitsverlauf gesagt 160
Mitochondrien, die = „Fadenkörner", fadenförmig gestreckte Körner des Zellplasmas 78, 180
mitos m. = Faden 70, 180
mitra, ae f. = Bischofsmütze, Kopfverband 94, 105
Mitralinsuffizienz, die = ungenügender Schluß der Mitralklappe 20
mitralis, e = zur Mitralklappe gehörig 20, 235
Mitralstenose, die = Verengerung der Öffnung der Mitralklappe 20
mixis f. = Mischung 70
mixtum, i n. = Gemisch 36, 38, 117
mixtura, ae f. = Mischung, Mixtur 105, 175
mixtus, a, um = gemischt 54, 168
Mizellen, die = stäbchenförmige Molekülaggregate als Grundgerüst der kollagenen Fibrillen 255
mneme f. = Erinnerung, Gedächtnis 70
mnesis, eos f. = Erinnerung, Gedächtnis 70, 156
mobilis, e = beweglich 239, 253, 256
Mobilisation, die = Maßnahmen, die ein versteiftes Gelenk beweglich machen (z.B. Operation) 256
modius, i m. = Scheffel 113
modus, i m. = Maß, Art, Weise 62, 113
mola, ae f. = Mühlstein 105, 108
mōla, ae f. = Mondkalb, Windei, entartete Leibesfrucht 105, 108, 109
molaris, e = zum Zermahlen dienend, zum Backenzahn gehörig 237
molecula, ae f. = kleine Masse, Massenteilchen, Molekül 182, 233
molecularis, e = die Moleküle betreffend 237
Molekül, das = aus mehreren Atomen bestehender kleiner Baustein der Materie 6, 257
moles, is f. = Last, schwere Masse 145
molimina, minum n. = allg. Bezeichnung für Schmerzen, Beschwerden 144
mollis, e = weich 160, 161, 174
mollities, ei f. = Weichheit, Zartheit 175
molluscum, i n. = weiche Geschwulst der Haut 117

molluscus, a, um = weich, schwammartig 126
mon(o)- = einzig, allein 84, 194, 195
Monarthritis, die = auf ein einzelnes Gelenk beschränkte Entzündung 194
monas, adis f. = Einheit 153
Monobrachie, die = angeborene Einarmigkeit 195
Monochromat, der = Einfarbenseher, total Farbenblinder 194
Monoculusverband, der = Rollbindenverband für ein Auge 84, 194
mononucleosis, is f. = Überwiegen der einfachkernigen Zellen im Blut 250, 254
Mononukleose, infektiöse = Pfeiffersches Drüsenfieber 84, 254
Monoplegie, die = Lähmung eines einzelnen Gliedes oder einer einzelnen Muskelgruppe 194
Monorchidie, die = Vorhandensein nur eines Hodens bei Zurückbleiben des anderen in der Bauchhöhle 195
Monozyten, die = große einkernige weiße Blutkörperchen 84, 194
mons, montis m. = Berg, Erhebung, Vorwölbung 62, 146, 148
monstrum, i n. = naturwidrige Erscheinung, Mißbildung 117
monticulus, i m. = kleiner Berg, größter Abschnitt des oberen Kleinhirnwurms 232
Morbidität, die = Krankenstand; Verhältnis zwischen erkrankten und gesunden Personen einer Bevölkerung 151
morbidus, a, um = krank, siech 126, 151
morbilli, orum m. = kleine Erkrankung, Masern 94, 232
morbus, i m. = Krankheit 36, 38, 94, 113, 129
moribundus, a, um = im Sterben liegend 126
Morphaea, die = Bezeichnung für umschriebene, gestalthafte Hautfleckenbildungen 181
morphe f. = Gestalt 70, 181, 185, 194
Morphologie, die = Lehre von Gestalt und Bau der Organismen und ihrer Organe 181
morpio, ionis f. = Filzlaus 136
mors, mortis f. = Tod 62, 64, 85, 147, 148, 151, 177, 196
morsitans, antis = beißend, stechend 163
morsus, us m. = Biß, Bißwunde 173
mortalitas, tatis f. = Sterblichkeit (Mortalität: Verhältnis der Todesfälle zur Zahl der Bevölkerung) 141, 151
mortuus, a, um = tot 126, 128
morula, ae f. = kleine Maulbeere
  1. „Maulbeerkeim"
  2. Teilungsform der Malariaplasmodien 229
mos, moris m. = Sitte, Brauch 134
motilitas, tatis f. = Bewegungsvermögen, Beweglichkeit 141
motio, tionis f. = Bewegung 137, 150
motor, toris m. = Beweger, Motor 131, 149

motorische Aphasie, die = Sprachverlust, -störung, durch Lähmung oder Fehlkoordination der Sprechmuskeln bedingt 267
motorius, a, um = der Bewegung dienend 240, 267
mucilago, ginis f. = schleimiger Pflanzensaft, dickflüssiges Arzneimittel 135
mucor, oris m. = Kopfschimmel, Gattungsbegriff für Algenpilze 130
mucosus, a, um = schleimig, schleimabsondernd 96, 240
mucus, i m. = Schleim, Sekret der Schleimdrüsen 79, 96, 113
muliebris, e = weiblich, die Frau betreffend 160, 161
mulier, eris f. = Weib, Frau 132
multangulus, a, um = vielwinkelig, vieleckig 95, 230
multifidus, a, um = vielfach aufgespalten 126, 128
multilobatus, a, um = vielgelappt 167, 170
multilocularis, e = 1. an vielen Stellen auftretend
  2. vielkammrig 237
Multipara, die = Vielgebärende 176
Multiplicativa = Vervielfältigungszahlen (gr.) 83 f.
Multiplicativa = Vervielfältigungszahlen (lat.) 79, 81
multitudo, dinis f. = Menge 135
multum = viel 59
multus, a, um = viel, häufig 59, 126, 176
mundus, i m. = Welt 113
munus, eris n. = Pflicht 227
murus, i m. = Mauer 61
mus, muris c. = Maus 95, 142
musca, ae f. = Fliege 105, 109
muscularis, e = zum Muskel gehörig 237
musculus, i m. = Mäuslein, Muskel 76, 95, 113, 128, 148, 157, 161, 169, 175, 176, 193, 224, 233, 254, 255, 266, 267, 269
Muskarin, das = Alkaloid des Fliegenpilzes (vgl. musca) 109
mutagen = eine Mutation erzeugend, Erbänderungen verursachend 182
mutans, antis = verändernd 163, 170
Mutante, die = durch Erbänderung in bestimmten Merkmalen sich veränderndes Lebewesen 170
Mutarotation, die = Änderung des Drehwinkels einer Substanz 149
mutatio, tionis f. = 1. Änderung der Erbanlage
  2. Stimmbruch in der Pubertät 137, 149
mutilans, antis = verstümmelnd, zum Absterben von Körperteilen führend 163, 170
mutilatio, tionis f. = Verstümm(e)lung 137
Mutismus, der = Stummheit bei intaktem Sprachvermögen 128
mutus, a, um = stumm 126, 128
myasthenia, ae f. = Muskelschwäche, krankhafte Ermüdbarkeit bestimmter Muskeln 246

myces, etis m. (eigentl. mykes) = Pilz 152, 158, 196
mycosis, is f. = Krankheit, die von niederen Pilzen hervorgerufen wird 250
mydriasis, is f. = reaktive oder krankhafte Erweiterung der Pupille 248
myelitis, itidis f. = Rückenmarksentzündung 248
Myelographie, die = Darstellung des Wirbelkanals und Rückenmarks durch Kontrastmittel 76, 187
myeloma, matis n. = Knochenmarksgeschwulst 252
myelo-meningitis, itidis f. = Entzündung des Rückenmarks und seiner Häute 248
myelos m. = Mark 76, 187, 197
myelosis, is f. = degenerative Erkrankung des Rückenmarks 250
Myelozele, die = Rückenmarksbruch 187
myentericus, a, um = zur Muskulatur des Darms gehörend 242, 255
myodynia, ae f. = Muskelschmerz 247
myogen = vom Muskel ausgehend 192
Myoglobin, das = roter Muskelfarbstoff 192
Myoklonus, der = Schüttelkrampf der Muskulatur 76, 187
Myologie, die = Muskellehre 18
myoma, matis n. = gutartige Geschwulst des Muskelgewebes 252
myometritis, itidis f. (Myometritis) = Entzündung der Gebärmuttermuskulatur 77, 190, 248
myopathia, ae f. = Muskelleiden 247
myops, pis m. = Kurzsichtiger 152
Myosin, das = Muskeleiweiß 187
myositis, itidis f. = Muskelentzündung 248, 255
Myospasmus, der = Muskelkrampf 192
myringitis, itidis f. = Trommelfellentzündung 155
myrinx, gis m. = Haut, Trommelfell 152, 158
myrmex m. = Ameise 70
myrtus, i f. = Myrte 123
mys f. = Maus, Muskel 76, 184, 187, 190
myxa f. = Schleim 79, 191
Myxadenitis, die = Entzündung einer Schleimdrüse 191
Myxödem, das = „Schleimgewebsschwellung"; Weichteilschwellung im Gesicht durch Unterfunktion der Schilddrüse 79, 191
myxoma, matis n. = gutartige Schleimgewebsgeschwulst 252
Myzetismus, der = durch den Genuß giftiger Pilze hervorgerufene Vergiftung 158

N

Nadir, der = Fußpunkt des Himmels 6
naevus, i m. = Muttermal 85, 113, 128, 196
nana, ae f. = Zwergin 171
Nanismus, der = Zwergwuchs; Stillstand des Wachstums bei 150 cm 128

Nanometer, das = zwerghaft kleiner Teil eines Meters; ein milliardstel Meter (10^{-9}) 128
Nanosomie, die = Zwergwuchs des Körpers 159
nanus, i m. = Zwerg 159, 171
nanus, a, um = zwerghaft klein, von winziger Gestalt 126, 128
narce, es f. = Krampf, Lähmung, Erstarrung, Betäubung 110
narcoticus, a, um = betäubend, berauschend 245, 256
naris, is f. = Nasenloch
Plural: nares, ium f. = Nasenöffnungen, Nase 46, 77, 145, 149
narkosis, eos f. = Lähmung, Erstarrung, Betäubung des Organismus durch Schmerz- und Bewußtseinsausschaltung 156
Narkotikum, das = Betäubungs- bzw. Rauschmittel 256
Narzißmus, der = psychoanalytischer Begriff zur Bezeichnung der erotischen Hinwendung zum eigenen Körper 122
nasalis, e = zur Nase gehörig 235
nasopalatinus, a, um = im Nasen-Gaumenbereich liegend 31
nasus, i m. = Nase 113, 119, 174
natis, is f. = Gesäßbacke
Plural:
nates, ium f. = Gesäß 46, 145, 149
nativus, a, um = in natürlichem Zustand, angeboren, ursprünglich 241
natrium, i n. = Natrium 117
natura, ae f. = Natur 62, 105
naturalis, e = natürlich 177
natus, (Abl.-u) m. = Geburt 60
natus, a, um = geboren 183
nausea, ae f. = Übelkeit, Erbrechen, Seekrankheit 105
nauta, ae m. = Seemann 108
navicula, ae f. = kleines Schiff, Kahn 233
navicularis, e = kahnförmig 237
navis, navis f. = Schiff 144
necator, toris m. = Töter, Gattung parasitierender Fadenwürmer 131
necrosis, is bzw. eos f. (Nekrose) = Absterben, örtlicher Gewebstod 156, 157, 250
necroticans, antis = absterbend, zu einer Nekrose führend 163, 169, 170, 254
nectar, aris n. = Göttertrank, Nektar 147
negativus, a, um = verneinend, nicht für das Bestehen einer Krankheit sprechend 241
Neisseria, ae f. = Neisserie 35
Nekrobiont, der = Kleinlebewesen, das in abgestorbenen Teilen eines noch lebenden Organismus schmarotzt 180
Nekrologie, die = Lehre und Statistik der Todesursachen 187
Nekropsie, die = Totenschau 75, 186

nekros m. = Leichnam 70, 75, 180, 186, 187
nema, matis n. = Faden, Gespinst 70, 154, 158, 159
neo- = jung, neu 73, 183
Neomortalität, die = Frühsterblichkeit, Sterblichkeit der Neugeborenen in den ersten 10 Tagen 186
neonatus, a, um (Neonatus) = neugeboren 30, 73, 183, 224
Neoplasie, die = Neubildung von Geweben im Sinne der echten Geschwulst 228
Neoplasma, das = Gewebsneubildung 183
Neostriatum, das = jüngerer Streifenkörper im Gehirn 186
nephele f. = Nebel 70
nephritis, itidis f. = Nierenentzündung 24, 98, 155
nephrolithiasis, is f. = Nierensteinleiden 248
Nephrolithotomie, die = operative Entfernung von Nierensteinen 77, 190
Nephrologie, die = Lehre von den Nierenkrankheiten 125
nephroma, matis n. (Nephrom) = Nierengeschwulst 24, 252
Nephron, das = aus Nierenkörperchen und Nierenkanälchen bestehendes funktionelles Hauptstück der Niere 125
Nephropathie, die = Nierenleiden 190
Nephropexie, die = operative Befestigung einer Niere 158
Nephroptose, die = Senkniere 158
nephros, i m. = Niere 24, 37, 77, 98, 124, 125, 190
nephrosis, is f. (Nephrose) = degenerative Nierenerkrankung 24, 250
Nephrotomie, die = operative Eröffnung der Niere 125
nervalis, e = die Nerventätigkeit betreffend 235
nervosus, a, um = nervenreich 240, 254
nervus, i m. = Nerv 30, 76, 98, 100, 113, 128, 129, 148, 169, 178, 193, 223, 224, 225, 253, 254, 255, 266, 267
neuralgia, ae f. = Nervenschmerz 247
neuralis, e = auf einen Nerv bezüglich 235
Neurilemm, das = Nervenscheide 158, 187
neurinoma, matis n. = Geschwulst, die von den Hüllen der Nervenfasern ausgeht 252
Neurit, der = Fortsatz der Nervenzelle 124
neuritis, itidis f. = Nervenentzündung 99, 155
Neuroblast, der = Bildungsstufe der Nervenzelle 181
Neurofibromatose, die = erbliche Krankheit mit Ausbildung zahlreicher über den Körper verteilter Fasergeschwülste im Bereich der peripheren Nerven 257
neurogen = von Nerven hervorgerufen, ausgehend 182

Neuroglia, die = Nervenkittsubstanz 125
Neurologie, die = Lehre von den Nerven und ihren Krankheiten 125
neuroma, matis n. = Geschwulst der Nervenfasern und Nervenzellen 252
Neuromyositis, die = Nerven- und Muskelentzündung 76, 187
neuron, i n. (Neuron) = Nerv, Nervenzelle 76, 124, 125, 158, 187
neuropathia, ae f. = Nervenleiden 247
neurosis, is f. (Neurose) = abnorme psychische Entwicklung 99
neuroticus, a, um = unter Neurose leidend 245
neurotrop = auf das Nervensystem einwirkend 182
neuter, tra, trum = keiner von beiden 81, 82, 193
Neutron, das = Elementarteilchen, das weder negative noch positive elektrische Ladung besitzt 193
Neutropenie, die = abnorme Verminderung der neutrophilen weißen Blutkörperchen 195
Neutrophile, die = weiße Blutkörperchen, die mit neutralen Farbstoffen leicht färbbar sind 81, 193
nict(it)atio, tionis f. = Blinzeln, klonischer Lidkrampf 137
Nidation, die = Einnistung des befruchteten Eies in die Uterusschleimhaut 150
nidus, i m. = Nest 113, 128, 150
niger, nigra, nigrum = schwarz 84, 195, 196
nigricans, antis = schwärzlich erscheinend 163
nigrities, ei f. = Schwärze 175
nisus, us m. = Schwung, Anstrengung, Trieb 173, 253
nocens, entis = schädigend, schädlich 164
noctu = bei Nacht 66, 179
nocturnus, a, um = nächtlich, nachts auftretend 126, 148
nodosus, a, um = knotig, knotenreich 240
nodulus, i m. = Knötchen 229, 266
nodus, i m. = Knoten
  1. knotenförmiges physiol. Gebilde
  2. knotenförmige pathol. Gewebsverdickung 113, 128
nome, es f. = Weide, Gesichtsbrand, Wangenbrand, Noma 110, 158
nomen, minis n. = Name, Bezeichnung 143
nomos m. = Brauch, Sitte, Gesetz 70
Nonan, das = gesättigter Kohlenwasserstoff mit 9 C-Atomen 195
normalis, e = regelmäßig 235
Nosographie, die = Krankheitsbeschreibung 181
Nosologie, die = Krankheitslehre 24
nosos f. = Krankheit 70, 197
nostos m. = Rückkehr, Heimkehr 70
nota, ae f. = Kennzeichen 105
notalgia, ae f. = Rückenschmerz 247

nothus, a, um = 1. unehelich
 2. unecht, verfälscht 126
notitia, ae f. = Kenntnis 105
Notomelus, der = Mißgeburt mit zusätzlichen Gliedern am Rücken 77, 189
notos m. = Rücken 77, 189
notus, a, um = bekannt, berühmt 126
nous m. = Verstand, Sinnesart 70
Novempara, die = Frau, die neun Kinder geboren hat 194
novitas, tatis f. = Neuheit, Neuerung 141
novus, a, um = neu, neuartig 126
nox, noctis f. = Nacht 146, 149
noxa, ae f. = Schädlichkeit, krankheitserregende Ursache 105
noxius, a, um = schädlich 126
nubecula, ae f. = Wölkchen
 1. Hornhauttrübung
 2. wolkige Trübung des Harns 233
nubes, is f. = Wolke, Trübung 44, 146
nucha, ae f. = Nacken 17, 105, 108
nuchalis, e = zum Nacken gehörig 235
nuclearis, e = 1. zum Zellkern gehörig
 2. den Atomkern betreffend 237, 255
Nuklearmedizin, die = „Kernmedizin", Zweig der Medizin, der sich mit der Erkennung und Behandlung von Krankheiten mittels Isotopen befaßt 255
nucleolus i m. = Kernkörperchen 231
nucleus, i m. = Kern
 1. Zellkern
 2. Gallertkern der Zwischenwirbelscheiben 76, 85, 113, 120, 128, 148, 170, 196, 255
nudus, a, um = nackt, unbekleidet 126, 128
nukleophil = kernliebend (Chemie) 186
Nullipara, die = eine Frau, die noch kein Kind geboren hat 81, 193
nullus, a, um = keiner 81, 82, 193
Numeralia = Zahlwörter 79ff.
numerus, i m. = Zahl, Anzahl 113
nummus, i m. = Münze 113
nutricius, a, um = ernährend, versorgend 126, 128
nutrimentum, i n. = Nahrungsmittel, Nährstoff 117
nutritio, tionis f. = Ernährung 137
nutrix, icis f. = Säugerin, Amme 140
nux, nucis f. = Nuß 139, 149
nycturia, ae f. = verstärkte Harnabsonderung bei Nacht 246
Nyktophobie, die = (wörtl. Nachtangst), Angst vor der Dunkelheit 181
nymphe f. = Mädchen
 Plural:
 nymphae = kleine Schamlippen 78
Nymphitis, die = Entzündung der kleinen Schamlippen 78

Nymphomanie, die = krankhaft gesteigerter Sexualtrieb bei der Frau 78
Nymphotomie, die = Abtragung der kleinen Schamlippen 78
nystagmus, i m. = Augenzittern, Nystagmus 113
nyx f. = Nacht 70

O

ob(-) = gegen(-) 61, 87
obductio, tionis f. = Leichenöffnung 205
obduratio, tionis f. = Verhärtung 205
obeliscus, i m. = freistehender Spitzpfeiler, Monolith 234
obesitas, tatis f. = Fettsucht 141, 205
obex, icis c. = Querbalken, Riegel, Verdickungsstelle des Rückenmarks 134
obliquus, a, um = schräg, schief verlaufend 205
obliterans, antis = zuschmierend, verödend 163
obliteratio, tionis f. = Verstopfung, Verödung z.B. von Gefäßen 205
oblongatus, a, um = verlängert 167
observatio, tionis f. = Beobachtung 205
obsessio, sionis f. = Besessensein, Zwangsvorstellung 205
obsoletus, a, um = veraltet 205
obstetrix, icis f. = Hebamme, Geburtshelferin 140, 205
obstipatio, tionis f. = Zusammendrängung, Stuhlverstopfung 205
obstipus, a, um = seitwärts geneigt, schief 205, 223
obstructio, tionis f. = Verstopfung, Verlegung (z.B. von Körperkanälen) 205
obstructivus, a, um = verstopfend 262
obturatio, tionis f. = Verstopfung, Verschließung von Körperöffnungen, -spalten und -hohlräumen 205
(musculus)obturator, oris m. = der Verstopfer 18, 87, 205
obturatorius, a, um = zum Musculus obturator gehörend 262
obturatus, a, um = verlegt, verstopft, verschlossen 167, 170
occasio, sionis f. = Gelegenheit 205
occipitalis, e = zum Hinterhaupt gehörig, okzipital 262
occiput, pitis n. = Hinterkopf 205
occlusio, sionis f. = Verschluß 205
occlusivus, a, um = verschließend, abschließend 262
occlusus, a, um = verschlossen 205, 223
occultus, a, um = verdeckt, verborgen 168
ochro- = blaßgelb 85, 197
Ochronose, die = gelbschwärzliche Verfärbung von Knorpelgewebe und Sehnen 85, 197, 251
octavus, a, um = der, die, das achte 193

Octopara, die = Frau, die acht Kinder geboren hat 194
oculomotorius, a, um = zu den das Auge bewegenden (Muskeln) gehörend 240
oculus, i m. = Auge 30, 59, 76, 113, 120, 177, 194, 196, 224
Ocytocin, das = die Geburt beschleunigendes Peptidhormon 73, 183
odme f. = Geruch 70, 184
Odontalgie, die = Zahnschmerz 77, 189
Odontoblast, der = Zahnbeinbildner 189
odontoma, matis n. = Zahngeschwulst 252
odor, oris m. = Geruch, Gestank, Duft 131
odous m. = Zahn 77, 183, 189
odyne f. = Schmerz 70, 189
oedema, matis n. = Geschwulst, Gewebswassersucht 154, 159, 183, 191
Ökologie, die (vgl. oikos) = Lehre von den Beziehungen der Lebewesen zueinander und zu ihrer Umwelt 181
oesophageus, a, um = zur Speiseröhre gehörend 243
oesophagus, i m. = Speiseröhre 29, 113, 150
Ösophagusvarizen, die = Krampfadern der Speiseröhre 150
Östrogene, die = (brunsterzeugend), weibliche Sexualhormone, verantwortlich für den Menstruationszyklus 121, 182
oestrus, i m. = sinnliche Raserei, Brunst 113, 121
officina, ae f. = Werkstatt, Apotheke 105
officinalis, e = in der Apotheke gebräuchlich, offizinell 262
officium, i n. = Aufgabe, Pflicht 117, 177, 205
oikonomia f. = Hauswirtschaft, Haushalt 70
oikos m. = Haus, Heim 70
oinos m. = Wein 70
Okklusivverband, der = ein abschließender Verband (z.B. am Auge) 269
Oktadecansäure, die = Stearinsäure 195
Oktapeptid, das = Peptid, das aus 8 Aminosäuren besteht 195
Oktylalkohol, der = höherer Alkohol mit 8 C-Atomen 195
oky- (ocy-) = rasch, schnell 73, 183
olecranon, i n. = Fortsatz der Ulna, Ellenbogenhöcker 124
oleosus, a, m = ölig 240
oleum, i n. = Öl 30, 117
olfactorius, a, um = der Geruchsempfindung dienend 96, 240, 255
olfactus, us m. = Geruchssinn 76, 96, 173, 174
Oligämie, die = Blutmangel 195
Oligakisurie, die = seltene Harnentleerungen 84
oligo- = wenig 84, 194
Oligocholie, die = Gallenmangel 195
Oligodendroglia, die = Nervenstützsubstanz, die aus kleinen nur wenig verzweigten Gliazellen besteht 195

Oligopeptide, die = Peptide, die aus 2 – 9 Aminosäuren bestehen 195
Oligospermie, die = Samenverminderung im Ejakulat 84, 194
Oligurie, die = Entleerung einer kleinen Harnmenge 84
oliva, ae f. = Olive 30, 105, 120
olivaris, e = olivenförmig 237
Omagra, die = Gichterkrankung eines oder beider Schultergelenke 189
omarthritis, itidis f. = Entzündung des Schultergelenks 249
Omarthrose, die = degenerative Erkrankung des Schultergelenks 77, 189
omen, minis n. = Vorzeichen, Anzeichen 143
omentalis, e = zum Netz gehörig 95, 235
omentum, i n. = Fetthaut, Eingeweidehaut, Netz 30, 77, 95, 117
omma n. = Auge 76, 189
Ommochrome, die = Augenfarbstoffe 76, 189
omnis, e = jeder, all 160, 162
Omnivoren, die = Allesfresser 162
omos m. = Schulter 15, 77, 189
omphalitis, itidis f. = Nabelentzündung 249
omphaloentericus, a, um = zu Nabel und Darm gehörig 242
Omphalophlebitis, die = Nabelvenenentzündung 190
omphalos m. = Nabel 77, 190
Omphalozele, die = Nabelbruch 77, 190
on n. = das Seiende, Wesen 70
oneiros m. = Traum 70
Onkologie, die = Lehre von den Geschwülsten 181
onkos m. = Krümmung, Geschwulst 70
onoma, matis n. = Name 70, 154
Onomastikon, n. = Wörterbuch 18
Onomatomanie, die = krankhafter Erinnerungszwang an bestimmte Wörter, bzw. Sucht, bestimmte Wörter auszusprechen („Namenszwang") 181
Ontogenese, die = Entwicklung eines Lebewesens vom Keim bis zum Individuum 181
onychia, ae f. (Onychie) = Nagelbettentzündung 191, 246
Onychophagie, die = krankhafte Angewohnheit, Fingernägel zu kauen 78, 191
onyx m. = Nagel 78, 186, 190
Oogamie, die = Eibefruchtung 187
Oogenese, die = Eientwicklung 76, 187
oon n. = Ei 76, 187
oophoritis, itidis f. (Oophoritis) = Eierstockentzündung 77, 190, 249
oophorogen = von den Eierstöcken ausgehend 190
oophoron n. = Eierstock 77, 190
opacitas, tatis f. = Schattigkeit, Dunkelheit 141

opacus, a, um = schattig, dunkel, undurchsichtig 126
opera, ae f. = Mühe, Arbeit 106
operabilis, e = operierbar 239
operatio, tionis f. = chirurgischer Eingriff 62, 137
operator, toris m. = Bewirker, Verrichter 131, 172
operatrix, icis f. = Verrichterin 172
operatus, a, um = operiert 179
operculum, i n. = Deckel, deckelartiger Teil eines Organs 233
ophthalmia, ae f. = Augenentzündung 98, 246
ophthalmicus, a, um = zum Auge gehörig 242, 255
Ophthalmoplegie, die = Augenmuskellähmung 189
ophthalmos m. = Auge 76, 98, 188, 189
Ophthalmoskopie, die = Untersuchung des Augeninneren, insbes. des Augenhintergrundes, Augenspiegelung 76, 188
opinio, ionis f. = Meinung, Ansicht 136
opistho- = rückwärts-, nach hinten 91
opisthogenia, ae f. = angeborenes Zurücktreten des Unterkiefers 219
opisthognathia, ae f. = angeborenes Zurückstehen des Kiefers 219, 259
Opisthotonus, der = Krampf der Rückenmuskulatur mit Rückwärtsbeugung 91, 219
opium, i n. = Mohnsaft, Opium 117
opponens, entis = entgegenstellend, gegenüberstellend 87, 165, 169, 176
oppositio, tionis f. = Gegenüberstellung (z.B. des Daumens zu den übrigen Fingern) 205
oppressio, sionis f. = Niederdrückung, Beklemmung 205
ops, opis f. = Hilfe, Beistand 139
opsis f. = Sehen 76, 183, 184, 186, 188, 197, 198, 226
opson n. = gekochte Speise 70
optice, es f. = Optik 110
opticus, a, um = zum Sehen befähigt, das Sehen betreffend 245
optimus, a, um = der, die, das beste 59
Optometer, das = Meßgerät zur Bestimmung der Sehkraft 76, 188
opus, eris n. = Werk, Arbeit 142
ora, ae f. = Saum, Küste, Rand 106
oralis, e = zum Mund gehörig 235
orbicularis, e = kreisförmig, ringförmig 237
orbiculus, i m. = Scheibchen, kleiner Kreis 233
orbis, is m. = Rundung, Scheibe, Erdkreis 145
orbita, ae f. = Augenhöhle 106
orbitalis, e = zur Augenhöhle gehörig 235
Orchipexie, die = operatives Annähen des Hodens im Hodensack 190
orchis, ios f. = Hoden 77, 156, 190
Ordinalia = Ordnungszahlen (gr.) 82f.
Ordinalia = Ordnungszahlen (lat.) 80f.

ordinarius, a, um = ordentlich 238
ordinatio, tionis f. = ärztliche Verordnung 137
ordo, ordinis m. = Reihe, Ordnung 133
orexis, is bzw. eos f. = Appetit 70, 156
Organisation, die = Einrichtung
 1. äußerer und innerer Bau von Lebewesen
 2. selbsttätige Umwandlung von totem Körpergewebe in gefäßhaltiges Bindegewebe 151
organum, i n. = Werkzeug, Körperteil mit einheitlicher Funktion, Organ 117, 151, 174
orgas f. = strotzende Gegend, fruchtbarer Naturtrieb 70
orificium, i n. = Mündung, Öffnung, Einmündungsstelle an einem Hohlorgan 117
origo, ginis f. = Ursprung, Ursprungsstelle eines Muskels oder Nerven 135
ornis f. = Vogel 70, 180
Ornithin, das = Aminosäure, die im Organismus der Vögel eine besondere Rolle spielt 180
ornithosis, is f. = Viruskrankheit, die von Vögeln auf Menschen übertragen wird 250
ortho- = gerade, in gerader Richtung 73, 93, 183, 188
Orthodontie, die = Berichtigung angeborener Zahnanomalien 73, 183
Orthopädie, die = (ursprünglich die Erziehung zu einer geraden Körperhaltung); Lehre von Erkennung und Behandlung angeborener und erworbener Fehler der Haltungs- und Bewegungsorgane 186
Orthopnoe, die = höchste Atemnot, die den Patienten zwingt, „gerade", aufrecht zu sitzen 186
Orthotonus, der = verkrampfte Spannung, bei der der Rumpf gerade ausgestreckt ist 183
Orthozephalie, die = normale Kopfform 188
oryza, f. = Reis 70
ōs, ōris n. = Mund 42, 63, 77, 143, 148, 149, 170, 177
ŏs, ŏssis n. = Knochen, Bein 15, 19, 22, 42, 76, 143, 148, 149, 169, 175, 193, 196, 267
osme f. = Geruch 76, 188
Osmidrose, die = Absonderung stark riechenden Schweißes 192
Osmologie, die = Lehre vom Geruch 192
osmos m. = das Stoßen, Eindringen 70
osseus, a, um = knöchern 238
ossiculum, i n. = Knöchelchen 233
ossificans, antis = knochenbildend, verknöchernd 163
Ostealgie, die = Knochenschmerz 187
osteoarthritis, itidis f. = Knochen- und Gelenksentzündung 249
Osteoblast, der = Knochenbildungszelle 192
osteochondritis, itidis f. = Knochen- und Knorpelentzündung 249
Osteochondrolyse, die = Ablösung von Knochenknorpelstückchen im Gelenk 192

osteochondrosis, is f. = degenerative Erkrankung des Knochen- und Knorpelgewebes 250
Osteoid, das = knochenähnliches Gewebe 256
osteoides = knochenähnlich 244, 256
Osteoklast, der = Knochenfreßzelle 192
Osteologie, die = Lehre von den Knochen 16, 22
Osteomalazie, die = Knochenerweichung 74, 183
osteomyelitis, itidis f. = Entzündung des Knochenmarks 249
osteon n. = Knochen 76, 183, 187
Osteopathie, die = Knochenkrankheit 76, 187
osteoporosis, is f. = Schwund des festen Knochengewebes 250
ostium, i n. = Mündung, Eingang, Einmündungsstelle an einem Hohlorgan 21, 30, 117, 157
otalgia, ae f. = Ohrenschmerzen 177
oticus, a, um = zum Ohr gehörig 242, 255
Othämatom, das = traumatisch bedingter Bluterguß der Ohrmuschel 257
otitis, itidis f. = Ohrenentzündung 177, 249
otogen = von den Ohren ausgehend 192
Otorhinolaryngologie, die = Lehre von den Hals-, Nasen-, Ohrenkrankheiten 192
Oto(r)rhagie, die = Zerreißung der Ohren, Ohrblutung 77, 189
Otoskopie, die = Inspektion des Ohreninneren, Ohrenspiegelung 189
oule f. = Narbe 70
oulon, n. = Zahnfleisch 77, 189
oura f. = Schwanz 74, 184
ouron n. = Harn 79, 187, 191
ous, ōtŏ- n. = Ohr 77
ovalis, e = eiförmig 235
ovarialis, e = zum Eierstock gehörig 235
ovaricus, a, um = zum Eierstock gehörig 243
ovarium, i n. = Eierstock 77, 117, 120, 128, 157, 253
ovis, is f. = Schaf 145
Ovulationshemmer, der = Arzneimittel zur Unterdrückung der Reife eines bedfruchtungsfähigen Eies 255
ovulum, i n. = kleines Ei 21, 230, 255
ovum, i n. = Ei 76, 117, 177
oule f. = Narbe 70
Oxalat, das = Salz der im Sauerklee vorkommenden Kleesäure 180
oxalis f. = Sauerampfer, Kleesäure 70, 180
oxy- = spitz, scharf 74, 184
oxy- = s. oky- 73
Oxygenium = O_2, Sauerstoff 74, 226
Oxytocin s. Ocytocin
Oxyuren, die = Afterwürmer mit spitzem Schwanz 74, 184
oxyuriasis, is f. = Springwurmkrankheit 248
ozaena, ae f. = Stinknase 106
Ozon = O_3 (das Riechende) 71

P

pachy- = dick, feist, beleibt 74, 184, 188
Pachyakrie, die = krankhafte Verdickung der Körperspitzen 184
pachydermia, ae f. = krankhaft verdickte Haut 186, 192, 246
Pachyglossie, die = abnorme Dicke der Zunge 192
pachymeningitis, itidis f. (Pachymeningitis) = Entzündung der harten Hirn- und Rückenmarkshaut 76, 188, 249
Pachymeninx, die = derbe Hirn- bzw. Rückenmarkshaut 74, 76, 184
Pädagoge, der = Kindererzieher, Lehrer 181
paediater, tri m. = Kinderarzt 115
pagina, ae f. = Buchseite 106
paideia f. = Erziehung 71
pais, paid- m. = Kind, Knabe 71
Paläopathologie, die = Wissenschaft von den Krankheiten der alten Zeitepochen 73, 183
palaio- = alt, vor langer Zeit 73, 183
palatinus, a, um = zum Gaumen gehörig 239, 254
palatoglossus, a, um = im Gaumen-Zungenbereich liegend 31
palatum, i n. = obere Wölbung der Mundhöhle, Gaumen 19, 30, 118, 120, 128
Palliativoperation, die = operativer Eingriff, der das Grundleiden nicht beseitigt, aber Linderung der Beschwerden schafft 257
palliativus, a, um = die Beschwerden, nicht die Ursachen einer Krankheit bekämpfend 241
pallidus, a, um = bleich 85, 196
pallium, i n. = Mantel, Gehirnmantel 118
pallor, oris m. = Blässe, bleiche (Haut)-Farbe 131
palma, ae f. = flache Hand 106, 108
palmaris, e = zur Hohlhand gehörig 237, 253
palmatus, a, um = palmenartig, fächerförmig angeordnet 167, 170
Palmitinsäure, die = höhere Fettsäure 195
palpatio, tionis f. = Abtasten, Untersuchung durch Betasten 137
palpebra, ae f. = Augenlid 76, 106, 108, 119
palpebralis, e = zum Augenlid gehörig 235
palpitatio, tionis f. = Klopfen des Herzens 137, 148
paluster, tris, tre = zum Sumpf gehörig, sumpfig 160, 170
pampiniformis, e = rankenförmig 21, 241, 255
panaritium, i n. = Finger- oder Zeheneiterung 118, 266
panarteriitis, itidis f. = Entzündung aller drei Wandschichten einer Arterie 249
Panarthritis, die = Gelenkentzündung, die alle Gelenkteile einschließlich der umgebenden Gewebe umfaßt 194

pancreaticus, a, um = zur Bauchspeicheldrüse gehörend 242, 254
pancreatitis, itidis f. = Entzündung der Bauchspeicheldrüse 249
Pandemie, die = eine die gesamte Bevölkerung erfassende Seuche 84, 194
panis, is m. = Brot 145
Pankreas, das = die „gänzlich aus Fleisch" bestehende Bauchspeicheldrüse 84, 194
Panmyelophthise, die = völliger Schwund aller blutbildenden Zellen des Knochenmarks 195
panniculus, i m. = Läppchen, Fetzen 18, 233
pannus, i m. = Lappen 113
panplegia, ae f. = völlige Lähmung des Körpers 247
pantothen = von überall her, ubiquitär 84, 194
Pantothensäure, die = Säure, die einen ubiquitären Wachstumsfaktor darstellt 84, 194
papaver, eris n. = Mohn 141, 149
Papaverin, das = Alkaloid der Mohnkapseln 149
papilla, ae f. = kleine Warze
  1. warzenförmige Erhebung an Organen
  2. Brustwarze, Zitze 232, 253, 255
papillaris, e = warzenartig 237
Papillennekrose, die = degenerative Erkrankung der Nierenpapillen 255
papilloma, matis n. = gutartige Hautgeschwulst 252
papula, ae f. = Bläschen, Hautknötchen, Papel 229
papulosus, a, um = mit Papelbildung einhergehend 240, 255
papyrus, i f. = Papyrusstaude 123
par, paris = gleich, entsprechend 161
para(-) = neben-, durch-, gegen- 89, 93, 226
paracentesis, is f. = Durchstechen (des Trommelfelles bei Mittelohrentzündung) 89, 212
paracentralis, e = neben den Zentralwindungen des Gehirns liegend 263
paracolicus, a, um = neben dem Kolon gelegen 263
paradoxus, a, um = wider Erwarten, unglaublich 212
paraesthesia, ae f. (Parästhesie) = abnorme krankhafte Körperempfindung, Mißempfindung 212, 228
parakinesis, is f. = Störung der Muskelkoordination mit unregelmäßigen Bewegungen 212
paralgesis, is f. = Störung der Schmerzempfindung 212
paralysis is f. = Auflösung, Erschlaffung, vollständige periphere oder zentrale Lähmung der motorischen Nerven 212, 224
paralyticus, a, um = gelähmt 263, 266
paramastoideus, a, um = neben dem Warzenfortsatz des Schläfenbeins liegend 263
parametritis, itidis f. = Entzündung des Beckenzellgewebes neben, in der Umgebung der Gebärmutter 266

parametrium, i n. (Parametrium) = neben dem Uterus liegendes Bindegewebe 212, 227
paranephriticus, a, um (paranephritisch) = neben der Niere, im Bereich der Nierenkapsel gelegen 263, 268
paranoia, ae f. = Verrücktheit, Wahn-(Krankheit) 212
paraphimosis, is f. = Einklemmung der verengten Vorhaut in der Eichelkranzfurche 259
paraplegia, ae f. = Lähmung beider (Arme oder) Beine 212
paraportalis, e = an der Leber vorbei, unter Umgehung der Leber 263
paraproctitis, itidis f. = Entzündung des neben dem Mastdarm gelegenen Bindegewebes 259
Paraprotein, das = entartetes Eiweiß 89
pararectalis, e = neben dem M. rectus gelegen 269
Pararektalschnitt, der = Bauchdeckenschnitt seitlich des geraden Bauchmuskels 269
parasitus, i m. = „Mitesser", Schmarotzer 212
Parasympathikus, der = trophotroper Teil des vegetativen Nervensystems 100
Parasympathikolytika, die = den Parasympathikus hemmende Stoffe 100
Parasympathikomimetika, die = den Parasympathikus fördernde Stoffe 100
parasympathisches System, das = dem Sympathikus entgegenwirkendes autonomes Nervensystem 227
paraterminalis, e = neben dem Ende gelegen 263
parathyreoideus, a, um = neben der Schilddrüse gelegen 263, 266
paratus, a, um = bereitet 167, 179
Paratyphus, der = Infektionskrankheit des Darms mit typhusähnlichem Verlauf 226
paravertebralis, e = neben der Wirbelsäule gelegen 89
parenchyma, matis n. (Parenchym) = Dazwischengegossenes, spezifisches Organgewebe 15, 212
parenchymatosus, a, um = reich an Parenchym 263
parens, ntis m. = Erzeuger, Vater
parens, ntis f. = Erzeugerin, Mutter
Plural: parentes, t(i)um m. = Eltern 46, 146, 172
parenterale Ernährung, die = Ernährung unter Umgehung des Magen-Darmkanals 268
parenteralis, e = neben dem Darm, unter Umgehung des Darms 263, 268
parere = gebären 176, 178
paresis, is f. (Parese) = Erschlaffung, unvollständige periphere oder zentrale Lähmung der motorischen Nerven 212
paries, etis m. = Wand, Seite 22, 41, 43, 134
parietalis, e = 1. seitlich
  2. zum Scheitelbein gehörig 235

parodontium, i n. = neben dem Zahn gelegenes Gewebe, Zahnhalteapparat 212
parodontosis, is f. = chronischer, nicht entzündlicher Krankheitsprozeß mit Lockerung der Zähne 259
paronychia, ae f. = Entzündung neben dem Nagel, am Nagelfalz 259
parotis, idis f. = Ohrspeicheldrüse 139
parotitis, itidis f. = Entzündung der Ohrspeicheldrüse 155
paroxysmalis, e = anfallsweise 263
pars, partis f. = Teil, Abschnitt eines zusammengesetzten Organs 45, 62, 64, 100, 147, 266
Parthenogenese, die = Fortpflanzung durch unbefruchtete Keimzellen („Jungfernzeugung") 181
parthenos f. = Jungfrau 71
partialis, e = teilweise, nicht vollständig 235
particeps, cipis = teilnehmend, beteiligt 53, 161
particula, ae f. (Partikel) = Teilchen, kleines Stückchen 233, 257
partim = teils 66
parturiens, ientis = im Gebären begriffen, kreißend 164, 169
partus, us m. = Geburt 55, 61, 64, 173, 174, 176, 177
parulis, idis f. = Zahnfleischabszeß 212
parvus, a, um = klein 59, 126, 174
pas, pasa, pan = ganz, gesamt, jeder, Plur.: alle 84, 194
passio, sionis f. = Leiden 138
passivus, a, um = untätig, unselbständig 241
pasta, ae f. = Paste 106
Pasteurella, ae f. = Gattung unbeweglicher elliptischer Bakterien 94
pastillus, i m. (Pastille) = Arzneiplätzchen 232, 257
patella, ae f. = kleine Schüssel, Kniescheibe 19, 94, 231
patellaris, e = zur Kniescheibe gehörig 237
Patellarsehnenreflex, der = reflektorische Streckbewegung des entspannt gebeugten Unterschenkels bei leichtem Schlag gegen die „Kniescheibensehne" 257
pater, patris m. = Vater 41, 42, 132
patera, ae f. = Schale 94, 106
paternus, a, um = zum Vater gehörig 126
-pathia = -leiden 256
pathogen = Krankheit hervorrufend, krankheitserregend 182
Pathogenese, die = Krankheitsentstehung 25
Pathologie, die = Lehre von den krankhaften Lebensvorgängen 25, 75
pathos n. = Leiden, Krankheit 71, 183, 185, 186, 187, 189, 190, 191
patientia, ae f. = Geduld 106
paucus, a, um = wenig 126
pauper, peris = arm, unbemittelt 53, 161, 162

Pauperismus, der = Verarmung und Verelendung der Massen 162
pausa, ae f. = Pause 106
pausis f. = das Aufhören, Pause 71
pavor, oris m. = Angst, Schrecken 131, 148
pax, pacis f. = Friede 139
pecten, pectinis m. = Kamm, Grat (des oberen Schambeinastes) 41, 42, 133
pectinatus, a, um = kammförmig, leistenähnlich 167, 169
pectineus, a, um = zum Schambein gehörig 238
pectoralis, e = zur Brust gehörig 235
pectus, oris n. = Brust, Brustkorb 19, 77, 142, 148, 169
pecunia, ae f. = Geld 106
pedesis, eos f. = Schreiten, Springen 156
pediculatus, a, um = gestielt, mit einem kleinen Fuß versehen 167
pediculus, i m. = Laus 233
pedunculus, i m. = kleiner Fuß, Stiel, stielartige Basis eines Organs 233, 253
peina f. = Hunger 71
peior, ius = der, die, das schlechtere 59
pella, ae f. = Fell, Haut 71, 76, 187, 197
Pellagra, die = Krankheitsbefall der Haut, Vitaminmangelkrankheit 76, 187
pellicula, ae f. = Fellchen, Plasmahäutchen der Einzeller 233
pellucidus, a, um = durchscheinend 88, 205
pelos m. = Schlamm, Moor 71
pelvinus, a, um = zum Becken gehörig 239
pelvis, pelvis f. = Becken
  1. beckenförmiges Organ
  2. knöchernes Becken 20, 77, 144, 148, 175, 223
pemphigus, i m. = Hauch, Hautblase, Blasensucht der Haut und Schleimhäute, Pemphigus 113
pendulans, antis = herabhängend, pendelnd 163, 170
penetrans, antis = durchdringend, durchschlagend, penetrant 163
penia f. = Mangel 71, 181
penicillium, i n. = Pinselschimmel 232
penicillum, i n. = Pinsel 232
penicillus, i m. = kleines Pinselchen, Pinselarterien der Milz 232
penis, is m. = Schwanz, männliches Glied 77, 145, 148
Penizillin, das = Stoffwechselprodukt verschiedener Pinselschimmel-Arten (Antibiotikum) 257
penna, ae f. = Feder, Flügel 106
pennatus, a, um = gefiedert, federförmig 167
Pentalogie, die = Syndrom aus 5 Symptomen bestehend 194
Pentan, das = gesättigter Kohlenwasserstoff mit 5 C-Atomen 195
Pentapeptid, das = Peptid, das aus 5 Aminosäuren besteht 195

Pentose, die = Monosaccharid mit 5 C-Atomen 195
pepsis f. = Kochung, Verdauung 71, 156, 158
pepticus, a, um = zur Verdauung gehörig 245
per(-) = durch(-) 61, 87, 91, 177, 205, 220, 225
peracutus, a, um = überaus heftig 220
perceptio, tionis f. = Wahrnehmung, Empfindung 205
perceptus, a, um = empfangen, wahrgenommen 168
percussio, sionis f. = Durchschlagen, Durchklopfen 205
peregrinus, a, um = fremd 127
perfectus, a, um = vollendet, abgeschlossen, vollkommen 168
perforans, antis = durchlöchernd, durchbohrend 53, 163, 169
perforare = durchbohren 53, 54
perforatio, tionis f. = Durchbohrung, Durchbruch 87, 205
perforatus, a, um = durchbohrt 54, 167
perfusio, sionis f. = Durchleiten einer Flüssigkeit durch ein Organ 205
peri(-) = um, herum 89, 213, 226
perianalis, e = das Gebiet um den Anus betreffend 263
periapicalis, e = in der Umgebung der Wurzelspitze eines Zahnes liegend 263
periarteriitis, itidis f. = Entzündung der äußeren Wandschicht einer Arterie 259
periarthritis, itidis f. = Entzündung der Gelenkumgebung 259, 267
pericardiacus, a, um = zum Herzbeutel gehörend 263
pericarditis, itidis f. = Herzbeutelentzündung 259, 267
pericardium, i n. (Perikard) = Herzbeutel 213, 228
perichondrium, i n. = den Knorpel umgebendes Bindegewebe, bindegewebige Knorpelhülle 213
pericranium, i n. = äußere Haut des Schädelknochens 213
periglandularis, e = in der Umgebung einer Drüse gelegen 263
Perikard, das = Herzbeutel 228
Perikardektomie, die = operative Entfernung des Herzbeutels 226
perilympha, ae f. = Flüssigkeit zwischen häutigem und knöchernem Ohrlabyrinth 213
perilymphaticus, a, um = mit Perilymphe gefüllt 263
perimetritis, itidis f. = Entzündung des Bauchfellüberzuges der Gebärmutter 259
perimetrium, i n. = Bauchfellüberzug der Gebärmutter 213
perinatalis, e = um den Zeitpunkt der Geburt 263

perinealis, e = zum Damm gehörig 235, 255
perinephritisch (perinephriticus, a, um) = um die Niere herum gelegen 89
perineum, i n. = Damm 118
perineurium, i n. = die Nervenfasern umgebendes Bindegewebe 213
periodontitis, itidis f. = Entzündung der Zahnwurzelhaut 259
periodontosis, is f. = degenerative Erkrankung des Zahnhalteapparates 259
Periodontium, das = um den Zahn herum gelegene Befestigungsfasern des Halteapparates 227
periodus i f. (Periode) = Umlauf
1. Zeitraum
2. Monatsblutung 213
Periorbita, die = Knochenhaut, welche die Augenhöhle auskleidet 228
periorchium, i n. = Hodenhülle 213
periosteum, i n. (Periost) = „Beinhaut", Knochenhaut 213, 224, 227, 255
periostitis, itidis f. = Entzündung der Knochenhaut 259, 267
peripheria, ae f. = Umkreis, Umgebung 213
peritendineum, i n. = die Sehnen umgebendes Bindegewebe 213, 228
peritonaeum, i n. = Bauchfell 213
peritonealis, e = zum Bauchfell gehörig 263
peritonitis, itidis f. = Bauchfellentzündung 259
peritonsillaris, e = um die Mandeln herum gelegen 263, 265
peritus, a, um = erfahren 39, 127
perityphlitis, itidis f. = Entzündung des Bauchfellüberzuges von Blinddarm und Wurmfortsatz bei Appendizitis 259
perivascularis, e = in der Umgebung eines Gefäßes gelegen 263
perliquidus, a, um = sehr flüssig, dünnflüssig 91, 220
permagnus, a, um = übermäßig groß 220
permanens, entis = dauernd, bleibend, fortdauernd 164, 170
permeabilis, e = durchgängig 263
pernasalis, e = durch die Nase 263
pernicies, ei f. = Verderben, Untergang 175
perniciosus, a, um = bösartig, verderblich 224, 240
pernio, ionis f. = Frostbeule 133
perone, es f. = Wadenbein 35, 97, 110
peroneus, a, um = zum Wadenbein gehörig 97, 243, 255, 267
peroralis, e (peroral) = durch den Mund 263, 268
perpendicularis, e = senkrecht 263
perpetuus, a, um = andauernd, fortwährend 205
perseveratio, tionis f. = Verharren, Verweilen (z.B. bei einer bestimmten Handlung) 205
persistens, entis = aushaltend, fortbestehend, dauernd, persistent 165, 225

persistentia, ae f. (Persistenz) = Verharren, Fortbestehen 205, 225
persona, ae f. = Person 106
perspiratio, tionis f. = „Durch"atmung, Hautatmung 205
pertrochantericus, a, um (pertrochantär) = durch den Trochanter hindurchgehend 267
pertussis, is f. = starker Husten, Keuchhusten 220
perversio, sionis f. = Umkehrung, Verkehrung des Empfindens 205
pes, pedis m. = Fuß, fußartiges Gebilde, Ansatzstelle eines Organs 41, 43, 61, 78, 134, 148, 150, 169, 193, 254
pessimus, a, um = der, die, das schlechteste 176
pestilentia, ae f. = Seuche 106
pestis, is f. = ansteckende Krankheit, Seuche, Pest 145
petiolus, i m. = Füßchen, Stiel 231
petra, ae f. = Fels, Stein 106
petrificans, antis = steinbildend, Kalk ablagernd 163
petrosus, a, um = felsig, felsenreich, zum Felsenbein gehörig 240, 255
pexis, eos f. = Befestigung, Anheftung, operative Annähung 156, 158, 190
phaenomenon, i n. = Erscheinung, Phänomen 124
Phaeochromozytom, das = Nebennierengeschwulst, die bei Einlegen in Chromlösung dunkelbraune Färbung annimmt 85, 197
Phaeoderm, das = Braunfärbung der Hornhaut der Haut 85, 197
phagesis f. = Essen, Fressen 71
phagia f. = Essen, Fressen 71, 180, 182, 183, 191, 194
Phagozyt, der = Freßzelle 192
phaio- = braun 85, 197
phakos m. = Linse 77, 189
Phakozele, die = Linsenvorfall 77, 189
phalangeus, a, um = zu einem Finger- oder Zehenglied gehörig 243
phalanx, gis c. = Schlachtreihe, Glied (Gelenk bis Gelenk) an Händen und Füßen 32, 152, 157
phallus, i m. (phallos) = männliches Glied 77, 113, 190
phanero- = offenbar, sichtbar 74, 183
Phaneroskopie, die = Sichtbarmachung von Hautveränderungen unter der Lupe mit gebündeltem Licht 74, 183
phantasma, matis n. = Gespenst, optische Sinnestäuschung 154
phantoma, matis n. = 1. Trugbild
2. nachgebildeter Körperteil zu Unterrichtszwecken 154
pharmacia, ae f. = Pharmazie 35, 109
pharmacon, i n. = Arzneimittel 124, 125

Pharmakotherapie, die = medikamentöse Behandlung der Krankheiten 125
pharyngeus, a, um = zum Schlund gehörig 97, 243, 254
pharyngicus, a, um = zum Schlund gehörig 242
pharyngitis, itidis f. = Rachenentzündung 155, 157
Pharyngozele, die = bruchsackförmige Ausstülpung an der hinteren Rachenwand 181
pharynx, gis c. = Rachen 97, 152, 157, 158
phasis f. = das Sprechen, Rede, Entwicklungsabschnitt 71, 179
philia f. = Liebe, Freundschaft 71
philo- = lieb, freundlich 74, 183, 185
philtrum, i n. = Grübchen in der Oberlippe 118
phimos m. = das Versperrte, Verschlossene, Verengte 71
phimosis, is f. = Verengerung der Vorhaut 250
phlebitis, itidis f. = Venenentzündung 190, 249
Phlebolith, der = Venenstein 188
Phlebologie, die = Lehre von den Venen und ihren Erkrankungen 76, 188
phlebs f. = Ader, Vene 76, 188, 190
phlegma, matis n. = 1. Flamme, Hitze
2. kalter und zähflüssiger Körperschleim, Schwerfälligkeit, Gleichgültigkeit 154
phlegmone, es f. = eitrige Entzündung des Zellgewebes, Phlegmone 110
phlegmonosus, a, um (phlegmonös) = mit eitriger Entzündung einhergehend 240, 256, 265
phlogisticus, a, um = entzündlich 245
phlogmos m. = das Brennen, Entzündung 71
phloios m. = Rinde 71, 180
Phlorrhizin, das = Glykosid aus der Wurzelrinde von Obstbäumen 180
phlox f. = das Brennen, Entzündung 71
phob(ero)- = scheu, furchtsam 74, 185
phobos m. = Furcht 71, 183
phoce, es f. = Robbe 110, 187
Phokomelie, die = Robbengliedrigkeit 76, 187
phone f. = Stimme 71, 180, 184
Phonetik, die = Lehre von der Laut- bzw. Stimmbildung 180
Phonographie, die = Aufzeichnungen akustischer Schwingungen der Stimme 181
phoresis, eos f. = Tragen, Transport z.B. von elektrisch geladenen Teilchen auf einem Trägermaterial 71, 156
phoria f. = das Tragen 71
phos, photo- n. = Licht 71
Photophobie, die = Lichtscheu 181
phragmos m. = das Einschließen 71
phrasis f. = Ausdruck, Rede 71
phren f. = 1. Zwerchfell
2. Geist, Sinn, Gemüt 78
phrenicus, a, um = zum Zwerchfell gehörend 242
Phrenopathie, die = Geisteskrankheit 78

phteir m. = Laus 71
phthisis, is bzw. eos f. = Auszehrung, Schwindsucht, allgemeiner Verfall des Körpers 156, 157
phthongos m. = Laut, Stimme 71
phycos, i n. = Alge 124
phylake f. = Wache 71
phylax m. = Wächter 71
phylaxis f. = Bewachung, Beobachtung 226
phyllon, i n. = Blatt 124, 197
phylon n. = Stamm, Volksstamm, latin. phylum, i n. 71, 118
phyma, matis n. = Gewächs, Geschwulst, Auswuchs, knollige Verdickung 154
physema n. = das Aufgeblasene, Luftansammlung 71, 154
physis, is bzw. eos f. = Wachstum, Natur 71, 156
phytogen = durch Pflanzen hervorgerufen 182
phyton n. = Pflanze, Gewächs 71, 186
pia mater = weiche Hirnhaut 18, 76, 188
piger, gra, grum = faul 129
pigmentosus, a, um = Pigment enthaltend 240
pigmentum, i n. = Farbe, Farbstoff, Körperfarbstoff 118, 120
Pikrinsäure, die = den Namen verdankt diese Säure dem bitteren Geschmack 74, 184
pikro- = herb, bitter 74, 184
pila, ae f. = Ball, Kugel 106, 120
pilula, ae f. = Bällchen, Pille 229
pilus, i m. = einzelnes Körperhaar 113, 119, 120, 122, 170, 224
pinea, ae f. = Fichtenkern, Tannenzapfen, Zirbel 106
pinealis, e = zur Zirbeldrüse gehörig 236
pinguis, e = fett, feist, dick 160
pinus, us f. oder: i f. = Fichte, Kiefer, Pinie 55, 123
piper, eris n. = Pfeffer 141, 149
Piperin, das = Alkaloid des Pfeffers 149
piriformis, e = birnenförmig 21, 241
pirus, i f. = Birnbaum 123
piscis, is m. = Fisch 145
pisiformis, e = erbsenförmig 241
pituita, ae f. = Schleim 79, 106
pituitarius, a, um = schleimig, zur Hypophyse gehörig 238
pityriasis, is f. = Hautkrankheit mit Bildung kleieförmiger Schuppen 248
pityroides = kleieförmig 244
pityron n. = Kleie 71
pius, a, um = fromm 127
pix, picis f. = Pech, Teer 140
placenta, ae f. = Mutterkuchen, Nachgeburt 20, 106, 170, 223
placentaris, e = den Mutterkuchen betreffend 237
plagio- = schief, schräg 73, 183
Plagiozephalie, die = Schiefköpfigkeit 73, 183
plankton n. = das Schwebende 71

planta, ae f. = Pflanze, Fußsohle 106
plantaris, e = zur Fußsohle gehörig 237, 266
plantatio, tionis f. = Pflanzen, Verpflanzen 137
planum i n. = 1. anat. Ebene, Fläche, Oberfläche 2. geburtshilfl. die Durchtrittsebene des kindlichen Kopfes 118
planus, a, um = platt, eben, flach 127, 128
plasis, eos f. = Bildung, Formung, Gestaltung 71, 156
plasma, matis n. = Geformtes, Gebildetes
  1. Zellplasma
  2. Blutplasma, flüssiger Teil des Blutes 154, 157, 180, 183, 185, 187, 226, 256, 267
plasmodium, i n. = Gattung von Einzellern, Krankheitserreger 118, 161
Plasmozytom, das = Geschwulst der Plasmazellen des Knochenmarks 256
plasticus, a, um = verformbar, verschieblich 245
plastike f. = Bildnerkunst, operative Formung, Wiederherstellung, latin. plastice, es f. 110, 185, 188, 189
platy- = flach 73, 182, 183
Platymorphie, die = Abflachung der Form, spez. des Augapfels bei Weitsichtigkeit 186
platysma, matis n. = Platte, platter Hautmuskel des Halses 16, 154, 183
Platyzephalus, der = Flachkopf 73, 182
plax f. = Platte, Fläche 71
plebs, plebis f. = Volk, Masse 139
plege f. = Schlag 71, 183, 188, 189, 194, 225
pleio- = mehr 84, 194
Pleiochromer Ikterus, der = Gelbsucht infolge vermehrter Sekretion von (Gallen)Farbstoff 84, 194
plenus, a, um = voll, angehäuft 127, 174
Pleomorphismus, der = Mehrgestaltigkeit, Vielgestaltigkeit 84, 194
plesio- = nahe 74, 185
Plesiopie, die = Nahsichtigkeit 74, 185
Plethora, die = Überfülle des Körpers oder einzelner Teile an Blut 183
plethy- = voll 73, 183
Plethysmographie, die = Aufzeichnung von Umfangveränderungen z.B. an Organen 73, 183
plethysmos m. = Vermehrung, Vergrößerung 71
pleura, ae f. = Brustfell, Rippenfell 106, 109, 120, 150
pleuralis, e = zum Brustfell gehörig 236
Pleurapunktion, die = Eingriff zur Flüssigkeitsentnahme aus dem Rippenfellraum 150
Pleuraschwarte, die = bindegewebige Verdickung des Brustfells mit Verwachsung beider Brustfellblätter 109
pleuritis, itidis f. (Pleuritis) = Rippenfell-, Brustfellentzündung 97, 155, 157, 177, 249, 267, 268
plexis f. = Schlag 71
plexus, a, um = geflochten 168

plexus, us m. = Geflecht, netzartige Verknüpfung von Nervenzellen und Blutgefäßen 173, 174, 255, 267

Plexuslähmung, die = Lähmungserscheinung bes. an den Extremitäten bei Verletzung des zugehörigen Nervengeflechts 174

plica, ae f. = Falte 106, 170

plicatus, a, um = gefaltet 167, 170

plumbum, i n. = Blei 118

plures = mehrere 59, 176

plurimi, ae, a = die meisten 59

plurimum = das meiste, am meisten 59

Pluripara, die = Mehrgebärende 176

plus = mehr 59

pluvia, ae f. = Regen 106

pneuma n. = Luft, Gas, Atem, Atmen 26, 71, 154, 159

Pneumatisation, die = Ausbildung lufthaltiger Zellen oder Gewebshohlräume vor allem im Mastoid- und Temporalknochen 159

Pneumatozele, die = krankhafte Ansammlung von Luft in Geweben 181

Pneumokokken, die = grampositive Diplokokken, z.B. Erreger der Lungenentzündung 192

Pneumolyse, die = operative Lösung der Lunge von der Brustwand 77, 189

pneumon m. = Lunge 77, 189

pneumonia, ae f. = Lungenentzündung 170, 177, 246, 253, 255, 267

Pneumopathie, die = allgemeine Bezeichnung für Lungenerkrankungen 192

Pneumoperikard, das = Luftansammlung im Herzbeutel 4

Pneumopexie, die = operative Anheftung der Lunge an das Rippenfell 158

Pneumothorax, der = Luftansammlung im Pleuraraum nach Verletzungen im Bereich des Brustkorbes oder künstlicher Einblasung 26, 159

Pneumotomie, die = operativer Einschnitt in das Lungengewebe 158

Pneumozephalus, der = künstlich hervorgerufene Luftansammlung in den Hirnkammern zum Zwecke röntgenologischer Untersuchung 192

pneusis f. = Luft, Hauch, Atem, Atmen 71

pnoe f. = Atmung, Atmen 71, 182

Podagra, die = Fußgicht 191

Podalgie, die = Fußschmerz 78, 191

poeta, ae m. = Dichter 108

poiesis, eos f. = Hervorbringung, Entstehung, Entwicklung 157, 227

poikilo- = bunt, mannigfach 75, 186

Poikilodermie, die = Bezeichnung für Hautkrankheiten mit mannigfaltiger Fleckung 186

Poikilothermie, die = (bunte, wechselnde Wärme), Inkonstanz der Körpertemperatur durch mangelhafte Wärmeregulation 186

Poikilozytose, die = Auftreten von mannigfaltig geformten Blutzellen 75, 186

polio- = schwärzlich, schwarzblau 85, 197

Polioenzephalitis, die = Entzündung der grauen Hirnsubstanz 85, 197

poliomyelitis, itidis f. (Poliomyelitis) = Entzündung der grauen Rückenmarkssubstanz, Kinderlähmung 85, 197, 249

Pollakisurie, die = häufige Harnentleerungen 84

pollen, inis n. = Mehlstaub, Blütenstaub 144

pollex, icis m. = Daumen 65, 134, 148, 149, 161, 169

pollutio, tionis f. = unwillkürlicher Samenerguß während des Schlafes 137

polus, i m. = Drehpunkt, Pol, Gipfelpunkt eines Organs 113, 120

poly- = viel 83, 194

Polyarthritis, die = gleichzeitig an mehreren Gelenken auftretende Gelenkentzündung 194

Polychromasie, die = Gewebseigenschaft, sich mit verschiedenen Farbstoffen färben zu lassen 195

polydaktylia, ae f. (Polydaktylie) = Überzahl von Fingern bzw. Zehen 98

Polygalaktie, die = übermäßige Milchabsonderung während der Stillzeit 195

Polymastie, die = Ausbildung überzähliger Brustdrüsen 195

polymyositis, itidis f. = Entzündung mehrerer Muskeln 249

Polyopie, die = Sehstörung, bei der ein Gegenstand mehrfach erscheint 195

Polypeptide, die = Peptide, die aus 10 – 100 Aminosäuren bestehen 195

Polyphagie, die = krankhaft gesteigerter Appetit, Vielgefräßigkeit 83, 194

Polypragmasie, die = Behandlung von Krankheiten mit vielen verschiedenen Methoden und Mitteln 194

Polyurie, die = Entleerung einer großen Harnmenge 84

pompholyx f. = Blase 71

pondus, eris n. = Gewicht, Pfund 142

pons, pontis m. = Brücke, anat. Struktur zwischen verlängertem Rücken und Mittelhirn 148, 177

poples, itis m. = Kniekehle, Kniebeuge 134

popliteus, a, um = zur Kniekehle gehörig 243, 254

populus, i m = Volk 113

porcus, i m = Schwein 113

porphyr(eo)- = purpurrot 85, 197

Porphyrin, das = purpurfarbene Verbindung z.B. im Blutfarbstoff 85, 197

Porphyrinurie, die = Ausscheidung von Porphyrinen im Harn 198

Porphyrmilz, die = Milz von porphyrähnlichem Aussehen 198

Porphyropsin, das = Purpurfarbstoff der Augennetzhaut 85, 197

porta, ae f. = Tür, Pforte 106, 108
portalis, e = die Leberpforte betreffend 236
portio, tionis f. = Anteil, Teil eines Organs 137
porus, i m. = Öffnung, Weg, Durchgang 113
positio, tionis f. = Lage 137, 225
positivus, a, um = bejahend, für das Bestehen einer Krankheit sprechend 241
post(-) = nach(-) 62, 65, 88, 177
postapoplecticus, a, um = nach einem Schlaganfall auftretend 263, 268
postcenalis, e = nach einer Mahlzeit auftretend 263
postcentralis, e = hinter den Zentralwindungen des Gehirns liegend 263
postea = später 66
posterior, ius = der, die, das hintere 65, 178
posterolateralis, e = hinten und seitlich gelegen 236
posthion n. = Vorhaut 77, 190
Posthitis, die = Entzündung der Vorhaut 77, 190
postmortalis, e (postmortal) = nach dem Tod auftretend 263, 269
postnatalis, e = nach einer Geburt (auf das Kind bezogen) 88, 263
postoperativus, a, um = nach einer Operation auftretend 263
postpartalis, e = nach einer Geburt (auf die Mutter bezogen) 263
postremus, a, um = der hinterste, letzte 65
posttraumaticus, a, um = nach einer Verletzung entstanden 263, 267
postvaccinalis, e (postvakzinal) = nach einer Schutzimpfung auftretend 268
potator, toris m. = Trinker 41, 42, 131
potens, entis = einer Sache mächtig, vermögend, beischlafs- und zeugungsfähig 160
potentia, ae f. = Macht, Fähigkeit 106
potio, tionis f. = Trank, Getränk 137
potus, us m. = Getränk 173
pous, pod- m. = Fuß 78, 191
prae(-) = vor(-) 63, 65, 88, 225
prae(-) = vor(-) 63, 65, 88, 225, 228
praeceptio, tionis f. = Vorschrift 206
praecipitatus, a, um = jählings herabgestürzt, niedergeschlagen, ausgefallen 167, 171, 174
praecordia, ium n. = Bezirk vor dem Herzen, Herzgrube 88, 206
praecox, ocis = vorzeitig, frühzeitig, zu früh auftretend 160, 161, 175, 224
Prädisposition, die = Anfälligkeit für bestimmte Krankheiten 225
prae-eclampsia, ae f. = drohende Eklampsie 259
praeformatio, tionis f. (Präformation) = Vorherbildung, Vorformung 206, 228
praeganglionaris, e (präganglionär) = vor dem Ganglion liegend 267

Präkanzerose, die = krankhafter Zustand, der einer Krebsbildung vorangeht 228, 268
Präklimakterium, das = die Zeit unmittelbar vor dem Klimakterium der Frau 227
Präkoma, das = Vorstadium tiefer Bewußtlosigkeit 228
Präkordialangst, die = Angst in der vor dem Herzen befindlichen Gegend auf Grund einer Stenokardie 269
praeliminaris, e = vorhergehend, einleitend 263
praematuritas, tatis f. = Frühreife, vorzeitige Geschlechtsreife 206
praematurus, a, um = vorzeitig, verfrüht auftretend 206
praemedicatio, tionis f. (Prämedikation) = vorbereitende Behandlung mit Medikamenten 206, 227
praemenstrum, i n. = Vorstadium der Menstruation 206, 228
praemolaris, e = vor den Mahlzähnen gelegen 263
praemortalis, e = dem Tode vorangehend 263
praeoperativus, a, um = vor einer Operation 263
praepatellaris, e = vor der Kniescheibe gelegen 263, 267
praeperitonealis, e = vor dem Bauchfell gelegen 263, 267
praepuberalis, e = vor der Pubertät 263
praeputialis, e = zur Vorhaut gehörig, an der Vorhaut gelegen 263, 267
praeputium, i n. = Vorhaut, verschiebliche Hautfalte 77, 206, 223, 224
praepyloricus, a, um = vor dem Magenpförtner gelegen 263
praesacralis, e = vor dem Kreuzbein gelegen 264
praesclerosis, is f. = Vorstadium der Arteriosklerose 259
praescriptio, tionis f. = Vorschrift 206
praesenium, i n. = Zeitraum vor Beginn des Greisenalters 206, 228
praesens, entis = gegenwärtig, gegenwartsnah 160, 174
praeservativus, a, um = vorbeugend, verhütend 264
Prästase, die = der Blutstillung vorangehende Stase, in der die Blutströmung sich stark verlangsamt 228
praeter(-) = über(-), außer(-), vorbei, wider(-) 62, 88
praeternaturalis, e = außernatürlich, künstlich 88, 264, 265
praevius, a, um = vorausgehend, vor dem Weg liegend, versperrend 206, 223
Präzipitat, das = Niederschlag. Produkt einer Ausfällung oder Ausflockung z.B. von Eiweißkörpern 171
praxis, is bzw. eos f. = Tätigkeit, Handlungsweise, Verfahren, Geschäft, Tätigkeitsraum eines Arztes 157, 194

presby- = alt an Jahren 73, 183, 188
Presbyakusis, die = Altersschwerhörigkeit 188
presbyopia, ae f. (Presbyopie) = Alters-, Weitsichtigkeit 73, 183, 246
Priapismus, der = krankhaft anhaltende und schmerzhafte Erektion des männlichen Gliedes 121
Priapus, i m. = 1. antiker Fruchtbarkeitsgott 2. männl. Glied 113, 121
Primaten, die = die Ersten und Vornehmsten, „Herrentiere", höchststehende Ordnung der Säugetiere 178
Primipara, die = Erstgebärende 178, 194
primitivus, a, um = anfänglich, urtümlich 241
Primordialfollikel, der = ursprüngliche Form der Eizelle im Eierstock 257
primordialis, e = ursprünglich, die Anfänge der Embryonalentwicklung betreffend 236
primus, a, um = der, die, das erste 61, 65, 177, 178
princeps, cipis m. = der Erste, Führer 133
princeps, cipis = erst, wichtig, hauptsächlich 53, 161
prior, ius = der frühere, der erstere 65, 177, 178
Priorität, die = 1. Vorrecht, Vorrang, Vorzug 2. zeitliches Vorhergehen 178
prisma, matis n. = dreiseitige Säule 1. durchsichtiger Körper der Optik 2. prismaförmiges Gebilde, z.B. Zahnschmelz 154
privare = berauben 91
privus, a, um = für sich bestehend, einzeln, beraubt 127
pro(-) = vor(-), je, für 63, 88, 89, 177, 213, 226, 228
Proakzelerin, das = Vorstufe des Akzelerins 228
probatus, a, um = geprüft, gebilligt 167
procerus, a, um = lang, dünn, schlank 206
processus, us m. = 1. Vorsprung, Fortsatz z.B. eines Knochens 2. Vorrücken, Fortschreiten einer Krankheit 206, 255
prodromalis, e = der eigentlichen Krankheit vorausgehend 264
Prodromalstadium, das = der Zeitraum, in dem Symptome auftreten, die der eigentlichen Krankheit vorausgehen 269
prodromus, i m. = Vorbote, Vorläufer 213
productivus, a, um = hervorbringend, neu bildend 264
Proenzym, das = Vorstufe eines Enzyms 228
profluens, entis = (hervor)fließend 165
profundus, a, um = tief, tiefliegend 17, 204, 266
profusus, a, um = überreichlich, übermäßig 168, 206
progenesis, is f. = vorzeitige Geschlechtsentwicklung 213
progenia, ae f. = Vorstehen des Unterkiefers 213

progeria, ae f. = vorzeitige Vergreisung 259
prognathia, ae f. = Vorstehen des Oberkiefers 213
prognosis, is f. = Vorherwissen, ärztliche Vorhersage z.B. über den Krankheitsausgang 62, 176, 177, 213, 224
prognosticus, a, um = die Vorhersage, die Prognose betreffend 264
progrediens, ientis = fortschreitend 206
progressivus, a, um = fortschreitend, sich verschlimmernd 264, 266
proktogen = vom Mastdarm ausgehend 190
proktos, i m. = Steiß, After, Mastdarm 1. Anus 2. Rektum 77, 124, 125, 190
Proktospasmus, der = Krampf der Aftermuskulatur 125
Proktostase, die = Kotstauung im Mastdarm 77, 158, 190
Prolaktin, das = Hypophysenhormon, das die Milchabsonderung während der Stillzeit anregt und unterstützt 228
prolapsus, us m. = Vorfall 88, 206, 224
proliferatus, a, um = gesproßt, gewuchert 167
Promegaloblast, der = Vorstufe des Megaloblasten 228
prominens, entis = vorspringend, hervorragend 164, 170
prominentia, ae f. = Vorsprung, hervorragende Stelle bes. an einem Knochen 206
promontorium, i n. = Bergvorsprung, Vorwölbung 22, 63, 206
promotio, tionis f. = Beförderung, Verleihung des Doktorgrades 206
pronatio, tionis f. = Einwärtsdrehung der Extremitäten um ihre Längsachse 137
pronator, toris m. = Einwärtsdreher, Muskel, der einwärts dreht 131
pronephros, i m. = Vorniere 213
Pronominaladjektive 81
Pronukleus, der = Kern der Eizelle vor deren Verschmelzung mit dem männlichen Samen 228
prope = nahe 65
propendens, entis = hervorhängend, herabhängend 164, 170
Prophase, die = Vorphase, Einleitung der Kernteilung 228
prophylacticus, a, um = vorbeugend, prophylaktisch 264
prophylaxis, is f. (Prophylaxe) = Vorbeugung, Verhütung von Krankheiten 213, 226
propior, ius = der, die, das nähere 65
proportio, tionis f. = Verhältnis, Gleichmaß 206
proprius, a, um = eigen, kennzeichnend, allein gehörig 127, 128, 177
propulsio, sionis f. = Vorwärtsstoßen, Gehstörung mit Neigung zum Vorwärtsfallen (beim M. Parkinson) 206

pros(-) = hinzu(-) 89, 213
prosencephalon, i n. = Vorhirn 213
proso- = vorwärts- 91, 213, 219, 226
prosodontia, ae f. (Prosodontie) = schräges Vorstehen der Zähne 91, 219
Prosoplasie, die = über das normale Maß hinausgehende Differenzierung von Zellen z.B. bei malignen Tumoren 226
prosopon n. = Gesicht 76, 188
Prosopoplegie, die = Gesichtslähmung 76, 188
prostata, ae f. = Vorsteherdrüse 15, 89, 213, 268
Prostatahypertrophie, die = krankhafte Vergrößerung der Vorsteherdrüse 268
Prostatakarzinom, das = Krebsgeschwulst der Vorsteherdrüse 257
Prostatektomie, die = operative Entfernung der Vorsteherdrüse 268
prostaticus, a, um = zur Vorsteherdrüse gehörend 264, 266
prostatitis, itidis f. = Entzündung der Vorsteherdrüse 259
prosthesis, is f. = Hinzufügung 213
prosthetisch = hinzugefügt 89
prostitutio, tionis f. = öffentliche Preisgabe zur gewerblichen Unzucht 206
Protein, das = erster, wichtigster Stoff, allgemeine Bezeichnung für Eiweißkörper 194
Proteinurie, die = Ausscheidung von Eiweißkörpern in Harn 198
Protenoide, die = Gerüsteiweiße 245
proteus, ei m. = Bakteriengattung, deren Stäbchen sehr vielgestaltig sind 123
prothesis, is f. (Prothese) = „Vorsatz", künstlicher Ersatz fehlender Teile 213, 227
Prothrombin, das = Vorstufe des für die Blutgerinnung wichtigen Thrombins 228
Protium, das = leichter Wasserstoff, erstes H-Isotop 195
Protoplasma, das = Grundsubstanz der tierischen und pflanzlichen Zelle (wörtl. Erstgebilde im Sinne der Ursprünglichkeit dieser Substanz) 194
prototypus, i m. = Urbild 193
Protozoen, die = (Erstlebewesen), Urtierchen, Einzeller 194
protractio, tionis f. = Verlangsamung, Verzögerung z.B. einer Arzneimittelwirkung 206
protrusio, sionis f. = Vordrücken, Hervortreibung 206, 223
protuberantia, ae f. = Vorsprung, vorragende Stelle eines Knochens 206
proveniens, ientis = hervorkommend, entstehend, provenient 164
provenientia, ae f. = Herkunft, Ursprung 206
Provitamin, das = Vorstufe eines Vitamins 228
provocatio, tionis f. = künstliches Hervorrufen von Krankheitserscheinungen 206

provocativus, a, um = reizend, durch Reizung hervorgerufen 264
proximalis, e = der Körpermitte zu gelegen 236
proximus, a, um = der, die, das nächste 63, 65, 178
prudens, entis = wissentlich, klug 161
prurigo, ginis f. = Jucken, Juckreiz, juckender Körpergrind 135, 267
pruritus, us m. = Hautjucken, Juckreiz 61, 173, 174
psammoma, matis n. = Sandgeschwulst an der Durainnenfläche 252
psammos f. = Sand 71, 180
Psammotherpaie, die = Behandlung mit Sandbädern 180
pseud(o)- = falsch 75, 186
Pseudoangina, die = Scheinangina, auf Nervosität beruhende Angina pectoris 186
Pseudoaszites, der = Scheinaszites, Scheinbauchwassersucht bei fettreichen Bauchdecken 186
Pseudogravidität, die = Scheinschwangerschaft 186
Pseudoileus, der = Scheinileus, Krampfzustand mit ileusähnlichen Symptomen 186
Pseudomembran, die = scheinbare Haut, krankhafter Überzug auf der Schleimhaut 75, 186
psilo- = nackt, kahl 75, 186
Psilose, die = krankhafte Kahlheit 75, 186
psittacosis, is f. = Papageienkrankheit 250
psittacus, i m. = Papagei 113
psoas, ae m. = Lendenmuskel 35, 109, 110, 111, 176
Psoasarkade, die = Arkade eines Teils der Zwerchfellmuskulatur, benannt nach dem Lendenmuskel, den sie im Bogen überspannt 111
psora f. = Krätze, Räude 32, 71
psoriasis, is f. = chron. Hautkrankheit mit Schuppenbildung 23, 248
Psychagogik, die = Menschenführung durch seelische Beeinflussung 181
psyche, es f. = Seele, Geist, Gemüt 110
psychiater, tri m. = Arzt für Gemüts- und Geisteskrankheiten 115
psychogen = seelisch hervorgerufen, verursacht 182
psychosis, is f. = Seelenstörung, Geisteskrankheit 250
psychro- = kalt, kühl 74, 183, 185
Psychroalgie, die = Kältegefühl mit gleichzeitiger Schmerzempfindung 186
Psychrobakterien, die = Kältebakterien 74, 183
psychrophil = kälteliebend 183
psychrophob = kältefliehend 185
ptarmos m. = Niesen 71
pterygium, i n. = Flügel
 1. Flügelfell
 2. Flughaut, Schwimmhaut 118, 119

pterygoideus, a, um = flügelförmig 244
pterygopalatinus, a, um = zur Flügelgaumengrube gehörig 255
pteryx f. = Flügel 72
ptoma n. = Leiche 75, 187
Ptomain, das = Leichengift 187
ptosis, eos f. = Fallen, Fall
 1. Herabsinken des Oberlids
 2. Senkung von Eingeweiden 157, 189
Ptyalismus, der = Speichelfluß 79, 191
Ptyalolith, der = Speichelstein 191
ptyalon n. = Speichel 79, 191
pubertas, tatis f. = Geschlechtsreife, Mannbarkeit 141, 148, 161
pubes, is f. = Mannbarkeit, Scham, Schamgegend 78, 146, 148, 170, 174
pubes, beris = mannbar, erwachsen 161
pubescens, entis = heranwachsend, mannbar werdend 165
pubicus, a, um = zur Schamgegend gehörend 243
publicus, a, um = öffentlich 62, 243
pudendalis, e = zur Schamgegend gehörig 236
pudendum, i n. = Scham 118, 161, 176
pudendus, a, um = zu den Schamteilen gehörig 127, 128
pudor, oris m. = Schamgefühl, Schamröte 131, 157
puer, pueri m. = Knabe 36, 115
puerilis, e = kindlich, im Kindesalter auftretend 239
pueritia, ae f. = Kindheit 62, 106
puerpera, ae f. = Wöchnerin 106, 119
puerperalis, e = zum Wochenbett gehörig 236, 254
puerperium, i n. = Kindbett, Wochenbett 118
pulcher, chra, chrum = schön 56, 58
pulex, icis m. = Floh 134, 149
pulmo, onis m. = Lunge 41, 42, 77, 133, 148, 157, 170, 223, 255
pulmonalis, e = die Lunge betreffend 236
Pulmonalstenose, die = Verengung der Pulmonalarterienklappen 194
pulpa, ae f. = Fleisch, Mark, Zahnmark 106, 148
pulpitis, itidis f. = Entzündung des Zahnmarks 249
pulposus, a, um = voll von weichem Mark 240
pulsatio, tionis f. = Stoßen, Schlagen, Erschütterung durch den Pulsschlag 137
Pulsfrequenz, die = Zahl der Pulsschläge pro Minute 174
pulsus, us m. = Puls 76, 92, 168, 173, 174
pulvinar, aris n. = Polster, Kissen, kissenförmiger Vorsprung des Thalamus 147, 148
pulvis, eris m. = Pulver 41, 43, 134
punctatus, a, um = eingestochen, punktiert 167
punctio, tionis f. = Entnahme von Flüssigkeiten aus Körperhöhlen 137, 150

punctum, i n. = umschriebener Haut-, Körperbezirk, Punkt 118, 178
pupa, ae f. = Puppe 95, 106
pupilla, ae f. = Püppchen, Augenpupille 77, 95, 224, 232
pupillaris, e = zur Pupille gehörig 237
purgans, antis = reinigend, abführend 161
Purgans, das = reinigendes Mittel, Abführmittel 171
purgatio, tionis f. = Reinigung 137
purgativus, a, um = abführend 241
puriformis, e = eiterähnlich 241
purpura ae f. = Auftreten von Blutflecken auf der Haut, Purpura 85, 106, 169, 196, 255
purpureus, a, um = purpurrot 85
purulentus, a, um = voll Eiter, eitrig 240, 266
purus, a, um = rein, sauber 127
pus, puris n. = Eiter 42, 43, 79, 142
pustula, ae f. = Bläschen, Pustel, Eiterpustel 230
putamen, minis n. = Hülse, Schale, anatom. Bezeichnung für die umhüllende Schicht des Linsenkerns 143
putrescens, entis = in Fäulnis übergehend 165
putridus, a, um = faulig, übelriechend 127
Pyämie, die = Allgemeininfektion des Blutes mit Eitererregern 192
pyelitis, itidis f. (Pyelitis) = Entzündung des Nierenbeckens 190, 249
Pyelogramm, das = Röntgenbild des Nierenbeckens 77, 190
Pyelolithotomie, die = operative Entfernung eines Nierenbeckensteins 192
pyelonephritis, itidis f. = Entzündung des Nierenbeckens und des Nierenparenchyms 249
pyelos n. = Niere 77, 190
Pykniker, der = Mensch von kräftigem und gedrungenem Körperbau 74, 184
pykno- = dick, dicht, derb 74, 184
Pyknometer, das = Gerät zur Dichtemessung 74, 184
pyloricus, a, um = den Magenausgang betreffend 242, 255
Pylorospasmus, der = Krampf des Magenpförtners 121
pylorus, i m. = Pförtner, Magenausgang 113, 121
pyogen = Eiter erzeugend 193
Pyometra, die = Eiteransammlung in der Gebärmutter 79, 192
pyon n. = Eiter 26, 79, 192, 197
Pyopneumothorax, der = Pneumothorax (s. dort) mit Eiteransammlung 26
Pyo(r)rhoe, die = Eiterausfluß 193
Pyosalpinx, die = Eiteransammlung im Eileiter 192
Pyothorax, der = Eiteransammlung im Brustraum 26
Pyozephalus, der = Eiteransammlung in der Schädelhöhle 193

Pyozyaneus, der = Erreger blaugrünen Eiters 85, 197
pyr n. = Feuer 72
pyramidalis, e = pyramidenförmig 96, 236
pyramis, idis f. = Pyramide
 1. pyramidenförmiger Organteil
 2. pyramidenförmige Erhebung der Nervenfasern der „Pyramidenbahn" 96, 139
pyretos m. = Fieber 72
pyrexis, eos f. = das Fiebern 157
pyrgos m. = Burg, Turm 72
pyrogen = fiebererzeugend 181
Pyromanie, die = krankhafter Trieb zur Brandstiftung 181
pyrrh(o)- = feuerrot 85, 197
Pyrrhol, das = farblose Substanz, welche die charakteristische Fichtenspanreaktion gibt 85, 197
Pyurie, die = Ausscheidung eitrigen Harns 192

Q

quadratus, a, um = viereckig 167, 169, 170
quadriceps, cipitis = vierköpfig 53, 161, 193
quadrigeminus, a, um = viermal, vierfach 243
Quadripara, die = Frau, die vier Kinder geboren hat 194
quadriplegia, ae f. = völlige Lähmung sämtlicher vier Gliedmaßen 247
Quadrupede, der = Vierfüßler, das vierfüßige Säugetier 162
quadrupes, pedis = vierfüßig 53, 161, 162
qualitas, tatis f. = Beschaffenheit, Eigenschaft 141
quam = wie; beim Komparativ: als 65
quantitas, tatis f. = Größe, Menge, Anzahl 141
quartanus, a, um = viertägig 193
quercus, us f. = Eiche 55, 173
Quinquipara, die = Frau, die fünf Kinder geboren hat 194
quintanus, a, um = fünftägig 193
quintus, a, um = der, die, das fünfte 193
quoad = was betrifft, hinsichtlich 62, 177
quotidianus, a, um = täglich 193

R

rabies, ei f. = Wut, Tollwut 175
recemosus, a, um = traubenförmig 240
racemus, i m. = Traube, Weinbeere 113, 121
rachitis, itidis f. = Vit. D-Mangelkrankheit, die zur Knochenverkrümmung führt, genannt „englische Krankheit" (ursprüngl. an der Wirbelsäule entdeckt und als Entzündung aufgefaßt; daher die Namensbildung) 32, 155

radialis, e = zur Unterarmspeiche gehörig 236, 266
radiatio, tionis f. = Strahlung
 1. anatom. Bez. für Faserbündel des Gehirns
 2. Röntgenbestrahlung 137, 148, 177
radiatus, a, um = strahlenförmig 167, 169, 170
radicalis, e = mit der Wurzel, gründlich, umfassend 179, 236
radicula, ae f. = kleine Wurzel 230
radicularis, e = die Nervenwurzel betreffend, radikulär 237
radius, i m. = Stab, Strahl, Speiche, Unterarmknochen 19, 65, 113, 120
radix, icis, f. = Wurzel
 1. Pflanzenwurzel
 2. Ursprungsstelle eines Organs 62, 140, 148
ramulus, i m. = Ästchen, kleiner Arterienzweig 229
ramus, i m. = Ast, Zweig eines Nerven oder Blutgefäßes 114, 177, 253, 267
ranula, ae f. = Fröschlein, Froschgeschwulst, pralle Zyste am Mundboden 230
raphe, es f. (in Zusammensetzung noch -rhaphie geschrieben) = Naht, Verwachsungslinie 32, 35, 110, 119, 120, 125, 157, 188
raptus, us m. = Fortreißen, (Wut-)Ausbruch 173
rareficatio, tionis f. = Verdünnung, Schwund 137
rarus, a, um = selten 65, 66, 174, 175
rasus, a, um = geschabt, gekratzt, rasiert 168
ratio, tionis f. = Überlegung, Vernunft, Gesetzmäßigkeit 137, 178
raucedo, dinis f. = Heiserkeit, krankhafte Stimmveränderung 135
Razemat, das = optisch inaktives Gemisch. Der Name leitet sich von der Traubensäure her, an der diese Erscheinung erstmals beobachtet wurde 121
re(-) = zurück(-), wieder(-), wider(-) 88, 91, 206, 219, 225, 226
reactio, tionis f. = 1. auf einen Reiz erfolgende Gegenwirkung
 2. jeder chem. Vorgang 206
reactivus, a, um = zurückwirkend, gegenwirkend 264
reanimatio, tionis f. = Wiederbelebung 219
recens, entis = frisch, frisch zubereitet, neu 161, 179
receptor, toris m. (Rezeptor) = Empfänger, Empfangsorgan 179, 206
receptum, i n. = Vorschrift, Verordnung 206
receptus, a, um = zurück-, aufgenommen, empfangen 168
recessivus, a, um = zurücktretend, verdeckend 264
recessus, us m. = Zurückweichen, Vertiefung, Ausbuchtung 173, 207, 267
recidivus, a, um = rückfällig, wiederkehrend 264
recipiens, ientis = aufnehmend, empfangend 165

Wortregister

reclinatio, tionis f. = das Rückwärtsbiegen 207
rectalis, e (rektal) = zum Mastdarm gehörig 236, 269
rectum, i n. (Rektum) = Mastdarm 77, 118, 129, 177, 269
rectus, a, um = gerade 127, 129, 148, 269
recurrens, entis = zurücklaufend, rückläufig, wiederkehrend 53, 165, 169, 170
recurrere = zurücklaufen 53
recurvatus, a, um = zurückgebogen 167, 174
reductio, tionis f. = 1. Rückführung, Reposition
  2. Sauerstoffentziehung oder chem. Vorgang, bei dem ein Stoff in eine niedere Wertigkeit übergeführt wird 88, 207
redux, ucis = auf die beginnende Lösung einer Krankheit hinweisend 160, 161
Reflektor, der = Hohlspiegel zur Untersuchung von Körperhöhlen (der die Lichtstrahlen zurückbeugt) 227
reflexio, ionis f. = Zurückbeugen
  1. Rückwärtsbeugung eines Organs
  2. Rückwerfung z.B. von Licht 207
refluxus, us m. (Reflux) = Rückfluß 207, 225
refractarius, a, um = widerspenstig, unempfindlich 264, 267
refrigerans, antis = abkühlend, erfrischend 163
Refrigerantia, die = abkühlende, erfrischende Arzneimittel (Kühlsalbe) 171
regeneratio, tionis f. = Wiedererzeugung, Wiederherstellung
  1. Heilungsvorgang
  2. Ersatz zugrundegegangener Zellen oder Gewebe 91, 219
regimen, minis n. = Lenkung, Leitung, Aufsicht, Pflege 144
regina, ae f. = Königin 106
regio, gionis f. = Richtung, Gegend, Körperbezirk 41, 43, 136, 178
regionalis, e = einen bestimmten Körperbezirk betreffend 236
regrediens, entis = rückschreitend, mit Tendenz zur Rückbildung 207
regressivus, a, um = sich zurückbildend 264
regula, ae f. = Richtschnur, Maßstab, Regel 151, 230
Regulation, die = Regelung
  1. Anpassung von Lebewesen an wechselnde Umweltbedingungen
  2. Regelung von Organsystemen durch Steuereinrichtungen 151
regurgitatio, tionis f. = 1. Wiederauswürgen von Nahrung
  2. Blutrückfluß ins Herz bei mangelndem Klappenschluß 207
rehabilitatio, tionis f. = Wiederherstellung, Wiedereingliederung z.B. eines Körperbehinderten in das Berufsleben 219

reinfectio, tionis f. = Wiederansteckung 219
Rekanalisation, die = Wiederdurchgängigwerden eines thrombotisch verschlossenen Gefäßes 227
Rekonvaleszent, der = Wiedererstarkender, Genesender 226
rektal s. rectalis
relativus, a, um = zurückbezogen, verhältnismäßig, bedingt 264
relaxatio, tionis f. = Erschlaffung, Entspannung 207
reliquiae, arum f. = Rest, Überbleibsel 108
reluxatio, tionis f. = wiederholte Ausrenkung eines Gelenks 219, 224
remedium, i n. = Heilmittel 61, 63, 100, 171, 179, 254, 257
remissio, sionis f. = Rückgang, Abklingen von Krankheitserscheinungen 207
remittens, entis = zurückgehend, nachlassend, abklingend 165, 170
ren, renis m. = Niere 77, 133, 148, 149, 169, 224, 253
renalis, e = die Nieren betreffend 18, 77, 236
Renin, das = Gewebshormon der Niere 149
reorganisatio, tionis f. = Neubildung zerstörten Gewebes 219
reparatio, tionis f. = Wiederherstellung höherer Gewebe durch Bildung von Narbengewebe 219
repetitio, tionis f. = Wiederholung 207
reponibilis, e = zurückführbar, einrichtbar 264
repositio, tionis f. = Zurückbringung
  1. Wiedereinrenkung von Knochen u.a.
  2. Rücklagerung des Bruchsackinhaltes bei Eingeweidebrüchen 207
res, rei f. = Sache, Ding 63, 175, 177
resectio, tionis f. = „Zurückschneiden", teilweise Entfernung von Organen 207
reservatus, a, um = aufgespart, zurückgehalten, unterdrückt 167
residualis, e = 1. als Reserve zurückbleibend
  2. als Dauerfolge einer Krankheit zurückbleibend 264
Residualluft, die = Restluft der Lunge nach maximaler Ausatmung 269
resina, ae f. = Harz 106
resistens, entis = stehen bleibend, Widerstand leistend 165
resistentia, ae f. = Widerstand, Widerstandsfähigkeit 176, 207
resonans, antis = widerhallend 163
resonantia, ae f. = Widerhall, Widerschall 207
resorbens, entis = zurücksaugend, verschluckend, in sich aufnehmend 164
respiratio, tionis f. = Atmung 207
restiformis, e = strangförmig 241
restis, restis f. = Strick, Seil 144
restitutio, tionis f. = Wiederherstellung 219, 224
retardans, antis = verzögernd, verlangsamend 163

retardatio, tionis f. = Verlangsamung, Hemmung, Verzögerung 207
retardatus, a, um = verzögert, verlangsamt, gehemmt 167
rete, retis n. = Netz 46, 147, 148
retentio, tionis f. = Zurückhaltung, Verhaltung 207, 224
reticularis, e = netzförmig 237
reticulosis, is f. = Bez. für Wucherungen, die vom reticuloendothelialen System ausgehen 250
reticulum, i n. = kleines Netz 233, 267
retina, ae f. = Netzhaut des Auges 106, 109, 120, 124, 148, 196
Retinin, das = Verbindung, die beim Sehvorgang in der Netzhaut eine Rolle spielt 109
retractio, tionis f. = Zurückziehung, Verkürzung, Schrumpfung 207
retro- = rück-, hinter- 90, 216, 226
retrocaecalis, e (retrozäkal oder -zökal) = hinter dem Blinddarm gelegen 264, 267, 269
retrofixatio, tionis f. = operative Aufrichtung des Uterushalses bei Knickung 216
retroflexio, ionis f. = Abknickung von Organen oder Körperteilen nach hinten 216, 223
retrogenia, ae f. = Verkürzung des Unterkiefers 216
retrognathia, ae f. = Verkürzung des Oberkiefers oder der gesamten Kieferregion 216
retrograd = rückwärts gerichtet, zurückgehend 226, 227
retrohyoideus, a, um = hinter dem Zungenbein gelegen 264
retrolentalis, e = hinter der Linse gelegen 264
retroperitonealis, e = hinter dem Bauchfell gelegen 90, 264
retropharyngeus, a, um = hinter dem Schlund gelegen 264, 265
retropositio, tionis f. = Rückwärtsverlagerung von Organen im Körper 216
retropubicus, a, um = hinter dem Schambein gelegen 264, 267
reuniens, ientis = wieder vereinigend 164, 174
Revakzination, die = Wiederimpfung, Zweitimpfung 227
reversibilis, e = umkehrbar 264
rhabdos m. = Stab, Gerte 72
Rhachialgie, die = Schmerz im Bereich der Wirbelsäule 189
Rhachiotomie, die = operative Eröffnung des Wirbelsäulenkanals 77, 189
rhachis, ios f. = Rücken, Rückgrat, Wirbelsäule 77, 157, 189
rhagas, adis f. = Hautriß, Schrunde 72, 153
rhage f. = Reißen, Riß 72, 189
Rheobase, die = geringste Stromstärke, die gerade noch eine Muskelkontraktion bewirkt 179
rheos n. = Fließen, Strom 72, 179

rheuma, matis n. = Fließen, Fluß, Kurzbezeichnung für Rheumatismus, der nach alten Vorstellungen von Krankheitsstoffen hervorgerufen wurde, die im Körper umherfließen 23 f., 32, 154
rheumaticus, a, um = den Rheumatismus betreffend 243
rheumatoides = rheumatismusähnlich 244
Rheumatoid, das = rheumatismusartige Gelenkerkrankungen besonders im Verlauf einer Sepsis 245
rhexis, eos f. = Reißen, Zerreißen, z.B. eines Blutgefäßes 72, 157, 158, 188
Rhinenzephalon, das = Riechhirn 192
rhinitis, itidis f. (Rhinitis) = Nasenschleimhautentzündung, Schnupfen 77, 189, 249
Rhinoplastik, die = operative Bildung einer künstlichen Nase 189
rhis f. = Nase 77, 189
rhiza f. = Wurzel 72, 180
rhizoma n. = Wurzel 72
rhod(eo)- = rosa 85, 198
Rhodopsin, das = roter Farbstoff in den Stäben der Augennetzhaut 85, 198
rhoe f. = Fluß 72
rhoia, ae f. = Fluß, Schwemme 191, 226
rhomboideus, a, um = rautenförmig 97, 244
rhombos m. = Raute
  latin. rhombus, i m. 72, 97
rhonchus, i m. = Schnarchen, Rasselgeräusch 114, 128
rhythmus, i m. = Rhythmus 114
rigidus, a, um = starr, steif, derb 127, 148
rigor, oris m. = Starre, Erstarrung der Muskulatur nach dem Tode, gesteigerter Muskeltonus 131, 148
rima, ae f. = Spalte, Ritze
  1. Stimmritze
  2. Lid-, Mundspalte
  3. Schamspalte 106, 108, 157
risorius, a, um = zum Lachen dienend 240
risus, us m. = Lachen 173
robur, oris n. = Kraft 143, 149
rodens, entis = nagend, fressend 165, 169
rosa, ae f. = Rose 106, 108
Roseola, die = rotfleckiger Hautausschlag 85, 196
roseus, a, um = rosa 85, 196
rostellum, i n. = kleiner Schnabel, Rüssel 231
rostrum, i n. = Schnabel, Schnauze, schnabelförmiger Fortsatz eines Körperteils 118
rota, ae f. = Rad 106
rotatio, tionis f. = Drehung, Drehbewegung eines Körpers um seine Achse 137, 149, 150
Rotationsluxation, die = Verrenkung eines Gelenks durch übermäßige Drehbeanspruchung 150

rotator, toris m. = Dreher, Drehmuskel 131, 148
rotundus, a, um = scheibenrund, rund 127, 128
rubeolae, arum f. (Rubeolae) = Röteln 85, 196, 231
ruber, bra, brum = rot 85, 196
Rubinikterus, der = gelbrote Hautverfärbung bei Erkrankung der Leberzellen 198
rubor, oris m. = entzündliche (Haut)Rötung 131, 149
ructatio, tionis f. = Aufstoßen, Rülpsen 137
ructus, us m. = Aufstoßen, Rülpsen 173
rudimentum, i n. = verkümmertes Organ 118
rudis, e = roh, unentwickelt, verkümmert 160
ruga, ae f. = Runzel, Falte, Haut-, Schleimhautfalte 106, 108
ruminatio, tionis f. = Wiederkäuen 137
rumor, oris m. = dumpfes Geräusch 131, 149
ruptura, ae f. = Riß, Ruptur 106, 108
Rutilismus, der = krankhafte Neigung zu erröten 85, 196
rutilus, a, um = rötlich 85, 196

S

saccharum, i n. = Zucker 118
sacciformis, e = sackförmig 241
sacculus, i m. = Säckchen
  1. Ausbuchtung eines Hohlorgans
  2. Teil des Vestibulum im Innenohr 229
saccus, i m. = Sack, blind endigender Teil eines Hohlorgans 114, 128
sacer, cra, crum = heilig 22, 129, 148
sacralis, e = zum Kreuzbein gehörig 236
Sacroiliitis, die = Entzündung des Kreuzdarmbeingelenks 26
saeculum, i n. = Jahrhundert 118
Säftelehre (vgl. humor S. 130) = antike Lehre, wonach Gesundheit und Krankheit vom Zustand der Körpersäfte abhängen 23
saepe = oft 66
saeta, ae f. = tierisches Haar, Borste 106, 122
saginatus, a, um = gemästet 167, 170
sagitta, ae f. = Pfeil 95, 106
sagittalis, e = pfeilartig, in der Pfeilrichtung gelegen 95, 236
Sakralisation, die = Verschmelzung der Querfortsätze des fünften Lendenwirbels mit dem Kreuzbein 257
sal, salis n. = Salz 147
Salizin, das = Glykosid in Blättern und Rinde von Weidenarten 149
salinae, arum f. = Salzwerk, Salzlager 108
saliva, ae f. = Speichel 79, 106, 108
salivatio, tionis f. = Speichelfluß 137
salivatorius, a, um = zum Speichel gehörend 240
salix, icis f. = Weide 140, 149

Salmonella, ae f. = stäbchenförmiges Bakterium 94
salpingitis, itidis f. = Eileiterentzündung 155, 249
Salpingographie, die = Röntgendarstellung des Eileiters 77, 190
salpinx, gis f. = Trompete
  1. Eileiter
  2. Ohrtrompete 77, 153, 190, 192
salsus, a, um = salzig 127
saluber, bris, bre = gesund, kräftig, heilsam 160
salubritas, tatis f. = gesunde Körperbeschaffenheit 141
salus, utis f. = Unverletztheit, Wohl, Gesundheit 140
salvus, a, um = gesund, heil 127
sambucus, i f. = Holunderbaum 123
sanatio, tionis f. = Heilung 137, 177
sanatus, a, um = geheilt 167, 179
sanguinatio, tionis f. = Blutung 137, 267
sanguinolentus, a, um = voll Blut, blutig 96, 240
sanguis, sanguinis m. = Blut 79, 96, 133, 148, 157
sanitas, tatis f. = Gesundheit 141
sanus, a, um = gesund, unversehrt 65, 66, 127, 177
saphenus, a, um = verborgen 17, 127, 128, 129, 174
sapiens, ientis = Geschmack besitzend, über Verstand verfügend 165
sapientia, ae f. = Weisheit 106
sapo, onis m. = Seife 133, 174
sapor, oris m. = Geschmack 131, 149
sapro- = faul, stinkend 75, 186
Saprophyten, die = Kleinstlebewesen in fauligen organischen Substanzen 75, 186
sarcina, ae f. = Bündel, Last 106
sarcoma, matis n. = bösartige Bindegewebsgeschwulst 252
sarcomatosis, is f. = Bildung zahlreicher maligner Bindegewebsgeschwülste 253
sardonicus, a, um = maskenartig verzerrt, grinsend 243
Sarkoid, das = sarkomähnliche Geschwulst 245
Sarkolemm, das = Muskelfaserhülle 75, 187
Sarkoplasma, das = Plasma der Muskelfasern und Muskelzellen 187
sartorius, a, um = zum Schneidern dienlich 241, 254
sarx, sarko- f. = Fleisch 75, 177, 187
satietas, tatis f. = Sättigung 141
satis = genug 66
saturatio, tionis f. = Sättigung 137
satyriasis, is f. = krankhaft gesteigerter männlicher Geschlechtstrieb 248
scabies, ei f. = Räude, Krätze 56, 175
scala, ae f. (Skala) = Treppe, Leiter, Gradeinteilung 106, 158
scalenus, a, um = schief, ungleichseitig, dreieckig 127, 128
scalpellum, i n. (Skalpell) = kleines Messer, Operationsmesser 231, 257

scapha, ae f. = Nachen, Furche der Ohrmuschel 106
scaphoideus, a, um = kahnförmig 244, 254
scapula, ae f. = kleiner Schaft, Schulterblatt 230, 254
scapularis, e = zum Schulterblatt gehörig 237
scapus, i m. = Schaft 114, 119
scarlatina, ae f. = Scharlach 106, 177
scarlatiniformis, e = scharlachartig 241
scatula, ae f. = Schachtel 230
sceletus, i m. }
sceletum, i n. } = Skelet(t)
(beide Formen sind bereits im Griech. vorhanden) 114, 118
schema, matis n. = Haltung, Stellung, Gestalt 154
schisis, eos f. = Spalte, Spaltung 72, 157, 187
schiza f. = Spaltung, Trennung 72, 180
Schizogonie, die = ungeschlechtliche Vermehrungsform durch Zellzerfall in Bruchstücke 180
Schizomyzet, der = Spaltpilz 181
Schizophrenie, die = „gespaltenes Irresein" 78
scientia, ae f. = Wissen, Kenntnis 106
scilla, ae f. = Zwiebel 106
scintillatio, tionis f. = Funkensprühen, Lichtblitzen 137
scirrhus, i m. = verhärtete Geschwulst, Faserkrebs 114
sclera, ae f. = feste Hülle des Augapfels 106, 196
sclerosis, is f. = krankhafte Verhärtung von Geweben und Organen 251, 256
scoliosis, is f. (Skoliose) = seitliche Verkrümmung der Wirbelsäule 194, 251
scriba, ae m. = Schreiber 108
scriptorius, a, um = zum Schreiben dienend 241
scriptum, i n. = Schrift, Aufsatz 118
scriptus, a, um = geschrieben 169, 174
scrofula, ae f. = Halsdrüsen, Halsgeschwülste 230
scrophulosis, is f. = Haut- und Lymphknotenerkrankung bei Kindern auf Grund einer konstitutionellen Neigung 251
scrotalis, e = zum Hodensack gehörig 236, 255
scrotum, i n. = Hodensack 118, 119, 120
scybalon, i n. = harter Kotballen 124
se- = aus-, ab-, auseinander- 90, 216
sebaceus, a, um = aus Talg bestehend 238, 254
seborrhoides = talg-, fettartig 244, 254
sebum, i n. = Talg 79, 118
secale, is n. = Getreidekorn, Roggen, Mutterkorn 147, 148
secare = schneiden 33
seclusio, sionis f. = Absperrung, Abschluß 216, 224
secretio, tionis f.
secretum, i n.
(Sekret) } = Absonderung, Ausscheidung, der von Drüsen produzierte und abgesonderte Stoff 90, 170, 194, 216

secretus, a, um = abgesondert, ausgeschieden 169, 171
sectio, tionis f. (Sektion) = 1. kunstgerechte Zergliederung der Leiche
2. Schnitt der Operationstechnik
3. Abschnitt eines Organs 138, 148, 150, 253, 267
sectus, a, um = geschnitten, zergliedert 167
secundum = längs, entsprechend, gemäß 62
secundus, a, um = günstig; der, die, das zweite 127, 177, 193
Sedativa, die = Beruhigungsmittel 256
sedativus, a, um = beschwichtigend, beruhigend 241, 256
sedes, is f. = 1. Sitz (einer Krankheit)
2. Hinterteil, Gesäß 45, 146
sedimentum, i n. = Bodensatz einer Flüssigkeit 118, 120
segmentalis, e = zum Segment gehörig 236
Segmentation, die = Bildung von Abschnitten bzw. Furchungen, z.B. an Zellkernen 151
segmentum, i n. = Einschnitt, Abschnitt
1. Abschnitt eines Organs
2. Ausstülpung des gelappten Zellkerns bei Blutkörperchen 118, 151, 256
Sekret s. secretum
selectio, tionis f. = Auswahl, Auslese 216
selectivus, a, um = auswählend, trennend 264
selectus, a, um = ausgelesen, ausgewählt 169
sella, ae f. = Sessel, Sattel 106
semeion n. = Zeichen, Kennzeichen 72, 180
semen, minis n. = 1. Pflanzensame, Fruchtkern
2. menschl. Same 79, 144, 148
semi- = halb- 90, 216
semicanalis, is m. = Halbkanal, Teil eines Körperkanals 216, 224
semicircularis, e = halbkreisförmig 264
semilateralis, e = halbseitig 264
semilunaris, e = halbmondförmig 264, 266
semimembranosus, a, um = halbhäutig, zur Hälfte aus Sehne bestehend 264
seminalis, e = den Samen betreffend 15, 236, 254
seminifer, fera, ferum = samenführend 239, 255
Semiotik, die = Lehre von den Krankheitszeichen 180
semipermeabilis, e (semipermeabel) = halbdurchlässig 264, 269
semitendinosus, a, um = halbsehnig, zur Hälfte aus Sehne bestehend 90, 264
semper = immer 66
senectus, utis f. = Greisenalter 60, 140
senescens, entis = alternd 165
senex, is c. = Greis, Greisin 54, 95, 151, 172
senilis, e = greisenhaft, im hohen Lebensalter auftretend 85, 95, 196, 239, 255, 256
senilitas, tatis f. (Senilität) = Greisenhaftigkeit 141, 151, 256
senium, i n. = Greisenalter, Altersschwäche 118

Senna, ae f. = Sennespflanze 30
sensibilis, e = empfindlich 239
sensitivus, a, um = empfindlich, der Empfindung dienend 241
sensorius, a, um = die Aufnahme von Sinnesempfindungen betreffend 241
sensus, a, um = gefühlt, empfunden 54
sensus, us m. = Sinn, Empfindungsvermögen eines Sinnesorgans 76, 173, 174
sententia, ae f. = Meinung, Sinnspruch, Sentenz 106
sentire = fühlen, empfinden 54
separabilis, e = trennbar 264
separandum, i n. = Arzneimittel, das gesondert aufbewahrt werden muß 216
sepire = abzäunen, abtrennen 54
sepsis, eos f. = Fäulnis, Gärung, allgemeine Blutvergiftung 157, 158, 192
Septempara, die = Frau, die sieben Kinder geboren hat 194
septicus, a, um = 1. nicht keimfrei
2. die Sepsis betreffend 245
septulum, i n. = kleine Scheidewand 230
septum, i n. = Verzäunung, Querwand, Scheidewand anatom. Strukturen 118, 119, 120
septus, a, um = abgezäunt, abgetrennt 54, 168, 169
sequentia, ae f. = Folge, Reihenfolge 106
sequester, tris m. = das Abgesonderte, abgestorbenes Knochenstück 132
series, ei f. = Serie, Reihe 175
sermo, onis m. = Rede, Gespräch 133
serosus, a, um = aus Serum bestehend, reich an Blutflüssigkeit 240, 254
serpens, entis = kriechend, schleichend 165, 169
serra, ae f. = Säge 106
serratus, a, um = sägeförmig gezackt, gezähnt 167, 169, 170
serum, i n. = Serum
1. flüssiger Teil des Blutplasmas
2. als Impfstoff zubereitetes Blutplasma 118
sesamoideus, a, um = der Sesamschote ähnlich 244
Se(x)para, die = Frau, die sechs Kinder geboren hat 194
sexualis, e = auf das Geschlecht bezogen 236, 253
sexus, us m. = (männl. und weibl.) Geschlecht 173, 194, 225
Sialographie, die = Röntgendarstellung der Speicheldrüse 79, 191
sialon n. = Speichel 79, 191
siccus, a, um = trocken 127, 128, 157
Sideropenie, die = Eisenmangel in den Körpergeweben 181
sideros m. = Eisen, Stahl 72
siderosis, is f. = Ablagerung von Eisen in Geweben 251

sigma, matis n. = „S" des griech. Alphabets 154
sigmoideus, a, um = sigmaförmig 244, 255
sigmoiditis, itidis f. = Entzündung des Colon sigmoideum 249
signatura, ae f. = Beschriftung 106
significans, antis = zeichengebend, kennzeichnend, signifikant 163
signum, i n. = Zeichen, Krankheitszeichen 118
silex, icis m. = Kieselstein 134
Silikose, die = Staublungenerkrankung 257
silva, ae f. = Wald 106
simia, ae f. = Affe 106
similis, e = ähnlich, gleichartig 59, 239
simplex, icis = einfach 52, 57, 66, 81, 160, 161
simplicitas, tatis f. = Einfachheit, Ehrlichkeit 141
simulans, antis = eine Krankheit vortäuschend 163, 170
Simulant, der = jemand, der eine Krankheit vortäuscht 170
simulatio, tionis f. = Vortäuschung 215
simultaneus, a, um = gleichzeitig stattfindend 238
Simultanimpfung, die = gleichzeitige aktive und passive Immunisierung 257
sinapis, sinapis f. = Senf 144, 148
sinciput, itis n. = Vorderkopf, Vorderhaupt 144
sine = ohne 63, 177
singularis, e = einzeln vorkommend 237
singultus, us m. = Schluckauf 173
sinister, tra, trum = links 20, 39, 129, 130, 193, 266
sinistropositio, tionis f. = Linksverlagerung 148
sinus, us m. = Ausbuchtung, Hohlraum
1. lufthaltiger Hohlraum im Schädelknochen
2. Blutleiter 173, 174
sinusitis, itidis f. = 1. Entzündung einer Nasennebenhöhle
2. Entzündung eines Hirnblutleiters 249
sirupus, i m. = Sirup 114
sitis, sitis f. = Durst 144
sitos m. = (Getreide)Nahrung 72
situs, us m. = Stellung, Lage
1. der Organe im Körper
2. des Fetus in der Gebärmutter 173, 174, 177
situs, a, um = gelegen 127
Skalenotomie, die = operatives Durchtrennen des Musculus scalenus 158
Skalpell, das = s. scalpellum
skia f. = Schatten 72
sklero- = hart 74, 183
Sklerodermie, die = krankhafte Hautverhärtung 186
Sklerödem, das = ödematöse Verhärtung des Unterhautfettgewebes 183
Skoliosierung, die = ausgleichbare Seitenverbiegung der Wirbelsäule 251

Skoliose, die = s. scoliosis
skope f. = Spähen, Schauen 72, 183, 188, 189, 190
skopia f. = Spähen, Schauen 72
skopos m. = Schauer, Späher 72, 189, 190
skor, skatos n. = Kot 72
skotos m. = Dunkelheit, Finsternis 72
Skybala, die = verhärtete Kotballen 79
smegma, matis n. = Schmiere, talghaltige Absonderung der Vorhautdrüsen 155
socia, ae f. = Gefährtin 171
socius, i m. = Gefährte, Genosse 114, 171
sol, solis m. = Sonne 41, 95, 132, 174
solaris, e = 1. sonnenförmig
2. durch Sonnenstrahlen hervorgerufen 95, 237, 255
solea, ae f. = Seezunge, Scholle, Sandale 106
solidus, a, um = dicht, fest, solide 127
Solitärstein, der = ein vereinzelt vorkommender Stein, z.B. ein einzelner Gallenstein 81, 193
solitarius, a, um = einzeln, vereinzelt 238
solubilis, e = löslich 239
solum = allein, ausschließlich 66
solum, i n. = Boden, Grund 118
solus, a, um = einzig, allein 81, 82, 179, 191
solutio, tionis f. = 1. Ablösung eines Organs
2. Lösung einer festen Substanz in einer flüssigen 138, 148
solvens, entis = lösend, auflösend 165
Solvens, das = lösendes Mittel, schleimlösendes Mittel 171
soma, matis n. = Leib, Körper 75, 155, 158, 159, 179, 182, 184, 187
somatogen = vom Körper hervorgerufen, hervorgebracht 225
Somatologie, die = Wissenschaft und Lehre vom menschlichen Körper 187
Somatotropin, das = ein das Körperwachstum stimulierendes Hormon 75, 187
somnifer, fera, ferum = schlafbringend 96, 239
somnium, i n. = Traum 118
somnus, i m. = Schlaf 63, 96, 114
sonitus, us m. = Schall, Klang 173
sonorus, a, um = tönend, klingend 127, 128
sophia, ae f. = Weisheit 72, 109
sopor, oris m. = tiefer Schlaf, Bewußtseinsstörung 131, 149
sordes, is f. = Schmutz, Eiter, Fäulnis 146
soror, oris f. = Schwester 131
spadōn f. = Riß, Spalte 72
Spasmolyse, die = Krampflösung 158
spasmus, i m. = Krampf, Verkrampfung, Muskelkrampf 114, 121, 125, 188, 190
spasticus, a, um = krampfartig, an Krämpfen leidend 245, 254
Spastiker, der = an einer Lähmung mit einem Dauerkrampf Leidender 257
spatha, ae f. = Löffel, Spatel 106

spatium, i n. = Raum, Zwischenraum, Raum bzw. Lücke zwischen benachbarten Gebilden 118, 267
spatula, ae f. = kleiner Löffel, Spatel 230
species, ei f. = Art, wichtigste systematische Einheit in Zoologie und Botanik;
Plural:
species, specierum f. = Teegemisch (pharm.) 56, 175
specimen, minis n. = Kennzeichen, Probe, Muster 144
spectrum, i n. = Erscheinung, Farbenband 118
speculum, i n. = Spiegel, Bezeichnung für Instrumente, welche die Besichtigung von Hohlräumen des Körpers gestatten 230
sperma, matis n. = Samen, Keim, Samenflüssigkeit 79, 155, 159, 191, 194
spermaticus, a, um = zum Samen gehörig 243
Spermatogenese, die = Entwicklung der Samenzellen im Keimepithel der Hodenkanälchen 159
Spermatozystitis, die = Entzündung der Samenblasen 79, 191
Spermaturie, die = Ausscheiden von Samen im Urin 191
spermium, i n. = Samenfaden 118
sphaera, ae f. = Kugel 106
sphaericus, a, um = kugelrund 243
sphaeroideus, a, um = kugelförmig 244
sphen m. = Keil 72
sphenoideus, a, um = keilförmig, zum Keilbein gehörig 244
sphincter, eris m. = Schnur, Band, ringförmiger Schließer, Schließmuskel 152, 157
Sphygmogramm, das = Aufzeichnung der Pulskurve 187
Sphygmometer, das = Pulsmesser 76, 187
sphygmos m. = Puls 76, 187
spica, ae f. = Ähre, Kornährenverband 106
spina, ae f. = Dorn, Wirbelsäule, Rückgrat 61, 62, 107, 177, 224
spinalis, e = zur Wirbelsäule gehörig 236, 255
spinosus, a, um = stachelig, dornig 240
spira, ae f. = Windung, Schneckenlinie 94, 107
spiralis, e = spiralförmig, gewunden 236
spirillum, i n. = kleine Windung, Schraubenbakterium 94, 232
spiritus, us m. = Geist, Lebenshauch 61, 173, 174
spirochaeta, ae f. = Spirochäte, gewundenes und fadenförmiges Bakterium 85, 196
splanchnicus, a, um = zu den Eingeweiden gehörig 243
Splanchnomegalie, die = abnorme Größe der Eingeweide 77, 190
splanchnon n. = Eingeweide 77, 190
Splanchnoptose, die = Senkung der Eingeweide in der Bauchhöhle 192
splen, splenis m. = Milz 77, 133, 190
splendidus, a, um = glänzend, angesehen 127

Splenektomie, die = operative Entfernung der Milz 192
splenicus, a, um = zur Milz gehörig 243
splenitis, itidis f. = Milzentzündung 24, 155
splenium, i n. = 1. kleiner Verband, Pflaster
2. hinterer Wulst des Hirnbalkens 118
splenius, a, um = wulst-, pflasterförmig 127, 128
Splenohepatomegalie, die = gleichzeitige Vergrößerung von Milz und Leber 192
Splenopexie, die = operatives Anheften der Milz an das Zwerchfell 158
Splenovasographie, die = Darstellung der Milzgefäße durch Kontrastmittel 77, 190
spodos m. = Staub, Asche 72
spondylarthritis, itidis f. (Spondylarthritis) = Entzündung von Wirbelgelenken 77, 189, 249, 254
spondylarthrosis, is f. (Spondylarthrose) = degenerative Veränderung der Wirbelgelenke 23, 251
spondylitis, itidis f. (Spondylitis) = Wirbelentzündung 23, 249
Spondylolyse, die = Lockerung und Lösung eines Wirbels im Bereich des Wirbelbogens 23, 189
spondylos m. = Wirbel 17, 77, 189
spongiosus, a, um = schwammig, porös 240
spontaneus, a, um = von selbst, ohne äußeren Einfluß entstehend 238, 255
Spontanfraktur, die = Knochenbruch, der ohne äußere Einwirkung entsteht 257
spora f. = Saat, Samen, Zeugung 72
sporos m. = Saat, Samen, Zeugung 72
Sporozoen, die = Sporentierchen 181
spurius, a, um = falsch, unecht 127, 128
sputum, i n. = Auswurf 118
squama, ae f. = Schuppe, Haut-, Schädelknochenschuppe 107
squamatus, a, um = geschuppt, mit Schuppen versehen 167
squamosus, a, um = schuppig, schuppenreich 240, 255
stabilis, e = fest stehend, beständig 239
Stabilisation, die = Gerinnungshemmung bei der Blutkonservierung 257
stadium, i n. = Abstand, Entfernung, Stadium 119
stalagma n. = Tropfen 72
stapedius, a, um = zum Steigbügel gehörig 127, 128
stapes, stapedis m. = Steigbügel, Gehörknöchelchen der Paukenhöhle 134
staphyle, es f. = Beere, Traube 72, 77, 110, 189
Staphylitis, die = Entzündung des Gaumenzäpfchens 77, 189
Staphylokokken, die = Eiterkokken, die traubenförmig beieinander liegen 110
Staphyloma corneae = Beerengeschwulst der Hornhaut 110
Staphylo(r)rhaphie, die = operative Vernähung einer Gaumenspalte im Bereich des Zäpfchens 110

stasis, eos f. = Stehen, Stillstand, Stauung, Aufhören der Strömung in Gefäßen 72, 157, 185, 190, 191
staticus, a, um = das Gleichgewicht betreffend 245
statim = sofort 66
statio, tionis f. = Aufenthaltsort, Krankenhausabteilung 138
statoacusticus, a, um = das Gleichgewicht und das Hören betreffend 245
status, us m. = Stand, Zustand
1. allgemeiner Gesundheitszustand
2. augenblicklicher Zustand eines Kranken 173, 174, 255
staxis f. = heftiges Träufeln 72
stear n. = Fett, Talg 79, 191
Stearinsäure, die = höhere Fettsäure 195
Stearrhoe, die = Fettstuhl 191
Steatozele, die = Fettbruch 79, 191
stella, ae f. = Stern 107
stellatus, a, um = gestirnt, sternförmig 167
steno- = eng 73, 182
stenosis, is f. = Verengerung, Enge von Hohlorganen, Kanälen und Mündungen 190, 251
Stenothorax, der = enger Brustkorb 73, 182
Stenozephalie, die = Schädelverengerung 182
stercus, oris n. = Mist, Kot 79, 142
stereo- = starr, fest, räumlich (dimensional) 74, 92, 184
Stereoisomere, die = Sonderformen der Isomere hinsichtlich der räumlichen Anordnung 93
stereoskopisch = räumlich, dreidimensional erscheinend (von festen Körpern gesagt) 186
Stereotypien, die = Äußerungen und Haltungen, die in starrer Form über lange Zeit beibehalten werden 74, 184
sterilis, e = 1. unfruchtbar
2. keimfrei, aseptisch 239
Sterilisation, die = 1. Unfruchtbarmachung von Männern und Frauen
2. Keimfreimachen von chirurgischen Instrumenten, Wäsche etc. 257
sterilitas, tatis f. = 1. Unfruchtbarkeit
2. Keimfreiheit 141
sternalis, e = zum Brustbein gehörig 236
sternoclavicularis, e = das Brust- und das Schlüsselbein betreffend 19
sternum, i n. = Brustbein 119, 120
stertor, toris m. = Schnarchen, röchelndes Atemgeräusch 132
stethos n. = Brust 77, 189
Stethoskop, das = „Brustspäher", Hörrohr zur Auskultation 77, 189
sthenos n. = Kraft 72
stigma, matis n. = Stich, Punkt, Kennzeichen, Wundmal, auffälliges Krankheitszeichen 72, 155, 157

stipes, itis m. = Stock, Stange, Quellstift 134
stoicheion n. = Grundstoff 72
stoma, matis n. = Mund
 1. Mundöffnung
 2. kleinste Gefäßöffnung 77, 155, 158, 159, 183, 184, 189
stomachicus, a, um = den Magen betreffend 243
stomachus, i m. = Mündung, Öffnung, Magen 114
stomatitis, itidis f. = Mundschleimhautentzündung 155
Stomatologie, die = Lehre von den Krankheiten der Mundhöhle 77, 189
Stomatoschisis, die = angeborene Spaltbildung des Mundes (Hasenscharte) 158
strabismus, i m. = Schielen 114, 128, 169, 170, 179
strabus, a, um = schielend 127, 128
strangulatio, tionis f. = 1. Abschnürung von Darmabschnitten
 2. Abdrosselung der Luftröhre (beim Erwürgen) 138, 150
Strangulationsileus, der = Darmverschluß durch Abschnürung oder Einklemmung eines Darmteils 150
stratum, i n. = Lager, Decke, ausgebreitete Zellschicht 84, 119, 120, 128, 196, 254
streptococcus, i m. (Streptokokken) = Eiterkokkus, der sich in Ketten- oder Bandform aneinanderlagert 85, 180, 196
streptomyces, etis(-mykes) m. = Gattung der Strahlenpilze 196
streptos m. = Kette, Band 72, 180
stria, ae f. = Vertiefung, Streifen
 1. Dehnungsstreifen der Haut
 2. Nervenfaserzug 107, 128
striatus, a, um = gestreift, streifenförmig 167, 170
strictura, ae f. = Verengerung 107, 108
strictus, a, um = geschnürt, zusammengezogen 169
stridor, oris m. = Zischen, Pfeifen, pfeifendes Atemgeräusch 131
strobos m. = Kreisel 72
stroma, matis n. = Lager, Decke, Grundgewebe von drüsigen Organen und Geschwülsten 155, 157, 158
strophe f. = Drehung, Wendung 72
structura, ae f. = Aufbau, Struktur 107
Strukturisomerie, die = Isomerie-Sonderform hinsichtlich der Atom(gruppen)stellungen 92
struma, ae f. = Kropf 107
strumiprivus, a, um = des Kropfes beraubt, nach Kropfentfernung auftretend 127
Strychnin, das = Alkaloid aus dem Samen der Brechnuß 124
strychnos, i m. = Brechnuß 124

studium, i n. = Eifer, Streben, wissenschaftliche Beschäftigung 119
stultitia, ae f. = Dummheit 107
stultus, a, um = dumm 127
stupor, oris m. = Bewegungslosigkeit, Erstarrung, „Taubheit" 131
stuprum, i n. = Schändung, Vergewaltigung 119
styloideus, a, um = griffelförmig, zum Griffelfortsatz gehörig 244
stylus, i m. = Stift, Griffel 114, 148
stypsis, eos f. = Zusammenziehen, Verdichten, Blutstillung 157
stypticus, a, um = zusammenziehend, blutstillend 243
suavis, e = lieblich, angenehm, anziehend 160
sub(-) = unter(-), zu wenig 33, 64, 88, 91, 207, 221, 225
subaciditas, tatis f. = Untersäuerung, verminderter Säuregehalt des Magens 91, 221
subacromialis, e = unter dem Akromion liegend 264
subacutus, a, um = weniger heftig verlaufend 221, 224
subapicalis, e = unter der Spitze gelegen 264
subarcuatus, a, um = unter einer bogenförmigen Krümmung liegend 224
subclavius, a, um = unter dem Schlüsselbein gelegen 207, 223, 264
subcutaneus, a, um = unter der Haut liegend 264, 266, 267
subcutis, is f. (Subkutis) = Unterhautzellgewebe 207, 225
subduralis, e = unter der harten Hirnhaut liegend 264
subfascialis, e = unter der Muskelbinde, der Faszie gelegen 264
subhepatisch = unter der Leber gelegen 227
subicterus, i m. (Subikterus) = leichte Gelbsucht 221, 228
subinvolutio, tionis f. = mangelhafte Rückbildung 221
subito = plötzlich 66
subitus, a, um = plötzlich 127
sublimatio, tionis f. (Sublimation) = 1. Emporheben in die Luft, Verdampfung fester Körper
 2. Ablenkung sexueller Triebimpulse auf kulturelle Ziele 162, 207
sublimis, e = 1. in der Luft befindlich, verdunstend
 2. hoch erhaben, oberflächlich 160, 162
sublingualis, e = unter der Zunge liegend 264, 266
subliquidus, a, um = weniger flüssig, dickflüssig 91, 221
subluxatio, tionis f. = unvollständige Verrenkung 221
submucosus, a, um = unter der Schleimhaut gelegen 265

suboccipitalis, e = unter dem Hinterhaupt liegend 265, 267, 268

Subokzipitalpunktion, die = Punktion unterhalb des Hinterhauptes zur Gewinnung von Liquor cerebrospinalis 268

subperiostalis, e (subperiostal) = unter der Knochenhaut gelegen 265, 267

subphrenisch = unter dem Zwerchfell gelegen 78

subscapularis, e = unter dem Schulterblatt gelegen 265, 267

subscriptio, tionis f. = Unterschrift, Nachschrift auf dem Rezept 207

substantia, ae f. = Stoff 84, 195, 196, 207

substitutio, tionis f. = Unterstützung 88, 207

subungualis, e = unter dem Nagel gelegen 265, 266

succedaneus, a, um = nachfolgend 265

succenturiatus, a, um = ergänzt, ersetzt 167, 170

succinum, i n. = Bernstein 119, 120

succussio, sionis f. = Erschüttern, Plätschergeräusch bei Flüssigkeitsansammlung im Pleuraraum 207

sucus, i m. = Saft 114, 128

sudamen, minis n. = Schweißfriesel, hirsekorngroße, mit Flüssigkeit gefüllte Hautblase 144

sudatio, tionis f. = Schwitzen, Schweißabsonderung 138

sudor, oris m. = Schweiß 79, 131

sudorifer, fera, ferum = schweißtreibend 239

sufficiens, ientis (suffizient) = ausreichend, genügend 165

sufficientia, ae f. = ausreichendes Funktionsvermögen eines Organs 207

suffocatio, tionis f. = Erstickung 88, 207

suffusio, sionis f. = Untergießung, Blutunterlaufung 207

suggestio, tionis f. = Herantragung von unten, Übertragung bestimmter Vorstellungen auf andere Personen 207

sugillatio, tionis f. = blutunterlaufene Hautstelle 138

suicidum, i n. (Suizid) = Selbstmord 119, 148

Sukzinat, das = Salz der Bernsteinsäure 120

sulcus, i m. = Furche
1. Furche der Körper- oder Knochenoberfläche
2. feine Rille der Haut
3. Furche zwischen den Hirnwindungen 114, 170, 267

sulfur, uris n. = Schwefel 142

summa, ae f. = Summe 62, 107

summus, a, um = der, die, das höchste 19, 65

super(-) = über(-), übermäßig 62, 88, 91, 208, 220

superaciditas, tatis f. = Übersäuerung, vermehrter Säuregehalt 91, 220

superciliaris, e = zur Augenbraue gehörend 265

supercilium, i n. = das über dem Augenlid liegende, Augenbraue 208

superductus, a, um = hinübergeführt, darüber liegend 88, 208

superfecundatio, tionis f. \
superf(o)etatio, tionis f. } = Überfruchtung, Überschwängerung, Nachempfängnis 208

superficialis, e = oberflächlich 17, 265, 267

superficies, iei f. = Oberfläche 208

superinfectio, tionis f. = erneute, wiederholte Ansteckung 208

superior, ius = der, die, das obere 65, 178, 266

superregeneratio, tionis f. = überschießende Regeneration 220

supersecretio, tionis f. = vermehrte Absonderung 220

supinatio, tionis f. = Auswärtsdrehung der Extremitäten um ihre Längsachse 138

supinator, toris m. = Auswärtsdreher, Muskel, der auswärts dreht 132, 148

suppressio, sionis f. = Unterdrückung, Hemmung z.B. einer Blutung 208

suppuratio, tionis f. = Schwärung, Eiterung 208

suppurativus, a, um = eiternd, eitrig 265

supra(-) = oberhalb(-), über(-) 62, 65, 88, 177

supraarticularis, e = über der Gelenkpfanne gelegen 265

supraclavicularis, e = oberhalb der Klavikula gelegen 88, 265

supramalleolaris, e (supramalleolär) = oberhalb des Fußknöchels gelegen 265, 268

supramarginalis, e = über dem Rand liegend 265

supraopticus, a, um = oberhalb des Sehnerven gelegen 265

supraorbitalis, e = über der Augenhöhle gelegen 265, 266

suprapubicus, a, um (suprapubisch) = oberhalb der Schambeinfuge 265, 268

suprarenalis, e = über der Niere gelegen, die Nebenniere betreffend 265

supravaginalis, e = oberhalb der Scheide befindlich 265, 267

supremus, a, um = der, die, das oberste 65

sura, ae f. = Wade 107, 161

surditas, tatis f. = Taubheit 141

surdus, a, um = taub 127

sursum = aufwärts, in die Höhe 66, 179

suspectus, a, um = Aufsehen erregend, verdächtig 208

suspensio, sionis f. = Aufhängen
1. Hochhängen, Hochlagern
2. feinste Stoffverteilung 88, 208

suspensorium, i n. = Aufhängeapparat, Tragebeutel, Suspensorium 88

suspensorius, a, um = z. Aufhängen dienend 265

sustentaculum, i n. = kleine Stütze (z.B. des Talus) 259, 267

sutura, ae f. = Naht, Knochennaht 107, 108

sycosis, is f. = Bartflechte 251

sykon n. = Feige 72
syllaba, ae f. = Silbe, Sprechsilbe 213
sym- s. syn-
symbiosis, is f. = Zusammenleben von Organismen zum gemeinsamen Nutzen 213
symmetria, ae f. = Verhältnismäßigkeit, Gleichheit 214
sympathicus, a, um = die Mitempfindung betreffend, zum N. sympathicus gehörig 267
Sympathektomie, die = Resektion des N. sympathicus 100
Sympathikolytika, die = Stoffe, welche die Reizung des Sympathikus hemmen oder aufheben 100
Sympathikomimetika, die = Stoffe, die den Sympathikus erregen 100
Sympathikus, der = ergotroper Teil des vegetativen Nervensystems 100
Sympathikusblockade, die = zeitweilige Ausschaltung des Sympathikus durch Injektion eines örtlichen Betäubungsmittels 100
symphysialis, e = zur Schamfuge gehörend 265
symphysis, is f. (Symphyse) = Zusammenwachsen, Verbindung zweier Knochenflächen 16, 214
Symplasma, das = mehrkerniger Zellverband ohne feststellbare Grenzen 226
sympodia, ae f. = Mißgeburt mit Vereinigung beider Beine 259
symposion n. = Trinkgelage, Gastmahl, wissenschaftliche Tagung
latin. symposium, i n. 72, 214
symptoma, matis n. (Symptom) = Zusammenfallen krankhafter Vorgänge oder Veränderungen, Krankheitszeichen 24, 90, 214
symptomaticus, a, um = ein Krankheitszeichen betreffend, als Symptom auftretend 265, 267
Symptomatik, die = Gesamtheit der Symptome eines Krankheitsbildes 25
Symptomatologie, die = Lehre von den Krankheitszeichen 226
symptomatologische Trias, die = die für eine Krankheit charakteristische Dreizahl bestimmter Symptome 83
syn(-), sym(-) = mit-, zusammen- 90, 213, 226
synaesthesis, is f. = Mitempfindung, Miterregung eines Organs 214
synapsis, eos f. = Verbindungs-, Berührungsstelle (die Stelle, an der z.B. Nerv und Muskel zusammenhaften) 90, 214
synchondrosis, is f. = Knorpelfuge 214, 224
syncytium, i n. = mehrkerniger Zellverband 214
syndactylia, ae f. = Verwachsung der Finger 259
Syndesmologie, die = Lehre von den Bändern und Sehnen 227
syndesmosis, is f. = Verbindung zwischen Knochen durch Bänder 214

syndroma, matis n. (Syndrom) = Zusammenlaufen mehrerer krankhafter Symptome, Symptomenkomplex 24, 214
synechia, ae f. = eigentl. das Zusammenhalten, z.B. die Verwachsung zwischen Iris und Cornea 214, 259
synergia, ae f. $\left.\begin{matrix}\\\\\end{matrix}\right\}$ = 1. Zusammenarbeiten
synergismus, i m.
Zusammenwirken mehrerer Muskeln
2. Zusammenwirken innersekretorischer Drüsen
3. Zusammenwirken von Arzneimitteln 214
synkinesis, is f. = unwillkürliche Mitbewegung 214
synklitismus, i m. = achsengerechte Einstellung des kindlichen Kopfes 214
synopsis, is f. = zusammenfassende Übersicht 214
synostosis, is f. = feste knöcherne Verbindung 214
synovia, ae f. (Synovia) = Gelenkschmiere 18, 107
Syntheasen, die = Enzyme, welche die Fähigkeit besitzen, neue chemische Verbindungen zu knüpfen 256
synthesis, is f. = Zusammensetzung, Aufbau 214, 256
synuria, ae f. = Ausscheidung von Fremdstoffen mit dem Harn 214
syphilis, syphilidis f. = Lustseuche, Syphilis, Lues 170
syphiliticus, a, um = syphilitisch 245, 266
Syphiloid, das = syphilisähnliche Erkrankung 257
syringitis, itidis f. = Entzündung der Ohrtrompete 155
syringomyelia, ae f. = Erkrankung des grauen Rückenmarks mit röhrenförmiger Höhlenbildung 247
syrinx, gis f. = Röhre, Höhle
1. Bezeichnung für Eileiter und Ohrtrompete
2. Gewebsmißbildung
3. Fistel, offenes Geschwür 72, 153, 158
systema, matis n. = System, Organkomplex mit einheitlicher Funktion 214, 267
Systemerkrankung, die = Krankheit, die ein ganzes Körpersystem befällt 227
systole, es f. = Zusammenziehen, Kontraktion z.B. des Herzmuskels 87, 214

T

tabella, ae f. = kleine Tafel, Tabelle 231
tabes, is f. = Auszehrung, Schwindsucht 146, 149, 253
tabicus, a, um = zur Tabes gehörig 243
Tabu, das = Berührungsverbot 6

Wortregister

tabula, ae f. = Tafel, Brett, Platte des Schädeldaches 230
tachy- = schnell 73, 183
Tachykardie, die = abnorm schnelle Herztätigkeit 73, 183
Tachyphagie, die = hastiges Essen 183
Tachypnoe, die = beschleunigte Atmung, Kurzatmigkeit 186
tactus, us m. = Tastsinn 76, 173, 174
tactus, a, um = berührt 169
taenia, ae f. = schmales Band, Streifen, Strang, Bandwurm 107, 108, 124, 128, 130, 170
taeniasis, is f. = Bandwurmleiden 248
talaris, e = zum Sprungbein gehörig 238, 267
talcum, i n. = Speckstein, Talkumpuder 119
talus, i m. = Sprungbein 114, 120
tapetum, i n. = Tapete, tapetenartige Schicht 119, 196
Taraxacum, i n. = Löwenzahn 62
tardus, a, um = langsam 127, 148, 174
tarsalgia, ae f. = Fersenschmerz 247
tarsus, i m. = Geflecht, Korb-, später Wurzelgeflecht
  1. Fußwurzel
  2. Lidfaserplatte 12ff., 30, 114, 119, 174
tartarus, i m. = Weinstein 114, 120
Tartrat, das = Salz der Weinsäure 120
Taurin, das = Aminosäure, die erstmals in der Galle von Rindern entdeckt wurde 121
taurus, i m. = Rind 114, 121
tauto- = selbe 93
Tautomerie, die = chemische Verbindung mit zwei Konstitutionsformeln, die aus „denselben Gliedern" bestehen und sich nur durch Verlagerung der Bindungen unterscheiden 93
taxis, eos f. = Anordnung, geordneter Ablauf z.B. von Muskelbewegungen, Reposition einer herausgetretenen Hernie 157
tectorius, a, um = eine Bedeckung bildend 241
tectum, i n. = Dach, rückwärtiger Teil des Mittelhirns 119
tegmen, minis n. = Decke, Bedeckung, bedeckender Teil eines Organs 144
tegmentum, i n. = Decke, Haube
  1. rückwärtige Bedeckung eines Organs
  2. rückwärtiger Teil des Hirnschenkels 119, 120
tela, ae f. = Gewebe, Gewichtsschicht 107
tele- = fern 74
Telepathie, die = („Fernfühlen"), Fähigkeit, Vorgänge in anderen Menschen ohne Vermittlung der Sinnesorgane wahrzunehmen 74, 186
tellus, telluris f. = Erde 142
Telophase, die = Endphase (der Kernteilung) 179, 228
telos n. = Ende, Ziel, Zweck, Richtung, Endphase einer Entwicklung 72, 179
temperantia, ae f. = Mäßigkeit 107

tempora, orum n. = Schläfen 76, 142
temporalis, e = zu den Schläfen gehörig 22, 236
tempus, oris n. = Zeit 42, 43, 60, 62, 63, 142
tenacitas, tatis f. = Festhalten, konzentrierte Aufmerksamkeit, Gedächtnistreue 141
tendineus, a, um = sehnig 238
tendo, tendinis m. = Sehne 22, 76, 133, 148, 159
tendovaginitis, itidis f. (Tendovaginitis) = Sehnenscheidenentzündung 159, 169, 249
tenesmus, i m. = dauernder Stuhl- und Harndrang 114
tenon m. = Sehne 76, 188
Tenoplastik, die = Sehnenplastik 192
Teno(r)rhaphie, die = Sehnennaht 188
Tenotomie, die = Sehnendurchschneidung 76, 188
tensio, sionis f. = Spannung 138, 226
tensor, oris m. = Spanner, Spannmuskel 131, 148, 224
tensus, a, um = gespannt, gedehnt, gestreckt 169
tentamen, minis n. = Versuch 144
tenuis, e = dünn, zart 160, 161
tepidus, a, um = warm, lau 127
tepor, oris m. = laue Wärme, Lauheit 131
teras, atis n. = Wunderzeichen, Ungeheuer, Mißgeburt 48, 72, 153, 159
Teratogenese, die = Entstehung und Entwicklung körperlicher oder organischer Mißbildungen während der Embryonalzeit 159
teratoma, matis n. = Wundergeschwulst, angeborene durch Entwicklungsstörung entstandene Geschwulst 252
teres, etis = stielrund 52, 161
tergum, i n. = Rücken 62, 119, 177
terminalis, e = zum Ende gehörig, an einer Grenze verlaufend 236, 254
terminatio, tionis f. = Begrenzung, Endigung (von Nervenfasern) 138, 148
terminus, i m. = Grenze, Ende, Ausdruck, Begriff 4, 6, 18, 30, 66, 114
terra, ae f. = Erde 107
tertianus, a, um = dreitäglich 193
tertius, a, um = der, die, das dritte 63
testamentum, i n. = Vermächtnis, Testament 119
testimonium, i n. = Zeugnis, Beweis 119
testis, is m. = Hoden 14, 77, 145, 148, 224
testiculus, i m. = Hoden 233
Testikelhormon, das = männliches Keimdrüsenhormon 257
testudo, dinis f. = Schildkröte, Schildkrötenverband 135
tetanus, i m. = Wundstarrkrampf 114
Tetrahydrofolsäure, die = wichtiges Vitamin der Folsäuregruppe 195
Tetralin, das = vierfach hydriertes Naphthalin 195
Tetralogie, die = Syndrom, das aus 4 Symptomen besteht 83, 194

Tetrapeptid, das = Peptid, das aus 4 Aminosäuren besteht 195
Tetraplegie, die = Lähmung aller vier Gliedmaßen 83, 194
Tetravakzine, die = Vierfachvakzine zur kombinierten Schutzimpfung 195
Tetrose, die = Monosaccharid mit 4 C-Atomen 195
thalamicus, a, um = zum Sehhügel gehörig 97, 243
Thalamatomie, die = Durchschneidung der Schmerzzentren im Bereich des Sehhügels 121
thalamus, i m. = Sehhügel 32, 97, 114, 120, 121, 148
thalassa, ae f. = Meer, See 107
thallos n. = Sproß, Trieb 72
Thanatophobie, die = Angst vor dem Tode 181
thanatos m. = Tod 72
theca, ae f. = Hülle, Behältnis 107
Thelarche, die = Beginn der Brustausbildung bei Mädchen 189
thele f. = Brustwarze 77, 189, 225
Thelitis, die = Entzündung der Brustwarzen 77, 189
thema, matis n. = Aufgabe, Gegenstand, Gesprächsstoff 72, 155
thenar, aris n. = Daumenballen 46, 147, 211
theoria, ae f. = Spekulation, Theorie 109
theos m. = Gott 72
therapia, ae f. = Kranken-, Heilbehandlung, Therapie 35, 109, 110, 125, 180
theriomorph = tiergestaltig 181
therion n. = Tier 72
thermae, arum f. = warmes Bad, Thermen 108
thermo- = warm 74, 183, 226
Thermokaustik, die = Verschorfen von Gewebe mittels starker Hitze 186
Thermometer, das = Wärmemesser 74, 183
thermophil = wärmeliebend (Bakterien) 186
Thermoplegie, die = Hitzschlag 183
Thermotherapie, die = Heilbehandlung durch Wärme 186
thesis, is bzw. eos f. = Annahme, Behauptung 157
thoracalis, e = zum Brustkorb gehörig 236
thoracicus, a, um = zum Brustkorb gehörig 243
Thorakometrie, die = Messung des Brustkorbumfanges 77, 189
Thorakoschisis, die = angeborene Brustwandspalte 158
Thorakozentese, die = Punktion des Brustfellraumes 189
thorax, cis m. (Thorax) = Brustkorb, Brust 26, 48, 77, 152, 159, 182, 189, 191, 224
thrix f. = Haar 75, 187
Thrombin, das = Blutgerinnungsstoff 121
thrombophlebitis, itidis f. (Thrombophlebitis) = Venenentzündung mit Thrombose 249, 257

thrombosis, is f. = Verschluß eines Gefäßlumens durch einen Blutpfropf 251
thromboticus, a, um = die Thrombose betreffend 245
thrombus, i m. = geronnene Blutmasse, Blutpfropf innerhalb eines Gefäßes 114, 121, 151
thymolymphaticus, a, um = Thymus und Lymphknoten betreffend 255
thymos m. = Gemüt, Empfindung 72
thymus, i m. = Bries, Thymus 114
thyreoideus, a, um = schildförmig 244, 254
thyreos m. = türähnlicher Schild 72
tibia, ae f. = Schienbein 65, 107, 108, 148
tibialis, e = zum Schienbein gehörig 236
tigris, tigris c. = Tiger 144, 158
Tigrolyse, die = Auflösung der tigerfellartig gefleckten Nervensubstanz (Nissl-Schollen) bei Erkrankungen 158
timor, oris m. = Furcht, Angst 131
tinctura, ae f. = Tinktur 107, 110, 128, 254
tinea, ae f. = nagender Wurm, Motte, Hautflechte 107
tinnitus, us m. = Klingeln, Sausen 173, 174
tmesis, eos f. = Schneiden, Durchtrennung 157
tokos m. = Geburt 72, 183
tolerantia, ae f. = Duldsamkeit, Widerstandsfähigkeit, Verträglichkeit 107
tome f. = Schneiden, Schnitt 72, 110, 111, 121, 125, 181, 186, 187, 188, 190, 226
Tomographie, die = (wörtl. Aufzeichnung von Schnitten), Röntgenschichtaufnahmeverfahren 181
tomos m. = Schneiden, Schnitt 72
tonia, ae f. = Spannung 92
tonsilla, ae f. = Mandel, mandelförmiger Gewebslappen eines Organs 232, 254
tonsillaris, e = zu den Rachen- bzw. Gaumenmandeln gehörig 238
tonsillitis, itidis f. = Mandelentzündung 249
tonsurans, antis = abscherend, eine Tonsur bewirkend 163, 169
tonus, i m. = Spannung, Spannungszustand bes. der Muskulatur 114, 121, 183, 184
tophus, i m. = harter entzündlicher Knoten 114, 120
Topognosie, die = Fähigkeit, einen Berührungsreiz lokalisieren und damit erkennen zu können 180
Topographie, die = Darstellung der Körperregionen und Lagebeziehungen zwischen Organen einerseits und Gesamtorganismus andererseits 181
topos m. = Ort, Gegend 72, 180, 189, 225, 269
torcular, aris n. = Kelter, Presse, venöser Zusammenfluß an der Innenfläche des Hinterhauptbeins 147
tormina, minum n. = quälende Schmerzen, bes. Leibschmerzen 144

torpidus, a, um = regungslos, stumpfsinnig, unbeeinflußbar 127
torpor, oris m. = Gefühllosigkeit, Schlaffheit, Trägheit 131
torsio, sionis f. = Drehung 138
Torsionsskoliose, die = Seitverbiegung der Wirbelsäule mit Achsenverdrehung der Wirbel 251
tortus, a, um = gedreht, gewunden 168
torulus, i m. = kleiner Wulst, kleiner Ballen 229
torus, i m. = Haut-, Schleimhautwulst 114
Totalexstirpation, die = vollständige operative Entfernung eines Organs 81, 193
totalis, e = gesamt 223, 236
totus, a, um = ganz, gesamt 81, 82, 193
toxikon n. = Pfeilgift, Gift
   latin. toxicum, i n. 72, 119, 121
Toxine, die = Giftstoffe, die von Bakterien, Pflanzen und Tieren ausgeschieden werden 121
toxon n. = Pfeilgift, Gift 72, 226
trabecula, ae f. = kleiner Balken, balkenartiges Gewebsbündel 95, 233, 253, 255
trabs, trabis f. = Balken 41, 95, 139
trachea, ae f. = Luftröhre 31, 107, 193
trachealis, e = zur Luftröhre gehörig 236
tracheitis, itidis f. = Luftröhrenentzündung 249
Tracheoskopie, die = Betrachtung und Untersuchung der Luftröhre 181
Tracheozele, die = bruchsackförmige Vorwölbung der Luftröhrenschleimhaut (Luftröhrenbruch) 181
trachoma, matis n. = „Körner"krankheit der Augenbindehaut 252
trachy- = rauh 74, 184
Trachyphonie, die = Rauhigkeit der Stimme 74, 184
tractio, tionis f. = Ziehen, Zug 138
tractus, us m. = Ziehen, Zug
   1. Zug von Muskelfasern
   2. Zug von Nervenfasern 173
tractus, a, um = gezogen 169
tragus, i m. = Ziegenbock, Erhebung vor der Öffnung des Gehörganges
   Plural:
   tragi, orum m. = Haarbüschel am Gehöreingang 18, 113, 114, 122
tranquillans, antis = beruhigend 163
Tranquillantia, die = Beruhigungsmittel 170
tranquillus, a, um = ruhig, still 127
trans(-) = hinüber(-), hindurch(-), jenseits 62, 88, 92, 208, 225
transabdominalis, e = auf dem Weg über die Bauchhöhle, durch die Bauchhöhle hindurch 265
Transaminase, die = Enzym, welches die Aminogruppen von einer Substanz auf die andere hinüberträgt 88
Transaminierung, die = Übertragung einer Aminogruppe einer Substanz auf eine andere 225

transcorticalis, e = die Verbindung zwischen den einzelnen Feldern der Hirnrinde betreffend 265
Transferasen, die = Enzyme, welche die Übertragung von Molekülgruppen auf ein anderes Substrat katalysieren 256
transferre = übertragen 256
transfixio, ionis f. = Durchtrennung 208, 223
transformatio, tionis f. = Umwandlung, Umbildung 208
transfusio, sionis f. = Übergießung, Blutübertragung 208
transperitonealis, e = durch das Bauchfell bzw. die Bauchhöhle hindurch 265
transpiratio, tionis f. = Ausdünstung, Ausschwitzung 208
transplantatio, tionis f. = Überpflanzung, Verpflanzung 208
transpositio, tionis f. = Verlagerung 208
transsudatum, i n. (Transsudat) = nicht entzündlicher Erguß in einer Körperhöhle (Gegensatz: Exsudat) 208
transthoracalis, e = auf dem Weg über den Brustkorb 265
transurethralis, e = durch die Harnröhre in die Harnblase 265
transversalis, e = zum Proc. transversus oder Musc. transversus gehörend 265, 266
transversarius, a, um = quer verlaufend 265
transversus, a, um = querlaufend 30, 208
trapezius, a, um = trapezartig 127, 128
trapezoideus, a, um = trapezförmig 244
trauma, matis n. = Verletzung, Wunde
   1. körperliche Verletzung
   2. seelischer Schaden 49, 155
traumaticus, a, um = durch Verletzung entstanden 245
trema, matis n. = Loch, Öffnung, Lücke zwischen den mittleren Schneidezähnen 155, 158
tremens, entis = zitternd 165, 170
tremor, oris m. = (Muskel)Zittern 74, 131, 184
trepanatio, tionis f. = operative Schädeleröffnung mittels Trepan 138
treponema n. = (zusammengesetzt aus: trope ⟨trepein⟩ Drehung und nema Faden), Gattungsbegriff für spiral- und fadenförmige Mikroben 196
tresis, eos f. = Loch, Öffnung 72, 157
triangularis, e = dreiwinklig, dreieckig 238
Trias, die = 3 zusammengehörige Dinge 83
triceps, cipitis = dreiköpfig 161
Trichoklasie, die = Brüchigkeit der Haare 75, 187
trichomoniasis, is f. = Erkrankung durch Trichomonaden 248
Trichromat, der = Dreifarbenseher, normal Sehtüchtiger, der alle drei Grundfarben erkennt 194
tricuspidalis, e = dreizipflig 236

Tridermom, das = Mischgeschwulst der drei Keimblätter 83, 194
trigeminus, a, um = dreimal, dreifach 193, 243
trigonum, i n. = Dreieck 193
Trijodthyronin, das = Schilddrüsenhormon 195
Tripelphosphate, die = Harnsedimentbestandteile 83
Triose, die = Monosaccharid mit 3 C-Atomen 195
Tripara, die = Frau, die drei Kinder geboren hat 194
Tripelphosphate, die = Harnsedimentbestandteile 83
Tripelskoliose, die = dreifach geschwungene seitl. Krümmung der Wirbelsäule 194
Tripeptide, die = aus 3 Aminosäuren bestehende Peptide 83, 194
Triplegie, die = Lähmung von drei Gliedmaßen 194
triplo- = dreifach 83, 194
tripsis, eos f. = Reiben, Zerreiben, Zertrümmern, Massieren 72, 157
triquetrus, a, um = dreieckig 193
trismus, i m. = Knirschen, Kaumuskelkrampf, Kiefersperre 114
tristis, e = traurig, betrübt 160
tristitia, ae f. = Traurigkeit 107
Tritium, das = schwerer Wasserstoff, drittes H Isotop 195
trochanter, eris m. (Trochanter) = Läufer, Umläufer, anat. Bezeichnung für einen starken Knochenvorsprung, „Rollhügel" 18, 152
trochantericus, a, um = zum Rollhügel gehörig 243
trochiscus, i m. = Rädchen 234
trochlea, ae f. = Rolle 107, 120
trochoideus, a, um = radförmig 244
trophe f. = Wendung, Drehung, Einwirkung 73, 182, 187, 191
trope f. = Nahrung, Ernährung 73, 183
Trophoblast, der = ernährende Hülle des Embryokeimes 181
trophotrop = auf den Ernährungszustand einwirkend 182
tropos m. = Art, Weise 73
truncus, i m. = Baumstamm
  1. Rumpf des menschl. Körpers
  2. großer Hauptteil eines Organs 33, 114, 120
trypanon n. = Bohrer 73
trypanosomiasis, is f. = Schlafkrankheit 248
tuba, ae f. = Röhre, Trompete 21 f., 77, 107, 255
tuber, eris n. = Höcker 42, 43, 95, 141, 196
tuberculosis, is f. = durch Tuberkel hervorgerufene chronische Infektionskrankheit 251
tuberculosus, a, um = an Tuberkulose leidend, eine Tbc betreffend 240
tuberculum, i n. = kleiner Höcker, Buckel
  1. knötchenförmige Schwellung
  2. kleiner Vorsprung bes. an Knochen 95, 233, 253, 267

tuberositas, tatis f. = Körperauswuchs, Höcker, Buckel, Knochenrauhheit als Ansatzstelle für Muskeln 141, 148
tuberosus, a, um = höckerig, knotenreich 240
tubularis, e = röhrenförmig 238, 253
tubulus, i m. = kleine Röhre, kleiner Kanal 229, 255
tubus, i m. = Röhre
  1. Aufsatz auf die Röntgenröhre
  2. Röhre zur Einführung in die Trachea 114, 268
tumescens, entis = schwellend, anschwellend 165
tumescentia, ae f. = diffuse Anschwellung 107
tumidus, a, um = geschwollen 127, 128
tumor, oris m. = 1. krankhafte Anschwellung eines Organs
  2. Geschwulst, Gewebswucherung 131, 150, 177, 226
tunica, ae f. = Gewand, Hülle, Gewebsschicht 18, 84, 107, 108, 178, 195, 267
turgescens, entis = strotzend, schwellend, aufschwellend 165
turgor, oris m. = Strotzen, Spannungszustand oder Flüssigkeitsdruck im Gewebe 131
turris, turris f. = Turm 144, 149
tussis, tussis f. = Husten 144, 149
tutor, oris m. = Beschützer 55, 132, 172
tutrix, icis f. = Beschützerin 55, 172
tutus, a, um = sicher 127, 179
tympanites, ae m. = Trommelsucht, Trommelbauch 110
tympanum, i n. = Trommel, Paukenhöhle 119, 120, 148, 158, 224
Typhlitis, die = Blinddarmentzündung 77, 190
typhlon n. = Blinddarm 77, 190
typhosus, a, um = typhusartig 240
typhus, i m. = Infektionskrankheit des Verdauungskanals, Typhus 114, 120, 226
typos m. = Gepräge, Eindruck, Urbild, Muster latin. typus, i m. 73, 74, 114, 120, 184
tyros m. = Käse 73, 180
Tyrosin, das = Name einer Aminosäure, der auf ihr Vorkommen im Käse hinweist 180

U

ulceratio, tionis f. = Geschwürsbildung 138
ulcerosus, a, um = geschwürig, geschwürreich 240
ulcus, eris n. = Geschwür 42, 43, 142, 148, 161, 169, 170, 253
Ulitis, die = Zahnfleischentzündung 77, 189
ullus, a, um = irgendeiner 81, 82
ulna, ae f. = Elle, Ellenbogenknochen 107
ulnaris, e = zur Elle gehörig 238, 253
ultimus, a, um = der, die, das letzte 64, 178
ultra(-) = jenseits(-) 62, 64, 88, 208

ultravisibilis, e = jenseits der Sichtbarkeitsgrenze eines gewöhnlichen Mikroskops 88, 208, 265
umbilicalis, e = zum Nabel gehörig 236, 255
umbilicus, i m. = Nabel 77, 114
umbo, onis m. = Schildbuckel, erhabene Rundung 133, 148
umbra, ae f. = Schatten 107
uncinatus, a, um = hakenförmig, mit einem Haken versehen 167
unctio, tionis f. = Einreibung, Einsalbung 138
uncus, i m. = Haken, hakenförmige Hirnrindenvorwölbung 114
unda, ae f. = Welle 107
Undecan, das = gesättigter Kohlenwasserstoff mit 11 C-Atomen 195
Undecimpara, die = Frau, die elf Kinder geboren hat 194
undulans, antis = wellenförmig verlaufend, auf- und absteigend 163, 170
unguentum, i n. = Salbe, Salböl 61, 119
unguis, is m. = Nagel, Kralle, Hornplatte an Finger- u. Zehenenden 78, 145, 148, 170, 175, 254
unilateralis, e = nur eine Körperseite betreffend 236
universalis, e = gesamt, den ganzen Körper betreffend 236
unteres Uterinsegment, das = unterer Abschnitt des Gebärmutterhalses 256
urachus, i m. = embryonaler Harngang 114
uraemia, ae f. = Harnvergiftung des Blutes 247
uraemicus, a, um = auf Harnvergiftung beruhend 243
urbs, urbis f. = Stadt 139
urea, ae f. = Harnstoff 107
uresis, eos f. = Harnausscheidung 157
ureter, ris m. = Harnleiter 47, 152, 157
uretericus, a, um = zum Harnleiter gehörig 243
ureteritis, itidis f. = Harnleiterentzündung 155
urethra, ae f. = Harnröhre 107, 108, 120, 266
urethralis, e = zur Harnröhre gehörig 236, 255
urethritis, itidis f. = Harnröhrenentzündung 249
urina, ae f. = Harn, Urin 79, 107, 120, 224
urinalis, e = den Harn betreffend 236
urinarius, a, um = zum Harn gehörend 238
Urodynie, die = Auftreten von Schmerzen beim Wasserlassen 193
urogenitalis, e = zum Harn- und Geschlechtsapparat gehörig 236
Urogramm, das = Röntgenkontrastdarstellung des Harnapparates 192
Uropenie, die = verminderte Harnausscheidung 193
Urosepsis, die = Vergiftung durch Harnzersetzung 79, 192
ursus, i m. = Bär 115
urtica, ae f. = Nessel, Brennessel, Hautquaddel 107

usque = bis 60
usura, ae f. = Abnutzung, Schwund 107
usus, us m. = Benutzung, Gebrauch, Übung 60, 63, 173, 177
uter, tra, trum = wer von beiden, welcher von beiden 81, 82
uterinus, a, um = zur Gebärmutter gehörig 22, 77, 96, 239, 256
uterus, i m. = Gebärmutter 77, 96, 115, 120, 128, 148, 170, 223, 224, 267
utilis, e = nützlich 239
utilitas, tatis f. = Nutzen 141
utriculus, i m. = kleiner Balg, Schlauch
 1. sackförmiges Organ
 2. Vorhofsäckchen der häutigen Bogengänge 233
uva, ae f. = Traube 94, 107
uvula, ae f. = kleine Traube, Zäpfchen 77, 94, 230
uxor, oris f. = Ehefrau, Gattin 131

V

vacca, ae f. = Kuh 107, 109
vaccina, ae f. = Kuhpocke 107
vaccinatio, tionis f. (Vakzination) = Kuhpockenimpfung, Schutzimpfung zur Verhütung von Infektionskrankheiten 109, 138
vacuola, ae f. = kleiner Plasmahohlraum, Bläschen 231
vacuus, a, um = leer, luftleer 127, 148
vagina, ae f. = Hülle
 1. Gleithülle, -kanal
 2. weibl. Scheide 77, 107, 120, 148, 159
vaginalis, e = zur weiblichen Scheide gehörig 236
Vaginalspekulum, das = Spiegel zur Untersuchung der Scheide 257
vagus, a, um = umherschweifend 127, 128, 193
valescentia, ae f. = Stärkung, Kräftigung 107, 226
valetudo, dinis f. = Gesundheit 62, 135
valgus, a, um = nach auswärts gedreht, krumm, x-förmig verbogen 127, 128
vallecula, ae f. = kleines Tal, Einsenkung 233
valles, is f. = Tal, Höhlung 146
vallum, i n. = Wall, Hautwulst 119, 120
valva, ae f. = Klappe
 Plural: valvae, arum f. = Türflügel 107, 108, 129
valvula, ae f. = kleiner Türflügel, Klappe, Schleimhautfalte 11, 20, 230, 266
vapor, oris m. = Dunst, Wasserdampf 131
variatio, tionis f. = Merkmalsabweichung eines Individuum gegenüber seiner Art, leichte Verschiedenheit von der Norm 138

varicella, ae f. (Varizellen) = kleine Pocken, Windpocken, Schafpocken 231, 257
varicosus, a, um = krampfadrig 240
varietas, tatis f. = Mannigfaltigkeit, Spielart, Abart 141
Varikozele, die = krankhafte Erweiterung und Schlängelung der Samenstrangvenen 181
variola, ae f. = Pocken, Blattern 231
varius, a, um = verschiedenartig 127, 128
varix, icis f. = Krampfader, Krampfaderknoten 140, 150
varus, a, um = auseinandergebogen, krumm, o-förmig verbogen 127, 128, 174, 193
vas, vasis n. = Gefäß, Blutgefäß
Plural: vasa, vasorum n. = Blutgefäße 18, 46, 76, 86, 99, 147, 148, 149, 170, 190
vascularis, e = 1. zu den Gefäßen gehörend
2. Gefäße enthaltend 238
vasculosus, a, um = gefäßreich 240
vasculum, i n. = kleines Blutgefäß 233
Vasomotoren, die = Nerven, die der glatten Muskulatur der Gefäße als Beweger Impulse zusenden 149
vastus, a, um = weit, öde, leer, ungeheuer groß, sehr groß 127
vegetabilis, e = pflanzlich 239
vegetarius, a, um = sich von Pflanzen ernährend 238
vegetatio, tionis f. = 1. Gesamtheit des Pflanzenbestandes
2. Wucherung, lymphatischen Gewebes 138
vegetativus, a, um = belebend, das autonome Nervensystem betreffend 241
vehemens, entis = heftig, eindringlich z.B. von einem Schmerz gesagt 161
vehiculum, i n. = Fahrzeug, Transportsubstanz 233
Vehikelsubstanz, die = Trägersubstanz für pharmazeutische Wirkstoffe 257
velum, i n. = Segel, segelförmiges Organ oder Gebilde 119, 120, 254
vena, ae f. = Ader, Vene 17, 76, 107, 108, 127, 128, 148, 174, 176, 178, 224
veneficium, i n. = Giftmischerei, Giftmord 119
venenum, i n. = Gift 119
venerische Krankheiten, die = Sammelbezeichnung für Krankheiten, die vornehmlich durch Geschlechtsverkehr übertragen werden 256
venia, ae f. = Erlaubnis 107
venire = kommen 60
venosus, a, um (venös) = venenreich 240, 255, 257, 267
venter, tris m. = Bauch, Leib, bauchförmige Ausbuchtung eines Muskels 45, 77, 147, 170
ventilatio, tionis f. = Lüften, Belüftung 138
ventosus, a, um = voll Wind, bläschenförmig aufgetrieben 240

ventralis, e = 1. bauchwärts gelegen
2. zum Bauch gehörig 236
ventricularis, e = zu einem Ventrikel gehörig 238
ventriculus, i m. = kleiner Bauch
1. bauchartige Ausstülpung eines Organs
2. Herz- bzw. Gehirnkammer 77, 233, 253
Ventrikelseptumdefekt, der = Substanzdefekt der Herzkammerscheidewand 257
ventus, i m. = Wind 115
venus, eris f. = Anmut, Liebe 142, 256
Venus, eris f. = Venus, römische Liebesgöttin 142
ver, veris n. = Frühling 141
verber, eris n. = Schlag, Hieb 141
verbigeratio, tionis f. = Wiederholung unsinniger Wörter und Sätze 138
verbum, i n. = Wort, Ausdruck, Zeitwort 119
Verdoglobin, das = grünes Abbauprodukt des Hämoglobins 85, 196
vergens, entis = sich neigend 165, 179
veritas, tatis f. = Wahrheit 141
vermiculatus, a, um = wurmstichig, wurmförmig, buntscheckig 167, 170
vermiformis, e = wurmförmig 241, 267, 269
vermis, is m. = 1. Wurm, Eingeweidewurm
2. Kleinhirnwurm 145
vernix, icis f. = Firnis, Lack, Fruchtschmiere auf der Haut von Neugeborenen 140
verruca, ae f. = Hautwucherung, Warze 107
verruciformis, e = warzenförmig 241, 254
versio, sionis f. = 1. Neigung eines Organs
2. Wendung des Fetus im Mutterleib 138
versus, a, um = gewendet, gedreht 169
vertebra, ae f. = Wirbel des Rückgrats 17, 23, 30, 77, 107, 108, 170
vertebralis, e = zu den Wirbeln gehörig 23, 77, 236
vertex, icis m. = Wirbel, Scheitel, Spitze eines Organs 41, 42, 134
verticalis, e = 1. senkrecht
2. zum Scheitel eines Organs gehörig 236
vertiginosus, a, um = schwindlig 240
vertigo, ginis f. = Schwindel, Übelkeit 135
verus, a, um = wahr, wahrhaftig 127, 128, 170
vesica, ae f. = Blase, Gallen-, Harnblase 77, 107, 157, 224, 254
vesicalis, e = zur Harnblase gehörig 236
vesicans, antis = blasenbildend, blasenziehend 163
vesicula, ae f. = Bläschen
1. blasenförmiges Organ
2. Hauteffloreszenz 15, 224, 230, 254
vesicularis, e = blasenartig 238
vesiculosus, a, um = bläschenreich 240, 255
vesper, peri m. = Abend 115

vestibularis, e = zum Vorhof gehörend, das Gleichgewichtsorgan betreffend 238
vestibulum, i n. = Vorhalle, Vorhof vor dem eigentlichen Organ 21, 119, 120, 148
vestigium, i n. = Fußspur, Relikt eines Organs 119
vestis, is f. = Kleid, Gewand, Hülle 145
veterinarius, a, um = tierärztlich 60, 127
vetus, veteris = alt, ehemalig 161
via, ae f. = Weg 63, 107, 177
vibrans, antis = zitternd, schüttelnd, vibrierend 163, 174
vibratio, tionis f. = feine Schwingung, Massage durch leichte schwirrende Bewegungen 138
vibrio, onis m. = Gattung kommaförmiger, begeißelter Bakterien 133, 148
vibrissae, arum f. = Nasenhaare 108, 122
vicarius, a, um = stellvertretend die Funktion eines ausgefallenen Organs übernehmend 238
vicinus, a, um = benachbart 127
vidēre = sehen 54
vigil, gilis = wach, munter 161
Villikinin, das = Wirkstoff der Darmschleimhaut, der für die Darmzottenbewegung verantwortlich ist 180
villosus, a, um = zottenreich 240
villus, i m. = zottiges Haar, Zotte; Plural: villi, villorum m. = zottiges Tierhaar 115, 120, 122, 180
vinum, i n. = Wein 119
violaceus, a, um = violett 85, 195
Viomycin, das = Antibiotikum des violett wachsenden Strahlenpilzes 85, 196
vipera, ae f. = Schlange, Viper 107, 108
vir, viri m. = Mann 36, 37, 115, 123
virago, ginis f. = Mannweib, Frau mit männl. Sexualempfinden 135
virgo, ginis f. = Jungfrau 41, 135
viridans, antis = grünend, grün wachsend 85, 163, 196
viridis, e = grün 85, 196
virilis, e = männlich, den Mann bzw. das männliche Geschlecht betreffend 239
virulentus, a, um = schädlich, aktiv, krankmachend 240
virus, i n = Gift, Virus 37, 123
vis, vis f. = Kraft, Stoß 44, 62, 144, 177
viscera, erum n. = Eingeweide, Sammelbezeichnung für die Organe der Schädel-, Brust-, Bauch- und Beckenhöhle 46, 77, 142, 174
visceralis, e = die Eingeweide betreffend 236
visibilis, e = sichtbar 96, 239
visus, us m. = Gesichtssinn, Sehschärfe 54, 76, 96, 173, 174
vita, ae f. = Leben 60, 61, 107, 108, 109, 148, 177
vitalis, e = das Leben betreffend 236

Vitamin, das = der Name leitet sich vom Vitamin B_1 ab. Man stellte fest, daß es lebensnotwendig ist und aminartig reagiert 109
vitellus, i m. = Eidotter 115
vitiligo, ginis f. = Hautflechte, Scheckhaut, Pigmentanomalie der Haut 135
vitiosus, a, um = fehlerhaft, irrig 240, 253
vitium, i n. = Fehler, Schaden, Gebrechen, Defekt 119, 121
vitreus, a, um = gläsern 238, 254
vitrum, i n. = Glas 63, 119
vivax, acis = lebenskräftig, belebt 160, 161
Vivisektion, die = operativer Eingriff am lebenden Tier zu Forschungszwecken 150
vivus, a, um = lebend, lebendig 63, 127, 150
vocabulum, i n. = Wort, Vokabel 119
vocalis, e = die Stimme betreffend 236
vola, ae f. = Hohlhand 96, 107
volaris, e = auf der Seite der Hohlhand liegend 96, 238
volumen, minis n. = 1. Schriftrolle, Buch 2. Rauminhalt eines festen, flüssigen und gasförmigen Körpers 144, 148, 170, 176
voluntarius, a, um = freiwillig 238
voluntas, tatis f. = Wille, Wollen, Neigung 141
voluptas, tatis f. = Genuß, Lust, Vergnügen 141
volutus, a, um = gewälzt, gerollt, gewickelt, gewunden 169
volvulus, i m. = kleine Drehung, Schlinge, Darmverschlingung 229
vomer, eris m. = Pflugschar, (Nasen)Pflugscharbein 41, 42, 132, 148
vomitus, us m. = Erbrechen 173, 174
vorax, acis = gefräßig 160, 162
Vorazität, die = krankhafte Gefräßigkeit durch Verlust des Sättigungsgefühls 162
Vorhofseptumdefekt, der = angeborene Lücke in der Vorhofscheidewand des Herzens 194
vox, vocis f. = Stimme, Laut 139
vulgaris, e = gewöhnlich, alltäglich 238, 255
vulgus, i n. = Volksmenge 37, 40, 123
vulnerabilis, e = verwundbar 239
vulnus, eris n. = Wunde 142
vultus, us m. = Miene 173
vulva, ae f. = Hülle, weibl. Scham 107, 108
vulvovaginitis, itidis f. = Entzündung der äußeren weiblichen Schamteile und der Scheide 249

X

Xanthelasma, das = gelbes Knötchen an Augenlidern als Folge von Cholesterin-Einlagerung 85, 197
Xanthin, das = gelbes Abbauprodukt der Purine 85, 197
xanth(o)- = gelb (wie Getreide), ocker 85, 197

Xanthochromie, die = Gelbfärbung der Gehirn-Rückenmarks-Flüssigkeit 198
xanthoma, matis n. = gutartige gelbe Hautgeschwulst 252
xeno- = fremd 74, 185
Xenophobie, die = Fremdenfurcht 74, 185
Xerasie, die = trockene Nasenschleimhautentzündung 186
xero- = trocken 74, 183
Xerodermie, die = Trockenheit der Haut 74, 183
Xerophthalmie, die = Austrocknung der Binde- und Hornhaut des Auges 192
Xerostomie, die = abnorme Trockenheit der Mundhöhle 184
xiphoideus, a, um = schwertförmig, zum Schwertfortsatz gehörig 244
xiphos n. = Schwert 73
xylon n. = Holz 73

Z

Zäruloplasmin, das = kupferhaltiges Globulin 85, 196
Zahladverbien (gr.) 83
Zahladverbien (lat.) 79f.
Zahlwörter, unbestimmte (gr.) 83
Zahlsubstantive (gr.) 83
Zahnpulpa, die = lebloses, abgestorbenes Zahnmark 268
Zellularpathologie, die = Lehre, nach der die Krankheiten auf Störungen der Körperzellstrukturen oder der Körperzellfunktionen beruhen (nach R. Virchow) 257
zema, matis n. = das Siedende, Sauerteig, gärungsverursachender Stoff 73, 155
Zenit, der = Scheitelpunkt des Himmels 6
zingiber, eris n. = Ingwer 141

Zirrhose, die = z.B. Leberzirrhose; Gewebsumwandlung eines Organs mit Verhärtung und Verkleinerung, häufig unter Gelbfärbung 85, 197
Zitrat, das = Salz der Zitronensäure 120
Zitrin, das = Vitamin P, das aus den gelben Zitrusschalen extrahiert wird 85, 197
Zökostomie, die = operative Herstellung einer Blinddarmfistel 158
Zöliakie, die = chronische Entzündung des Darmtraktes und der Bauchhöhle 77, 189
zona, ae f. = Gürtel, Zone 31, 107
zonalis, e = gürtelförmig 236
zonula, ae f. = kleiner Gürtel, Aufhängeapparat der Augenlinse 230
zoon n. = Lebewesen, Tier 73, 187
zoster, eris m. = Gürtel, gürtelförmige Ausdehnung, Gürtelkrankheit 152, 157, 177
Zyankali, das = Kaliumsalz der Blausäure 85, 197
Zyanoderma, das = Blauverfärbung der Haut 198
Zyanose, die = bläuliche Verfärbung der Haut 85, 197
zygomaticus, a, um = zum Jochbogen gehörig 29, 245
zygon n. = Joch 73, 179, 185
Zygote, die = aus der Verschmelzung beider Geschlechtskerne hervorgegangene Eizelle 179
zyma n. = Sauerteig, Hefe 73
Zystenlunge, die = Lunge mit zahlreichen Hohlräumen infolge angeborener Mißbildung 158
Zystopyelitis, die = Entzündung von Blase und Nierenbecken 77, 190
Zystospasmus, der = Blasenkrampf 190
Zystostomie, die = operatives Anlegen einer Blasenfistel 158
Zytologie, die = Wissenschaft und Lehre von der Zelle 75, 187
Zytolyse, die = Auflösung von Zellen 187

Namenregister

Achilles 22, 145
Ali ibn Abbas 10, 17
Aphrodite 121, 122
Arantio, G.C. 20
Aristoteles 14, 66
Arnald v. Villanova 24
Asklepiades v. Bithynien 179
Avicenna 10, 15, 18

Bartholin, Th. 22
Bauhinus, C. 11, 22
Berengario da Carpi, J. 18
Berzelius, J.J. 5
Boissier de Sauvages, F. 24f.
Boyle, R. 5
Brunschwig, H. 6

Cato d. Ä. 17
Celsus 8f., 16f., 18, 19, 179
Cicero, M.T. 10
Colombo, R. 20
Constantinus Africanus 10

Dionysos 121
Dubois, J. 18f.

Erasistratos 15
Eudemos 15
Eustachi, B. 21

Falloppio, G. 11, 15, 21

Galen 8, 10, 14, 16, 18, 23
Gerard v. Cremona 10, 15
Gersdorff, H. v. 6
Goethe, J.W. v. 17
Guy de Chauliac 6

Harvey, W. 10
Heister, L. 22
Helmont, J.B. v. 6f.
Hera 121
Hermes 122
Herophilos 14f.
Hippokrates 8, 22, 29, 254
Homer 16, 22
Hyrtl, J. 10, 16, 22f.

Io 121
Isidor v. Sevilla 9
Iulius Pollux 18

Jacobus Sylvius s. Dubois, J.
Junta, L.A. 19

Lambl, W.D. 35
Lavoisier, A. 74
Linné, C. v. 24
Lister, J. 35
Luther, M. 5
Lyser, M. 22

Mondino de Luzzi 9

Narcissus 122
Neisser, A. 35

Osiander, F.B. 22

Paracelsus, Theophrast v. Hohenheim 7, 18
Paris 22
Pasteur, L. 94
Platon 8
Plinius d. Ä. 9, 16f., 19
Priapus 113, 121

Rhazes 10, 18
Ruphos v. Ephesos 8, 14, 15f.

Salmon, D.E. 94
Savory, Th.H. 6
Spieghel, A. v. d. 22
Stieve, H. 11
Sylvius, J. 18f.

Thetis 22
Tulpius, N. 11

Venus 142
Verheyen, Ph. 22
Vesal, A. 10, 15, 17, 18, 19f., 22
Virchow, R. 251

Zeus 121

Springer Lehrbücher Examens-Fragen

für das Medizinstudium

Eine Auswahl

Vorprüfung

Bertolini/Leutert: **Atlas der Anatomie des Menschen**
Band 1: Arm und Bein. 1978. DM 78,–
Band 2: Rumpf und Rumpfeingeweide. 1979. DM 78,–

W. Buselmaier: **Biologie für Mediziner.** 4. Auflage. 1979. (HT 154). DM 19,80. Basistext

Ganong: **Lehrbuch der Medizinischen Physiologie.** 4. Auflage. 1979. DM 58,–

Harten: **Physik für Mediziner.** 4. Auflage. 1980. DM 48,–

Knoche: **Lehrbuch der Histologie.** 1979. DM 76,–

Latscha/Klein: **Chemie für Mediziner.** 5. Auflage. 1980.(HT 171*). DM 19,80. Basistext

Lehrbuch der gesamten Anatomie des Menschen. Herausgeber: Schiebler. 2. Auflage. 1981. DM 84,–

Nieuwenhuys/Voogd/van Huijzen: **Das Zentralnervensystem des Menschen.** 1980. DM 56,–

Physiologie des Menschen. Herausgeber: Schmidt/Thews. 20. Auflage. 1980. DM 98,–

Physiologische Chemie. Von Löffler, Petrides, Weiss, Harper. 2. Auflage. 1979. DM 98,–

Anschütz: **Die körperliche Untersuchung.** 3. Auflage. 1978. (HT 94). DM 24,–. Basistext

Fuchs: **Mathematik für Mediziner und Biologen.** 2. Auflage. 1979. (HT 54). DM 19,80

Experimentelle und klinische Immunologie. Bier/Götze/Mota/Dias da Silva. 1979. DM 58,–

Fischer-Homberger: **Geschichte der Medizin.** 2. Auflage. 1977. (HT 165). DM 19,80. Basistext

Jawetz/Melnick/Adelberg: **Medizinische Mikrobiologie.** 5. Auflage. 1980. DM 68,–

Lehrbuch der Allgemeinen Pathologie und der Pathologischen Anatomie. Herausgeber: Eder/Gedigk. 30. Auflage. 1977. DM 96,–

Meyers/Jawetz/Goldfien: **Lehrbuch der Pharmakologie.** 1975. DM 68,–

Radiologie. Herausgeber: Hundeshagen. 1978. DM 58,–

Wackenheim: **Neuroradiologie.** 1980. (HT 206) DM 24,80

Erster Abschnitt

Allgemeine Pathologie. Nach der Vorlesung von Doerr. Von Bleyl und Mitarbeitern. 2. Auflage. 1976. (HT 163*). DM 19,80. Basistext

Springer-Verlag
Berlin
Heidelberg
New York

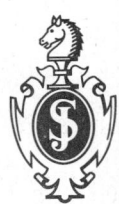

Zweiter Abschnitt

Allgemeine und spezielle Chirurgie. Herausgeber: Allgöwer. 3. Auflage. 1976. DM 48,–

Boenninghaus: **Hals- Nasen- Ohrenheilkunde** für Medizinstudenten. 5. Auflage. 1980. (HT 76). DM 27,80. Basistext

Chusid: **Funktionelle Neurologie.** 1978. DM 58,–

Greither: **Dermatologie und Venerologie.** 3. Auflage. 1978. (HT 113). DM 16,80. Basistext

Habermann/Löffler: **Spezielle Pharmakologie und Arzneitherapie.** 3. Auflage. 1979. (HT 166). DM 27,80. Basistext

Heberer/Köle/Tscherne: **Chirurgie.** 3. Auflage. 1980. DM 68,–

Idelberger: **Lehrbuch der Orthopädie.** 3. Auflage. 1978. DM 48,–

Kinderheilkunde: Herausgeber: von Harnack. 5. Auflage. 1980. DM 48,–

Leydhecker: **Augenheilkunde.** 20. Auflage. 1979. DM 58,–

Nasemann/Sauerbrey: **Lehrbuch der Hautkrankheiten und venerischen Infektionen.** 3. Auflage. 1979. DM 48,–

Piper: **Innere Medizin.** 1974. (HT 122). DM 24,80. Basistext

Poeck: **Neurologie.** 5. Auflage. 1978. DM 48,–

Schulte/Tölle: **Psychiatrie.** 5. Auflage. 1979. DM 42,–

Unfallchirurgie. Burri et al. 2. Auflage. 1976. (HT 145). DM 24,80. Basistext

Dritter Abschnitt

Leger/Nagel: **Chirurgische Diagnostik.** 3. Auflage. 1978. DM 58,–

Lehrbuch der Anaesthesiologie, Reanimation und Intensivtherapie. Herausgeber: Benzer, Frey, Hügin, Mayrhofer. 4. Auflage. 1977. DM 168,–

Scheurlen: **Systematische Differentialdiagnose innerer Krankheiten.** 1977. (HT 188*). DM 19,80

Therapie innerer Krankheiten. Herausgeber: Riecker et al. 4. Auflage. 1980. DM 88,–

HT = Heidelberger Taschenbücher
* = Begleittext zum Gegenstandskatalog

Examens-Fragen

Physik für Mediziner. 2. Auflage. 1978. DM 22,–

Physiologie. 5. Auflage. 1980. DM 22,–

Chemie für Mediziner. 3. Auflage. 1980. DM 19,80

Physiologische Chemie. 3. Auflage. 1979. DM 28,–

Anatomie. 3. Auflage. 1979. DM 27,80

Pathologie. 2. Auflage. 1976. DM 18,80

Pharmakologie und Toxikologie I. 3. Auflage. 1981. DM 19,80

Pharmakologie und Toxikologie II. 3. Auflage. 1981. DM 16,80

Klinische Chemie. 2. Auflage. 1981. DM 27,–

Biomathematik. 1975. DM 18,–

Innere Medizin. 5. Auflage. 1979. DM 32,–

Kinderheilkunde. 3. Auflage. 1980. DM 29,80

Dermatologie. 4. Auflage. 1979. DM 24,–

Chirurgie. 2. Auflage. 1981. DM 36,–

Gynäkologie und Geburtshilfe. 1979. DM 18,–

Neurologie. 2. Auflage. 1978. DM 19,80

Psychiatrie. 1974. DM 14,–

Arbeitsmedizin. 1973. DM 14,–

Rechtsmedizin. 2. Auflage. 1981. DM 18,–

Anaesthesiologie und Intensivmedizin. 2. Auflage. 1980. DM 16,80

Springer-Verlag
Berlin
Heidelberg
New York

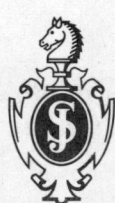